中等职业教育数字化创新教材
供护理、助产专业使用

护理技术综合实训

（第三版）

主　　编　马树平　唐淑珍
副 主 编　杨淑静　陈　捷
编　　者　(按姓氏汉语拼音排序)
陈　捷（桂林市卫生学校）
邓　琴（玉林市卫生学校）
郭蒲霞（长治卫生学校）
何红凤（昆明卫生职业学院）
贺建红（吕梁市卫生学校）
卢运红（广西医科大学附设护士学校）
马莉芳（阳泉市卫生学校）
马树平（吕梁市卫生学校）
孙文军（吕梁市中医药研究院）
唐淑珍（大同市卫生学校）
危祝平（福建省龙岩卫生学校）
熊芳芳（南昌市卫生学校）
杨　娜（太原市卫生学校）
杨淑静（黑龙江省林业卫生学校）
图片拍摄　陈寅琴

科学出版社
北　京

内 容 简 介

本教材是全国中等卫生职业教育规划教材。教材共分9个实训模块，涵盖了75项临床常用护理技能，每一实训模块以典型“案例”导入，将“以人的健康为中心”的护理理念渗透其中，以“操作关键点”“单元拓展训练”补充完善，并配以360多张操作流程图片，同时提供丰富的数字化资源。本教材力求遵循职业教育“必需、适度、够用”的原则，充分体现可操作性、可读性、图文并茂，便于学习、记忆及应用，旨在培养“贴近社会、贴近岗位、贴近患者”的高素质实用型、技能型护理人才。

本教材可供中职护理、助产等专业学生使用，亦可满足临床见习、实习护生和低年资护士提高岗位适应能力，尽早胜任护理岗位之需。

图书在版编目(CIP)数据

护理技术综合实训 / 马树平，唐淑珍主编．—3版．—北京：科学出版社，2016.12

中等职业教育数字化创新教材

ISBN 978-7-03-050890-4

Ⅰ. 护… Ⅱ. ①马… ②唐… Ⅲ. 护理学 - 中等专业学校 - 教学参考资料 Ⅳ. R47

中国版本图书馆 CIP 数据核字（2016）第 287166 号

责任编辑：曾小珍 / 责任校对：王晓茜

责任印制：赵 博 / 封面设计：张佩战

科 学 出 版 社 出版

北京东黄城根北街 16 号

邮政编码：100717

http://www.sciencep.com

三河市荣展印务有限公司 印刷

科学出版社发行 各地新华书店经销

*

2010 年 2 月第 一 版 开本：787 × 1092 1/16

2016 年 12 月第 三 版 印张：16 插页：16

2019 年 12 月第十三次印刷 字数：400 000

定价：39.80 元

（如有印装质量问题，我社负责调换）

中等职业教育数字化课程建设项目 教材出版说明

为贯彻《国家中长期教育改革和发展规划纲要（2010—2020年）》、《教育信息化十年发展规划（2011—2020年）》等文件精神，落实教育部最新《中等职业学校专业教学标准（试行）》要求；为调动广大教师参与数字化课程建设，提高其数字化内容创作和运用能力，结合最新数字化技术促进职业教育发展，科学出版社于2015年9月正式启动了中等职业教育护理、助产专业数字化课程建设项目。

科学出版社前身是1930年成立于上海的龙门联合书局，1954年，龙门联合书局与中国科学院编译局合并组建成立科学出版社，现隶属中国科学院，员工达1200余名，其中硕士研究生及以上学历者627人（截至2016年7月1日），是我国最大的综合性科技出版机构。依托中国科学院的强大技术支持，我社于2015年推出最新研发成果："爱医课"互动教学平台（见封底）。该平台可将教学中的重点内容以视频、语音及三维模型等方式呈现，学生用手机扫描常规书页即可免费浏览书中配套3D模型、动画、视频、护考模拟试题等教学资源。

本项目分数字化教材建设与资源建设两部分。数字化课程建设项目与"爱医课"互动教学平台进行的首次有益结合而成的教材，是我国中等职业层次首套数字化创新教材。2015年10月开展了建设团队的全国遴选工作，共收到全国62所院校575位老师的申请资料，于2016年1月在湖北武汉召开了项目启动会及教材编写会。

（一）数字化教材的编写指导思想

本次编写充分体现了职业教育特色，紧紧围绕"以就业为导向，以能力为本位，以发展技能为核心"的职业教育培养理念，遵循"理论联系实际"的原则，强调"必需、够用"的编写标准，以数字化课程建设为方向，以创新教材为呈现形式。

（二）本套数字化教材的特点

1. 按照专业教学标准安排课程结构 本套数字化教材严格按照专业教学标准的要求设计科目、安排课程。全套教材分公共基础课、专业技能课、专业选修课及综合实训四类，共计39种，体系完整。

2. 紧扣最新护考大纲调整内容 本套系列教材参考了"国家护士执业资格考试大纲"的相关标准，围绕考试内容调整学习范围，突出考点与难点，方便学生的在校日常学习与护考接轨，适应护理职业岗位需求。

3. 呈现形式新颖 "数字化"是未来教育的发展方向，本项目39种教材均将传统纸质教材与"爱医课"教学平台无缝对接，形式新颖。它能充分吸引职业院校学生的学习兴趣，提高课堂教学效果。使学生用"碎片化时间"学习，寓教于乐，乐中识记、乐中理解、乐中运用，为翻转课堂提供了有效的实现手段。

（三）本项目出版教材目录

本项目经中国科学院、科学出版社领导的大力支持，获年度重大项目立项。39种教材具体情况如下：

中等职业教育数字化课程配套创新教材目录

序号	教材名	主编	书号	定价（元）
1	《语文》	孙　琳　王　斌	978-7-03-048363-8	39.80
2	《数学》	赵　明	978-7-03-048206-8	29.80
3	《公共英语基础教程（上册）》（双色）	秦博文	978-7-03-048366-9	29.80
4	《公共英语基础教程（下册）》（双色）	秦博文	978-7-03-048367-6	29.80
5	《体育与健康》	张洪建	978-7-03-048361-4	35.00
6	《计算机应用基础》（全彩）	施宏伟	978-7-03-048208-2	49.80
7	《计算机应用基础实训指导》	施宏伟	978-7-03-048365-2	27.80
8	《职业生涯规划》	范永丽　汪　冰	978-7-03-048362-1	19.80
9	《职业道德与法律》	许练光	978-7-03-050751-8	29.80
10	《人际沟通》（第四版，全彩）	钟　海　莫丽平	978-7-03-049938-7	29.80
11	《医护礼仪与形体训练》（全彩）	王　颖	978-7-03-048207-5	29.80
12	《医用化学基础》（双色）	李湘苏　姚光军	978-7-03-048553-3	24.80
13	《生理学基础》（双色）	陈桃荣　宁　华	978-7-03-048552-6	29.80
14	《生物化学基础》（双色）	赵勋靡　王　懿　莫小卫	978-7-03-050956-7	32.00
15	《医学遗传学基础》（第四版，双色）	赵　斌　王　宇	978-7-03-048364-5	28.00
16	《病原生物与免疫学基础》（第四版，全彩）	刘建红　王　玲	978-7-03-050887-4	49.80
17	《解剖学基础》（第二版，全彩）	刘东方　黄嫦斌	978-7-03-050971-0	59.80
18	《病理学基础》（第四版，全彩）	贺平泽	978-7-03-050028-1	49.80
19	《药物学基础》（第四版）	赵彩珍　郭淑芳	978-7-03-050993-2	35.00
20	《正常人体学基础》（第四版，全彩）	王之一　覃庆河	978-7-03-050908-6	79.80
21	《营养与膳食》（第三版，双色）	魏玉秋　戚　林	978-7-03-050886-7	28.00
22	《健康评估》（第四版，全彩）	罗卫群　崔　燕	978-7-03-050825-6	49.80
23	《内科护理》（第二版）	崔效忠	978-7-03-050885-0	49.80
24	《外科护理》（第二版）	闵晓松　阴　俊	978-7-03-050894-2	49.80
25	《妇产科护理》（第二版）	周　清　刘丽萍	978-7-03-048798-8	38.00
26	《儿科护理》（第二版）	段慧琴　田　洁	978-7-03-050959-8	35.00
27	《护理学基础》（第四版，全彩）	付能荣　吴姣鱼	978-7-03-050973-4	79.80
28	《护理技术综合实训》（第三版）	马树平　唐淑珍	978-7-03-050890-4	39.80
29	《社区护理》（第四版）	王永军　刘　蔚	978-7-03-050972-7	39.00
30	《老年护理》（第二版）	史俊萍	978-7-03-050892-8	34.00
31	《五官科护理》（第二版）	郭金兰	978-7-03-050893-5	39.00
32	《心理与精神护理》（双色）	张小燕	978-7-03-048720-9	36.00
33	《中医护理基础》（第四版，双色）	马秋平	978-7-03-050891-1	31.80
34	《急救护理技术》（第三版）	贾丽萍　王海平	978-7-03-048716-2	29.80
35	《中医学基础》（第四版，双色）	伍利民　郝志红	978-7-03-050884-3	29.80
36	《母婴保健》（助产，第二版）	王瑞珍	978-7-03-050783-9	32.00
37	《产科学及护理》（助产，第二版）	李　俭　颜丽青	978-7-03-050909-3	49.80
38	《妇科护理》（助产，第二版）	张庆桂	978-7-03-050895-9	39.80
39	《遗传与优生》（助产，第二版，双色）	潘凯元　张晓玲	978-7-03-050814-0	32.00

注：以上教材均配套教学 PPT 课件，在“爱医课”平台上提供免费试题、微视频等多种资源，欢迎扫描封底二维码下载

科学出版社

2016 年 12 月

前　言

《护理技术综合实训》为科学出版社全国规划数字化课程建设教材。本教材的编写遵循“以就业为导向，以能力为本位，以发展技能为核心”的职业教育理念，以“必需、适度、够用”为原则。

本教材具有以下特点：①打破基础护理技术与临床护理技术的界限，涵盖了75项临床常用护理技能，并提供丰富的数字化资源。②引用大量临床案例，将鲜活生动的临床场景呈现给学生，旨在引导学生灵活地学习和实施护理技术操作，培养学生解决临床实际问题的综合能力，实现教学与临床“零距离”。③体现整体护理观，运用护理程序的方法，突出护士能力的培养，注重人文关怀的渗透，强化操作过程中的健康教育。④注重整体评价，每一项技能从实施护理的效果、无菌观念、执行查对制度、操作时间、沟通能力、人文关怀理念、应变能力等不同角度，进行整体评价；每一章节附有单元拓展训练，旨在培养学生分析问题、解决问题的综合能力。⑤分层发展，根据中专培养目标，知识点以“必需、适度、够用”为原则。⑥针对中职学生心身特点，在操作流程中配以360多张图片，体现可操作性、可读性、图文并茂。

本教材的编写参考了国内多种教材和专著的相关内容，并采用了其中一些插图，在此谨向各位原著作者对本书所做的贡献表示衷心的感谢。本教材的编写得到了各参编学校的大力支持以及科学出版社的亲切指导，在此对他们表示深深的谢意！更要感谢各位编者为保证本书质量和如期面世所付出的辛勤努力！

虽然我们在编写中竭尽全力，但限于能力和水平，难免在教材中出现疏漏，恳请读者及护理同仁谅察和惠正，以使我们能够不断改进，向读者奉献更优秀的精品教材。

马树平
2016年12月

目　　录

1

实训一　病人入院和出院护理

学习目标

1. 熟练掌握备用床准备、暂空床准备、麻醉床准备和生命体征测量等技能。

2. 学会病人入院护理、病人出院护理和搬运病人等技能。

3. 具有严谨的工作态度，注重人文关怀；具有观察、分析、解决问题的能力及团队合作精神。

案例 1-1

杨女士，51 岁，微胖，既往有“胆囊结石”病史。近两日，因右上腹绞痛伴右肩背部疼痛收住普外科。入院查体：T 36.5℃，P 86 次 / 分，R 24 次 / 分，BP 130/86mmHg，全腹无明显压痛、反跳痛、肌紧张，墨菲征阳性，血常规未见异常，B 超示胆囊内多个强回声团，诊断为“胆囊结石”。经对症治疗，疼痛缓解，情绪稳定。3 天后在全麻下行“腹腔镜胆囊切除术”，术后一级护理，禁饮食，常规补液。术后第 4 天，病人生命体征平稳，切口无异常，医嘱：明日出院。

一、入院前护理

（一）情景与任务

1. 情景导入　杨女士，既往有“胆囊结石”病史，近两日因右上腹绞痛伴右肩背部疼痛来院就诊，医生为其开具住院证收住普外科，家属带病人到住院处办理入院手续。病区护士接到住院处工作人员通知后，根据病人情况立即为其做好入院前准备。

2. 工作任务　将备用床改为暂空床。

3. 任务分析　暂空床准备的目的是保持病室整洁、美观，供新入院病人或暂离床活动的病人使用。根据病人的性别、病情等，安置合适的病室和床位。将病室内已铺好的备用床改为暂空床，根据病情需要加橡胶单和中单。

（二）计划与实施

技能 1　暂空床准备

1. 操作流程

操作程序	简要流程	操作要点	图示
护士准备	素质要求	着装整洁、举止端庄	

续表

操作程序	简要流程	操作要点	图示
操作评估	病人情况	病人病情，诊断，自理程度	
	病床单位	病床单位设施是否完好，备用床床上用品是否洁净、齐全、适应季节需要	
	操作环境	病室内是否有病人治疗或进餐，病室门的位置	
操作准备	环境准备	安静、整洁、安全，病室内无病人治疗或进餐	
	护士准备	洗手，戴口罩	
	用物准备	治疗车上层：橡胶单、中单各 1 条，手消液	
操作过程	移椅放枕	携用物至床旁，移开床旁椅至合适位置，将枕放于椅上	
	折叠盖被	将盖被头端向内折叠 1/4，再扇形三折于床尾，各层边缘对齐（图 1-1）	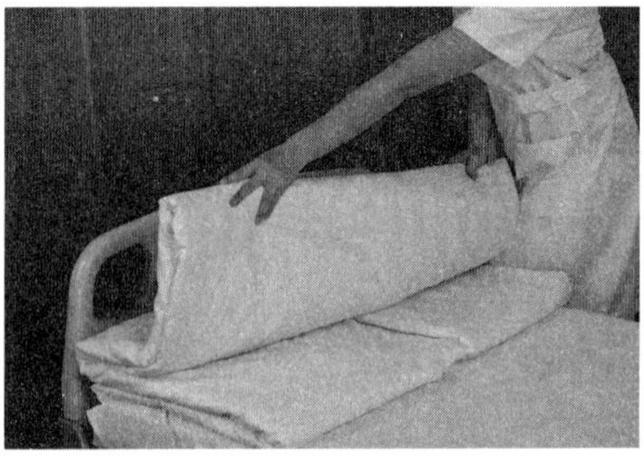 图 1-1　折叠盖被
	按需铺单	铺橡胶单于床中部，上缘距床头 45 ～ 50cm（图 1-2），再铺中单于橡胶单上，两单中线与床中线对齐，边缘下垂部分一起平整塞于床垫下；转至对侧，同法铺好	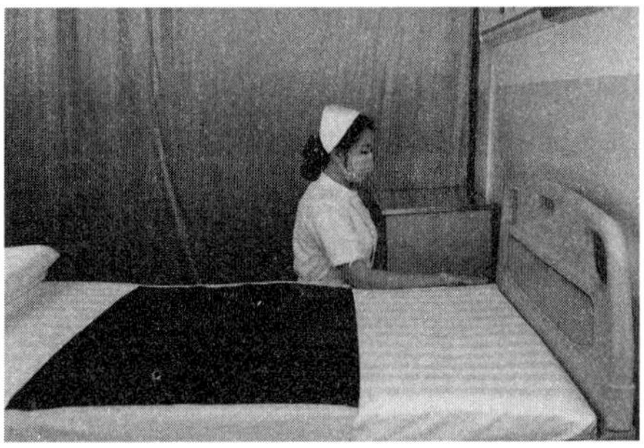 图 1-2　铺橡胶单位置
	放置枕头	枕头开口背门，平放于床头	
	椅子归位	床旁椅放回原处，备好暂空床（图 1-3）	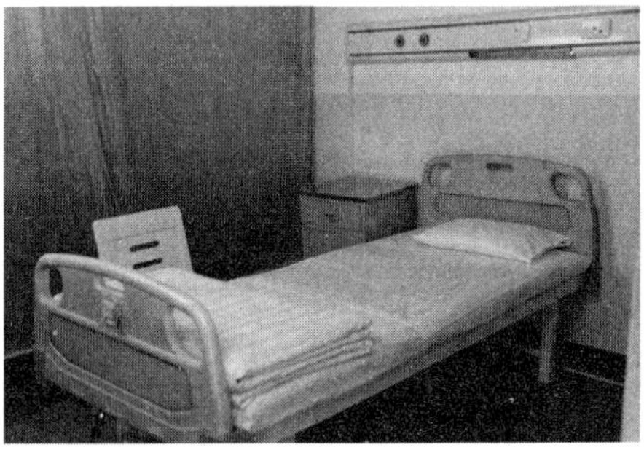 图 1-3　暂空床
	洗手整理	洗手，脱口罩	
操作评价	操作过程	动作规范、熟练，符合省时、节力原则	
	操作效果	床铺实用、耐用、舒适、安全、美观，大单、中单、被套平、整、紧	

2. 操作关键点

(1) 根据病情需要，橡胶单和中单放置位置正确。

(2) 盖被四折于床尾，各层边缘对齐，便于病人上下床。

(3) 大单、中单、被套中线与床中线对齐。

3. 操作考评标准

程序		分值	考核评价要点	评分等级 A	B	C	得分	存在问题
护士准备		4	着装整洁、举止端庄	4	3	2		
操作评估		8	初步了解病人情况	2	1	0		
			床单位设施完好	2	1	0		
			备用床床上用品洁净、齐全、适应季节需要	2	1	0		
			病室内无病人治疗或进餐，病室门的位置	2	1	0		
操作准备	环境	3	符合操作要求	3	2	1		
	护士	2	洗手、戴口罩正确	2	1	0		
	用物	3	准备齐全，放置合理	3	2	1		
操作过程	移椅放枕	8	携用物至床旁，放在便于操作处	2	1	0		
			移开床旁椅至合适位置	2	1	0		
			移动时未发出声响	2	1	0		
			枕放于椅上	2	1	0		
	折叠盖被	20	盖被折叠方法正确	6	4	2		
			盖被折叠手法正确	6	4	2		
			各层边缘对齐	4	3	2		
			盖被四折均匀平整	4	3	2		
	按需铺单	20	橡胶单和中单位置正确	8	6	4		
			铺单方法正确	4	3	2		
			中线与床中线对齐	4	3	2		
			边缘下垂部分一起平整塞于床垫下	4	3	2		
	放置枕头	8	枕头放置位置正确	4	3	2		
			枕头开口方向正确	4	3	2		
	椅子归位	8	床旁椅位置正确	4	3	2		
			移动时未发出声响	4	3	2		
	洗手整理	6	洗手正确	3	2	1		
			脱口罩正确	3	2	1		
操作评价		10	动作规范、熟练，符合省时、节力原则	4	3	2		
			大单、被套、枕套平、整、紧	2	1	0		
			床铺实用、耐用、舒适、安全、美观	2	1	0		
			操作时间不超过2分钟	2	1	0		
关键缺陷			盖被折叠不符合要求，橡胶单、中单铺的位置与病情不符等均不及格					
总分		100						

二、入院时护理

（一）情景与任务

1. 情景导入　病人办理好入院手续后收住普外科，护士接待病人后，将其安置在病室，并通知主管医师接诊。

2. 工作任务 做好病人入病区后的初步护理工作，完成首次生命体征测量。

3. 任务分析 病人非急危重症，按一般病人完成入病区后的初步护理工作，使病人尽快熟悉住院环境，增加其安全感，建立良好的护患关系。

（二）计划与实施

技能2 病人入院护理

1. 操作流程

操作程序	简要流程	操作要点	图示
护士准备	素质要求	着装整洁、举止端庄，语言柔和、表达清晰	
操作评估	病人情况	年龄、性别、意识状态、心理状态、自理能力、对疾病的认知及合作程度	
	急救物品	根据病情评估是否需备急救物品及药品	
操作准备	环境准备	安静、整洁，光线适中，已备好暂空床	
	护士准备	洗手	
	用物准备	①病人用品：一次性脸盆、水杯、痰杯、热水瓶以及尿、便、痰标本容器等 ②护理站备物：病历、入院登记本、一览表诊断小卡、床尾卡、体重秤 ③治疗车上层：体温计及盛放容器、纱布、弯盘、血压计、听诊器、入院评估单、手消液	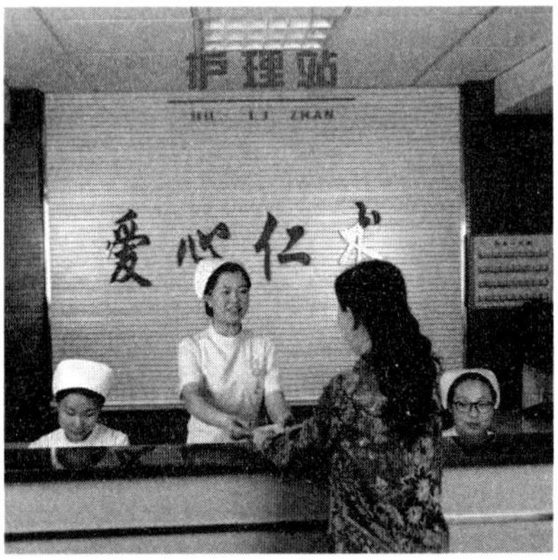 图1-4 迎接病人
操作过程	迎接病人	护士起身热情迎接病人并做自我介绍（图1-4），为病人佩戴标志性腕带，测量体重、身高后带其到备好的床位	
	安置介绍	协助病人卧床休息，向病人及家属介绍主治医师及同病室病友，介绍病区环境、有关规章制度、相关设施的使用方法（图1-5），指导常规标本的留取方法	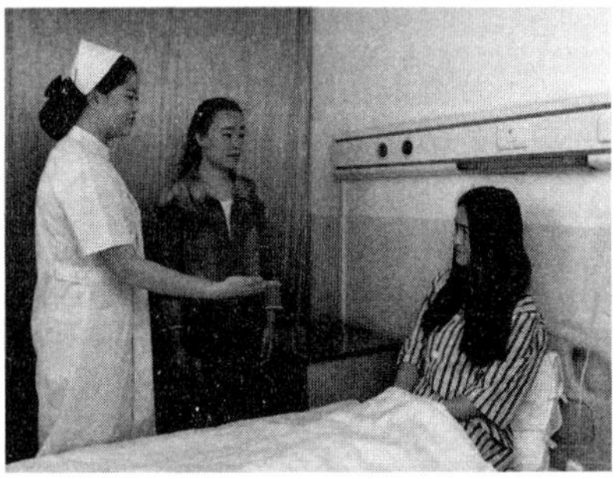 图1-5 介绍设施
	首次测量	测量生命体征（图1-6）	
	通知医生	通知主管医师诊察病人，必要时协助体检，遵医嘱处理有关事项	
	建立病历	用蓝笔填写住院病历眉栏项目，在体温单40～42℃横线之间用红笔填写入院时间，记录首次生命体征、身高及体重	

续表

操作程序	简要流程	操作要点	图示
操作评价	登记填卡	填写入院登记本、一览表诊断小卡（图 1-7）、床尾卡	
	入院评估	根据入院评估单完成相应评估	
	操作过程	操作规范、熟练	
	操作效果	病人受到热情迎接，相关介绍及指导清晰到位，病人感觉舒适、温暖、被重视；各项填写正确清晰	

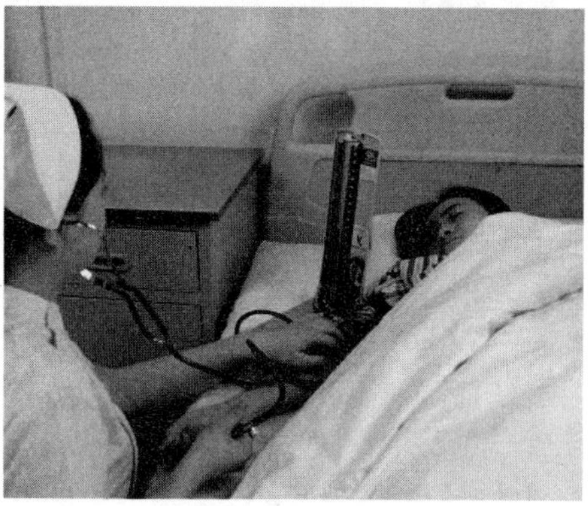

图 1-6　首次测量

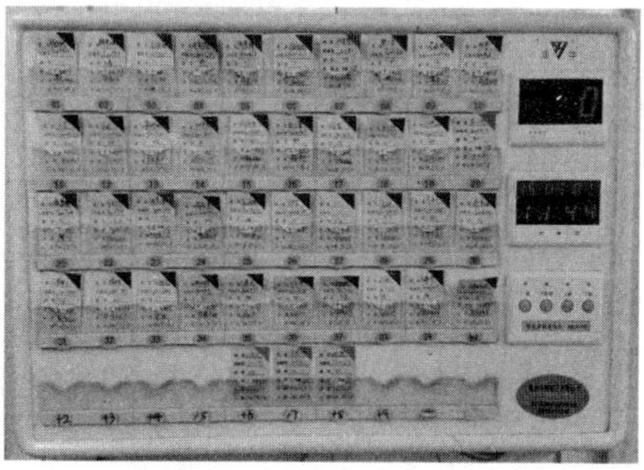

图 1-7　一览表诊断小卡

2. 操作关键点

(1) 护士迎接病人热情，态度和蔼，语言表达清晰，通俗易懂。

(2) 相关介绍及指导清晰到位，各项记录规范工整。

3. 操作考评标准

程序		分值	考核评价要点	评分等级			得分	存在问题
				A	B	C		
护士准备		4	着装整洁、举止端庄、语言柔和、表达清晰	4	3	2		
操作评估		8	了解病人情况充分	4	3	2		
			评估病人是否需要急救物品正确	4	3	2		
操作准备	环境	2	符合要求，病床已改成暂空床	2	1	0		
	护士	2	洗手	2	1	0		
	用物	4	准备齐全，放置合理	4	3	2		
操作过程	迎接病人	10	起身迎接，热情和蔼，做自我介绍	4	3	2		
			为病人测量身高、体重方法正确	3	2	1		
			引导病人到准备好的床位	3	2	1		

续表

程序		分值	考核评价要点	评分等级			得分	存在问题
				A	B	C		
操作过程	安置介绍	20	协助病人卧床休息，卧位舒适	2	1	0		
			介绍主管医师	2	1	0		
			介绍同病室病友，鼓励互相关照	4	3	2		
			介绍病区环境、有关规章制度	4	3	2		
			介绍并指导相关设施使用方法	4	3	2		
			指导常规标本留取	4	3	2		
	首次测量	6	测量生命体征方法正确	3	2	1		
			测量数值准确	3	2	1		
	通知医生	6	通知主管医师	3	2	1		
			遵医嘱处理相关事项	3	2	1		
	建立病历	14	填写眉栏、入院时间正确	4	3	2		
			记录体温、脉搏、呼吸、血压正确	4	3	2		
			记录体重、身高正确	4	3	2		
			书写字迹工整、符号规范	2	1	0		
	登记填卡	10	填写入院登记本正确	2	1	0		
			填写一览表诊断小卡正确	3	2	1		
			填写床尾卡正确	3	2	1		
			书写字迹工整	2	1	0		
	入院评估	4	根据入院评估单完成相应评估	4	3	2		
操作评价		10	迎接病人热情周到	2	1	0		
			相关介绍及指导清晰到位	4	3	2		
			各项记录字迹工整、正确清晰	2	1	0		
			操作时间不超过10分钟	2	1	0		
关键缺陷			沟通能力差、语言表达不清晰、介绍指导不到位、各项记录不正确等均不及格					
总分		100						

技能3　生命体征测量

1. 操作流程

操作程序	简要流程	操作要点	图示
护士准备	素质要求	着装整洁、举止端庄	
操作评估	病人情况	病情、意识状态、营养状况、自理能力、合作程度、有无影响测量准确性因素存在等	
	局部情况	测量部位皮肤完整性、肢体活动状况等	

续表

操作程序	简要流程	操作要点	图示
操作准备	病人准备	安静休息15～30分钟，避免进食、剧烈运动、洗澡、情绪紧张等影响测量的因素	
	环境准备	安静、整洁、安全，温湿度适宜，光线适中	
	护士准备	洗手，戴口罩	
	用物准备	治疗车上层：治疗盘、清洁盒内放体温计、弯盘、消毒液纱布、秒表、听诊器、水银血压计、记录本、笔、手消液	
		治疗车下层：回收体温计的容器、医疗废物桶、生活垃圾桶	
操作过程	检查用物	检查体温计数目及有无破损，将体温计水银柱甩至35℃以下，体温计置清洁盒内备用	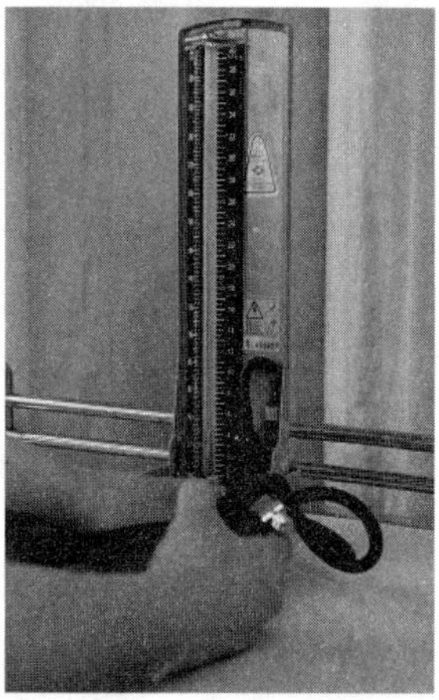 图1-8　检查血压计
		检查血压计：盛装水银的玻璃管有无裂损；打开水银槽开关，观察水银柱是否保持在“0”处；橡胶管和输气球有无漏气（图1-8）	
	核对告知	携用物至床旁，核对，告知（测量生命体征的目的、如何配合），体现人文关怀	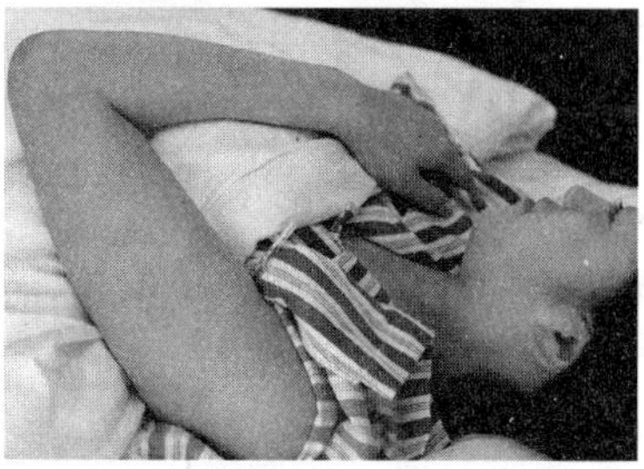 图1-9　夹紧体温计
	测量体温	帮助病人解开衣服，擦干腋下，将体温计水银端放于腋窝深处，紧贴皮肤，嘱病人屈臂过胸夹紧体温计（图1-9），看表计时，10分钟后取出	
	测量脉搏	嘱病人取仰卧位，手臂自然放于躯体两侧舒适位置，护士将示指、中指、环指的指端放于病人桡动脉搏动处（图1-10），计数30秒，乘以2，默记；异常脉搏应计数1分钟的脉率	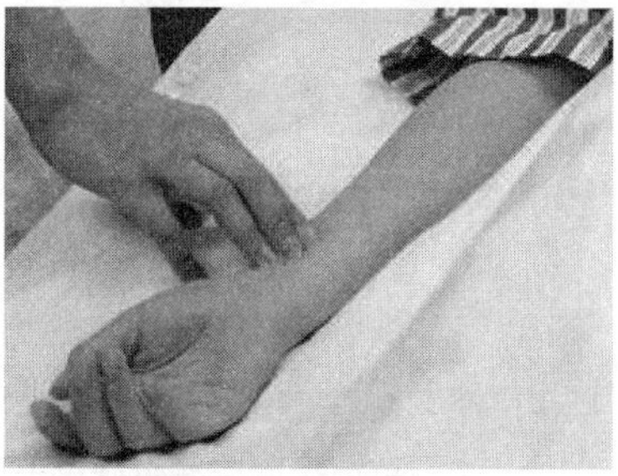 图1-10　测量脉搏
	测量呼吸	护士测完脉搏后将手仍放在测量脉搏部位以转移病人注意力，观察病人胸部或腹部的起伏（图1-11），一呼一吸为1次，计数30秒，乘以2；异常呼吸或婴幼儿应测1分钟；记录呼吸及脉搏次数	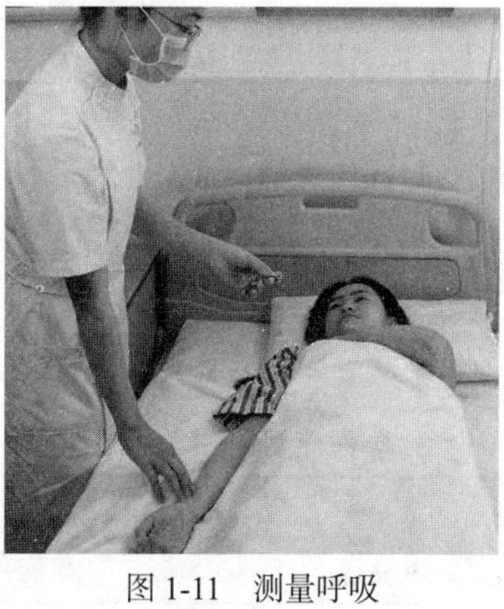 图1-11　测量呼吸
	测量血压	①体位：嘱病人取坐位或仰卧位，被测肢体应和心脏处于同一水平，坐位时平第4肋，卧位时平腋中线 ②卷袖：卷袖露臂，手掌向上，伸直肘部；必要时脱袖，以免袖口过紧影响血压测量的准确性 ③缠袖带：放平稳血压计，驱尽袖带内空气，袖带正对肘窝，平整、松紧适宜地缠于上臂中部，使袖带下缘距肘窝2～3cm，松紧以能放一指为宜（图1-12）	

续表

操作程序	简要流程	操作要点	图示
操作过程	测量血压	④均匀充气：打开水银槽开关，接通袖带与压力表，戴好听诊器；触摸肱动脉搏动，一手固定听诊器胸件于肱动脉搏动最明显处，另一手握加压气球，关闭气门，均匀充气至肱动脉搏动音消失，再稍充气，使水银柱再上升 20 ～ 30mmHg ⑤缓慢放气：轻轻松动输气球气门，缓慢放气，速度以每秒下降 4mmHg 为宜，注意水银柱所指刻度，视线应与水银柱上端保持水平 ⑥准确读数：当听到第一声搏动音时水银柱所指刻度为收缩压；当搏动音突然减弱或消失，此时水银柱所指刻度为舒张压（图 1-13） ⑦整理记录：测量后驱尽袖带内余气，整理袖带放回盒内；将血压计盒盖右倾 45°，待水银全部流回槽内，关闭水银槽开关（图 1-14）；记录测量结果，记录方式为：收缩压 / 舒张压 mmHg	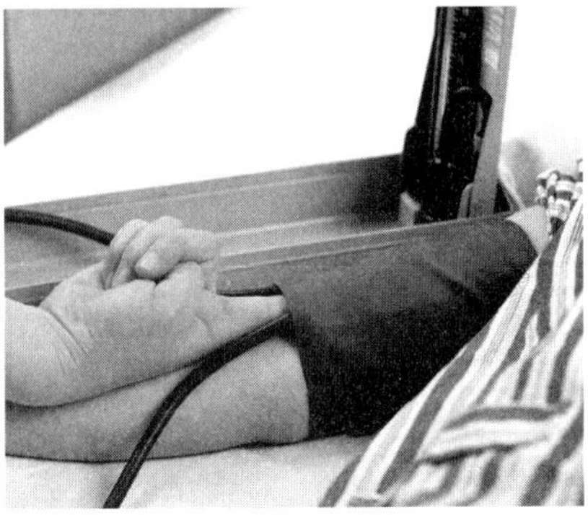 图 1-12　缠绕袖带 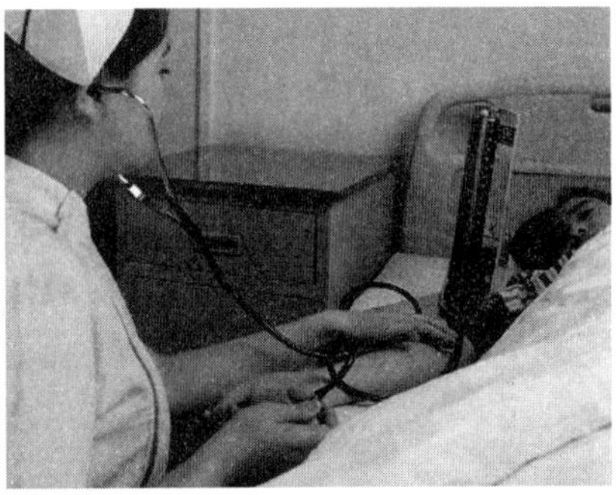 图 1-13　测量血压 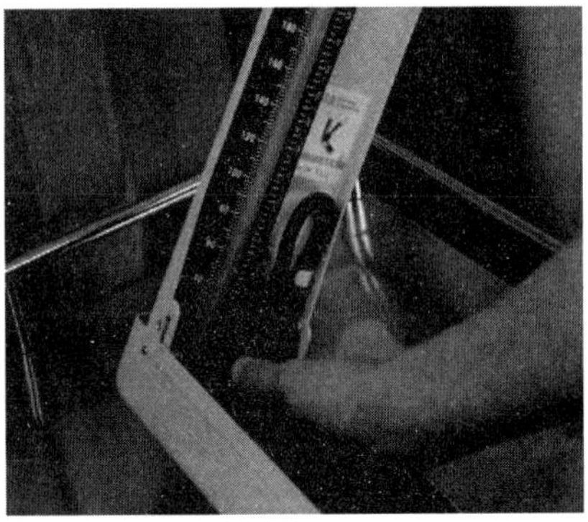 图 1-14　关水银槽开关
	检测记录	取出体温计，用消毒液纱布擦净体温计，看明度数，将体温计放入回收容器内，记录测量数值	
	告知整理	告知病人测量结果，给予解释，协助病人取舒适体位，整理床单位	
	洗手绘制	洗手，将测量结果记录在体温单上	
操作评价	操作过程	动作轻稳、准确、规范、熟练	
	操作效果	测量结果准确，无意外伤害，护患沟通有效，病人感到满意	

2. 操作关键点

(1) 测量前安静休息 15 ～ 30 分钟，避免影响测量结果准确性因素，如进食、剧烈运动、洗澡、情绪紧张等。

(2) 告知病人测量结果，给予合理解释，以减轻其焦虑。若结果与病情不相符，须重新测量。

3. 操作考评标准

程序	分值	考核评价要点	评分等级			得分	存在问题
			A	B	C		
护士准备	4	着装整洁，举止端庄	4	3	2		

续表

程序		分值	考核评价要点	评分等级			得分	存在问题
				A	B	C		
操作评估		8	了解病情充分	2	1	0		
			无影响测量结果准确性的因素	2	1	0		
			选择测量部位正确	4	3	2		
操作准备	环境	2	符合操作要求	2	1	0		
	护士	2	洗手，戴口罩	2	1	0		
	用物	4	准备齐全，摆放合理	4	3	2		
操作过程	检查用物	4	检查体温计正确	2	1	0		
			检查血压计正确	2	1	0		
	测量体温	8	核对正确，告知清楚并取得合作	2	1	0		
			选择测量部位合适	2	1	0		
			指导并协助病人夹紧体温计正确	2	1	0		
			嘱保留 10 分钟	2	1	0		
	测量脉搏	6	测量部位正确	2	1	0		
			测量方法正确	2	1	0		
			计数时间准确	2	1	0		
	测量呼吸	6	测量方法正确	2	1	0		
			计数时间准确	2	1	0		
			记录脉搏、呼吸数值准确	2	1	0		
	测量血压	34	协助病人脱衣袖、暴露测量部位方法正确	2	1	0		
			打开血压计及开启水银槽开关方法正确	2	1	0		
			缠绕袖带部位、方法正确，松紧适宜	4	3	2		
			听诊器放置位置正确	2	1	0		
			充气速度均匀，测量方法正确	6	4	2		
			放气速度均匀，目光平视水银柱刻度	4	3	2		
			判断收缩压、舒张压数值准确	8	6	4		
			整理袖带方法正确	2	1	0		
			关闭血压计盒盖方法正确	2	1	0		
			记录血压数值准确	2	1	0		
	检测记录	4	读取、记录体温数值准确	4	3	2		
	告知整理	4	告知测量结果，解释清楚	2	1	0		
			病人卧位舒适，整理床单位正确	2	1	0		
	洗手绘制	4	洗手	2	1	0		
			将所测结果记录在体温单上	2	1	0		
操作评价		10	操作熟练、规范	2	1	0		
			测量结果准确，记录方法正确	2	1	0		
			测量结果解释合理	2	1	0		
			护患沟通有效，病人满意	2	1	0		
			操作时间不超过 10 分钟	2	1	0		
关键缺陷			测量结果不准确、记录方法不正确等均不及格					
总分		100						

附表 1　体温单的绘制（图 1-15）

操作程序	简要流程	操作要点
护士准备	素质要求	着装整洁、举止端庄
操作评估	病人情况	病情、年龄、生命体征测量值是否正常、出入液量、药物过敏等情况
操作准备	环境准备	安静，整洁，光线充足
	护士准备	洗手
	用物准备	体温单、红蓝钢笔、红蓝铅笔、尺子、记录本
操作过程	眉栏填写	用蓝黑钢笔填写 ①入院日期：自住院当日起连续填写，第 1 天填写年、月、日，其余 6 天只写日，如遇跨月份或年度时，应填写月、日或年、月、日 ②住院日数：用阿拉伯数字自住院日起连续填写至出院日 ③手术后日数：以手术或分娩的次日为术后或分娩后第 1 日，用阿拉伯数字依次填写至第 14 日止。如在 14 日内再次手术，则以第 1 次手术天数作为分母，第 2 次手术天数作为分子，连续填写至第 14 日止
	40～42℃横线之间填写	用红钢笔填写 ①在 42℃线下顶格纵行填写入院、转科、手术、分娩、出院、死亡时间 ②除手术不写时间外，其余均按 24 小时制记录，精确到分钟，其中破折号占两小格 ③时间与体温单上的整点时间不一致时，填写在靠近侧的时间栏内
	体温曲线	用蓝色铅笔绘制 ①每一小格代表 0.2℃，符号：口温“●”，腋温“×”，肛温“○”，相邻两次体温用蓝线相连 ②物理或药物降温 30 分钟后所测体温用红“○”表示，绘制在降温前温度符号的同一纵格内，并以红虚线与降温前温度相连，下次体温与降温前体温符号用蓝线相连
	脉搏曲线	用红色铅笔绘制 ①每一小格代表 4 次 / 分，符号：脉率“●”，心率“○”，相邻两次脉率或心率用红线相连 ②脉搏短绌时，在脉率与心率两曲线之间用红笔划线填满 ③脉搏与体温在同一点上相遇时，先绘制体温符号，在体温符号外画一红圈表示脉率，体温连接体温，脉搏连接脉搏
	呼吸记录	用蓝黑钢笔，测量结果以数字记录，相邻两次呼吸上下错开，填写在相应时间纵格内，第一次呼吸记录在上方。使用呼吸机的病人呼吸以“®”表示
	疼痛评分	①疼痛符号以红“×”表示（由于不同医院所用电子病历软件不同，记录符号有所不同），每小格为 2 分，相邻的疼痛符号以红线相连 ②护士用疼痛评估表（图 1-16）每日评估疼痛，并用红笔绘制于疼痛评分 0～10 分之间，频次同体温，如有爆发痛随时记录 ③药物止痛 1 小时后的疼痛评分以红“○”表示，绘制在用药前疼痛评分的同一纵格内，用红虚线与用药前的疼痛评分相连，下一次疼痛评分应与用药前的疼痛评分相连
	底栏填写	用蓝黑钢笔填写，各栏只填写数据，不再填写单位 ①血压（mmHg）：以分数式记录，每日测量两次者分别记录在血压栏的左右侧，如每日测量超过两次，应记录在护理记录单上 ②出入液量（ml）：入量记录前一日 24 小时摄入总量，出量记录前一日 24 小时排出总量，留置尿管的病人尿量以“C”表示，如 2000/C，表示病人尿量 2000ml ③大小便（次 / 日）：记录前一日大便次数，未解记“0”，大便失禁以“※”表示，人工肛门以“☆”表示，灌肠以“E”表示。小便记录前一日次数 ④体重（kg）：新入院病人应测量体重，因故不能测量者注明“平车”或“轮椅”等。住院病人应每周测量体重一次，不能下地者注明“卧床” ⑤身高（cm）：新入院病人应测量身高

续表

操作程序	简要流程	操作要点
操作过程	底栏填写	⑥药物过敏：用蓝黑笔填写药物名称，用红笔在括号内注明 (+)，并于每次添加体温单时转抄 ⑦空格栏：根据病人病情需要增加观察项目和内容 ⑧页码：以阿拉伯数字填写
操作评价	操作过程	点圆线直，点线分明，页面整洁
	操作效果	记录准确，清楚

注：操作关键点如下。①记录笔颜色，除 40 ～ 42℃横线之间、脉率曲线、物理降温、药物过敏、疼痛评分为红笔外，其余均为黑蓝钢笔。②记录出入液量和大小便时，均应记录前一日的出入液量和大小便次数。③字迹工整清晰，曲线点圆线直、点线分明，体温单页面整洁。

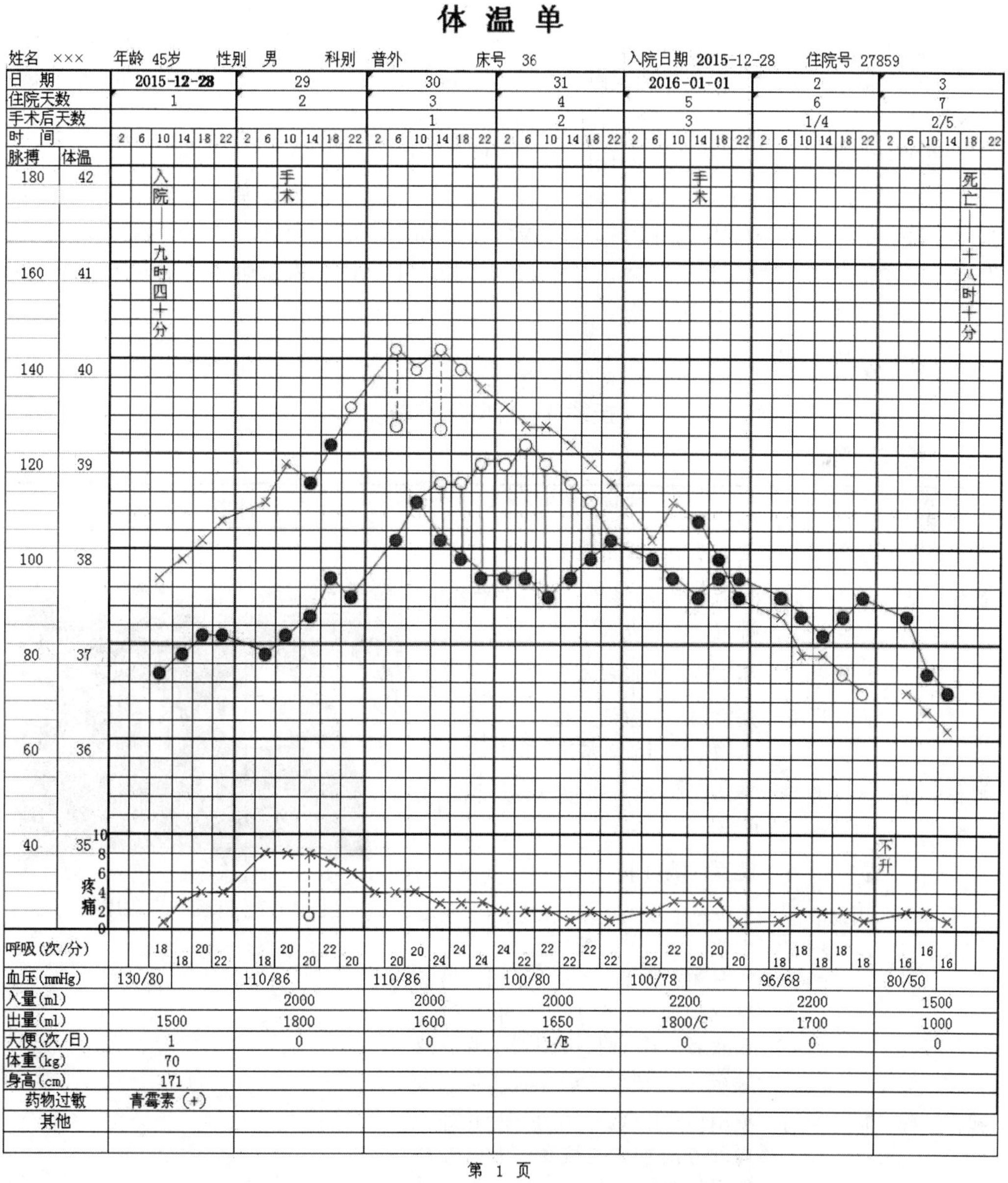

图 1-15　体温单的绘制

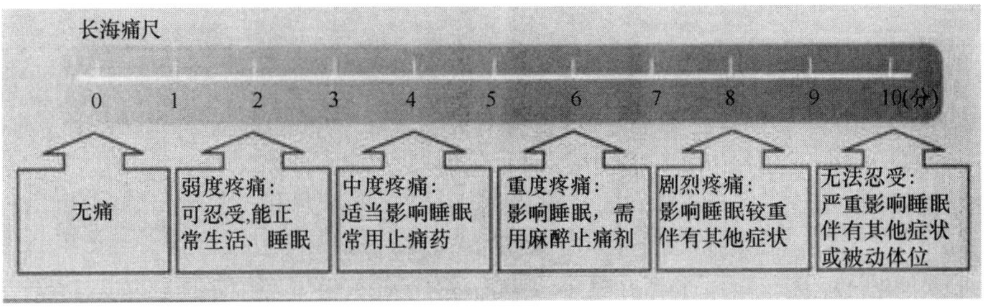

图 1-16　疼痛评估表

三、入院后护理

（一）情景与任务

1. 情景导入　病人入院后，完善各项检查，诊断为“胆囊结石”。经对症治疗，疼痛缓解，情绪稳定。今日上午 9 时在全麻下行“腹腔镜胆囊切除术”。术后一级护理，禁饮食，常规补液。

2. 工作任务　准备麻醉床，协同医护人员将术后病人搬运回床。

3. 任务分析　根据麻醉方式和手术部位，铺床时准备 2 条橡胶单和 2 条中单，分别铺在床中部和床头，以保护床铺不被污染；盖被折叠和床旁椅均应置于背门一侧，以方便接收病人；术后病人用平车送回病区，可根据病情和体重选择三人搬运法或四人搬运法，将病人平稳移回病床，以保证病人安全。

（二）计划与实施

技能 4　麻醉床准备

1. 操作流程

操作程序	简要流程	操作要点	图示
护士准备	素质要求	着装整洁、举止端庄	
操作评估	病人情况	病情、年龄、诊断，施行手术名称、部位、麻醉方式	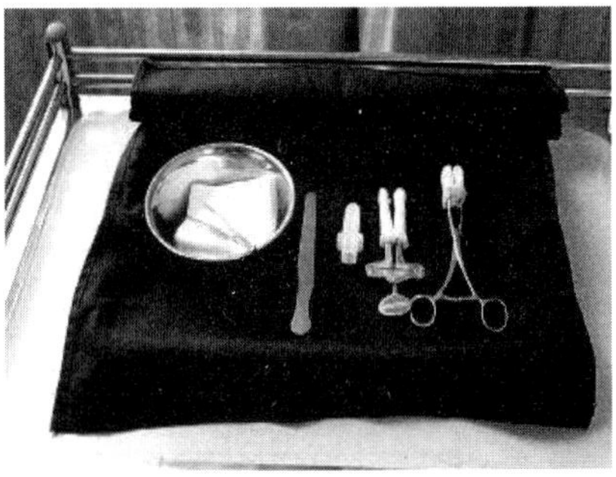 图 1-17　麻醉护理盘用物
	病床单位	床单位设施是否完好	
	操作环境	病室内是否整洁、通风，是否有病人治疗或进餐，病室门的位置	
操作准备	环境准备	整洁、安全，病室内无病人治疗或进餐	
	护士准备	洗手，戴口罩	
	用物准备	治疗车上层：大单、橡胶单 2 条、中单 2 条、被套、枕套，手消液，另备麻醉护理盘（图 1-17），必要时备输液架、氧气筒、吸痰器、胃肠减压器，天冷时备热水袋、毛毯	
操作过程	撤除原物	携用物至床旁，放在便于操作处，撤除原有枕套、被套、大单等物放于污物袋内	

续表

操作程序	简要流程	操作要点	图示
操作过程	再次洗手	再次洗手	
	移开桌椅	移开床旁桌距床约 20cm，移开床尾椅至合适位置	
	铺单	①取大单平放于床褥上，中线与床中线对齐，正面向上，分别铺好近侧床头（图 1-18）、床尾、床中部 ②根据病人手术部位将 2 条橡胶单和 2 条中单分别铺于床中部（上缘距床头 45 ～ 50cm）和床头（上缘齐床头）（图 1-19），中线与床中线对齐，两单边缘下垂部分一起平整塞于床垫下 ③转至对侧同法铺好大单、橡胶单及中单	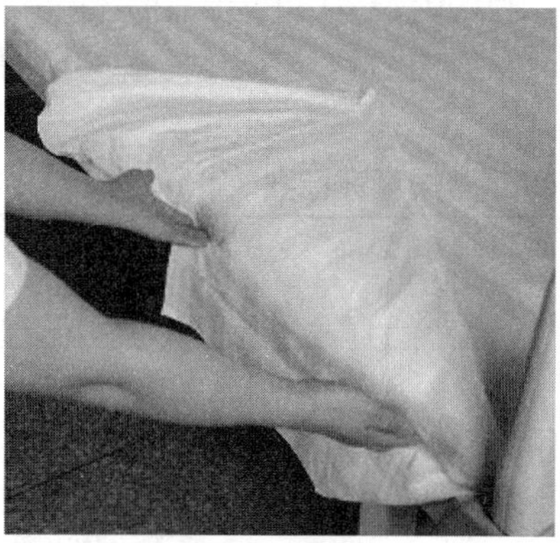 图 1-18　铺床角 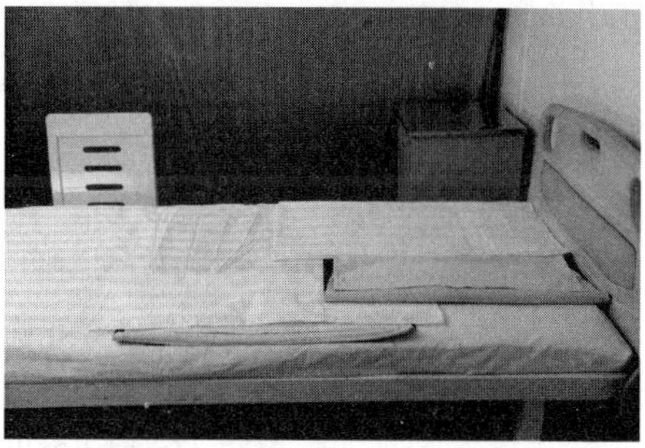 图 1-19　橡胶单和中单位置
	套被套	①被套封口端齐床头放置，正面向外，中线与床中线对齐，平铺于床面，打开被套开口端上层约 1/3 部分，将“S”形折叠好的棉胎置于开口处，拉棉胎上缘至封口端，再将棉胎向两侧展开，平铺于被套内，先套好近侧，再套好对侧 ②盖被折成被筒，被筒两侧齐床沿，被尾端向内折叠齐床尾，盖被纵向三折于一侧床边，开口处向门（图 1-20）（天气寒冷时盖被上加盖毛毯）	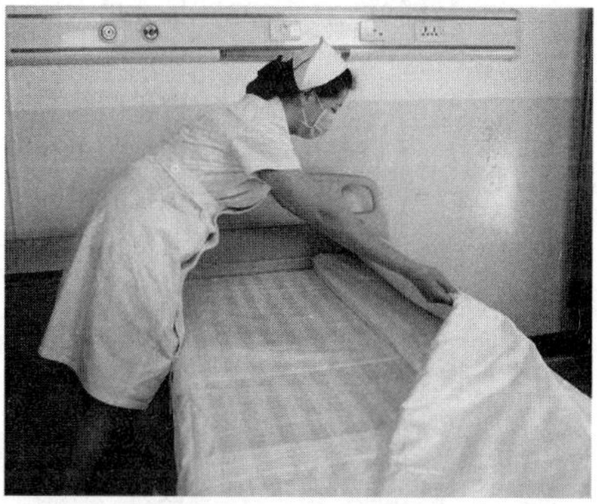 图 1-20　折叠盖被
	套枕套	将枕套套于枕芯外，使四角充实，横立于床头，枕套开口端背门	
	移桌置椅	移回床旁桌，椅子置于盖被折叠侧；将麻醉护理盘置于床旁桌上，输液架置于床尾，其他用物按需妥善安置（图 1-21）	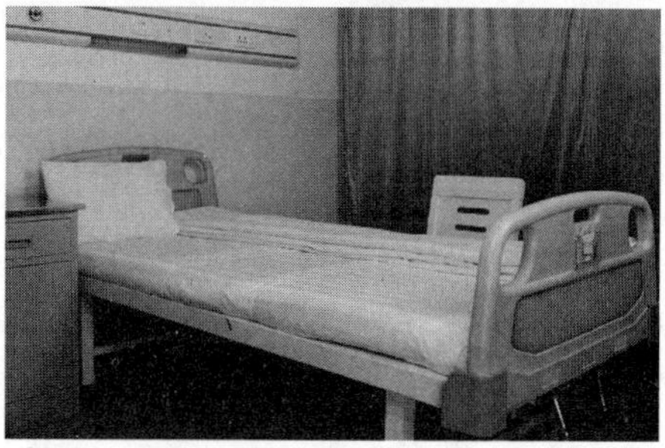 图 1-21　麻醉床
	洗手整理	洗手，脱口罩	
操作评价	操作过程	动作规范、熟练，符合省时、节力原则	
	操作效果	床铺实用、耐用、舒适、安全、美观，大单、中单、被套平、整、紧，急救用品准备齐全、性能完好	

2. 操作关键点

(1) 铺床时，先铺床头再铺床尾，先铺近侧后铺对侧。

(2) 根据病情和手术部位，正确放置橡胶单及中单。

(3) 盖被折叠与床尾椅置于同一侧，便于搬运病人；枕头横立于床头，防止病人躁动时撞伤头部。

3. 操作考评标准

程序		分值	考核评价要点	评分等级			得分	存在问题
				A	B	C		
护士准备		4	着装整洁、举止端庄	4	3	2		
操作评估		8	了解病人情况充分	3	2	1		
			床单位设施完好	2	1	0		
			病室内无病人治疗或进餐，病室门的位置	3	2	1		
操作准备	环境	2	符合操作要求	2	1	0		
	护士	2	洗手、戴口罩正确	2	1	0		
	用物	4	准备齐全，放置合理	4	3	2		
操作过程	撤除原物	4	撤除大单、中单、被套、枕套方法正确	2	1	0		
			污单不拖地、不沾身	2	1	0		
	再次洗手	2	洗手方法正确	2	1	0		
	移开桌椅	4	移开床旁桌椅位置合适	2	1	1		
			移动时未发出响声	2	1	1		
	铺单	22	铺大单方法、顺序正确	4	3	2		
			床角平整、紧固	4	3	2		
			大单中线与床中线对齐	4	3	2		
			铺橡胶单和中单位置正确	4	3	2		
			铺橡胶单和中单方法正确	2	1	0		
			对侧铺大单、橡胶单、中单方法正确	4	3	2		
	套被套	24	装套棉胎方法正确	4	3	2		
			棉胎上缘与被套封口平齐，无虚边	2	1	0		
			被套头端齐床头	2	1	0		
			中线与床中线对齐	4	3	2		
			被套内外均平整	4	3	2		
			折叠盖被方法正确	4	3	2		
			被尾与床尾齐	2	1	0		
			开口处向门	2	1	0		
	套枕套	6	套枕套方法正确，四角充实	4	3	2		
			开口背门，横立于床头	2	1	0		
	移桌置椅	6	床旁桌、床旁椅移动位置正确	2	1	0		
			移动时未发出响声	2	1	0		
			麻醉护理盘、输液架及其他抢救用品放置妥当	2	1	0		
	洗手整理	2	洗手、脱口罩正确	2	1	0		

续表

程序	分值	考核评价要点	评分等级 A	B	C	得分	存在问题
操作评价	10	动作规范、熟练，符合省时、节力原则	2	1	0		
		盖被折叠与枕头放置方便搬运病人	2	1	0		
		大单、被套、枕套平、整、紧	2	1	0		
		床铺实用、耐用、舒适、安全、美观	2	1	0		
		操作时间不超过 8 分钟	2	1	0		
关键缺陷		大单四角松散，盖被折叠不符合要求，橡胶单、中单铺的位置与病人病情不符均不及格					
总分	100						

技能 5　病 人 搬 运

1. 操作流程

操作程序	简要流程	操作要点	图示
护士准备	素质要求	着装整洁、举止端庄	
操作评估	病人情况	疾病诊断、手术部位、麻醉方式、体重	
	病室情况	盖被折叠方向、床尾椅放置位置，病室门的位置	
	操作环境	平车活动范围是否足够，平车进入病室的方向	
操作准备	环境准备	安静、整洁、宽敞、光线适中	
	护士准备	洗手，戴口罩	
	用物准备	平车、中单	
操作过程	迎接核对	与手术室人员核对病人后推平车进病室	
	移开桌椅	移开床旁桌椅至合适位置	
	固定平车	三人搬运时平车头端与床尾成钝角（图 1-22），如为四人搬运，则将平车与病床平行紧靠，固定车闸	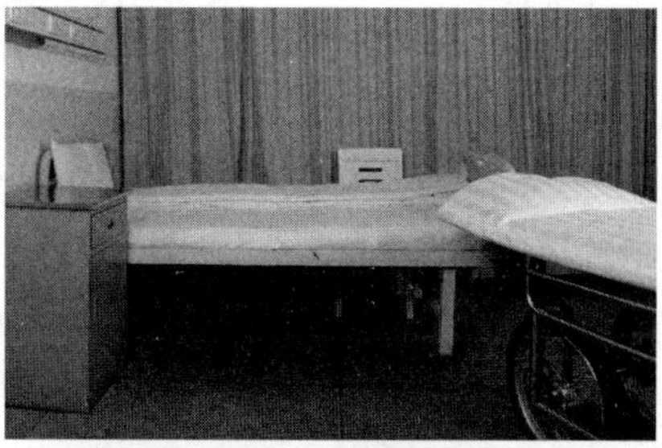 图 1-22　平车与床尾成钝角
	搬运病人	①三人搬运法：搬运者三人站于钝角内平车同一侧，将病人双手置于胸腹部，甲托住病人头颈肩、背部，乙托住腰、臀部，丙托住腘窝、小腿，由一人发出口令，三人合力同时抬起病人（图 1-23），并使病人身体稍向搬运者倾斜，协调移步将病人移放于床中央	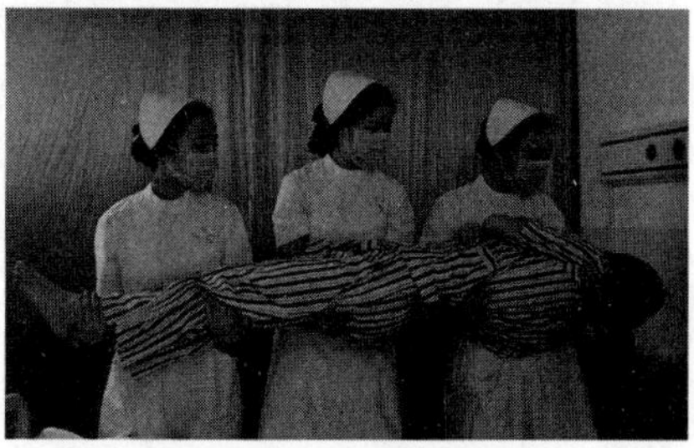 图 1-23　三人搬运法

续表

操作程序	简要流程	操作要点	图示
操作过程	搬运病人	②四人搬运法：在病人腰、臀部下铺中单，甲站在平车头端托住病人头颈、肩部，乙站在床尾托住病人双腿，丙和丁分别站在病床和平车两侧抓紧中单四角，由一人发出口令，同时抬起病人（图1-24），轻轻移放于床中央	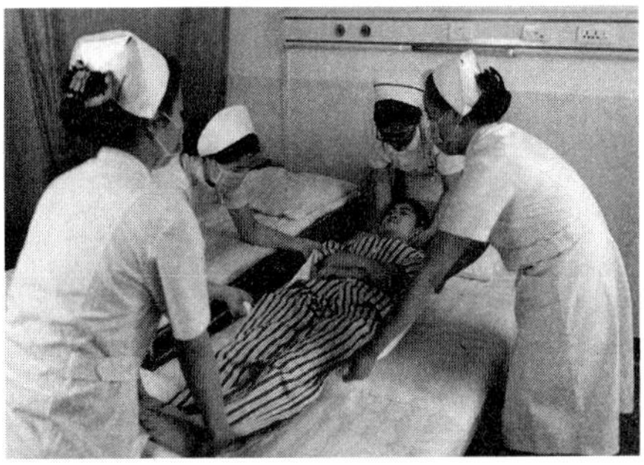 图 1-24　四人搬运法
	妥善安置	协助病人去枕平卧，妥善安置输液管及其他装置	
	检查切口	检查手术切口有无出血，敷料有无脱落	
	移回桌椅	移回床旁桌椅	
	洗手整理	洗手，脱口罩	
操作评价	操作过程	操作熟练，动作协调，省时节力	
	操作效果	未发生意外，病人安全、舒适	

2. 操作关键点

(1) 固定平车位置正确。

(2) 搬运时动作协调一致，保证病人安全；搬运后妥善安置各种管道，防止扭曲受压。

3. 操作考评标准

程序		分值	考核评价要点	评分等级			得分	存在问题
				A	B	C		
护士准备		4	着装整洁、举止端庄	4	3	2		
操作评估		8	了解病人情况充分	2	1	0		
			了解病室情况充分	2	1	0		
			平车进入病室活动范围足够，方向合理	4	3	2		
操作准备	环境	2	符合操作要求，病床已铺成麻醉床	2	1	0		
	护士	2	洗手、戴口罩正确	2	1	0		
	用物	4	准备齐全，放置合理	4	3	2		
操作过程	迎接核对	6	核对病人正确	2	1	0		
			推平车进病室方法正确	4	3	2		
	移开桌椅	6	移开床旁桌椅至合适位置	3	2	1		
			移动时未发出声响	3	2	1		
	固定平车	8	平车放置位置正确	4	3	2		
			固定车闸	4	3	2		
	搬运病人	32	搬运者站位正确	8	6	4		
			托住病人身体部位正确	8	6	4		
			动作协调一致	8	6	4		
			放置病人动作轻稳	8	6	4		

续表

程序		分值	考核评价要点	分等级			得分	存在问题
				A	B	C		
操作过程	妥善安置	6	安置卧位正确	3	2	1		
			安置检查各种管路方法正确	3	2	1		
	检查切口	4	检查手术切口及敷料正确	4	3	2		
	移回桌椅	6	床旁桌椅移回到位	3	2	1		
			移动时未发出响声	3	2	1		
	洗手整理	2	洗手、脱口罩正确	2	1	0		
操作评价		10	操作熟练规范，符合省时、节力原则	3	2	1		
			搬运动作协调一致	3	2	1		
			病人安全、舒适	2	1	0		
			操作时间不超过 5 分钟	2	1	0		
关键缺陷			平车位置不正确、车闸固定不稳，搬运病人动作不协调、放置不平稳，各种管路安置不妥当等均不及格					
总分		100						

四、出 院 护 理

（一）情景与任务

1. 情景导入　术后第 4 天，病人生命体征平稳，切口无异常，医嘱：明日出院。护士遵医嘱通知病人及家属做好出院准备，次日协助病人办理出院手续，并为病人做好出院护理。

2. 工作任务　做好出院护理工作，将病床铺成备用床。

3. 任务分析　病人痊愈出院，护士需做好饮食、活动、休息、不适随诊等方面的指导，护送病人走出病区。病人出院后，完善各项住院资料，病室按一般病人离院后终末消毒方法处理，将病床铺成备用床，以保持病室整洁，准备迎接下一位新病人到来。

（二）计划与实施

技能 6　病人出院护理

1. 操作流程

操作程序	简要流程	操作要点	图示
护士准备	素质要求	着装整洁、举止端庄，语言柔和、表达清晰	
操作评估	病人情况	病人出院的性质（痊愈、好转、转院、自动离院），是否需要平车或轮椅护送，出院后可能存在的健康问题、心身需求等	
	出院医嘱	是否有出院带药	

续表

操作程序	简要流程	操作要点	图示
操作准备	护士准备	①遵医嘱将出院日期提前通知病人及家属，嘱其做好出院准备 ②填写出院通知单，结算病人住院费用	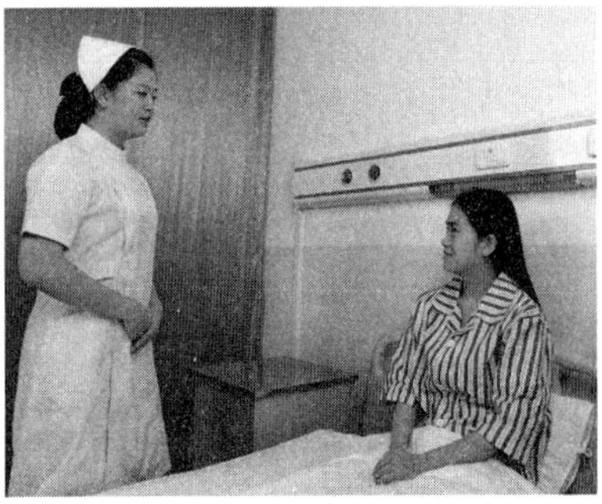 图 1-25　健康教育
	病人准备	①接到出院通知后整理私人物品，准备离院 ②在护士指导下到住院处办理出院手续	
	用物准备	健康教育指导单、征求意见单、出院带药、病人一览表、病历、治疗护理执行单和卡片、出院登记本，必要时备平车或轮椅	
操作过程	核对询问	核对病人，取下腕带和床尾卡，询问病人是否做好出院准备	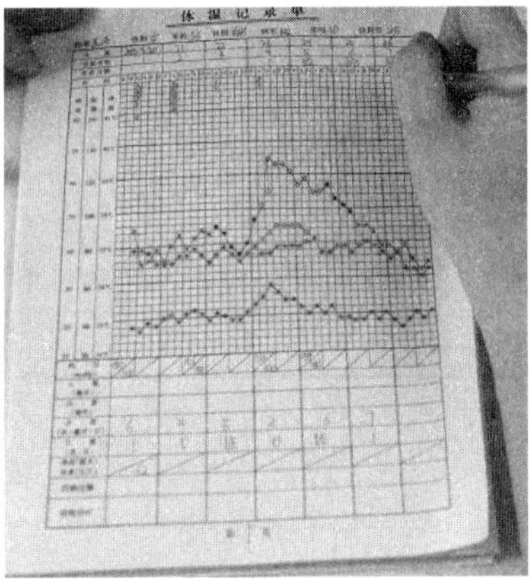 图 1-26　填写出院时间
	健康教育	指导病人在饮食、服药、休息、功能锻炼和定期复查等方面的注意事项（图 1-25），必要时将健康指导及延续护理服务资料交给病人	
	心理护理	鼓励和安慰病人，减轻其恐惧和焦虑，增强病人战胜疾病的信心	
	征求意见	将征求意见单交于病人或家属填写	
	护送出院	根据病人情况采用步行方式护送病人出院	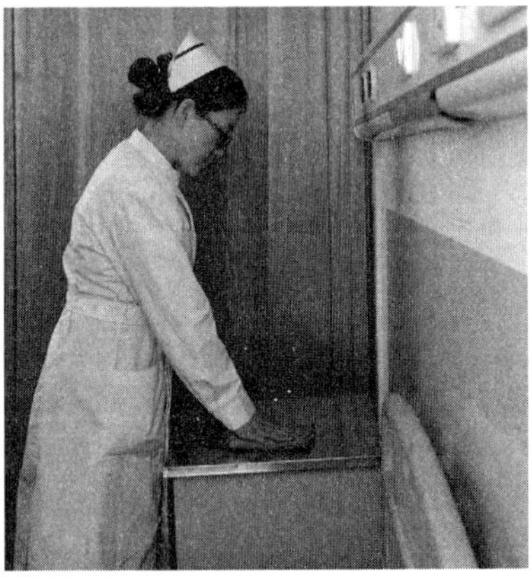 图 1-27　擦拭消毒
	文书整理	①在体温单 40 ～ 42℃横线之间用红笔填写出院时间（图 1-26） ②注销所有治疗护理执行单和卡片（服药单、注射单、治疗单、饮食单、诊断小卡、床尾卡等） ③填写出院登记本，按出院病历顺序整理病历，归档保存	
	终末消毒	撤去病床上的污被服，放入污衣袋，消毒液擦拭病床、床旁桌椅（图 1-27），紫外线灯消毒床上物品	
	开窗铺床	开窗通风，将病床铺成备用床	
操作评价	操作过程	健康教育、用药指导与病情相符，文书整理规范完善，病室终末处理彻底	
	操作效果	充分体现人文关怀，病人和家属满意	

2. 操作关键点

(1) 健康教育、用药指导与病情相符。

(2) 文书整理规范完善。

(3) 病室终末处理彻底。

3. 操作考评标准

程序		分值	考核评价要点	评分等级			得分	存在问题
				A	B	C		
护士准备		4	着装整洁、举止端庄	4	3	2		
操作评估		8	了解病人情况充分	4	3	2		
			查看出院医嘱全面	4	3	2		
操作准备	护士	4	提前通知家属，做好出院准备	2	1	0		
			填写出院通知单，结算病人住院费用	2	1	0		
	病人	2	整理私人物品，准备离院	1	0	0		
			到住院处办理出院手续	1	0	0		
	用物	2	准备齐全，放置合理	2	1	0		
操作过程	核对询问	8	核对正确，询问适宜	4	3	2		
			取下腕带和床尾卡	4	3	2		
	健康教育	10	健康教育内容清晰，语言柔和流畅	5	4	3		
			健康教育内容全面	5	4	3		
	心理护理	4	心理护理到位	4	3	2		
	征求意见	4	将征求意见单交于病人或家属填写	4	3	2		
	护送出院	5	护送方法正确，言语恰当	5	4	3		
	文书整理	20	体温单出院时间填写正确	5	4	3		
			注销所有执行单和卡片正确	5	4	3		
			填写出院登记本正确	5	4	3		
			整理出院病历顺序正确、归档保存	5	4	3		
	过程	15	撤去污被服，不拖地、不沾身，放入污衣袋	5	4	3		
			消毒液擦拭病床、床旁桌椅	5	4	3		
			紫外线灯消毒床上物品正确	5	4	3		
	开窗铺床	4	开窗通风，准备铺备用床	4	3	2		
操作评价		10	健康教育、用药指导与病情相符	2	1	0		
			文书整理规范完善	2	1	0		
			病室终末处理彻底	2	1	0		
			充分体现人文关怀，病人和家属满意	2	1	0		
			操作时间不超过 10 分钟	2	1	0		
关键缺陷			沟通能力差，人文关怀不到位，健康教育内容与病情不符均不及格					
总分		100						

技能 7　备用床准备

1. 操作流程

操作程序	简要流程	操作要点	图示
护士准备	素质要求	着装整洁、举止端庄	
操作评估	病室情况	是否已做终末消毒处理	
	病床单位	床单位是否洁净、设施是否完好	
	操作环境	病室内是否整洁、通风，是否有病人治疗或进餐，病室门的位置	
操作准备	环境准备	整洁、安全，病室内无病人治疗或进餐	
	护士准备	洗手，戴口罩	
	用物准备	治疗车上层：床褥、大单、被套、棉胎、枕芯、枕套，手消液	
操作过程	移开桌椅	携用物至床旁，放在便于操作处，移开床旁桌距床约 20cm，移开床尾椅至合适位置	
	翻转床垫	从床头向床尾或从近侧向远侧翻转床垫（图 1-28）	
	平铺床褥	床褥上缘齐床头，从床头到床尾平铺于床上（图 1-29）	
	铺大单	取大单平放于床褥上，中线与床中线对齐，正面向上，分别铺好近侧床头、床尾、床中部	
		转至对侧，依次按床头、床尾、床中部的顺序同法铺好大单	
	套被套	被套封口端齐床头放置，正面向外，中线与床中线对齐，平铺于床面，打开被套开口端上层约 1/3 部分，将“S”形折叠好的棉胎置于开口处，拉棉胎上缘至封口端（图 1-30），再将棉胎向两侧展开，平铺于被套内，先套好一侧，再套好另一侧，盖被折成被筒，被筒两侧齐床沿，被尾端向内折叠齐床尾	
	套枕套	将枕套套于枕芯外，使四角充实，平放于床头正中，开口背门	
	桌椅归位	移回床旁桌、床旁椅，铺成备用床（图 1-31）	
	洗手整理	洗手，脱口罩	
操作评价	操作过程	动作规范、熟练，符合省时、节力原则	
	操作效果	床铺实用、耐用、舒适、安全、美观，大单、被套平、整、紧	

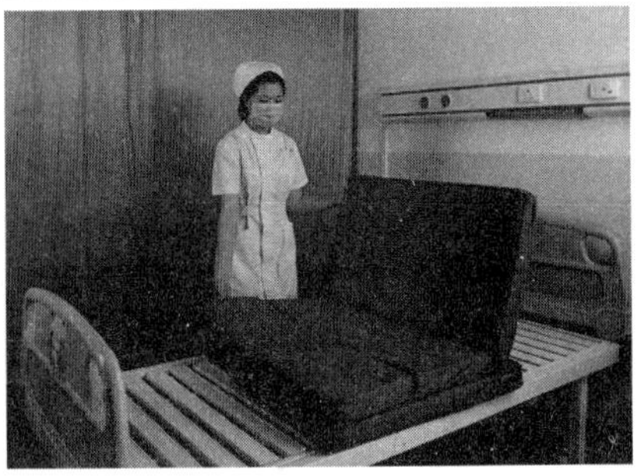

图 1-28　翻转床垫

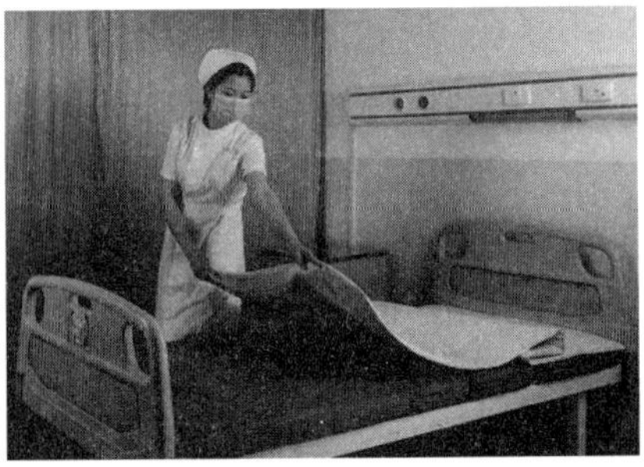

图 1-29　铺床褥

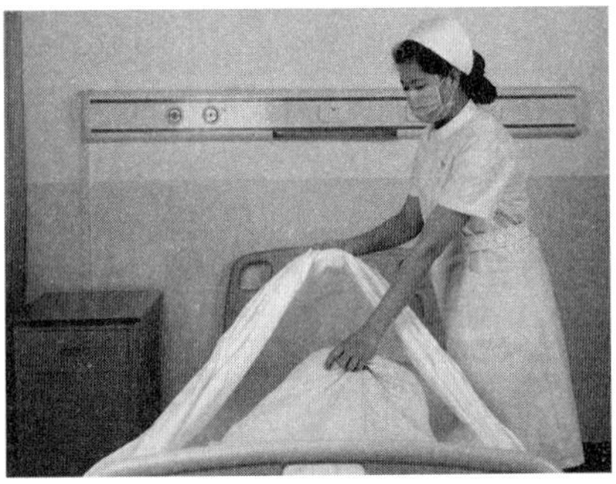

图 1-30　套被套

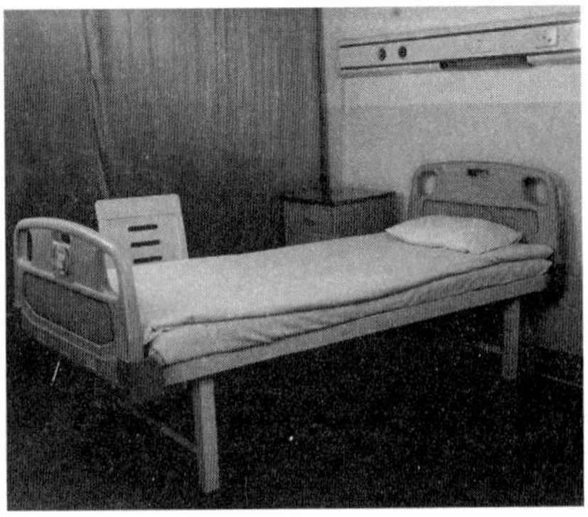

图 1-31　备用床

2. 操作关键点

(1) 用物叠放有序，便于操作，省时节力。

(2) 枕头放在盖被之上，与床头平齐。

3. 操作考评标准

程序		分值	考核评价要点	评分等级			得分	存在问题
				A	B	C		
护士准备		4	着装整洁、举止端庄	4	3	2		
操作评估		8	病室是否已做好终末消毒处理	2	1	0		
			床单位是否洁净、设施是否完好	2	1	0		
			病室环境是否符合操作要求	2	1	0		
			病室门的位置	2	1	0		
操作准备	环境	2	符合操作要求	2	1	0		
	护士	2	洗手、戴口罩正确	2	1	0		
	用物	4	准备齐全，放置合理	4	3	2		
操作过程	移开桌椅	4	移开床旁桌椅位置合适	2	1	0		
			移动时未发出响声	2	1	0		
	翻转床垫	4	翻转床垫方法正确	4	3	2		
	平铺床褥	4	铺床褥方法正确	2	1	0		
			床褥平整，与床边缘平齐	2	1	0		
	铺大单	22	铺大单方法、顺序正确	6	4	2		
			床角平整、紧固	8	6	4		
			大单中线与床中线对齐	4	3	2		
			对侧铺大单方法、顺序正确	4	3	2		
	套被套	22	装套棉胎方法正确	4	3	2		
			棉胎上缘与被套封口平齐，无虚边	2	1	0		
			被套头端齐床头	2	1	0		
			中线与床中线对齐	4	3	2		
			被套内外均平整	4	3	2		
			被筒两侧向内折叠与床沿齐	4	3	2		
			被尾向内折叠与床尾齐	2	1	0		
	套枕套	6	套枕套方法正确，四角充实	2	1	0		
			平放于床头正中，开口背门	4	3	2		
	桌椅归位	6	床旁桌、床旁椅移动位置正确	3	2	1		
			移动时未发出响声	3	2	1		
	洗手整理	2	洗手、脱口罩正确	2	1	0		
操作评价		10	动作规范、熟练，符合省时、节力原则	2	1	0		
			大单、被套、枕套平、整、紧	4	3	2		
			床铺实用、耐用、舒适、安全、美观	2	1	0		
			操作时间不超过6分钟	2	1	0		
关键缺陷			大单四角松散，盖被折叠不符合要求均不及格					
总分		100						

单元拓展训练

案例 1-2

李先生，47 岁，2 小时前因车祸撞伤左小腿，自觉疼痛剧烈，活动受限，被热心路人送至医院紧急救治。经查病人左小腿活动受限，皮肤轻微紫斑、肿胀明显，小腿中段可触及“骨擦感”且疑似“假关节”，足背动脉搏动减弱，X 线显示“左小腿中段胫腓骨粉碎性骨折”。诊断：①左小腿骨筋膜室综合征；②胫腓骨中段骨折。处理：积极做好术前准备，急诊在硬膜外麻醉下行“左小腿切开减压、胫腓骨内固定术”。术后二级护理，去枕平卧 6 小时，患肢抬高并制动，注意观察患肢皮肤色泽、温度及足背动脉搏动情况，做好引流管护理。2 周后，病人生命体征平稳，已拔除引流管，切口无异常，医生开具出院证。

（一）讨论提纲

1. 李先生因车祸急诊入院，直接进入手术室进行手术治疗。病区护士接到住院处通知后，根据病人情况安排病室和床位，将原有的备用床改为麻醉床，床中部及床尾分别铺橡胶单和中单。工作任务提示：麻醉床准备。

2. 病人在硬膜外麻醉下接受了“左小腿切开减压、胫腓骨内固定术”，留置负压引流管。术后安全返回病区，病区护士与手术室人员对病人进行交接后，采用四人搬运法将病人移至病床，同时注意引流管及输液管的检查和妥善安置。工作任务提示：搬运病人，首次测量生命体征。

3. 护士在执行术后医嘱的同时，进行入院护理评估，完善住院登记，向病人及家属介绍病区环境、有关规章制度以及床单位相关设施的使用方法。工作任务提示：补办入院手续，做好病人入病区后的初步护理。

4. 骨科术后康复需要较长的时间，在病人病情稳定后，可以出院回家进一步康复治疗。出院时护士需做好饮食、活动、休息、用药、功能锻炼、不适随诊等方面的指导，并征求病人意见。病人出院后，对病室进行终末消毒处理，将病床铺成备用床。工作任务提示：做好出院护理，备用床准备。

（二）实训指导

1. 将全班同学分成若干小组，各小组根据上述案例、讨论提纲，进行小组讨论，设定情景和工作任务，制订实施计划。

2. 各小组成员分工合作，分别扮演护士、病人、家属、医师等不同角色，进行角色扮演模拟综合实训。

（马树平）

2

实训二 外伤病人的护理

学习目标

1. 熟练掌握卫生洗手、无菌技术基本操作、隔离技术基本操作、破伤风抗毒素过敏试验及肌内注射等技能。

2. 学会伤口换药、基本止血与包扎等技能。

3. 具有严格的无菌观念、隔离观念、查对意识和爱伤观念；具有观察、分析、解决问题的能力及团队合作精神。

案例 2-1

张先生，50 岁，初中文化，工人。半小时前在工地安装玻璃时右前臂不慎被玻璃割伤，流血不止，经简单包扎后来院就诊。查体：T 36.5℃，P 98 次 / 分，R 20 次 / 分，BP 100/70mmHg，病人神志清楚，表情痛苦，右前臂可见一长约 4cm 的切割伤，创缘规则，伤口较深，有污染，右手指末梢血运好，感觉正常。病人自诉有“乙型肝炎”病史，无手术史及药物过敏史。诊断：右前臂皮肤裂伤。急诊处理：局麻下行右前臂清创缝合术，止血包扎，预防感染；破伤风抗毒素 1500U im st，TAT 皮试（ ）；伤口每 3 天换药一次，两周后拆线，病情变化随诊。

一、门诊手术治疗

（一）情景与任务

1. 情景导入 张先生右前臂外伤后来急诊科就诊，诊断为“右前臂皮肤裂伤”，病人自诉有“乙型肝炎”病史，无手术史及药物过敏史。急诊处理：局麻下清创缝合，伤口止血包扎。

2. 工作任务 急诊科护士接到处置单后，备好清创缝合所需无菌物品，配合医生为病人清创缝合及止血包扎，同时做好职业防护。

3. 任务分析

(1) 通过实施卫生洗手和无菌技术，可达到减少病原微生物数量，防止微生物侵入人体和防止无菌物品、无菌区域被污染的目的。按手术要求铺好清创盘，准备无菌物品。

(2) 病人有“乙型肝炎”病史，应严格遵守血液 - 体液隔离原则，以达到控制传染源，切断传播途径，保护易感人群的目的。

(3) 根据病人的损伤部位、伤情、出血量多少等，正确选择止血包扎方法，防止病人失血过多，避免伤口再污染和损伤。

（二）计划与实施

技能 1　卫 生 洗 手

1. 操作流程

操作程序	简要流程	操作要点	图示
护士准备	素质要求	着装整洁、举止端庄	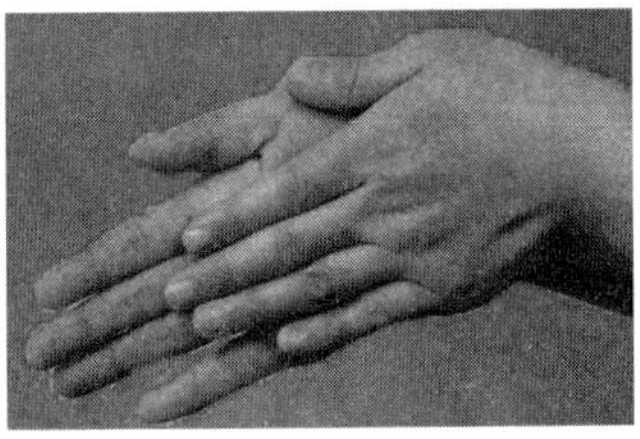 图 2-1　洗手掌
操作评估	病人情况	疾病种类、有无传染性、手术名称	
	局部情况	伤口局部状况、有无污染	
操作准备	环境准备	宽敞、安静、整洁，洗手设施齐全	
	护士准备	手部皮肤无破损，修剪指甲	
	用物准备	流动水洗手设备（采用脚踏式、肘式或感应式开关）、洗手液或肥皂液或速干手消毒剂、红外线干手机或消毒小毛巾或纸巾、避污纸、污物桶	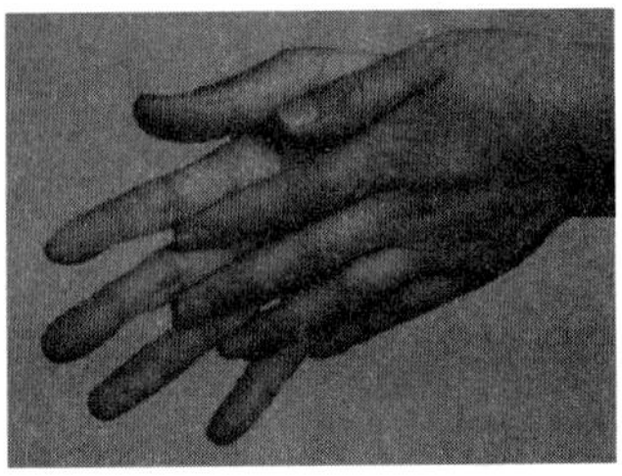 图 2-2　洗掌侧指缝
操作过程	湿润双手	取下手表，卷袖过肘，打开水龙头，指尖朝下湿润双手，取适量洗手液或肥皂液于掌心	
	揉搓双手	①手掌：掌心相对，手指并拢相互揉搓（图 2-1） ②掌侧指缝：掌心相对，双手指交叉沿指缝相互揉搓（图 2-2） ③背侧指缝：掌心对手背沿指缝相互揉搓，交替进行（图 2-3） ④指背：两手相握，旋转揉搓指背，交替进行（图 2-4） ⑤拇指：一手握另一手大拇指在手掌心旋转揉搓，交替进行（图 2-5） ⑥指尖：弯曲各手指关节，把指尖合拢放在另一手掌心旋转揉搓，交替进行（图 2-6） ⑦手腕：掌心握手腕（至腕上 10cm）旋转揉搓，交替进行（图 2-7）	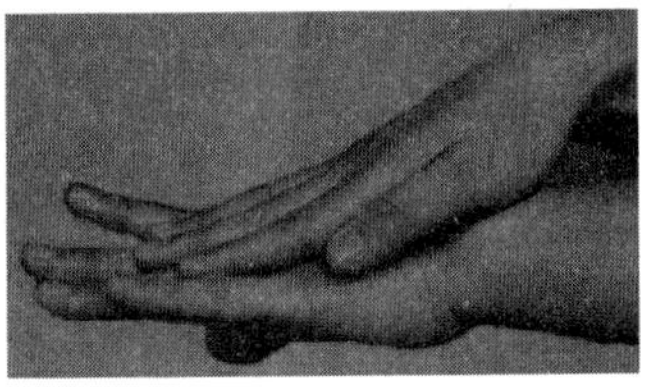 图 2-3　洗背侧指缝 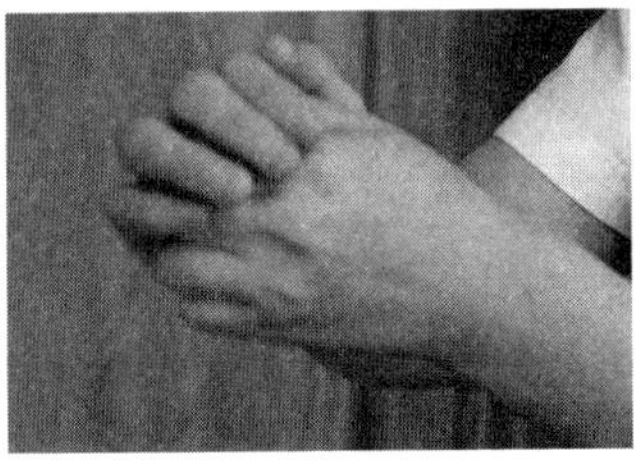 图 2-4　洗指背 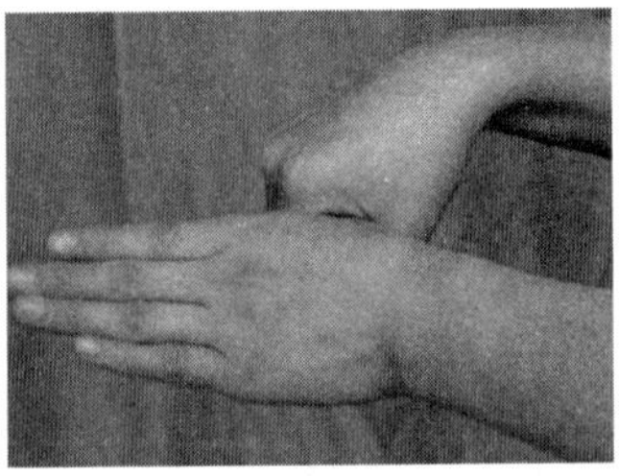 图 2-5　洗拇指
	流水冲净	打开水龙头，使流水从腕部流向指尖进行冲洗，冲净后关水龙头	
	擦干双手	用消毒小毛巾或纸巾自上而下擦干双手或使用干手机烘干双手	

续表

操作程序	简要流程	操作要点	图示
操作评价	操作过程 操作效果	规范、熟练、流畅 洗手方法、步骤正确，清洗彻底、无遗漏，力度、时间足够	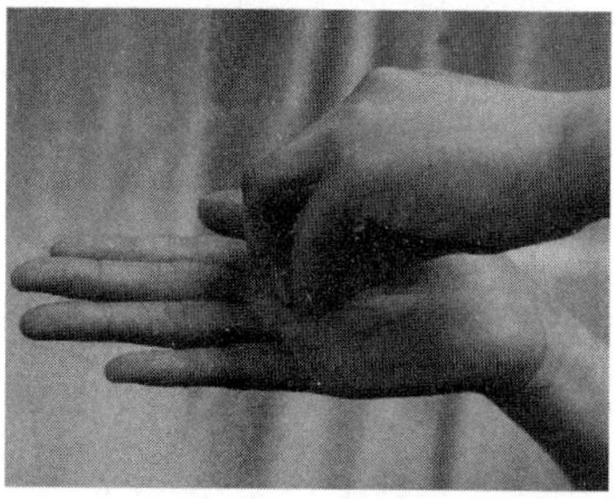 图 2-6　洗指尖 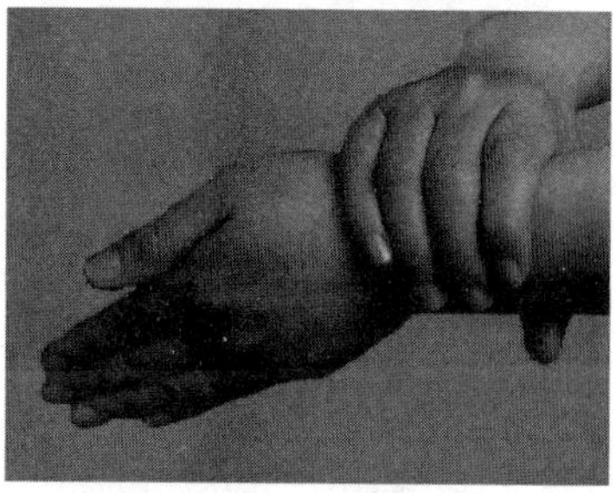 图 2-7　洗手腕

2. 操作关键点

(1) 手上不佩戴戒指、手镯等饰物。

(2) 每个部位至少揉搓 3 ～ 5 次，双手搓洗时间不少于 15 秒，认真清洗指尖、指缝和指关节等易残留污垢的部位。

(3) 使用一次性纸巾或干净小毛巾擦干双手，毛巾应一用一消毒。

3. 操作考评标准

程序		分值	考核评价要点	评分等级 A	评分等级 B	评分等级 C	得分	存在问题
护士准备		4	着装整洁、举止端庄	4	3	2		
操作评估		8	了解病人情况全面	4	3	2		
			观察局部伤口状况正确	4	3	2		
操作准备	环境	2	宽敞、安静、整洁，洗手设施齐全	2	1	0		
	护士	2	手部皮肤无破损，修剪指甲符合要求	2	1	0		
	用物	4	准备齐全，放置合理	4	3	2		
操作过程	湿润双手	12	取下手表，卷袖过肘，湿润双手方法正确	6	4	2		
			取洗手液于掌心方法正确，量适中	6	4	2		
	揉搓双手	40	七步洗手方法正确	9	7	5		
			七步洗手步骤正确	9	7	5		
			揉搓力度、时间适宜	9	7	5		
			双手交替完成正确	6	4	2		
			关节、皱褶处揉搓彻底、无遗漏	7	5	3		

续表

程序		分值	考核评价要点	评分等级			得分	存在问题
				A	B	C		
操作过程	流水冲洗	10	流水从腕部流向指尖冲洗方法正确、彻底	8	6	4		
			关闭水龙头方法正确	2	1	0		
	擦干双手	8	擦手方法正确	6	4	2		
			双手擦干	2	1	0		
操作评价		10	操作规范、熟练、流畅	6	4	2		
			操作时间不超过 2 分钟	4	3	2		
关键缺陷			评估不准确、态度不认真、清洗揉搓不到位、揉搓时间不足等均为不及格					
总分		100						

技能 2　无菌技术基本操作

1. 操作流程

操作程序	简要流程	操作要点	图示
护士准备	素质要求	着装整洁、举止端庄	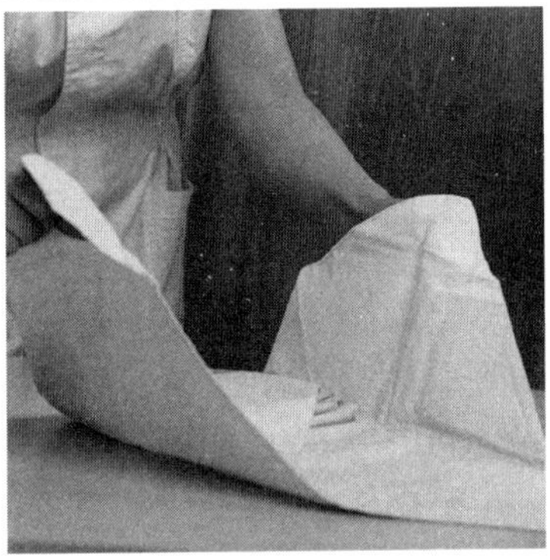 图 2-8　打开无菌包
操作评估	病人情况	疾病种类、有无传染性、手术名称	
	局部情况	局部伤口大小、深度、出血量	
	操作环境	操作前有无清扫工作、操作台是否清洁	
操作准备	环境准备	清洁、宽敞、明亮；操作前 30 分钟停止清扫工作，减少人员走动，防止尘埃飞扬；操作台清洁干燥	
	护士准备	洗手，戴口罩	
	用物准备	治疗车上层：无菌用物包括持物钳（镊）、无菌巾包、无菌容器及物品、无菌治疗碗包、纱布罐、溶液、手套、消毒液、棉签、手消液；非无菌用物包括治疗盘、弯盘、湿纱布、启瓶器、记录纸、笔	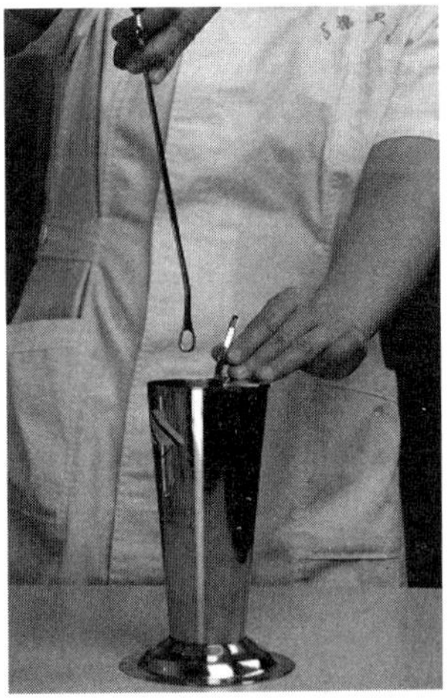 图 2-9　使用无菌持物钳
		治疗车下层：医疗废物桶、生活垃圾桶	
	无菌包使用	①取无菌包，检查其名称、灭菌日期、化学指示胶带颜色、包布有无潮湿和破损；打开无菌包于清洁干燥处，按包布外角→左角→右角→内角的顺序打开（图 2-8），若双层包裹的无菌包，内层无菌巾用无菌持物钳打开，检查包内化学指示卡是否变色 ②取、放无菌持物钳（镊）时，钳端应闭合向下，垂直取放，不可触及容器口边缘及容器内壁（图 2-9），用后立即放回容器内，打开轴节，盖上容器盖 ③用无菌持物钳取出治疗巾（图 2-10），放于治疗盘内，包内剩余物品，按原折痕包好，注明开包日期及时间	

续表

操作程序	简要流程	操作要点	图示
操作过程	铺无菌盘	将治疗巾双折铺于治疗盘上，上层向远端扇形折叠，开口边缘向外，露出无菌面（图 2-11），放置无菌物品后，展开扇形折叠层，盖住物品，上下层边缘对齐，将开口边缘向上反折 2 次，两侧边缘分别向下反折 1 次，注明无菌盘名称、铺盘日期及时间	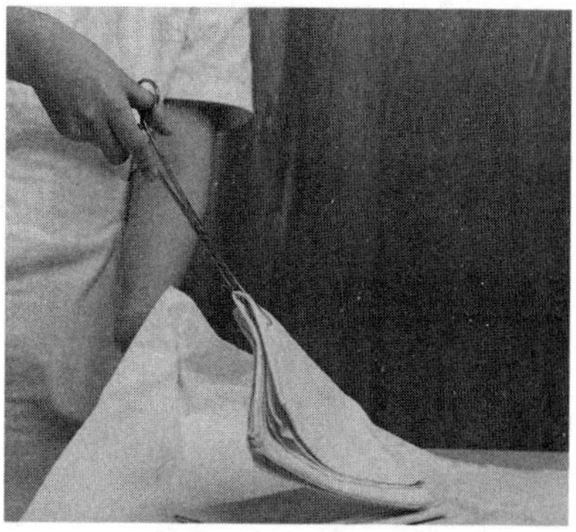 图 2-10　夹取治疗巾
	取用无菌溶液	①检查无菌包名称、灭菌日期、化学指示胶带颜色、包布有无潮湿；打开无菌包，将无菌治疗碗放于操作台上；擦净无菌溶液瓶外灰尘，认真核对瓶签上的药名、剂量、浓度和有效期，检查瓶盖有无松动、瓶身有无裂缝，对光检查溶液有无沉淀、浑浊或变色（图 2-12） ②开启铝制瓶盖，消毒瓶盖及瓶口边缘；垫无菌纱布打开瓶盖，瓶签贴手掌倒出少许溶液于弯盘内以冲洗瓶口（图 2-13），再由原处倒出适量溶液（约 100ml）于无菌治疗碗内（图 2-14），及时盖好瓶盖，注明开瓶日期及时间；手持无菌容器时，应托住底部，不可触及容器边缘和内壁（图 2-15）	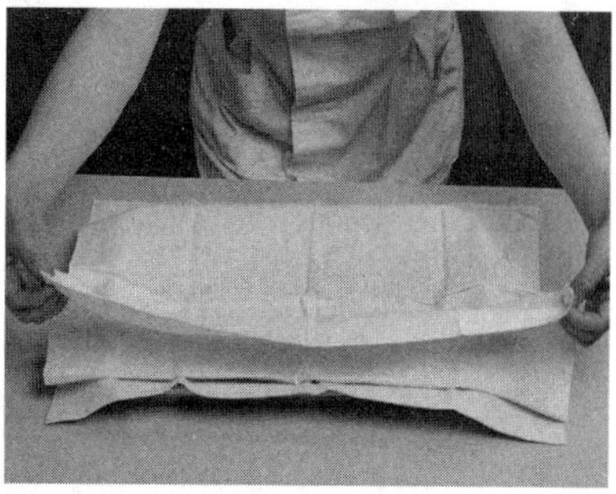 图 2-11　铺无菌盘 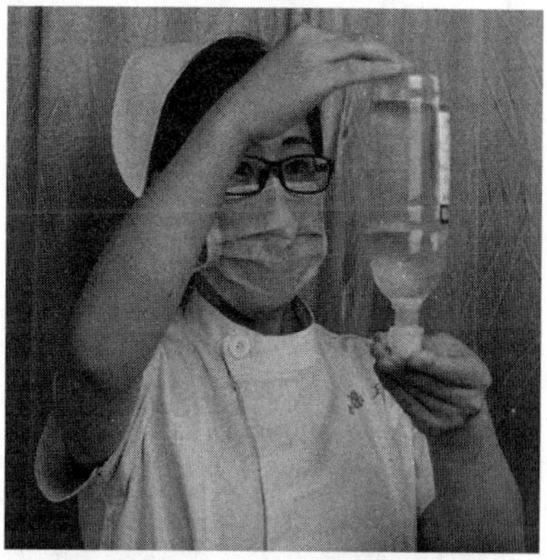 图 2-12　检查无菌溶液
	戴脱无菌手套	①核对无菌手套号码、灭菌日期，检查有无潮湿及破损；打开手套袋，取出滑石粉包涂擦双手；手持手套翻折部分（手套内面），取出手套（图 2-16A），一手对准五指戴上，将戴好手套的手插入另一手套的翻折面（手套外面），同法将另一只手套戴好（图 2-16B），将手套的翻折部分套在工作服衣袖外，双手对合交叉调整手套的位置，戴手套的手应保持在腰部水平以上，视线范围以内 ②无菌操作完毕，洗净手套上的血渍、污物，一手捏住另一手套腕部外面，翻转脱下，再将脱下手套的手插入另一手套内，将其往下翻转脱下，弃入医疗废物桶内	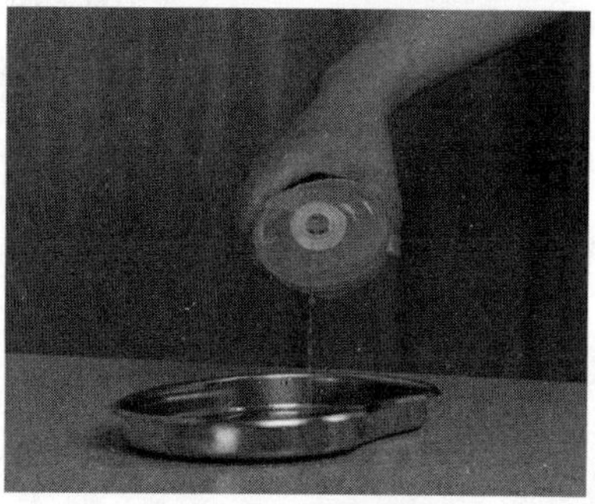 图 2-13　冲洗瓶口
	整理洗手	整理操作台，清理用物，垃圾分类处理；洗手，脱口罩	

续表

操作程序	简要流程	操作要点	图示
操作评价	操作过程	动作规范、熟练，流畅，整个操作过程稳、准、轻、快	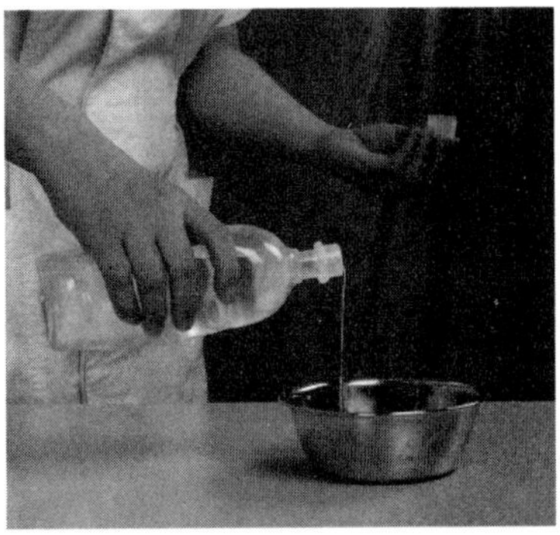 图 2-14　倒无菌溶液 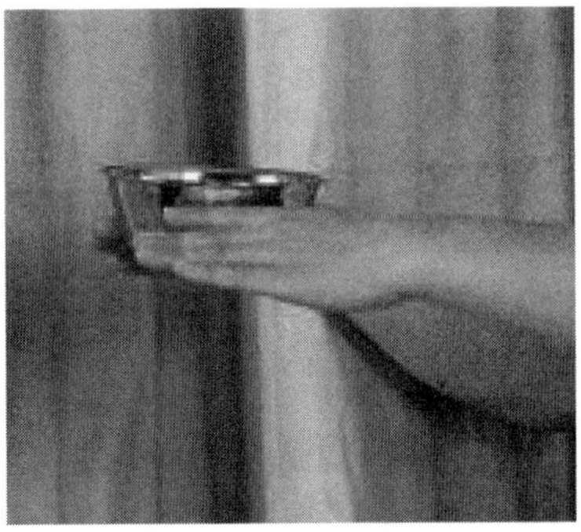 图 2-15　持无菌容器 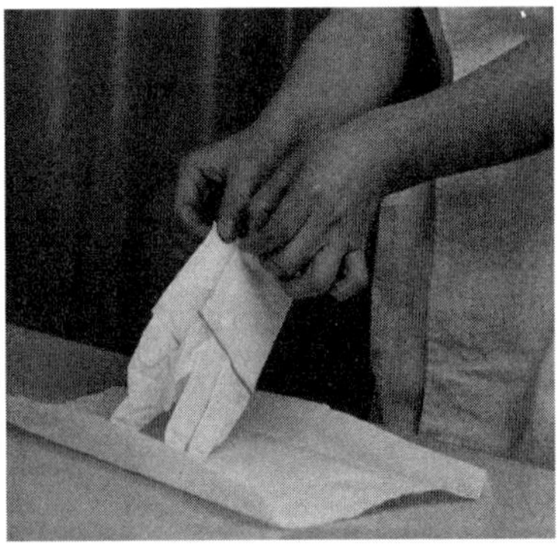 图 2-16A　戴无菌手套 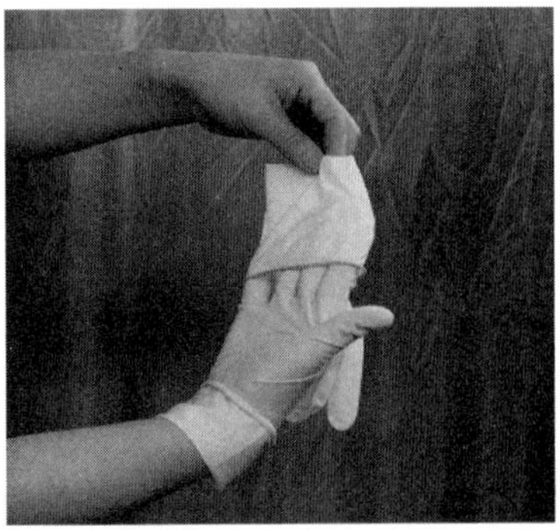 图 2-16B　戴无菌手套
	操作效果	无菌观念强，操作环境清洁宽敞，物品摆放合理，无污染，记录时间准确、内容完整	

2. 操作关键点

(1) 严格执行无菌技术操作原则及查对制度，无菌物品与非无菌物品分开放置，应有明显标志，摆放合理。

(2) 正确使用无菌物品：①取放无菌持物钳时，钳端应闭合，不可触及容器口边缘及容器内壁；使用时保持钳端向下，如到远处夹取物品，应将持物钳和无菌容器一同移至操作处，就地取用，防止无菌持物钳在空气中暴露过久而污染。②使用无菌容器时，不可污染盖的内面、容器的边缘及内面。③无菌物品一旦从无菌容器或无菌包内取出，即使未使用，也不可再放回；无菌物品使用后，必须重新灭菌后方可再用。④打开无菌包，手不能触及无菌包的内面，不可跨越无菌区。⑤倒取无菌溶液时，勿使瓶口接触容器口边缘。⑥戴无菌手套时不可强拉，发现手套有破损应立即更换。

(3) 准确记录无菌物品的有效时间：已打开的无菌包，未污染有效期为 24 小时；铺好的无菌盘未使用有效期为 4 小时；已打开的无菌溶液，未污染有效期为 24 小时。

(4) 一份无菌物品，只能供一位病人使用一次，以防交叉感染。

3. 操作考评标准

程序		分值	考核评价要点	评分等级			得分	存在问题
				A	B	C		
护士准备		4	着装整洁、举止端庄	4	3	2		
操作评估		8	了解病人情况充分	3	2	1		
			观察病人伤口情况正确	3	2	1		
			了解操作环境正确	2	1	0		
操作准备	环境	2	符合无菌操作要求	2	1	0		
	护士	2	洗手、戴口罩方法正确	2	1	0		
	用物	4	准备齐全，放置合理	2	1	0		
			无菌物品均在有效期内	2	1	0		
操作过程	无菌包使用	21	物品摆放合理	2	1	0		
			检查无菌包正确，无遗漏	2	1	0		
			打开包布方法正确，无污染	4	3	2		
			取放无菌持物钳方法正确	4	3	2		
			用无菌持物钳取出治疗巾方法正确	4	3	2		
			按原折痕包好无菌包正确，无污染	3	2	1		
			注明开包日期及时间	2	1	0		
	铺无菌盘	15	治疗盘放置合理	2	1	0		
			打开治疗巾方法正确，无污染	3	2	1		
			扇形折叠治疗巾正确，未跨越无菌区	4	3	2		
			无菌物品放置合理，无污染	2	1	0		
			覆盖治疗巾、反折边缘方法正确、美观	2	1	0		
			注明铺盘日期和时间	2	1	0		

续表

程序		分值	考核评价要点	评分等级			得分	存在问题
				A	B	C		
操作过程	取用无菌溶液	20	检查无菌包正确，无遗漏	2	1	0		
			取无菌容器方法正确	2	1	0		
			核对、检查无菌溶液正确，无遗漏	2	1	0		
			打开无菌溶液方法正确	2	1	0		
			消毒瓶口方法正确	2	1	0		
			冲洗瓶口、倾倒溶液方法正确	2	1	0		
			取出溶液量合适，无污染	2	1	0		
			盖瓶盖方法正确，无污染	2	1	0		
			注明开瓶日期及时间正确	2	1	0		
			手持无菌容器方法正确	2	1	0		
	戴脱无菌手套	10	核对、检查无菌手套正确，无遗漏	2	1	0		
			戴无菌手套方法正确，无污染	5	3	2		
			脱手套方法正确，无污染	3	2	1		
	整理洗手	4	正确清理用物，垃圾分类处理	2	1	0		
			洗手、脱口罩方法正确	2	1	0		
操作评价		10	物品摆放合理	2	1	0		
			无菌观念强、无污染、未跨越无菌区	3	2	1		
			全过程稳、准、轻、快，废物处理	3	2	1		
			妥当操作时间不超过 10 分钟	2	1	0		
关键缺陷			查对不认真、无菌观念差、严重污染等均不及格					
总分		100						

技能 3　隔离技术基本操作

1. 操作流程

操作程序	简要流程	操作要点	图示
护士准备	素质要求	着装整洁、举止端庄	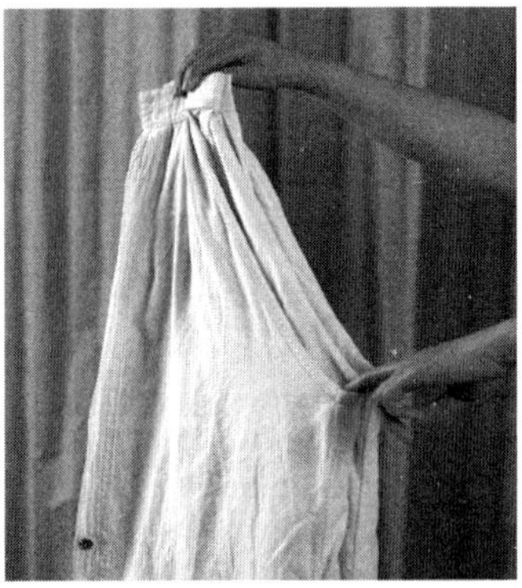 图 2-17　取隔离衣
操作评估	病人情况	疾病诊断、隔离种类、意识状态、心理状态，对操作的认知和合作程度	
	局部情况	局部伤口大小、深度、出血量、污染程度	
操作准备	环境准备	清洁、宽敞、便于操作，隔离单位设施设备符合要求	
	护士准备	戴圆帽，洗手，戴口罩	
	用物准备	隔离衣及挂衣架、手刷、手消液，洗手设施、手套	

续表

操作程序	简要流程	操作要点	图示
操作过程	取表卷袖	取下手表，卷袖过肘	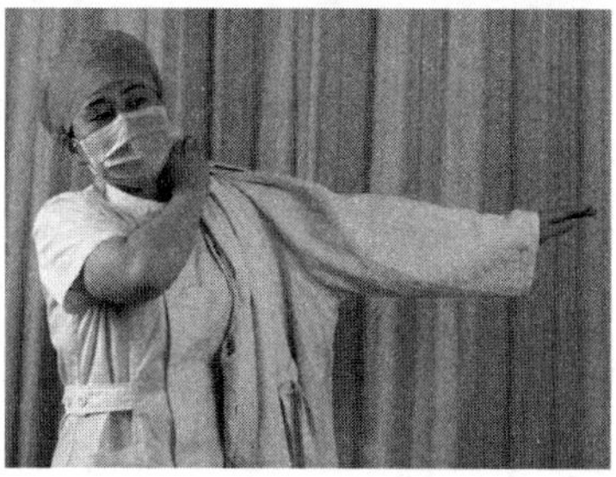 图 2-18　穿衣袖
	穿隔离衣	①取隔离衣：手持衣领取下隔离衣，清洁面向自己（图 2-17） ②穿衣袖：一手持衣领，另一手伸入袖内向上轻抖，露出手臂（图 2-18）；换手持衣领，另一手伸入袖内，依法穿好对侧衣袖 ③系领扣：两手持衣领由领子中央顺边缘向后将领扣扣好（图 2-19），袖口不可触及衣领、面部和帽子 ④系袖扣：边缘对齐扣好袖扣或系带，此时手已污染 ⑤系腰带：从腰部自一侧衣缝向下约 5cm 处将隔离衣后身向前拉，见到衣边则捏住，同法将另一侧衣边捏住，手不可触及隔离衣内面（图 2-20），双手在背后将边缘对齐（图 2-21），向一侧折叠（图 2-22），腰带在背后交叉后回到前面打一活结。穿好隔离衣后，将用物携至病人床旁进行护理操作	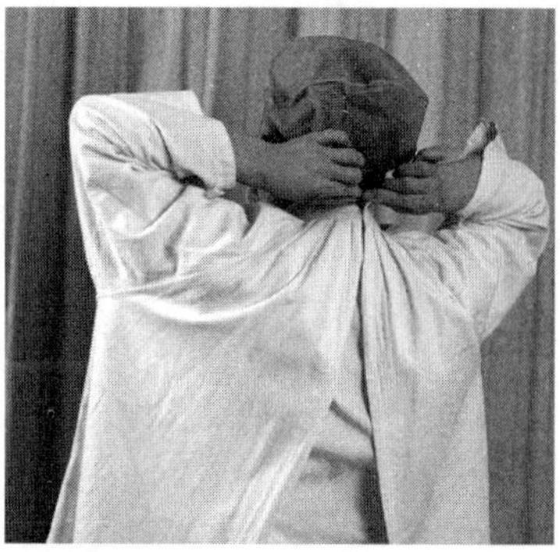 图 2-19　系领扣
	脱隔离衣	①松腰带：松开腰带在前面打一活结 ②解袖扣：解开袖扣，在肘部将部分隔离衣袖子塞入工作服衣袖内，边缘向外，暴露双手、前臂 ③消毒手：用手刷蘸消毒液（或肥皂液）刷手 2 次，顺序：前臂→腕部→手背→手掌→手指→指缝→指甲，每只手刷半分钟，用流水冲净；再重复刷洗 1 次，共 2 分钟，用一次性纸巾擦干 ④解领扣：由领子中央顺边缘向后将领扣解开 ⑤脱衣袖：一手伸入另一侧袖口内，拉下衣袖过手，再用衣袖遮住的手在外面拉下另一衣袖，双臂逐渐退出（图 2-23）	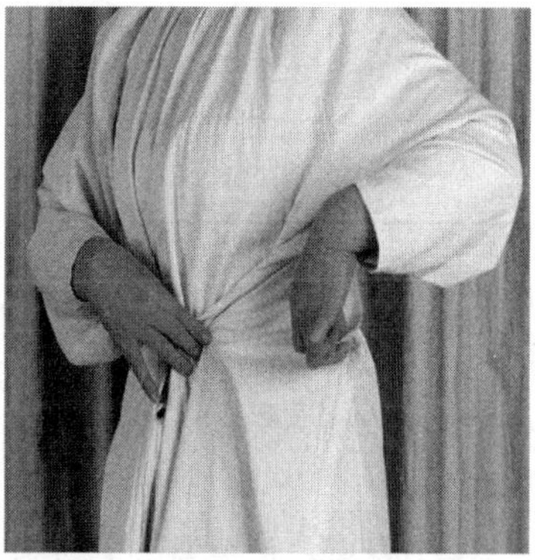 图 2-20　捏衣边
	整理挂衣	将隔离衣衣领直立，衣边对齐，挂在衣架上（挂在半污染区清洁面向外，挂在污染区污染面向外），需更换的隔离衣，脱下后清洁面向外，卷好投入污衣袋中	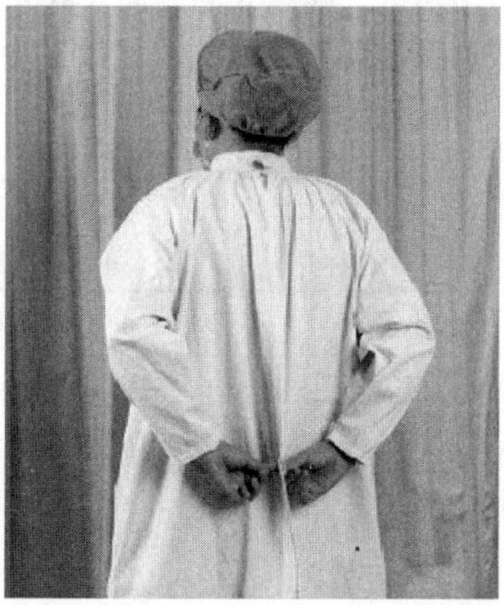 图 2-21　对齐衣边
	脱下口罩	双手握住口罩两侧带子，将口罩污染面向内折叠放入上衣口袋或弃于医疗废物桶内，手不可接触污染面	

续表

操作程序	简要流程	操作要点	图示
操作评价	操作过程	动作规范、熟练，流畅	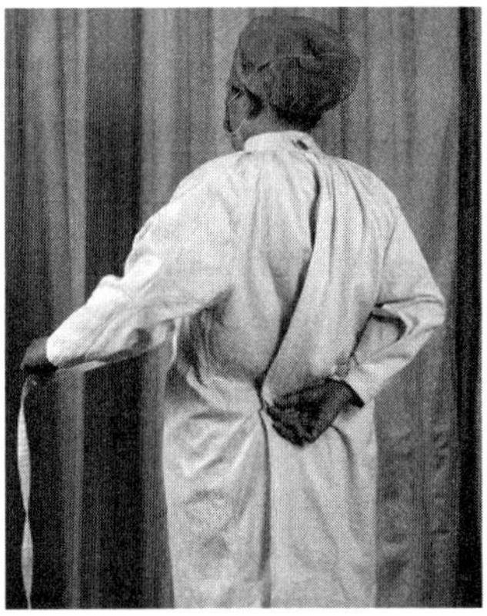 图 2-22　身后折叠 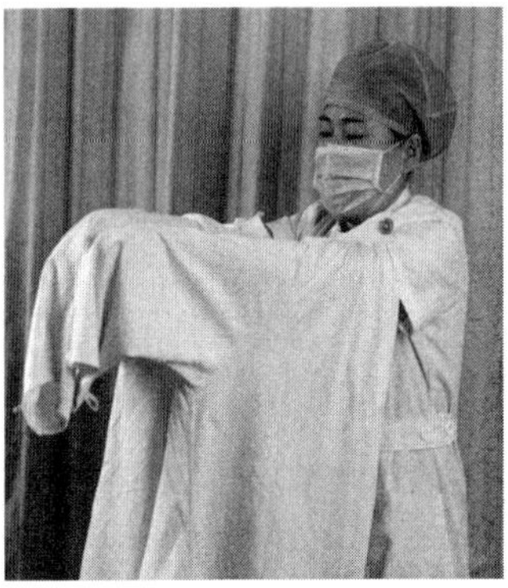 图 2-23　脱隔离衣
	操作效果	隔离观念强，正确穿脱隔离衣，无污染	

2. 操作关键点

(1) 操作前备齐用物，严格遵守消毒隔离原则。一次性口罩使用不超过 4 小时，隔离衣应每日更换，如有潮湿或污染，应立即更换。每次接触严密隔离病人后口罩和隔离衣应立即更换。

(2) 隔离衣长短要合适，须全部遮盖工作服，有破损则不可使用。穿隔离衣后不得进入清洁区。隔离衣的内面及衣领为清洁面（如为保护性隔离，则内面为污染面），穿脱时要避免污染。

3. 操作考评标准

程序		分值	考核评价要点	评分等级			得分	存在问题
				A	B	C		
护士准备		4	着装整洁、举止端庄	4	3	2		
操作评估		8	了解病人情况充分	4	3	2		
			观察伤口情况正确	4	3	2		
操作准备	环境	2	符合操作要求	2	1	0		
	护士	2	戴圆帽，洗手、戴口罩正确	2	1	0		
	用物	4	准备齐全，放置合理、隔离衣大小合适	4	3	2		

续表

程序		分值	考核评价要点	评分等级			得分	存在问题
				A	B	C		
操作过程	取表卷袖	2	取下手表，卷袖过肘方法正确	2	1	0		
	穿隔离衣	30	取隔离衣方法正确、清洁面方向正确	4	3	2		
			穿衣袖方法正确、无污染	6	4	2		
			系领扣动作规范、无污染	6	4	2		
			系袖扣方法正确、无污染	6	4	2		
			隔离衣两侧衣边对齐、折叠方向正确	6	4	2		
			系腰带方法正确	2	1	0		
	脱隔离衣	28	解开腰带、打活结方法正确	4	3	2		
			解袖扣、塞衣袖方法正确，无污染	5	3	2		
			消毒双手方法正确，消毒时间适宜	8	6	4		
			解领扣方法正确、无污染	5	3	2		
			脱衣袖方法正确，动作轻、准，无污染	6	4	2		
	整理挂衣	6	挂隔离衣方法正确，符合环境要求	4	3	2		
			用物处理妥当	2	1	0		
	脱下口罩	4	脱口罩方法正确	4	3	2		
操作评价		10	隔离观念强，穿脱隔离衣无污染	4	3	2		
			用物处理妥当	2	1	0		
			操作规范、熟练	2	1	0		
			操作时间不超过 5 分钟	2	1	0		
关键缺陷			违反隔离原则、严重污染等均不及格					
总分		100						

技能 4　基本止血与包扎技术

1. 操作流程

操作程序	简要流程	操作要点	图示
护士准备	素质要求	着装整洁、举止端庄，语言流畅、表达清晰	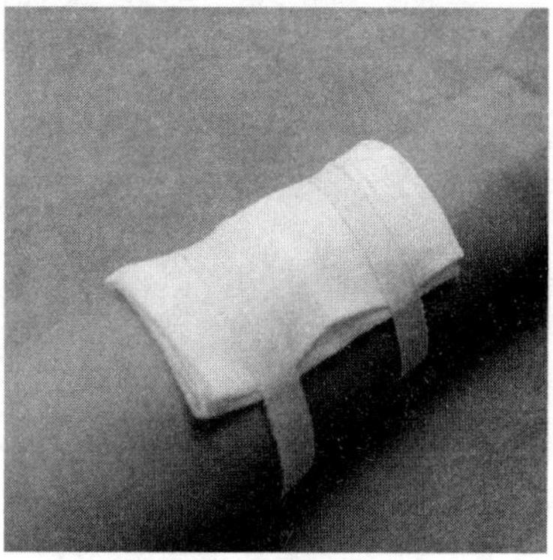 图 2-24　覆盖伤口
	核对签名	两人核对医嘱及执行单，签名	
操作评估	病人情况	年龄、意识、生命体征、自理能力、心理状态、对治疗的认知和合作程度	
	局部情况	伤口大小、深度、出血量、有无神经血管损伤、有无骨折、伤口污染程度	
操作准备	病人准备	了解操作目的、过程、注意事项及配合方法，愿意合作；体位舒适，伤口已清创缝合	
	环境准备	安静整洁，光线充足，温湿度适宜，符合无菌操作要求，必要时用屏风遮挡	
	护士准备	洗手，戴口罩，戴手套	

续表

操作程序	简要流程	操作要点	图示
操作准备	用物准备	治疗车上层：治疗盘、弯盘、纱布垫、绷带、胶布、剪刀、无菌持物钳（镊）、无菌手套、血管钳、无菌治疗碗、无菌生理盐水、无菌纱布罐内盛纱布数块、无菌棉球罐内盛棉球、碘伏、手消液，必要时备动脉止血带、夹板、三角巾等 治疗车下层：医疗废物桶、生活垃圾桶	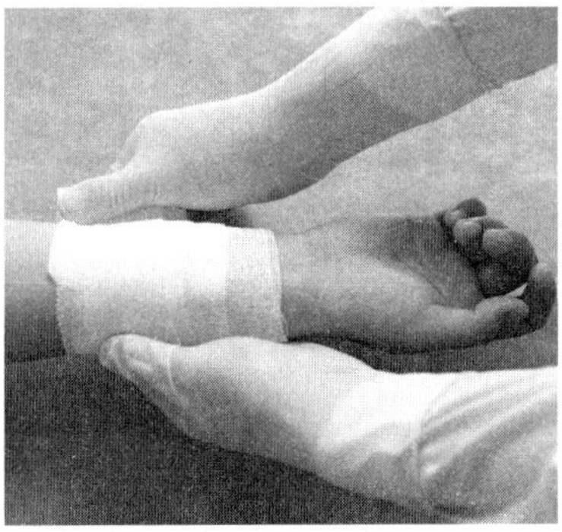 图 2-25　环形包扎
操作过程	核对解释	核对病人，解释并取得合作	
	安置体位	协助病人取舒适体位，脱去患肢衣袖，充分暴露伤口，先进行清创缝合	
	止血包扎	采用螺旋反折形包扎法：托扶受伤肢体，取无菌纱布数块，覆盖在前臂损伤处（图 2-24）；绷带从远心端开始做环形重叠缠绕两圈（图 2-25），自下而上包扎，以一手拇指按住绷带上面正中处，另一手将绷带自该点反折向下，盖过前一圈的 1/2 ～ 2/3 宽，每一次反折须整齐排列成一直线，且反折不应在伤口与骨隆突处（图 2-26），伤口包扎完毕再做环形重叠缠绕 2 周	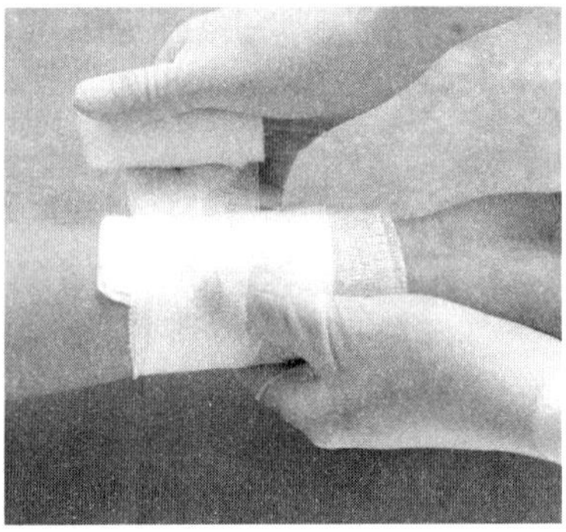 图 2-26A　螺旋反折包扎
	固定清理	将绷带末端毛边反折，避开损伤处固定（图 2-27），清理伤口周围皮肤，抬高患肢，脱手套	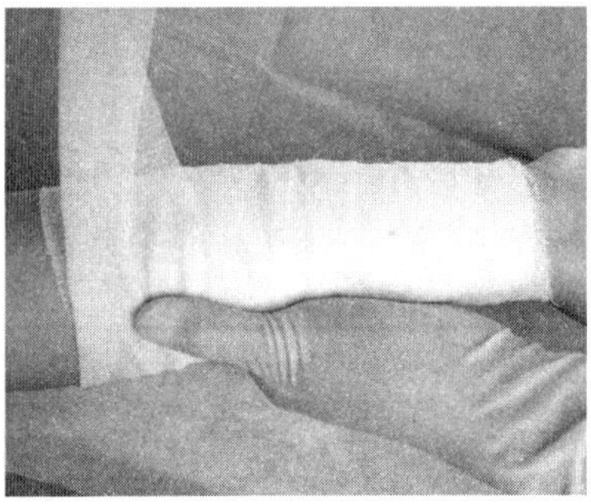 图 2-26B　螺旋反折包扎
	观察告知	观察伤口包扎松紧是否适宜、伤肢血运是否良好，询问病人感受，告知注意事项	
	整理记录	协助病人取舒适体位，整理用物，垃圾分类处理，洗手，脱口罩，记录、签名	
操作评价	操作过程	动作规范、熟练	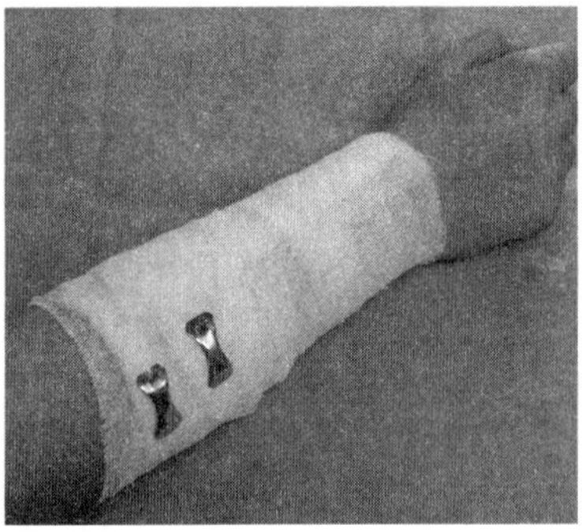 图 2-27　固定
	操作效果	止血包扎及时、安全、有效，绷带包扎外观符合要求，缠绕平整，包扎松紧适度，护患沟通有效，病人感到满意	

2. 操作关键点

(1) 严格遵守无菌操作原则和消毒隔离原则，严格执行查对制度，做好职业防护。

(2) 包扎前应先清创缝合，并在伤口上覆盖无菌敷料。包扎时保持病人体位舒适，被包扎肢体应保持功能位。肢体骨隆处或凹陷处，如内外踝及腹股沟等处，应垫好衬垫再行包扎。包扎四肢应自远心端开始，指（趾）端尽量外露，便于观察末梢血液循环及神经功能。包扎后抬高患肢以促进静脉回流。

(3) 包扎时应用力均匀，松紧适宜，动作轻快。要求牢固、舒适、整齐、美观。

(4) 为外伤病人穿脱衣服时先脱健侧后脱患侧，先穿患侧后穿健侧。

3. 操作考评标准

程序		分值	考核评价要点	评分等级			得分	存在问题
				A	B	C		
护士准备		4	仪表着装规范，语言表达清晰	2	1	0		
			核对医嘱及执行单正确	2	1	0		
操作评估		8	了解病人情况充分	4	3	2		
			观察伤口情况正确	4	3	2		
操作准备	病人	2	理解、配合，体位舒适，伤口已清创缝合	2	1	0		
	环境	2	符合无菌操作要求	2	1	0		
	护士	2	洗手、戴口罩、戴手套正确	2	1	0		
	用物	2	准备齐全、放置合理	2	1	0		
操作过程	核对解释	4	核对病人正确	2	1	0		
			解释清楚并取得合作	2	1	0		
	安置体位	6	病人体位舒适，便于包扎	2	1	0		
			协助病人脱去衣袖、暴露伤口正确	2	1	0		
			先进行清创缝合	2	1	0		
	止血包扎	34	托扶受伤肢体正确	4	3	2		
			覆盖无菌纱布正确	3	2	1		
			遵循先止血后包扎再固定原则	4	3	2		
			选择止血包扎方法适宜	5	3	2		
			包扎方法正确	9	7	5		
			绷带缠绕松紧适度，外观符合要求	9	7	5		
操作过程	固定清理	10	固定方法、位置正确	3	2	1		
			清理伤口周围皮肤及时、正确	3	2	1		
			抬高患肢方法正确	2	1	0		
			脱手套方法正确	2	1	0		
	观察告知	8	观察伤口，询问病人感受及时	4	3	2		
			告知注意事项正确	4	3	2		
	整理记录	8	病人体位舒适	2	1	0		
			整理用物、垃圾分类处理符合要求	3	2	1		
			洗手、脱口罩、记录、签名正确	3	2	1		

续表

程序	分值	考核评价要点	评分等级 A	B	C	得分	存在问题
操作评价	10	操作规范、熟练	3	2	1		
		包扎松紧度适宜，避开伤口处固定	3	2	1		
		沟通亲切、自然、有效，注重健康教育	2	1	0		
		操作时间不超过 12 分钟	2	1	0		
关键缺陷		沟通能力差、人文关怀不到位；安全意识不强、查对不严格、严重污染等均不及格					
总分	100						

二、门诊破伤风抗毒素注射

（一）情景与任务

1. 情景导入 病人清创缝合、止血包扎术后，医生开出医嘱：破伤风抗毒素(TAT) 1500U im st；TAT 皮试（ ）。

2. 工作任务 护士遵医嘱为病人进行 TAT 皮肤过敏试验，20 分钟后观察试验结果为阴性，为病人肌内注射 TAT。

3. 任务分析 TAT 是一种免疫马血清，具有抗原性，对人体而言是异体蛋白，注射后易引起过敏反应，故用药前须做过敏试验。试验结果阴性者一次肌内注射 TAT 1500U，试验结果阳性者需采用脱敏注射法。

（二）计划与实施

技能 5 皮 内 注 射

1. 操作流程

操作程序	简要流程	操作要点	图示
护士准备	素质要求	着装整洁、举止端庄，语言柔和，表达清晰	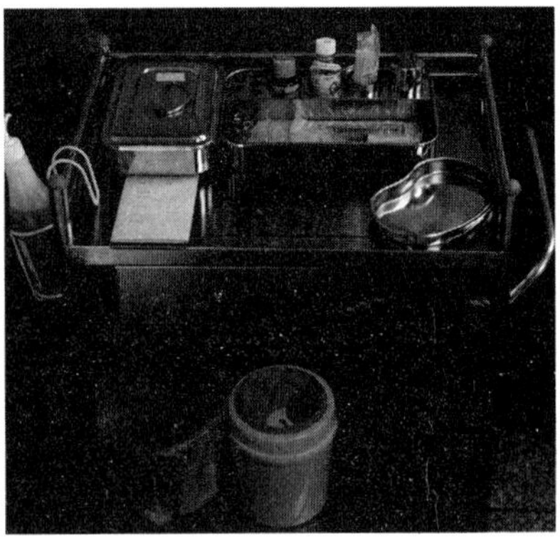 图 2-28 皮内注射用物
	核对签名	两人核对医嘱及注射单，无误后签名	
操作评估	病人情况	年龄、意识状态、心理状态、自理能力、进食情况，对用药的认知和合作程度	
	治疗情况	用药史、过敏史、家族史	
	局部情况	局部皮肤有无感染、硬结、瘢痕、炎症、出血点等	
操作准备	病人准备	了解皮内注射目的、过程、注意事项及配合要点，并愿意合作；病人体位舒适，否认空腹，已排大小便	
	环境准备	安静、整洁、安全、温湿度适宜、光线充足；无过多人员走动，备有抢救用物	
	护士准备	洗手，戴口罩	

续表

操作程序	简要流程	操作要点	图示
操作准备	用物准备	治疗车上层：治疗盘、安尔碘、75%乙醇、棉签、砂轮、一次性注射器（1ml、2ml）、0.9%氯化钠注射液、TAT（1500U）、0.1%盐酸肾上腺素1支、红蓝铅笔、注射单、无菌盘、小标签、手消液 治疗车下层：医疗废物桶、生活垃圾桶、锐器盒（图2-28）	
操作过程	配皮试液	①两人核对注射单、药液，检查药液，开启药瓶，用1ml注射器抽取TAT 0.1ml，加0.9%氯化钠注射液至1ml，摇匀（图2-29） ②小标签注明病人床号、姓名、皮试液名称及配置时间，贴于注射器上，放入无菌盘内；再次核对药物	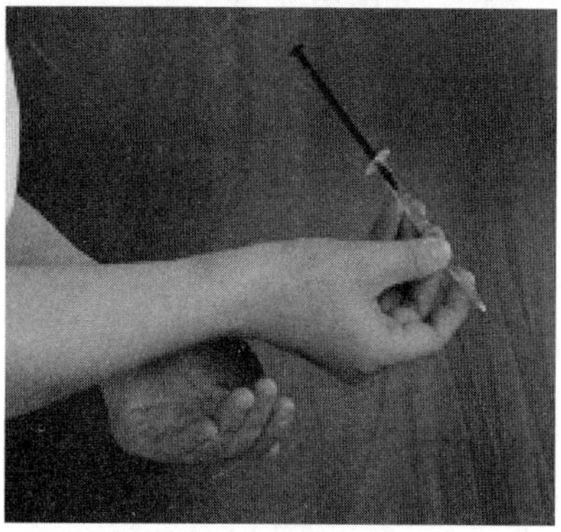 图2-29　摇匀药液
	核对解释	核对病人，解释并取得合作	
	定位消毒	协助病人取舒适体位，选择合适注射部位：前臂掌侧下段，用75%乙醇消毒注射部位皮肤，待干（图2-30）	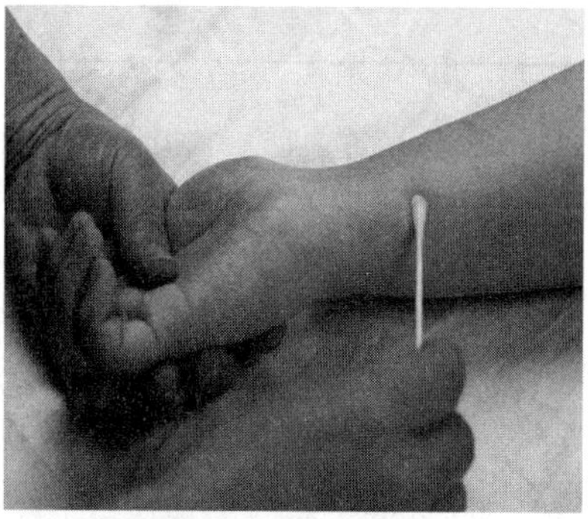
	进针推药	取出配置好的皮试液，再次核对，排尽空气（一滴排气），左手绷紧注射部位皮肤，右手持注射器，针尖斜面向上，与皮肤成5°角刺入皮内（图2-31），待针尖斜面完全刺入皮内后，放平注射器，左手拇指固定针栓，右手轻轻推注药液，缓慢注入0.1ml（图2-32），使局部皮肤形成一圆形隆起的皮丘，皮肤变白，毛孔变大	图2-30　定位消毒 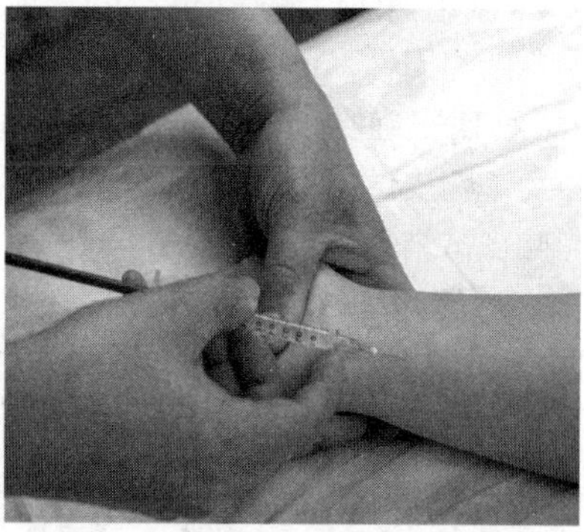
	快速拔针	注射毕，快速拔针，拔针时右手示指应固定针栓，勿按压（图2-33）	
	观察告知	告知病人勿按压皮丘，再次核对病人姓名及药物，观察皮丘及病人反应，嘱病人留观20分钟，并告知注意事项（在室内休息20分钟，若有不适及时告知护士）	图2-31　进针
	整理记录	协助病人取舒适体位，询问病人感受，整理床单位及用物，垃圾分类处理，洗手，脱口罩，记录，签名	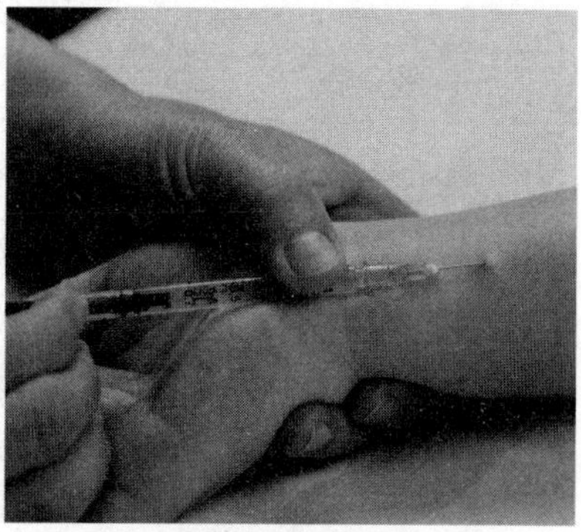
	判断结果	20分钟后判断结果，并告知病人，感谢病人合作，洗手，记录，签名	
操作评价	操作过程	操作规范、熟练，认真核对无差错，无菌观念强	
	操作效果	抽吸药液手法正确，皮试液浓度、剂量准确，注射部位、方法正确，皮丘符合要求，结果判断及时、准确，沟通有效，病人安全、舒适	图2-32　推药

续表

操作程序	简要流程	操作要点	图示
			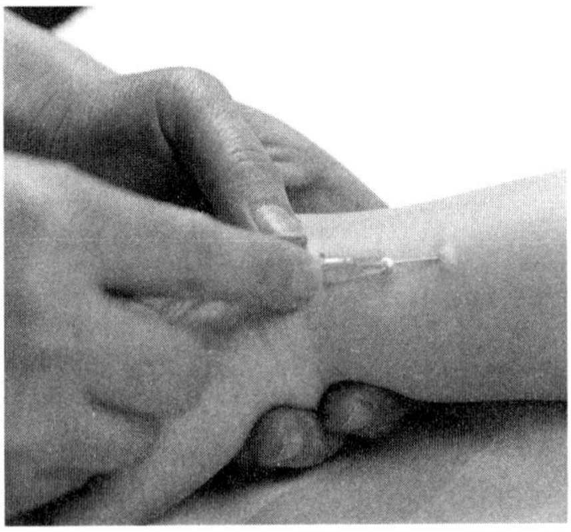 图 2-33　拔针

2. 操作关键点

(1) 严格遵守无菌操作原则和消毒隔离原则，严格执行查对制度。

(2) 保证用药安全：①操作前须询问病人过敏史、用药史、家族史，做过敏试验时不宜空腹，防止低血糖反应与过敏反应相混淆；②试验前应准备好 0.1% 盐酸肾上腺素及注射器，抢救用物时刻处于备用状态；③正确判断皮试结果。阴性：皮丘大小无改变，周围无红肿、无红晕、无自觉症状；阳性：局部皮丘隆起增大，出现红晕硬块，直径大于 1.5cm，红晕超过 4cm，有时出现伪足、痒感。如需做对照试验，在另一侧前臂相同部位皮内注射 0.9% 氯化钠注射液 0.1ml，20 分钟后观察，两侧进行对照，表现相同判断为阴性，表现不同判断为阳性。

(3) 正确操作：①皮试液必须现配现用，浓度与剂量准确；②忌用含碘消毒剂消毒皮肤，以免影响皮试结果的判断；③进针角度不宜超过 5°，进针不可过深，以免药液注入皮下，影响皮试结果。

3. 操作考评标准

程序		分值	考核评价要点	评分等级			得分	存在问题
				A	B	C		
护士准备		4	仪表着装规范，语言表达清晰	2	1	0		
			核对医嘱及执行单正确	2	1	0		
操作评估		8	了解病人情况充分	3	2	1		
			询问“三史”、进食情况正确	3	2	1		
			选择、观察注射部位正确	2	1	0		
操作准备	病人	2	体位舒适，理解、配合，无空腹	2	1	0		
	环境	2	符合无菌操作要求，备有抢救用物	2	1	0		
	护士	2	洗手、戴口罩正确	2	1	0		
	用物	2	准备齐全，放置合理	2	1	0		

续表

程序		分值	考核评价要点	评分等级			得分	存在问题
				A	B	C		
操作过程	配皮试液	12	两人核对医嘱及药物正确	2	1	0		
			检查药物质量、方法正确	2	1	0		
			抽吸药液方法正确，无漏液，无污染	4	3	2		
			稀释、摇匀药液方法正确	2	1	0		
			再次核对，标记方法正确	2	1	0		
	核对解释	4	核对病人正确	2	1	0		
			解释清楚并取得合作	2	1	0		
	定位消毒	5	注射部位选择正确	3	2	0		
			消毒皮肤方法、范围正确	2	1	0		
	进针推药	22	再次核对，一滴排气方法正确	4	3	2		
			绷紧皮肤及持注射器进针手法正确	3	2	1		
			进针角度、深度适宜	5	3	2		
			固定针栓及推药手法正确	5	3	2		
			注射剂量准确，皮丘符合要求	5	3	2		
	快速拔针	3	拔针方法正确	3	2	1		
	观察告知	9	告知病人勿按压皮丘	2	1	0		
			再次核对病人及药物正确	2	1	0		
			观察皮丘及病人全身反应正确	2	1	0		
			告知注意事项正确	3	2	1		
	整理记录	7	病人体位舒适	2	1	0		
			整理用物、垃圾分类处理符合要求	2	1	0		
			洗手、脱口罩、记录正确	3	2	1		
	判断结果	8	判断结果时间适宜	2	1	0		
			皮试结果判断正确，并告知病人	4	3	2		
			洗手、记录、签名正确	2	1	0		
操作评价		10	无菌观念强，无差错，操作规范、熟练	2	1	0		
			皮试液剂量准确，结果判断、记录正确	2	1	0		
			用物处理妥当，皮试液暂保留	2	1	0		
			沟通有效，注重健康教育	2	1	0		
			操作时间不超过 10 分钟	2	1	0		
关键缺陷			无沟通、无人文关怀；皮试前未询问“三史”、安全意识不强、查对不严格、发生事故、严重污染等均不及格					
总分		100						

技能 6　肌 内 注 射

1. 操作流程

操作程序	简要流程	操作要点	图示
护士准备	素质要求	着装整洁、举止端庄、语言流畅、表达清晰	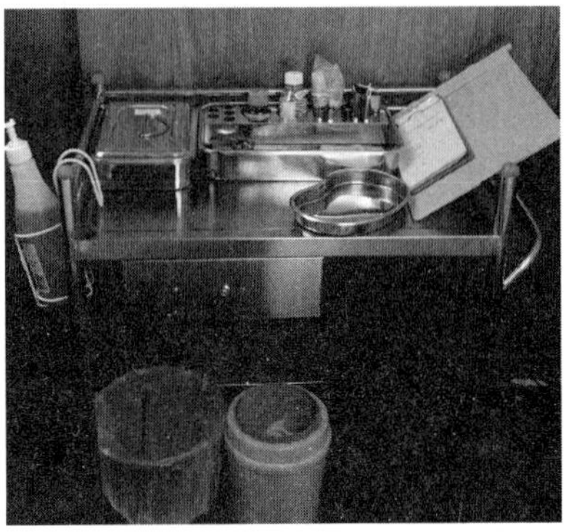 图 2-34　肌内注射用物
	核对签名	两人核对医嘱及注射单，签名	
操作评估	病人情况	年龄、意识状态、自理能力、心理状态、对肌内注射的认知及合作程度	
	治疗情况	用药史、过敏史及目前用药情况	
	局部情况	注射部位皮肤完整性及肌肉组织状况，肢体活动能力，皮肤有无炎症、化脓感染、硬结、瘢痕、皮肤病等	
操作准备	病人准备	了解操作目的、过程、注意事项及配合要点，愿意配合；病人体位舒适，已排大小便	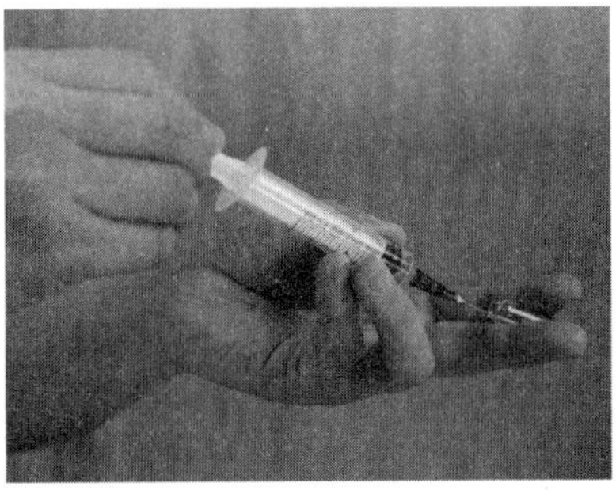 图 2-35　抽吸药液
	环境准备	安静、整洁、安全、温湿度适宜、光线充足、无过多人员走动	
	护士准备	洗手、戴口罩	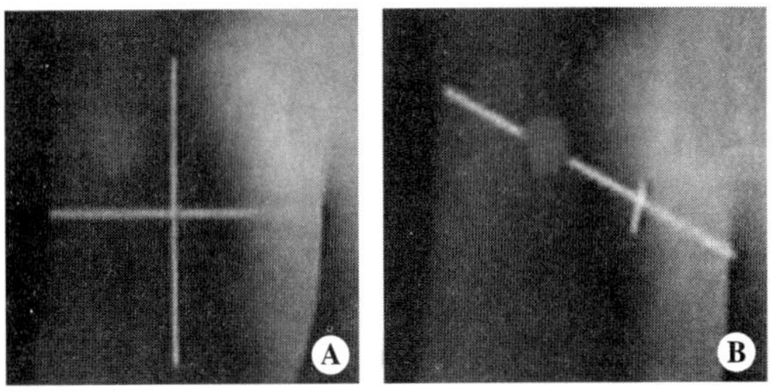 图 2-36　臀大肌定位 A. 十字法；B. 连线法
	用物准备	治疗车上层：治疗盘、安尔碘、棉签、砂轮、一次性注射器（2ml、5ml）、遵医嘱备药、注射单、无菌盘、手消液	
		治疗车下层：医疗废物桶、生活垃圾桶、锐器盒（图2-34）	
操作过程	抽吸药液	①核对注射单及药物，检查药物，将安瓿尖端药液弹至体部，用砂轮在安瓿颈部锯痕，用消毒液棉签拭去玻璃细屑，消毒安瓿颈部，折断安瓿 ②检查注射器包装及灭菌日期，启封并取出，注射器和针头衔接紧密，抽吸药液（图2-35），再次核对，放入无菌盘内备用	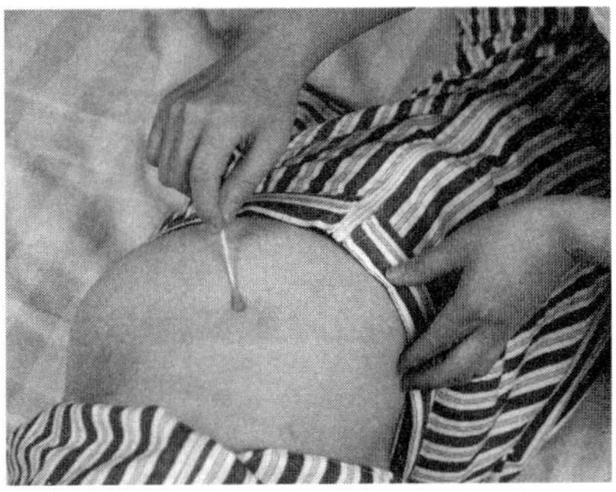 图 2-37　消毒皮肤
	核对解释	核对病人，解释并取得合作	

续表

操作程序	简要流程	操作要点	图示
操作过程	定位消毒	协助病人取侧卧位（上腿伸直，下腿弯曲），也可取俯卧位（足尖相对，足跟分开），充分暴露注射部位，准确定位：臀大肌注射用“十字法”或“连线法”定位（图 2-36），用安尔碘消毒皮肤 2 次（图 2-37），待干	
	进针推药	取出抽好的药液，再次核对，排气（一滴排气），左手绷紧注射部位皮肤，右手持注射器，中指固定针栓，垂直、快速刺入肌肉内，进针深度为针梗的 1/2 ～ 2/3（图 2-38），左手抽动活塞无回血，缓慢匀速推注药液（图 2-39），同时观察病人反应	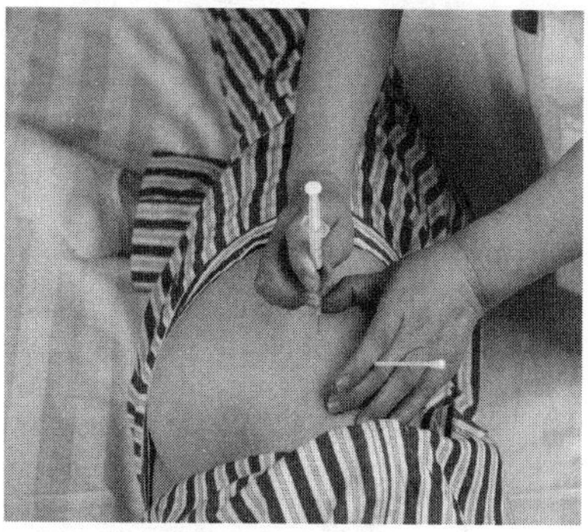 图 2-38　进针
	快速拔针	注射毕，用干棉签按压穿刺点，快速拔针（图 2-40）	
	观察告知	再次核对病人姓名及药物，观察病人反应，询问病人感受，告知注意事项，给予健康指导	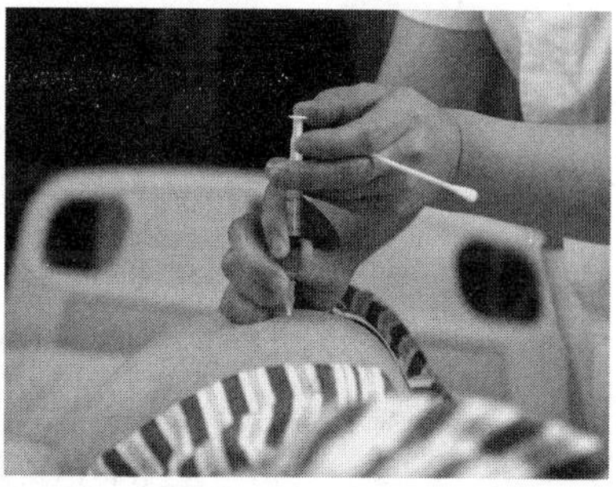 图 2-39　推药
	整理记录	协助病人取舒适体位，整理床单位及用物，垃圾分类处理，洗手，脱口罩，记录、签名	
操作评价	操作过程	操作轻稳、准确、规范、熟练，认真核对无差错，无菌观念强	
	操作效果	抽吸药液手法正确，注射方法、部位正确，药物剂量准确，病人无不适感，沟通亲切、自然、有效，注重健康指导	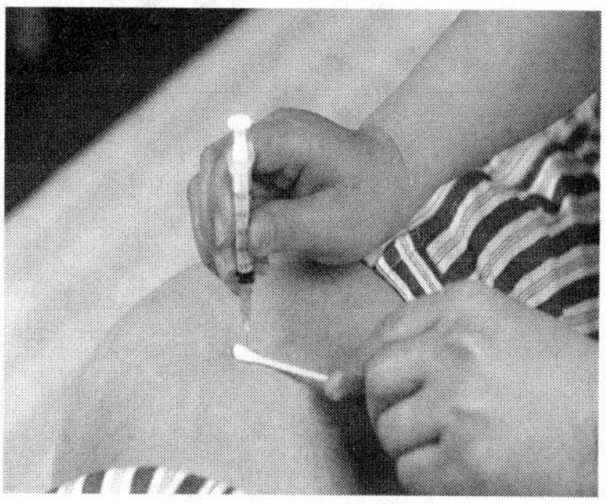 图 2-40　拔针

2. 操作关键点

(1) 严格遵循无菌操作和消毒隔离原则，严格执行查对制度。

(2) 肌内注射一般选择肌肉丰厚且离血管、神经较远处，其中常用的部位有臀大肌、臀中肌、臀、小肌、股外侧肌和上臂三角肌。

(3) 注射时定位要准确。两岁以下婴幼儿臀部肌肉发育不完善，注射时有损伤坐骨神经的危险，宜选用臀中肌和臀小肌注射，不宜选用臀大肌。如需长期肌内注射者，应有计划地交替使用注射部位，并选用细长针头，以避免或减少硬结发生。如因长期多次注射引起局部硬结，可给予热敷和理疗。

(4) 注射时针梗切勿全部刺入，以防针梗从根部衔接处折断。

3. 操作考评标准

程序		分值	考核评价要点	评分等级			得分	存在问题
				A	B	C		
护士准备		4	仪表着装规范，语言表达清晰	2	1	0		
			两人核对医嘱及注射单正确	2	1	0		
操作评估		8	了解病人情况充分	3	2	1		
			询问用药史、过敏史及目前用药情况正确	3	2	1		
			选择、评估注射部位正确	2	1	0		
操作准备	病人	2	体位舒适，理解、配合，已排便	2	1	0		
	环境	2	符合无菌操作要求	2	1	0		
	护士	2	洗手、戴口罩正确	2	1	0		
	用物	2	准备齐全，放置合理	2	1	0		
操作过程	抽吸药液	14	两人核对医嘱及药物正确	2	1	0		
			检查药物质量正确	3	2	1		
			安瓿折断方法正确	2	1	0		
			取出、检查注射器、针头正确	2	1	0		
			抽吸药液方法正确，无余液，无污染	5	4	2		
	核对解释	4	核对病人正确	2	1	0		
			解释清楚并取得合作	2	1	0		
	定位消毒	13	病人体位舒适、肌肉放松	3	2	1		
			注射部位定位准确	6	4	2		
			注射部位皮肤消毒方法、范围正确	4	3	2		
	进针推药	23	再次核对，一滴排气方法正确	3	2	1		
			绷紧皮肤及持注射器手法正确	2	1	0		
			进针手法、角度正确，深度适宜	9	7	5		
			固定针栓手法正确	2	1	0		
			抽回血、推药手法正确，推药速度缓慢均匀	7	5	3		
	快速拔针	2	拔针方法正确	2	1	0		
	观察告知	7	再次核对病人及药物正确	2	1	0		
			观察病人反应、询问病人感受正确	2	1	0		
			告知注意事项，给予健康指导正确	3	2	1		
	整理记录	7	病人体位舒适	2	1	0		
			整理用物、垃圾分类处理符合要求	2	1	0		
			洗手、脱口罩、记录、签名正确	3	2	1		
操作评价		10	无菌观念强，认真查对无差错	3	2	1		
			操作轻稳、准确、规范、熟练	3	2	1		
			沟通亲切、自然、有效，注重健康教育	2	1	0		
			操作时间不超过 8 分钟	2	1	0		
关键缺陷			沟通能力差、人文关怀不到位；安全意识不强、查对不严格、发生事故；严重污染等均不及格					
总分		100						

三、门诊伤口护理

（一）情景与任务

1. 情景导入　术后第 3 天，病人到外科门诊复查。医师检查病人伤口愈合良好，无感染。医嘱：伤口换药，继续观察。

2. 工作任务　护士为病人进行伤口换药。

3. 任务分析　伤口换药的目的是保持伤口清洁，预防感染，促进愈合，同时观察病人伤口变化，了解愈合情况。

（二）计划与实施

技能 7　伤 口 换 药

1. 操作流程

操作程序	简要流程	操作要点	图示
护士准备	素质要求	着装整洁、举止端庄、语言柔和、表达清晰	
	核对签名	核对医嘱及执行单，签名	
操作评估	病人情况	年龄、病情、受伤时间、意识状态、心理状态，对换药的认识及合作程度	
	治疗情况	手术后天数，用药情况及过敏史	
	局部情况	伤口深浅、大小、有无出血、分泌物或坏死组织等情况	
操作准备	病人准备	了解操作目的、过程、注意事项及配合要点，病人愿意配合，体位舒适	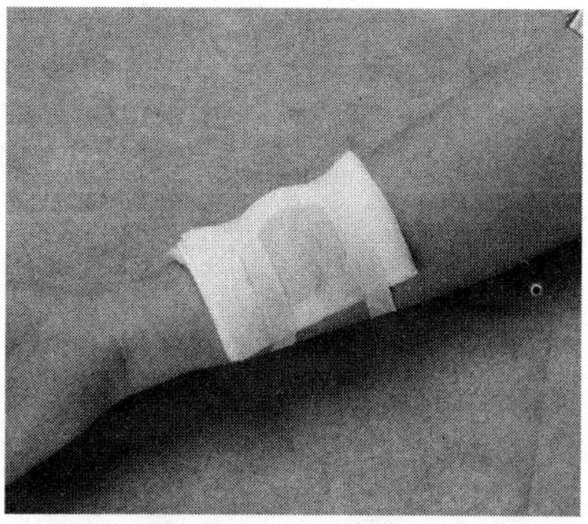 图 2-41　暴露伤口
	环境准备	安静、整洁、安全、温湿度适宜、光线充足，无过多人员走动	
	护士准备	洗手，戴口罩，戴手套	
	用物准备	治疗车上层：治疗盘、无菌换药碗（盘）2 个、镊子 2 把、0.9% 氯化钠注射液棉球、75% 酒精棉球或碘伏棉球、无菌纱布、胶布、棉签、绷带、治疗巾、手套、棉垫、有机油类（如汽油、松节油）等，特殊伤口需准备拆线剪、无菌敷贴、探针和引流条等 治疗车下层：医疗废物桶、生活垃圾桶	
操作过程	核对解释	核对病人，告知并取得合作	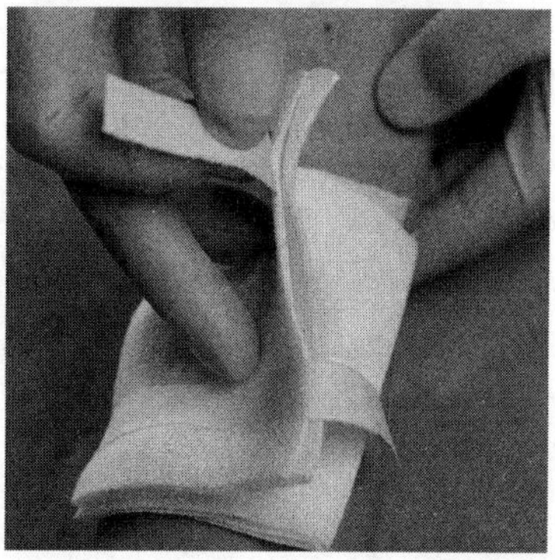 图 2-42　揭除胶布
	安置体位	协助病人取舒适体位，患肢下铺治疗巾，充分暴露伤口部位（图 2-41）	
	揭除敷料	①解开绷带，用手朝伤口方向揭去皮肤上的胶布，取下外层敷料（图 2-42），将污染敷料内面向上放于弯盘中 ②用无菌镊子顺切口方向揭下内层敷料（图 2-43），必要时用 0.9% 氯化钠注射液浸湿后揭下，观察伤口愈合情况，有无分泌物及肿胀疼痛，必要时留取标本送检	

续表

操作程序	简要流程	操作要点	图示
操作过程	清理伤口	①用 75% 酒精棉球或碘伏棉球由创缘向外擦拭伤口周围皮肤 2 ～ 3 次，范围距伤口大于 5cm，一把镊子夹无菌棉球，一把镊子接触伤口，两把镊子无交叉使用	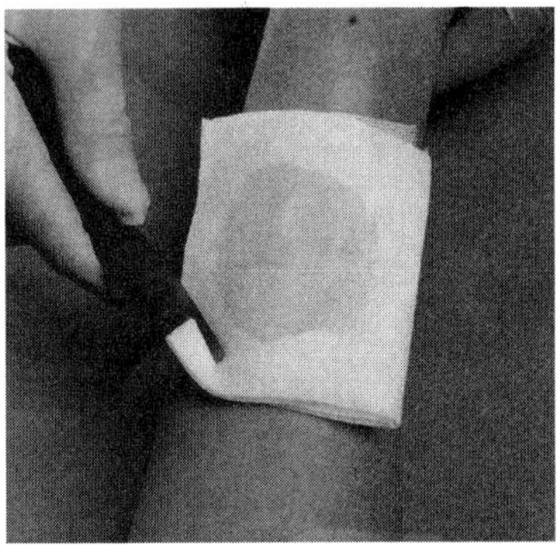 图 2-43　揭取内层敷料
		②用 0.9% 氯化钠注射液棉球由内向外清洗伤口，再用乙醇或碘伏棉球擦拭伤口周围皮肤	
	换新敷料	用无菌纱布覆盖伤口处（图 2-44），根据不同伤口，敷以药物纱布或适当安放引流物（凡士林纱布条、橡皮片或橡皮引流管），必要时加棉垫，用胶布或绷带妥善固定（图 2-45），脱手套	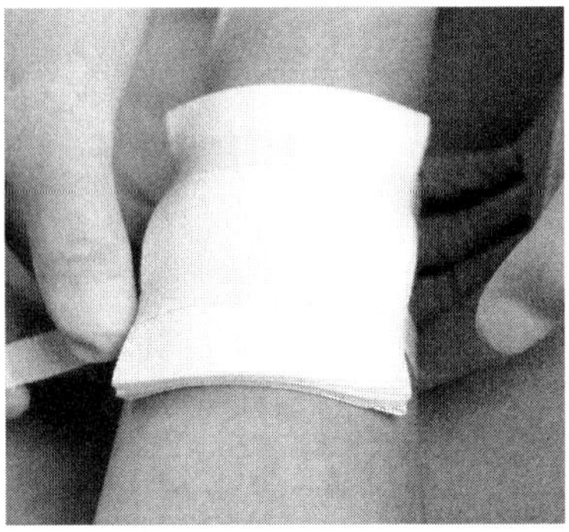 图 2-44　更换敷料
	观察告知	再次核对，观察病人反应，协助其取舒适体位，告知病人伤口愈合情况及注意事项，并进行健康指导	
	整理记录	整理用物，垃圾分类处理；洗手，脱口罩，记录换药时间、伤口情况、签名	
操作评价	操作过程	操作规范、熟练、流畅，操作过程稳、准、轻、快	
	操作效果	严格执行查对制度及无菌技术操作原则，无菌敷料覆盖伤口、粘贴牢固，病人感到满意，沟通亲切、自然、有效，注重健康教育	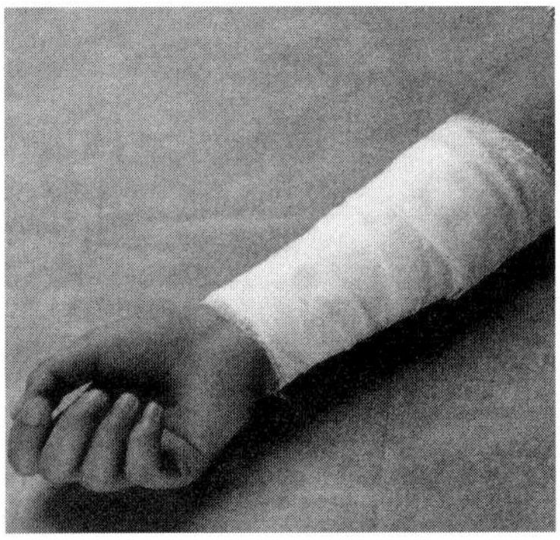 图 2-45　固定

2. 操作关键点

(1) 严格遵守无菌操作原则和消毒隔离原则，严格执行查对制度。

(2) 伤口换药的顺序：无菌伤口→普通有菌伤口→严重感染伤口→特殊感染伤口。

(3) 给病人换药时，用双手持镊法夹持酒精或碘伏棉球消毒伤口周围皮肤 2 ～ 3 次，一般伤口由创缘向外消毒，化脓伤口由外向创缘消毒，必要时留取标本做细菌培养。

(4) 揭除伤口敷料时，外层敷料和绷带可用手揭去，内层敷料用无菌镊子取下。揭除敷料的方向应与伤口纵轴方向平行；敷料与伤口粘连时应用 0.9% 氯化钠注射液棉球浸湿敷料后揭除，以减轻疼痛和伤口损伤。

3. 操作考评标准

程序		分值	考核评价要点	评分等级 A	B	C	得分	存在问题
护士准备		4	仪表着装规范、语言表达清晰	2	1	0		
			核对医嘱及执行单正确	2	1	0		
操作评估		8	了解病人情况充分	3	2	1		
			询问术后天数、用药情况及过敏史正确	3	2	1		
			观察、判断伤口情况正确	2	1	0		
操作准备	病人	2	体位舒适，理解、配合	2	1	0		
	环境	2	符合操作要求	2	1	0		
	护士	2	洗手、戴口罩、戴手套正确	2	1	0		
	用物	2	准备齐全，放置合理	2	1	0		
操作过程	核对解释	4	核对病人正确	2	1	0		
			解释清楚并取得合作	2	1	0		
	安置体位	4	病人体位舒适	2	1	0		
			伤口暴露充分	2	1	0		
	揭除敷料	12	揭除胶布、外层敷料方法正确	3	2	1		
			揭内层敷料方法正确	4	3	2		
			观察病人反应，自诉无疼痛	2	1	0		
			判断伤口愈合情况正确	3	2	1		
	清理伤口	20	消毒伤口周围皮肤正确	6	4	2		
			清理伤口两把镊子无交叉使用	8	6	4		
			0.9% 氯化钠注射液棉球清洁伤口正确	6	4	2		
	换新敷料	17	伤口敷盖敷料或放置引流物适当	6	4	2		
			无菌纱布完全覆盖创面	4	2	1		
			固定方法正确	5	3	2		
			脱手套方法正确	2	1	0		
	观察告知	6	再次核对病人	2	1	0		
			观察病人反应、询问其感受正确	2	1	0		
			告知注意事项、给予健康指导正确	2	1	0		
	整理记录	7	病人体位舒适	2	1	0		
			整理用物、垃圾分类处理符合要求	2	1	0		
			洗手、脱口罩、记录正确	3	2	1		
操作评价		10	无菌观念强，认真查对无差错	2	1	0		
			操作规范、熟练	2	1	0		
			敷料包扎固定良好、美观、松紧适宜	2	1	0		
			沟通亲切、自然、有效，注重健康教育	2	1	0		
			操作时间不超过 12 分钟	2	1	0		
关键缺陷			沟通能力差、人文关怀不到位；安全意识不强、查对不严格、发生事故；严重污染等均不及格					
总分		100						

单元拓展训练

案例 2-2

李女士，45 岁，高中文化，公司职员。两天前骑自行车时不慎摔倒伤及右小腿，遂来院就诊。查体：T 36.4℃，P 95 次 / 分，R 20 次 / 分，BP 90/70mmHg，病人神志清楚，表情痛苦，右小腿外侧皮肤可见约 8cm 纵行裂伤，创缘不规则，有污染，右小腿无压痛及纵向叩击痛，右足背动脉搏动良好，感觉正常。病人 3 年前曾因输血感染“丙型肝炎”。诊断：右小腿软组织损伤。处理：急诊在局麻下行清创缝合术、止血包扎；预防感染；破伤风抗毒素（TAT）1500U im st，TAT 皮试（　）；伤口每三天换药一次，两周后拆线。

（一）讨论提纲

1. 李女士就诊后，医师经过检查开出医嘱，护士遵医嘱做好术前准备，配合医师进行清创、缝合及止血包扎，同时严格执行隔离消毒原则。工作任务提示：卫生洗手、无菌技术操作、隔离技术操作、止血包扎。

2. 为了预防破伤风的发生，护士遵医嘱为病人进行 TAT 过敏试验，根据试验结果行 TAT 肌内注射或脱敏注射法。工作任务提示：皮内注射、肌内注射。

3. 术后三天病人来院复查，护士遵医嘱为病人换药，同时观察伤口愈合情况。工作任务提示：伤口换药。

（二）实训指导

1. 将全班同学分成若干小组，各小组根据上述案例、讨论提纲，进行小组讨论，设定情景和工作任务，制订实施计划。

2. 各小组成员分工合作，分别扮演护士、病人、家属、医师等不同角色，进行角色扮演模拟综合实训。

（马莉芳　贺建红）

3

实训三　长期卧床病人的护理

学习目标

1. 熟练掌握卧位安置、协助病人移向床头、协助病人翻身、卧有病人床更换床单、压疮预防、雾化吸入、拍背排痰等技能。

2. 学会床上洗发、床上擦浴、体位引流、被动性关节活动范围练习等技能。

3. 具有关心、爱护病人的思想意识；尊重病人，保护病人隐私；注重节力原则和团队合作精神。

案例 3-1

许先生，48岁。3岁时曾患麻疹，自幼抵抗力低下，经常感冒发热。10年前因受凉后出现发热、咳嗽、咳大量脓性痰，时有痰中带血或小咯血就诊，入院后行胸部X线检查，显示右下肺纹理粗乱，有多个不规则蜂窝状阴影，诊断为“支气管扩张”，给予抗感染和体位引流等治疗2周，病情好转出院。此后病情时好时坏，曾多次入院治疗。4年前因受凉后出现咳嗽、咳脓性痰、发热伴心悸、气促、夜间不能平卧2天再次就诊，入院后行心脏彩超及心电图检查，显示二尖瓣狭窄、左心房增大、心房颤动，诊断为“慢性风湿性心瓣膜病、二尖瓣狭窄、心房颤动、支气管扩张”，给予强心、利尿、抗感染等治疗3周，病情好转出院。一周前病人早晨在室外运动时突然出现口角歪斜、说话不流利、右侧肢体活动无力来院就诊。查体：神志清晰，T 36.5℃，P 96次/分，R 24次/分，BP 100/60mmHg，失语，右侧鼻唇沟变浅，伸舌偏右，口水至右侧口角流出，右侧上下肢肌力Ⅰ级。诊断为并发“脑栓塞”，给予改善脑循环、溶栓、抗凝、减轻脑水肿等对症支持治疗，目前病情稳定。

一、卧位安置

（一）情景与任务

1. 情景导入　病人入院后，医嘱平卧位，近日病情好转，可以半卧位、平卧位交替。病人肌力低下，不能自行坐起，不能自主更换卧位，责任护士为其安置了半卧位，2小时后巡视病房时，发现病人身体滑向床尾，且病人右侧肢体活动无力，不能自主翻身更换卧位。

2. 工作任务　给病人安置舒适的半卧位，根据情况协助病人移向床头和翻身侧卧。

3. 任务分析　病人右侧肢体活动无力，不能自主变换体位，给病人安置好半卧位后，注意观察，滑向床尾及时移回，定时帮助病人翻身，更换卧位，促进舒适，预防压疮等并发症。具体操作方法有一人协助病人移向床头法、两人协助病人移向床头和一人协助病人翻身侧卧、两人协助病人翻身侧卧，根据病人的病情和体重选择合适的方法。每2小时为病人翻身、更换卧位一次，根据病情可为病人交替安置患侧卧位、健侧卧位和平卧位及半卧位，并在翻身卡上做好记录。

（二）计划与实施

技能 1　卧位安置、协助病人移向床头

1. 操作流程

操作程序	简要流程	操作要点	图示
护士准备	素质要求	着装整洁、举止端庄、语言柔和、表达清晰	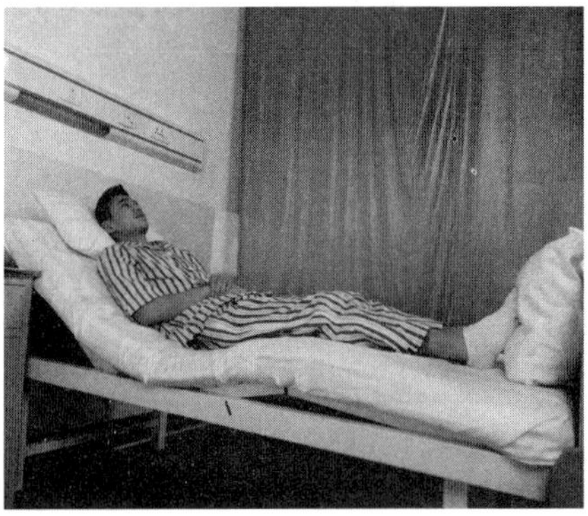 图 3-1　安置半卧位
操作评估	病人情况	卧位、意识状态、体重、躯体活动能力、合作程度	
	病床单位	病床种类、床垫软硬度，整洁、干燥情况	
	治疗情况	有无输液管、吸氧管及引流管等	
操作准备	病人准备	了解安置卧位的目的、方法及配合要点，并愿意合作	
	环境准备	整洁、安静、安全，温湿度适宜、光线适中	
	护士准备	洗手，戴口罩	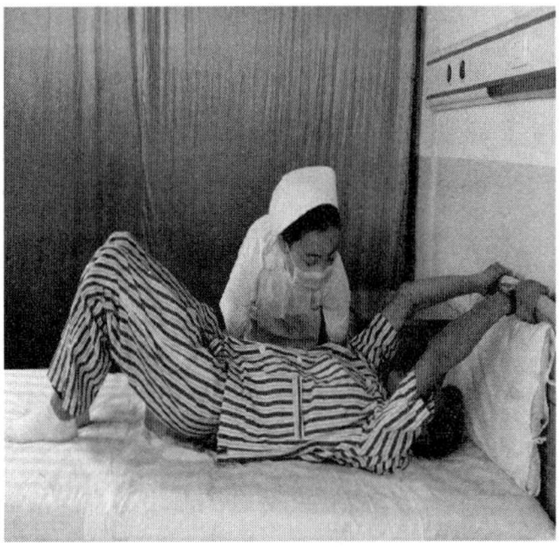 图 3-2　一人协助病人移向床头
	用物准备	治疗车上层：翻身卡、笔、手消液 治疗车下层：医疗废物桶、生活垃圾桶	
操作过程	核对解释	核对解释，征得病人及家属的理解与同意	
	取半卧位	病人平卧，先摇起床头支架使上半身抬高 30° ～ 50°，再摇起膝下支架，以防病人下滑，床尾置一软枕于病人足底（图 3-1）	
	恢复平卧	向病人解释并征得同意后，固定床脚轮，先摇平病人膝下支架，再摇平床头支架，恢复平卧位，病人两臂放于身体两侧，两腿自然放置	
	协助上移	将枕头横立于床头，病人仰卧屈膝，病情允许可双手握住床头栏杆 ① 一人协助病人移向床头法：护士靠近床侧，两脚适当分开，一手托在病人肩下，一手托住臀部，在抬起病人的同时，病人脚蹬床面，使其上移（图 3-2） ② 两人协助病人移向床头法：一种方法是护士两人站于同侧，一人托住病人颈肩及腰部，另一人托住病人臀部及腘窝部（图 3-3A）；另一种方法是护士两人分别站在床的两侧，两人双手相接，手指相互交叉，托住病人颈肩部和臀部，两位护士同时用力，协调地将病人抬起，移向床头（图 3-3B）	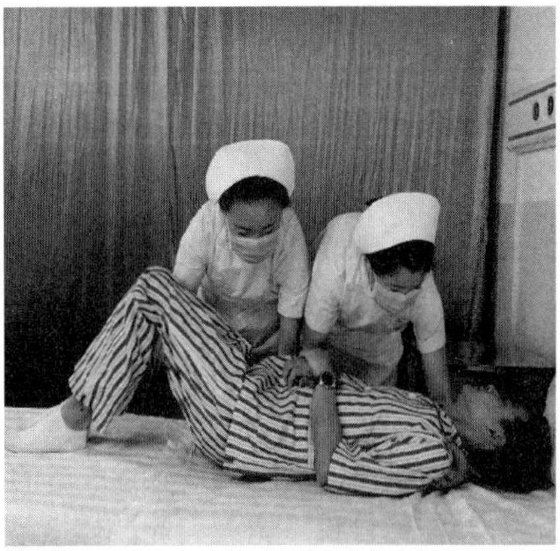 图 3-3A　两人协助病人移向床头

续表

操作程序	简要流程	操作要点	图示
操作过程	整理归位	放回枕头，安置病人舒适卧位，检查并保持各种管道通畅、无受压扭曲，整理床单位	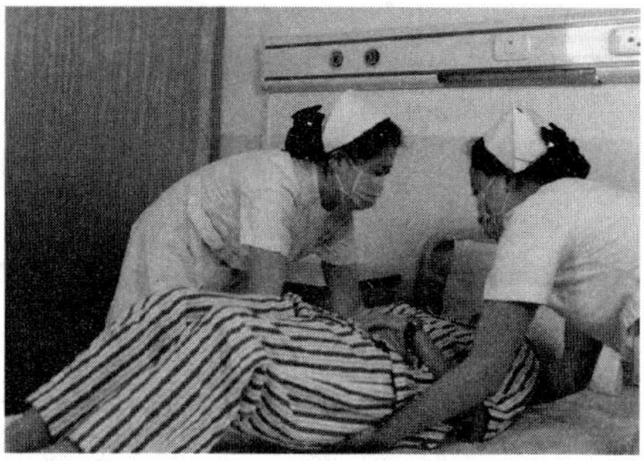 图 3-3B　两人协助病人移向床头
	洗手记录	洗手，脱口罩，翻身卡上做记录	
操作评价	操作过程	动作规范、熟练，符合省时、节力原则	
	操作效果	上身抬高角度正确、膝部支架与床尾软枕放置正确，移向床头方法正确，病人感觉舒适安全	

2. 操作关键点

(1) 护士操作中遵循省时、节力原则。

(2) 安置半卧位时，先摇起床头支架，再摇起膝下支架；恢复平卧位时，先摇平膝下支架，再摇平床头支架，以避免病人不适。

(3) 协助病人移向床头时，根据情况放平床头、床尾支架，将枕头横立于床头，以免病人头部碰撞床头栏杆。

(4) 病情、体重较重的病人，需由两人操作，注意动作轻稳、协调一致，应将病人身体抬起，不可拖、拉、推病人。

3. 操作考评标准

程序		分值	考核评价要点	评分等级			得分	存在问题
				A	B	C		
护士准备		4	仪表着装规范、语言表达清晰	4	3	2		
操作评估		8	了解病人病情充分	3	2	1		
			了解病床种类及床单位情况全面	2	1	0		
			检查各种管道安置情况正确	3	2	1		
操作准备	病人	2	病人了解配合要点、愿意合作	2	1	0		
	环境	2	符合操作要求	2	1	0		
	护士	2	洗手、戴口罩正确	2	1	0		
	用物	2	准备齐全，放置合理	2	1	0		
操作过程	核对解释	4	核对病人正确	2	1	0		
			解释清楚并取得合作	2	1	0		
	取半卧位	12	摇起床头、角度正确	4	3	2		
			摇起床头与膝下支架方法、顺序正确	5	4	3		
			床尾软枕放置正确	3	2	1		
	恢复平卧	8	固定床脚轮方法正确	3	2	1		
			放平床头、床尾支架顺序、方法正确	3	2	1		
			卧位舒适	2	1	0		

续表

程序		分值	考核评价要点	评分等级			得分	存在问题
				A	B	C		
操作过程	协助上移	34	枕头横立于床头正确	4	3	2		
			告知病人配合方法正确	6	4	2		
			护士扶托部位、姿势正确，符合省力原则	9	7	5		
			协助病人移向床头方法正确	9	7	5		
			护士动作协调一致	6	4	2		
	整理归位	8	枕头放置正确	2	1	0		
			安置病人卧位舒适	2	1	0		
			检查安置各种管道正确	2	1	0		
			床单位整齐美观	2	1	0		
	洗手记录	4	洗手、脱口罩正确	2	1	0		
			记录翻身卡正确	2	1	0		
操作评价		10	关爱病人、沟通有效	3	2	1		
			安置及移向床头方法正确、病人感觉舒适	2	1	0		
			操作熟练、平稳、计划性好	3	2	1		
			操作时间不超过 10 分钟	2	1	0		
关键缺陷			无人文关怀、无沟通，床头抬高角度错误、摇起与放平床头和膝下支架顺序错误，扶托病人部位和手法不正确，两人操作用力不协调，病人不舒适或管道未安置妥当等均不及格					
总分		100						

技能 2　协助病人翻身

1. 操作流程

操作程序	简要流程	操作要点	图示
护士准备	素质要求	着装整洁、举止端庄、语言柔和、表达清晰	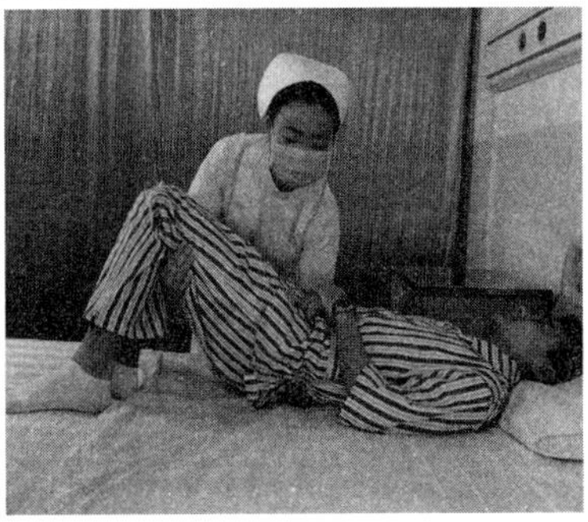 图 3-4A　一人协助病人翻身侧卧
操作评估	病人情况	意识状态、体重、肢体活动能力、身体有无创伤，合作程度	
	病床单位	病床种类、床垫软硬度，整洁、干燥情况	
	治疗情况	有无输液管、吸氧管及引流管，有无骨折固定、牵引等	
操作准备	病人准备	了解翻身侧卧的目的、方法及配合要点，并愿意合作	
	环境准备	整洁、安静、安全，温湿度适宜、光线适中	
	护士准备	洗手，戴口罩	
	用物准备	治疗车上层：软枕数个、翻身卡、笔、手消液	
		治疗车下层：医疗废物桶、生活垃圾桶	

续表

操作程序	简要流程	操作要点	图示
操作过程	核对解释	核对解释，征得病人及家属的理解与同意	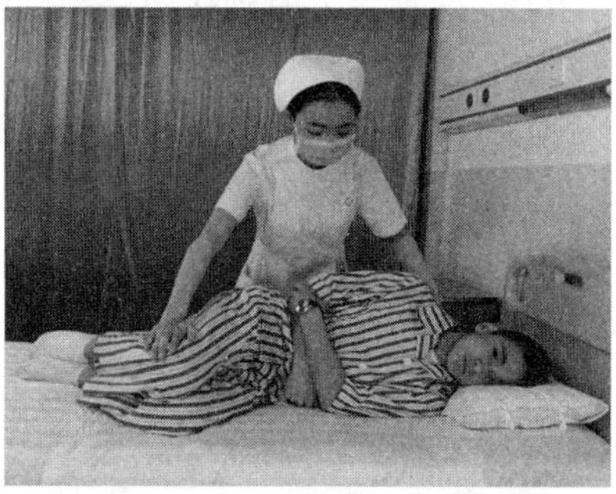
	固定安置	固定床脚轮，将各种导管及输液装置安置妥当，必要时将盖被折叠至床尾或一侧，根据病情安置对侧床档	
	病人卧位	协助病人取仰卧位，两手放于腹部，两腿屈曲	
	协助翻身	① 一人协助病人翻身侧卧法：依次将病人肩部、臀部及双下肢移近护士侧床沿，协助病人屈膝（图3-4A）；护士一手托肩，一手扶膝，轻轻将病人转向对侧，使其背向护士（图 3-4B） ②两人协助病人翻身侧卧法：两名护士站在床的同一侧，一人托住病人颈肩部和腰部，另一人托住病人臀部及腘窝部，两人同时用力将病人抬起移向近护士侧床沿（图3-5A）；两人分别扶住病人的肩、腰部和臀、膝部，轻轻将病人转向对侧（图 3-5B）	图 3-4B　一人协助病人翻身侧卧 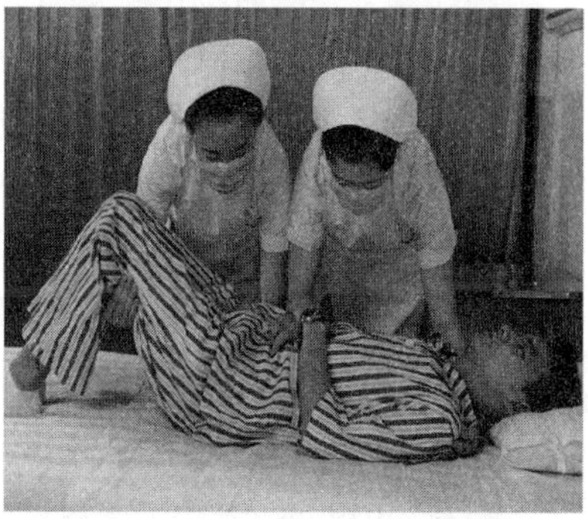 图 3-5A　两人协助病人翻身侧卧
	维持体位	用软枕将病人的背部和肢体垫好，安置病人肢体各关节处于功能位置：病人侧卧后下侧的上肢屈曲放于枕边，上侧的上肢放于胸前软枕上；病人下腿伸直，上腿弯曲放于软枕上（图 3-6）；检查并保持各种管道通畅、无受压扭曲	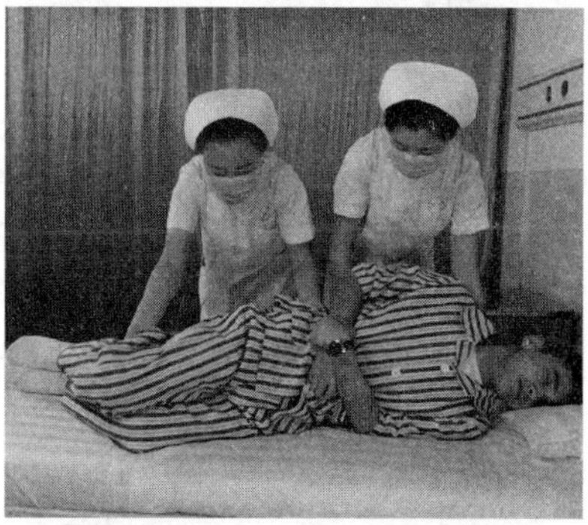
	整理记录	整理病床单位及用物，洗手，脱口罩，记录翻身时间和皮肤情况，签名，做好交班	图 3-5B　两人协助病人翻身侧卧
操作评价	操作过程	动作规范、熟练，符合省时、节力原则	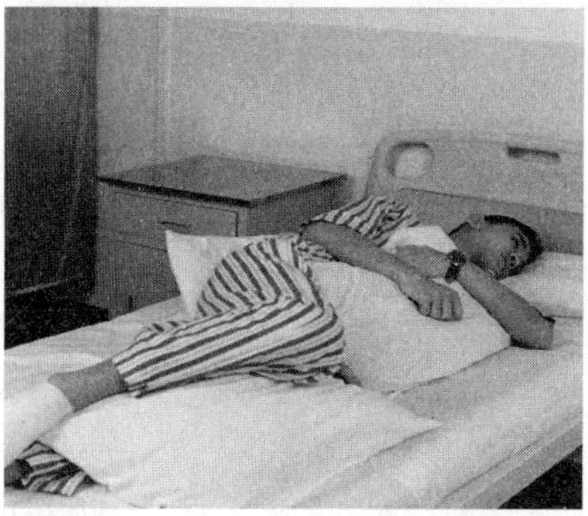
	操作效果	翻身方法正确，侧卧位安置正确、病人感觉舒适，体现人文关怀	图 3-6　翻身后肢体摆放及垫软枕

2. 操作关键点

(1) 翻身时护士应注意节力原则。

(2) 移动病人时动作应轻稳、协调一致，不可拖、拉、推病人，应将病人身体抬起再行翻身，以免擦伤皮肤。

(3) 根据病人病情及皮肤受压情况，决定翻身间隔时间，如发现皮肤发红等压疮的先兆现象应增加翻身次数。

(4) 若病人身上有各种导管或输液装置时，应先将导管安置妥当，翻身后仔细检查导管是否有脱出、移位、扭曲、受压，以保持导管通畅。

3. 操作考评标准

程序		分值	考核评价要点	评分等级			得分	存在问题
				A	B	C		
护士准备		4	仪表着装规范、语言表达清晰	4	3	2		
操作评估		8	了解病人病情充分	3	2	1		
			了解病床种类及床单位情况全面	2	1	0		
			检查各种管道安置情况正确	3	2	1		
操作准备	病人	2	病人了解配合要点，愿意合作	2	1	0		
	环境	2	符合操作要求	2	1	0		
	护士	2	洗手、戴口罩正确	2	1	0		
	用物	2	准备齐全，放置合理	2	1	0		
操作过程	核对解释	4	核对病人正确	2	1	0		
			解释清楚并取得合作	2	1	0		
	固定安置	10	固定床脚轮方法正确	3	2	1		
			根据病情安置对侧床档方法正确	2	1	0		
			各种导管及输液装置安置正确	3	2	1		
			盖被折叠正确	2	1	0		
	病人卧位	4	病人肢体安置正确	2	1	0		
			告知配合方法正确	2	1	0		
	协助翻身	22	一人扶托病人身体部位及移向床沿方法正确	5	4	3		
			协助病人翻身侧卧手法正确	4	3	2		
			两人扶托病人身体部位及移向床沿方法正确	5	4	3		
			协助病人翻身侧卧手法正确	4	3	2		
			翻身动作协调一致	4	3	2		
	维持体位	22	软枕放置位置正确	8	6	4		
			肢体安放位置正确	8	6	4		
			肢体各关节处于功能位置	3	2	1		
			检查安置各种管道正确	3	2	1		
	整理记录	8	病床单位整理正确	2	1	0		
			洗手，脱口罩，记录、签名正确	3	2	1		
			做好交接班	3	2	1		

续表

程序	分值	考核评价要点	评分等级			得分	存在问题
			A	B	C		
操作评价	10	关爱病人、沟通有效	2	1	0		
		翻身方法正确、病人感觉舒适	4	3	2		
		操作熟练、平稳、整体计划性好	2	1	0		
		操作时间不超过5分钟	2	1	0		
关键缺陷		无人文关怀、无沟通，操作不符合节力原则，协助侧卧手法不正确，各关节未处于功能位置、病人不舒适等均不及格					
总分	100						

二、生活支持护理

（一）情景与任务

1. 情景导入　病人住院1周，护理查房：病人卧床不起，生活不能自理，头发油腻有异味，多日未洗发、沐浴，为保持病人舒适与清洁，经与病人沟通给予清洁护理。观察病人神志清楚、说话不流利，生命体征平稳，病情允许实施清洁卫生护理。

2. 工作任务　为病人床上洗发、床上擦浴，之后更换清洁床单、被套。

3. 任务分析

(1) 合理安排操作顺序，先进行床上洗发、床上擦浴，再给予更换床单。操作时根据季节、室温酌情关好门窗，防止受凉，擦浴时注意遮挡，以保护病人隐私。

(2) 床上洗头方法有：马蹄形垫法、洗头车法、扣杯法，根据病人病情及医院设备条件选择合适的洗头方法，洗发时注意安置适宜的卧位。

(3) 床上擦浴时，应根据病人的病情及肢体活动状况，正确地帮助病人穿脱衣服。一般先脱近侧再脱远侧、先穿远侧再穿近侧。该病人右侧肢体瘫痪，协助更换衣服的顺序为：脱衣服时先脱健侧（左侧），再脱患侧（右侧）；穿衣服时，先穿患侧（右侧），再穿健侧（左侧）。擦浴时注意避免右侧关节过度活动。

(4) 卧有病人床更换床单法有两种：病情允许翻身侧卧的，床单可以自床的一边向另一边更换；病情不允许翻身侧卧的，床单可以自床头向床尾更换。该病人采用翻身侧卧的方式更换床单，病人右侧肢体无力，应注意安全防护，防止病人发生坠床。

（二）计划与实施

技能3　床上洗发

1. 操作流程

操作程序	简要流程	操作要点	图示
护士准备	素质要求	着装整洁、举止端庄、语言柔和、表达清晰	
操作评估	病人情况	年龄、意识状态、自理能力、身体活动度	
	头发情况	头发疏密、长度、清洁情况、头皮状况（如有无瘙痒、破损、病变或皮损等）	
	环境状况	温湿度、光线是否符合操作要求	

续表

操作程序	简要流程	操作要点	图示
操作准备	病人准备	了解床上洗发的目的、方法及配合要点，并愿意合作	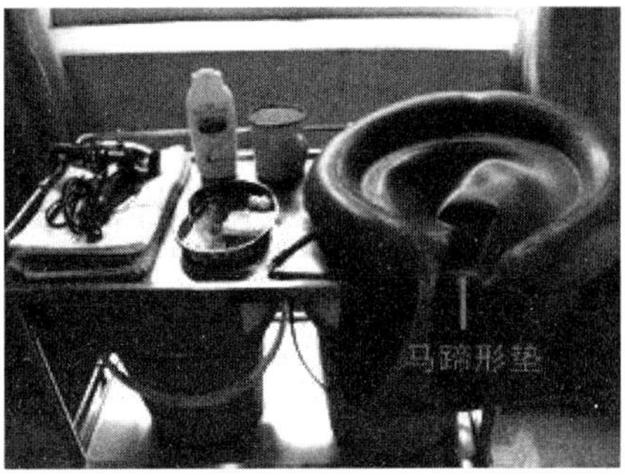图 3-7　马蹄形垫
	环境准备	调节室温至 22 ～ 26℃，光线适中，酌情关闭门窗	
	护士准备	洗手	
	用物准备	治疗车上层：治疗盘、眼罩或纱布、衣夹或别针、干棉球 2 个、洗发液或香皂、梳子、镜子、纸袋、护肤霜、橡胶单、浴巾、毛巾、冲洗壶或量杯、水壶（内盛 40 ～ 45℃热水）、电吹风、手消液。根据洗发方式不同另备：①马蹄形垫法：马蹄形垫（图 3-7）或自制马蹄形卷（图 3-8）；②扣杯法：面盆、搪瓷杯、毛巾 2 条、橡胶管；③洗头车法：洗头车（图 3-9） 治疗车下层：医疗废物桶、生活垃圾桶、污水桶	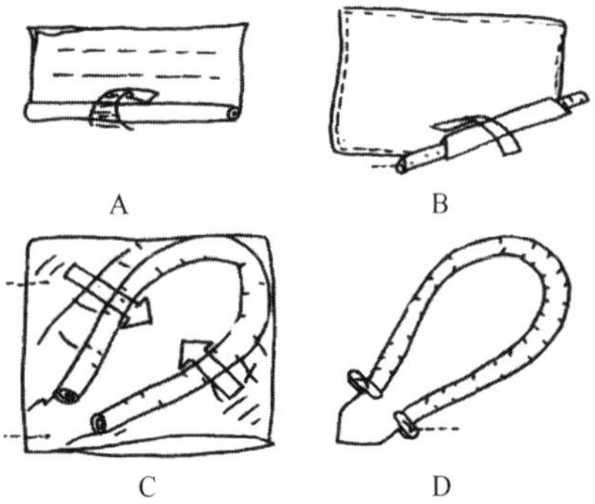图 3-8　自制马蹄形卷
操作过程	核对解释	携用物至床旁，核对病人，解释并取得合作，鼓励病人及时反映自己的感觉和不适	
	移开桌椅	移开床旁桌椅，用物置于方便取用之处	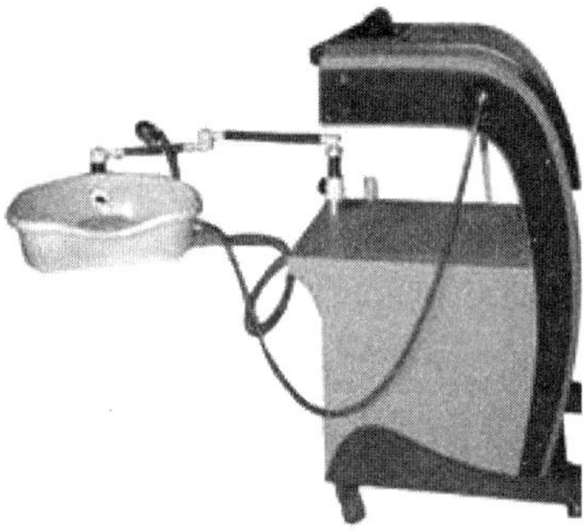图 3-9　洗头车
	安置卧位	铺橡胶单及浴巾于枕上，安置病人斜角仰卧，两腿屈膝，松开病人衣领向内反折，将毛巾围于颈部，用衣夹或别针固定，移枕于肩下，用棉球塞住两耳，用眼罩或纱布遮盖双眼或嘱病人闭上眼睛，根据情况可选用下列三种方法洗头： ①马蹄形垫法：置马蹄形垫或自制马蹄形卷于病人后颈部，头部在槽中，槽口下部接污水桶（图 3-10、图 3-11） ②洗头车法：头枕于洗头车头托上 ③扣杯法：面盆内放置一块毛巾，倒扣一只搪瓷杯，杯上垫一块四折毛巾，将病人头部枕于毛巾上。面盆内置一橡胶管，下接污水桶，利用虹吸作用，将洗头污水排出（图 3-12）	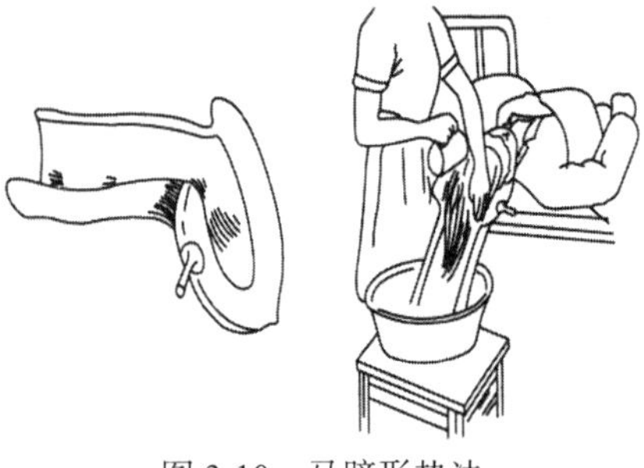图 3-10　马蹄形垫法
	洗净头发	先用少许热水于病人头部试温，询问其感觉，之后充分湿润头发，将洗发液均匀涂遍头发，用指腹充分揉搓头皮和头发，方向由发际向头顶至枕后，梳去脱落的头发置于纸袋中，用热水冲净头发	

续表

操作程序	简要流程	操作要点	图示
操作过程	擦干梳发	洗发毕，解下颈部毛巾包住头发，一手托住头部，一手撤去洗头用具，协助病人仰卧于床正中，将枕头、橡胶单、浴巾一并从肩下移至头部，取下耳内棉球及眼罩或眼部纱布，用毛巾擦干脸部，酌情使用护肤霜，用毛巾揉搓头发，再用浴巾擦干或用电吹风吹干，梳理成病人喜欢的发型，使病人整洁舒适	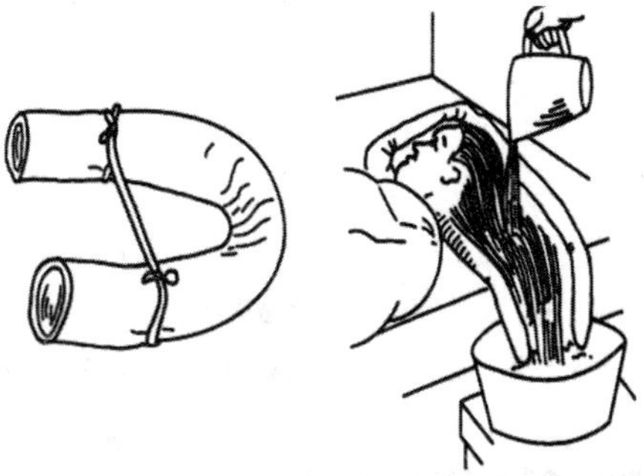 图 3-11　马蹄形卷法
	整理记录	撤去用物,协助病人卧位舒适，询问其感受及有无其他需要，整理床单位，还原床旁桌椅，清理用物，洗手记录	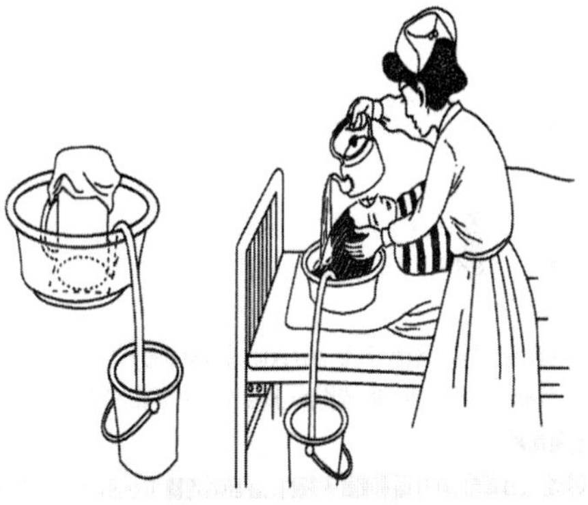 图 3-12　扣杯法
操作评价	操作过程	操作熟练、规范，洗头方法正确	
	操作效果	头发头皮清洁，病人感觉舒适、清爽，无损伤，病人眼、耳未入水，衣服床铺未沾湿	

2. 操作关键点

(1) 洗发时注意调节适宜的室温和水温，洗发结束后及时擦干头发，防止病人着凉。

(2) 洗发时揉搓力量要适中，以促进头皮血液循环；注意防止指甲抓伤病人头皮；防止水流入病人眼睛和耳内，保护衣领、床单、枕头不被水沾湿。

(3) 随时与病人交流，观察病情变化，如病人出现面色、脉搏、呼吸异常等情况，应立即停止洗发并及时处理。

3. 操作考评标准

程序		分值	考核评价要点	评分等级			得分	存在问题
				A	B	C		
护士准备		4	仪表着装规范、语言表达清晰	4	3	2		
操作评估		8	了解病人情况充分	3	2	1		
			检查头发情况正确	2	1	0		
			观察环境状况全面	3	2	1		
操作准备	病人	2	病人理解配合	2	1	0		
	环境	2	符合操作要求	2	1	0		
	护士	2	洗手、戴口罩正确	2	1	0		
	用物	2	准备齐全，放置合理	2	1	0		

续表

程序		分值	考核评价要点	评分等级			得分	存在问题
				A	B	C		
操作过程	核对解释	4	核对病人正确	2	1	0		
			解释清楚并取得合作	2	1	0		
	移开桌椅	4	移开床旁桌椅	2	1	0		
			用物置于方便取用处	2	1	0		
	安置卧位	18	铺橡胶单及浴巾正确	2	1	0		
			折衣领，围毛巾方法正确	2	1	0		
			安置体位正确	3	2	1		
			棉球塞耳，眼罩或纱布遮眼正确	3	2	1		
			选择洗发方法恰当	8	6	4		
	洗净头发	23	湿法洗发顺序、方法正确，用力恰当	9	7	5		
			无水入眼、耳，无沾湿衣领或床单	5	4	3		
			洗发干净、病人感觉舒适	5	4	3		
			观察并处理特殊情况正确	4	3	2		
	擦干梳发	15	毛巾包头、撤洗头用具方法正确	3	2	1		
			移枕、安置卧位正确、舒适	3	2	1		
			撤去塞耳棉球、盖眼纱布时机合适	3	2	1		
			毛巾擦干面部、用护肤霜正确	3	2	1		
			擦干、吹干、梳理头发正确	3	2	1		
	整理记录	6	病人卧位舒适	2	1	0		
			整理床单位，清理用物及污水正确	2	1	0		
			洗手、记录正确	2	1	0		
操作评价		10	关爱病人、沟通有效	2	1	0		
			洗发方法正确、力度适宜	3	2	1		
			操作熟练、敏捷，整体计划性好	3	2	1		
			操作时间不超过 15 分钟	2	1	0		
关键缺陷			无人文关怀，沟通能力差、语言表达不清晰，操作不符合节力原则，洗发液未冲净，眼或耳入水、衣服床铺沾湿等均不及格					
总分		100						

技能 4　床 上 擦 浴

1. 操作流程

操作程序	简要流程	操作要点	图示
护士准备	素质要求	着装整洁、举止端庄、语言柔和、表达清晰	
操作评估	病人情况	意识状态、肢体活动度、肌肉张力、心理反应及合作程度，是否需要便器	
	皮肤情况	完整性、颜色、温度、感觉、清洁度	
	治疗情况	有无输液管、吸氧管及引流管等	

续表

操作程序	简要流程	操作要点	图示
操作准备	病人准备	了解床上擦浴的目的、方法及配合要点，并愿意合作，已按需排便	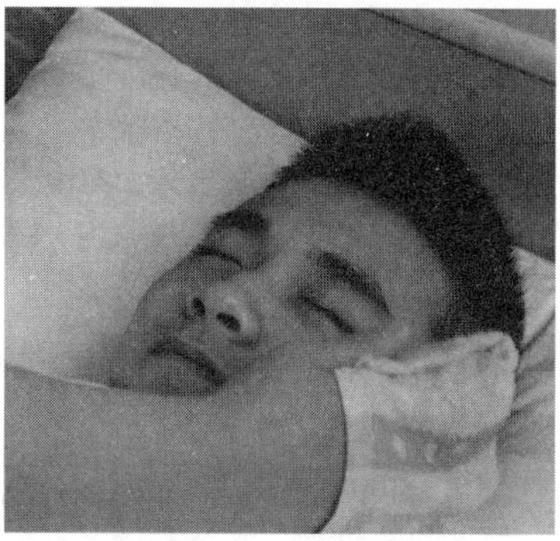 图 3-13　擦洗面部
	环境准备	关好门窗，调节室温至 22 ～ 26℃，光线适中，拉床帘或屏风遮挡病人	
	护士准备	洗手，戴口罩	
	用物准备	治疗车上层：治疗盘、清洁衣裤、大浴巾、毛巾 2 条、橡胶单、浴皂、50%乙醇、指甲刀、记录单、笔、手消液、水壶内盛 50 ～ 52℃温水、脸盆、足盆	
		治疗车下层：医疗废物桶、生活垃圾桶、污水桶，必要时备便盆及便盆巾	
操作过程	核对解释	携用物至床旁，核对解释，以取得合作，鼓励病人及时反映自己的感觉和不适	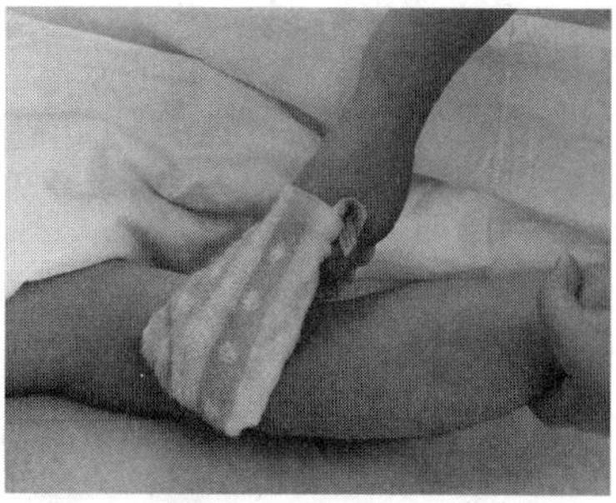 图 3-14　擦洗上肢
	安置病人	屏风或床帘遮挡，调整床的高度，放下近侧床档，松开床尾盖被；协助病人取平卧位，将身体移向靠近护士侧床边，脸盆放在床尾椅上，倒温水 1/2 ～ 2/3 满，污水桶放于椅旁	
	擦洗面部	将毛巾浸湿，卷成手套状，依次洗眼（由内眦向外眦）、额部、颊部、鼻翼、人中、耳后、下颌、前颈部（每个部位按照清水→浴皂→清水的顺序擦洗）（图 3-13）	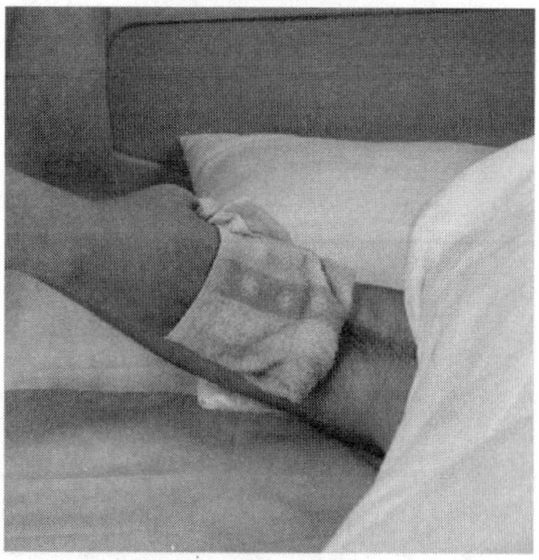 图 3-15　擦洗腋窝
	擦洗上肢	协助病人脱上衣，用盖被盖好上半身，暴露出一侧上肢，铺浴巾于肢体下，依次擦洗前臂外侧、肘部、上臂外侧及颈外侧（图 3-14）；再擦洗前臂内侧、肘窝、上臂内侧，将病人手臂抬高，使皱褶部分展开擦洗腋窝（图 3-15），用浴巾擦干，同法擦洗对侧上肢	
	泡洗双手	将脸盆放在床上浴巾上，将病人一只手浸泡在水中，护士边擦洗边按摩手掌、手背、手指及指缝，洗净擦干（图 3-16）；同法泡洗另一只手，擦干	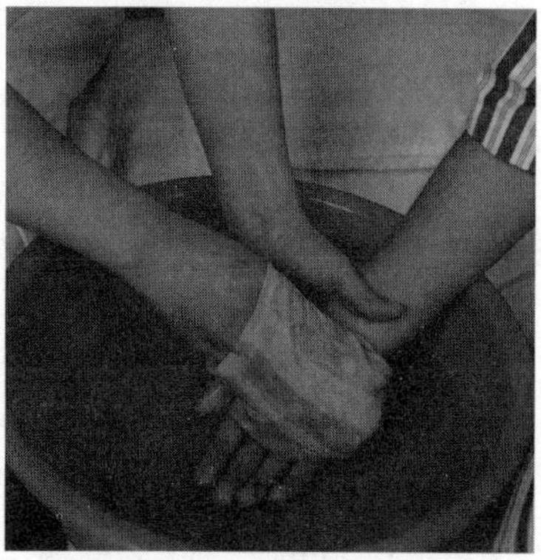 图 3-16　泡洗双手
	擦洗胸腹	换水，将浴巾盖于病人胸腹部，一手略掀起浴巾，一手依次擦洗前胸和腹部，乳房清洁采用环形手法自中心向外擦洗，应特别注意脐部的清洁	
	擦洗背部	协助病人翻身侧卧背向护士，铺浴巾于身下，依次擦洗后颈部、背部、臀部，用浴巾擦干，按需用 50%乙醇按摩全背部，换上清洁上衣	

续表

操作程序	简要流程	操作要点	图示
操作过程	擦洗下肢	协助病人平卧脱去裤子，用盖被盖住上半身及病人一侧下肢，浴巾一半铺于一侧腿下，一半盖于腿上，依次擦洗踝部、小腿、膝关节、大腿、腹股沟、髋部（图 3-17），用浴巾轻拍或擦干；同法擦洗另一侧下肢	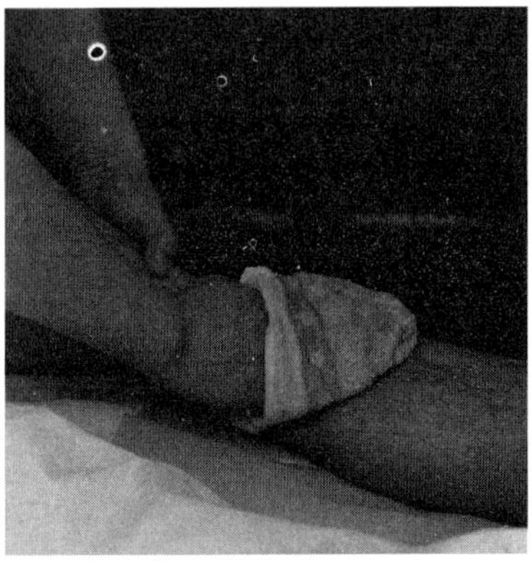 图 3-17　擦洗下肢
	泡洗双脚	协助病人两腿屈膝，将橡胶单、浴巾铺于病人脚下，足盆放于浴巾上，护士一手扶住足盆，另一手将病人双脚分别放入盆内浸泡、洗净、擦干（图 3-18），按需帮助病人剪短手足指甲	
	擦洗会阴	换盆、换毛巾，铺浴巾于病人臀下，协助或指导病人擦洗会阴部，指导女病人由耻骨联合向肛门方向清洗；指导男病人将包皮往后推，轻轻擦洗冠状沟及皮肤皱褶处，注意尿道口的清洁。协助病人穿好清洁裤子	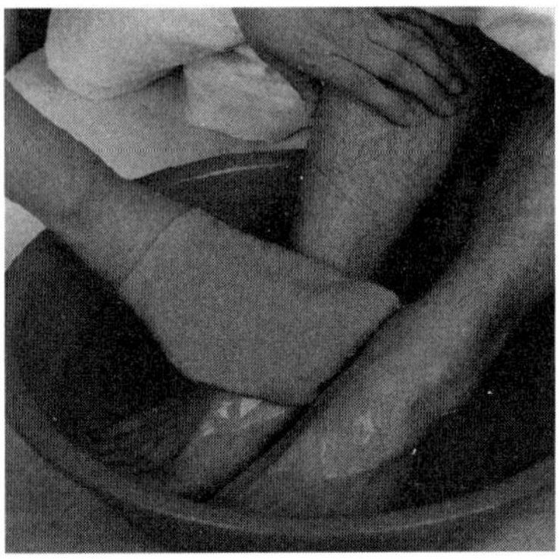 图 3-18　泡洗双脚
	整理记录	盖好盖被，取舒适卧位，整理床铺，床尾椅放回原处，清理用物，撤去遮挡，打开门窗，换下的脏衣服送洗衣房，洗手，记录、签名	
操作评价	操作过程	动作轻稳、准确、规范、熟练	
	操作效果	皮肤清洁无损伤，无受凉，床铺无沾湿，地面无水渍，护患沟通有效，病人感到舒适、满意	

2. 操作关键点

(1) 擦洗时动作要敏捷、轻柔，尽量减少翻动次数和暴露病人，保护病人自尊，防止受凉。

(2) 注意擦净腋窝、腹股沟等皮肤皱褶处；擦浴过程中观察病情及皮肤情况，如病人出现寒战、面色苍白、呼吸急促等异常情况，应立即停止操作，及时处理。

(3) 操作中与病人随时交流，了解其感受与需求，并给予适当处理。

3. 操作考评标准

程序		分值	考核评价要点	评分等级			得分	存在问题
				A	B	C		
护士准备		4	仪表着装规范、语言表达清晰	4	3	2		
操作评估		8	了解病人情况充分	3	2	1		
			检查皮肤情况全面	2	1	0		
			检查各种管道安置情况正确	3	2	1		
操作准备	病人	2	理解、配合，已排大小便	2	1	0		
	环境	2	符合操作要求					
	护士	2	洗手，戴口罩正确	2	1	0		
	用物	2	准备齐全，摆放合理	4	3	2		

续表

程序		分值	考核评价要点	评分等级			得分	存在问题
				A	B	C		
操作过程	核对解释	4	核对病人正确	2	1	0		
			解释清楚并取得合作	2	1	0		
	安置病人	4	病人体位舒适，遮挡、保暖措施得当	2	1	0		
			调节水温合适	2	1	0		
	擦洗面部	6	缠绕毛巾方法正确	2	1	0		
			擦洗面部手法、顺序正确	4	3	2		
	擦洗上肢	9	脱衣方法正确	2	1	0		
			擦洗上肢方法、顺序正确	5	3	2		
			擦洗部位无遗漏，未沾湿床铺	2	1	0		
	泡洗双手	2	泡洗方法正确，病人肢体舒适	2	1	0		
	擦洗胸腹	8	遮盖病人方法正确	2	1	0		
			擦洗方法、顺序正确	4	3	2		
			擦洗部位无遗漏，未沾湿床铺	2	1	0		
	擦洗背部	15	翻身侧卧方法正确	2	1	0		
			擦洗方法、顺序正确	6	4	2		
			擦洗部位无遗漏，未沾湿床铺	2	1	0		
			按需用50%乙醇按摩全背部	3	2	1		
			协助穿衣方法正确	2	1	0		
	擦洗下肢	10	脱裤方法正确	2	1	0		
			擦洗方法、顺序正确	6	4	2		
			擦洗部位无遗漏，未沾湿床铺	2	1	0		
	泡洗双脚	2	泡洗方法正确，未沾湿床铺	2	1	0		
	擦洗会阴	4	协助或指导病人擦洗会阴部方法正确	2	1	0		
			协助穿裤方法正确	2	1	0		
	整理记录	6	病人卧位舒适	2	1	0		
			整理床单位，清理用物正确	2	1	0		
			洗手、记录、签名正确	2	1	0		
操作评价		10	关爱病人，沟通有效	2	1	0		
			擦浴方法、顺序正确，未沾湿床铺	4	3	2		
			操作熟练、敏捷，整体计划性好	2	1	0		
			操作时间不超过20分钟	2	1	0		
关键缺陷			无人文关怀、无沟通，操作不符合节力原则，擦洗方法、顺序错误，脱、穿衣服方法错误，衣服床铺沾湿等均不及格					
总分		100						

技能 5　卧有病人床更换床单

1. 操作流程

操作程序	简要流程	操作要点	图示
护士准备	素质要求	着装整洁、举止端庄、语言柔和、表达清晰	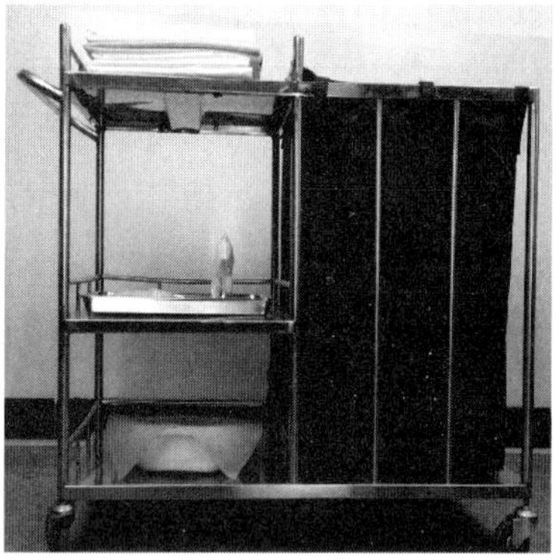 图 3-19　更换床单用物
操作评估	病人情况	意识状态、肢体活动度、皮肤受压情况、有无伤口、合作程度	
	治疗情况	有无输液管、吸氧管及引流管等	
	操作环境	是否安全，室温、光线是否适宜，有无病人进行治疗或进餐	
操作准备	病人准备	了解更换床单的目的、方法及配合要点，并愿意合作	
	环境准备	病室整洁、安静、温湿度适宜，室内无病人治疗和进餐，根据季节酌情关门窗	
	护士准备	洗手，戴口罩	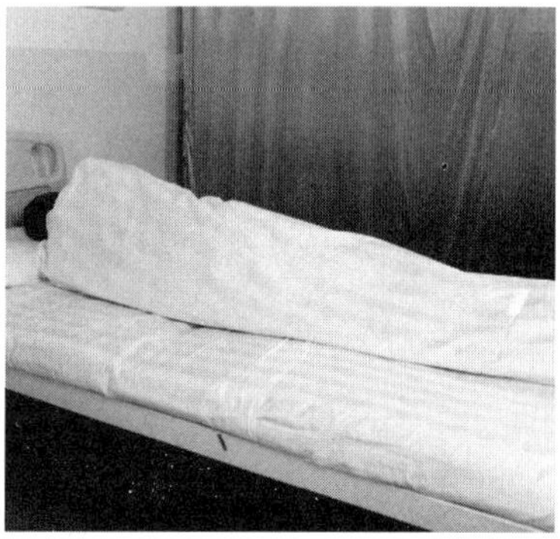 图 3-20　安置侧卧位
	用物准备	护理车上层：大单、中单、被套、枕套、床刷、床刷套、手消液	
		护理车下层：便盆、便盆巾（图 3-19）	
操作过程	核对解释	携用物至床旁，核对、解释并取得合作，鼓励病人及时反映自己的感觉和不适	
	移开桌椅	移开床旁桌，将椅子移至床尾，拉起对侧床档	
	安置卧位	松开床尾盖被，协助病人翻身侧卧（背向护士），将枕头和病人的头一起移至对侧，使病人身体靠近对侧床边、体位舒适（图 3-20）	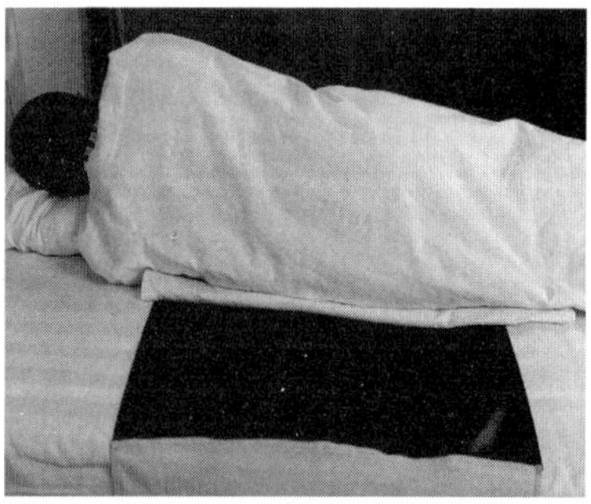 图 3-21　污中单卷入病人身下
	清扫床褥	松开各层床单，将污中单卷入（污面向内）病人身下（图 3-21）；扫净橡胶单，搭在病人身上（图 3-22）；将污大单向上卷（污面向内）塞于病人身下（图 3-23），从床头至床尾扫净床褥上的渣屑并拉平	
	更换大单	将清洁大单的中线与床中线对齐、展开，将一半大单平整铺在近侧床面上，另一半向下卷（清洁面向内）塞于病人身下，铺好近侧大单（图 3-24）	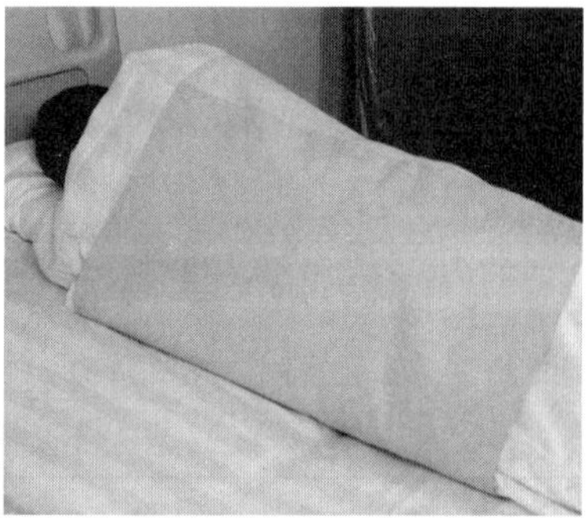 图 3-22　橡胶单搭在病人身上
	更换中单	将搭在病人身上的橡胶单拉下平铺在清洁大单上面，取清洁中单对齐床中线，一半铺在橡胶单上，另一半塞入病人身下（清洁面向内），将近侧橡胶单、中单拉平，一起塞于床垫下（图 3-25）	

续表

操作程序	简要流程	操作要点	图示
操作过程	变换卧位	协助病人平卧，移枕至近侧，协助病人侧卧于铺好床单的一侧（右侧卧位），拉起近侧床档	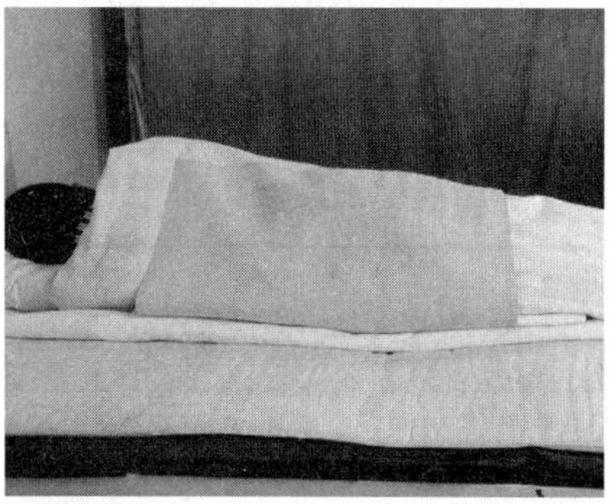 图 3-23 污大单卷入病人身下
	撤出污单	护士转至对侧，放下床档，松开各层床单将污中单向上卷并取出，放入污物袋；扫净橡胶单，搭于病人身上；将污大单向上卷，从床头至床尾卷出，放于污物袋中	
	铺对侧单	扫净床褥上的渣屑，将病人身下的大单展平，拉紧铺好，同法铺好橡胶单、中单，枕移至中间，协助病人平卧	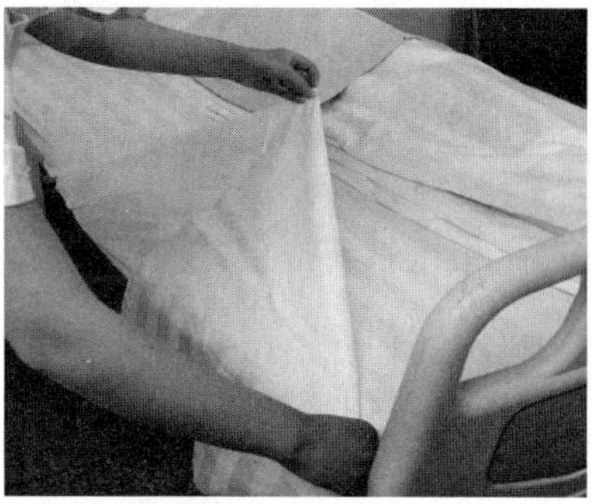 图 3-24 更换大单
	更换被套	松开被筒，解开污被套尾端带子，将棉胎在污被套内竖折 3 折（先折对侧，后折近侧），再按扇形横折 3 折取出；将清洁被套正面朝上，被套中线与床中线对齐，嘱病人抓住头端或压在枕下，边展清洁被套，边将污被套取出（图 3-26）；将清洁被套的被尾打开 1/3，放入棉胎，对齐中线，套好被套，棉胎上缘与被套封口端平齐，拉平棉胎和被套，系好系带，两侧盖被向内折叠与床沿平齐，尾端向内折叠齐床尾	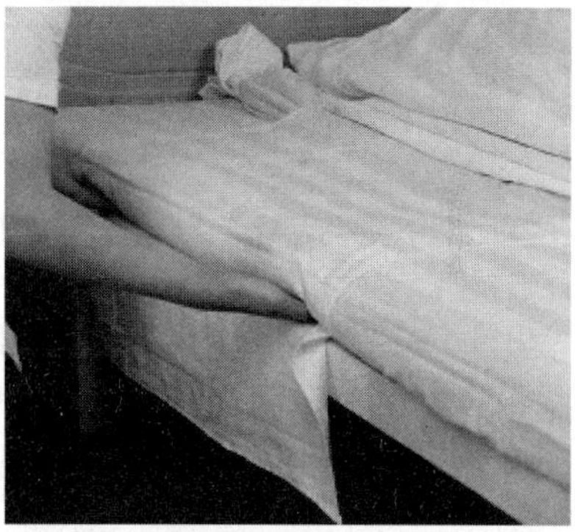 图 3-25 更换中单
	更换枕套	一手托起病人头颈部，另一手将枕头取出，取下污枕套放入污物袋内，套好清洁枕套，拍松枕芯，移至病人头下，开口端背门	
	整理记录	移回床旁桌、椅，协助病人取舒适卧位，询问病人并满足其需要，整理用物，打开门窗，通风换气，将污被单送洗衣房，洗手，脱口罩，记录	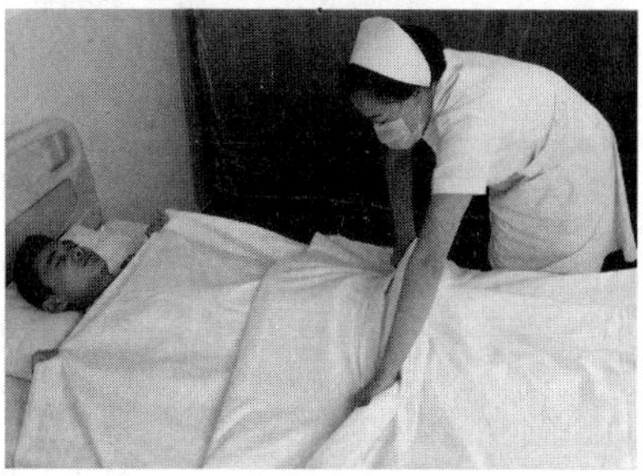 图 3-26 更换被套
操作评价	操作过程	动作规范、熟练，符合省时、节力原则	
	操作效果	铺好的各单平整无皱褶，被头充实、内外无皱褶，枕头充实平整，放置合理，床单位整洁美观	

2. 操作关键点

(1) 操作时动作轻稳，注意节力，若两人配合操作应动作协调。

(2) 不宜过多翻动和暴露病人，防止翻身时坠床和着凉。

(3) 操作过程中随时观察病人病情，发现异常，立即停止操作，报告医生。

(4) 注意扫净枕下及床褥上的碎屑，以免擦伤病人皮肤。

(5) 病人的衣服、床单、被套等一般每周更换 1～2 次，如被血液、排泄物污染时，应及时更换。换单应在治疗的间歇及病人病情、情绪稳定时进行。

3. 操作考评标准

程序		分值	考核评价要点	评分等级			得分	存在问题
				A	B	C		
护士准备		4	仪表着装规范、语言表达清晰	4	3	2		
操作评估		6	了解病人情况充分	2	1	0		
			检查各种管道安置情况正确	2	1	0		
			观察环境状况全面	2	1	0		
操作准备	病人	2	病人理解、配合	2	1	0		
	环境	2	符合操作要求	2	1	0		
	护士	2	洗手、戴口罩正确	2	1	0		
	用物	4	准备齐全，放置合理	4	3	2		
操作过程	核对解释	2	核对病人正确，解释清楚并取得合作	2	1	0		
	移开桌椅	2	床旁桌椅放置正确	2	1	0		
	安置卧位	4	病人卧位安置正确、安全	4	3	2		
	清扫床褥	6	松单、卷单正确	2	1	0		
			橡胶单放置正确	2	1	0		
			扫净橡胶单、床褥	2	1	0		
	更换大单	9	大单放置、打开方法正确	2	1	0		
			铺大单方法正确、中线对齐	2	1	0		
			卷另一半大单手法正确	2	1	0		
			大单四角平紧、美观	3	2	1		
	更换中单	4	中单放置、打开方法正确	2	1	0		
			橡胶单、中单铺得平整、紧实	2	1	0		
	变换卧位	4	协助病人侧卧方法正确	2	1	0		
			安全、舒适、位置妥当	2	1	0		
	撤出污单	6	撤污单方法正确，未引起尘埃飞扬	4	3	2		
			扫净橡胶单、放置正确	2	1	0		
	铺对侧单	10	扫净床褥	2	1	0		
			铺大单方法正确	2	1	0		
			铺橡胶单、中单方法正确，中线对齐	2	1	0		
			大单、橡胶单、中单平整、紧实	2	1	0		
			移枕头至中间，协助病人平卧	2	1	0		

续表

程序		分值	考核评价要点	评分等级			得分	存在问题
				A	B	C		
操作过程	更换被套	15	取出棉胎方法正确	3	2	1		
			清洁被套放置、打开方法正确，中线对齐	4	3	2		
			撤污被套方法正确	2	1	0		
			棉胎套入清洁被套方法正确	2	1	0		
			被头充实、被套内外平整	2	1	0		
			盖被折叠正确	2	1	0		
	更换枕套	4	取枕、撤污枕套方法得当	2	1	0		
			套清洁枕套、放枕正确，四角充实	2	1	0		
	整理记录	4	移回床旁桌椅、病人卧位舒适	2	1	0		
			整理用物、洗手、脱口罩、记录正确	2	1	0		
操作评价		10	动作规范、熟练，符合省时、节力原则	2	1	0		
			各层被单平、整、紧	3	2	1		
			床铺实用、耐用、舒适、安全、美观	3	2	1		
			操作时间不超过 20 分钟	2	1	0		
关键缺陷			大单四角松散，盖被折叠不符合要求，橡胶单、中单位置与病人病情不符均不及格					
总分		100						

三、预防并发症

（一）情景与任务

1. 情景导入　许先生反复咳嗽、咳大量脓性痰，腰骶部皮肤红肿，医师查房后指示：每 2 小时翻身、按摩一次，加强右侧肢体功能锻炼，医嘱：盐酸氨溴索 30mg 雾化吸入 bid，体位引流及拍背排痰 prn。

2. 工作任务　护士定期为病人进行压疮的预防、为病人实施被动性关节活动范围练习（ROM），遵医嘱为病人进行雾化吸入，并视病情实施体位引流及拍背排痰。

3. 任务分析　病人咳嗽、咳大量脓性痰，长期卧床休息易引起压疮、关节僵硬及肌肉萎缩。护士应定期给予身体受压部位皮肤按摩，根据病人心肺功能为病人实施关节活动范围练习，并遵医嘱进行雾化吸入，协助排痰。

（二）计划与实施

技能 6　压 疮 预 防

1. 操作流程

操作程序	简要流程	操作要点	图示
护士准备	素质要求	着装整洁，举止端庄、语言柔和、表达清晰	
操作评估	病人病情	年龄、意识状态、躯体活动能力、营养状况、排泄情况、心理状态、合作程度	
	治疗情况	有无输液管、吸氧管及引流管等	
	局部情况	皮肤完整性、弹性、温湿度、受压情况	

续表

操作程序	简要流程	操作要点	图示
操作准备	病人准备	了解压疮预防的目的、方法及配合要点，按需排大小便	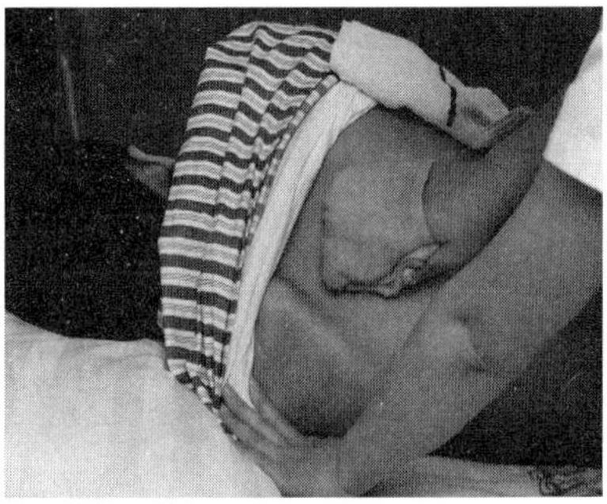 图 3-27　清洁背部
	环境准备	关闭门窗、调节室温、床帘遮挡	
	护士准备	洗手，戴口罩	
	用物准备	治疗车上层：治疗盘、毛巾、浴巾、50% 乙醇、脸盆（内盛 50 ～ 52℃温水）、记录本、笔、水温计、手消液。必要时备软枕	
		治疗车下层：医疗废物桶、生活垃圾桶	
操作过程	核对解释	核对解释，征得病人及家属的理解与同意	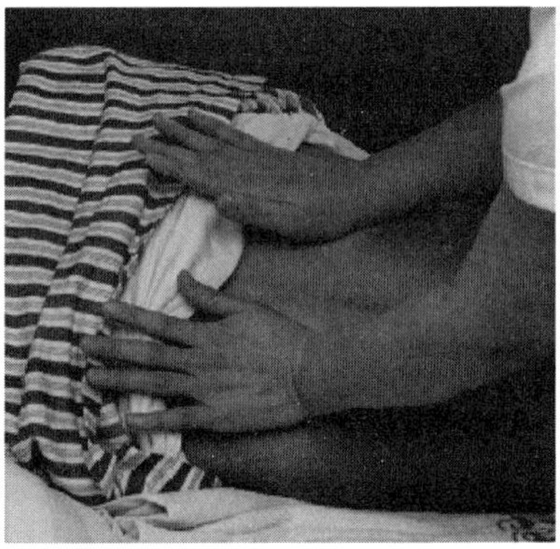 图 3-28　全背按摩
	备水撤枕	移开床尾椅，将盛有温水的脸盆置于床尾椅上，撤去背部软枕	
	暴露铺巾	暴露病人背部、肩部、上肢及臀部，将身体其他部位用盖被盖好，将浴巾一半铺于病人身下，一半盖于病人上半身	
	清洁背部	用毛巾依次擦洗颈部、肩部、背部及臀部（图 3-27）	
	全背按摩	两手掌蘸少许 50%乙醇，用手掌大、小鱼际以环形方式按摩，从骶尾部开始，沿脊柱两侧向上按摩，至肩部后环形向下至尾骨（图 3-28），如此反复有节律地按摩数次；再用拇指指腹蘸 50%乙醇，由骶尾部开始沿脊柱按摩至第 7 颈椎处（图 3-29），如此反复有节律地按摩脊柱数次，用浴巾擦净背部乙醇，撤浴巾	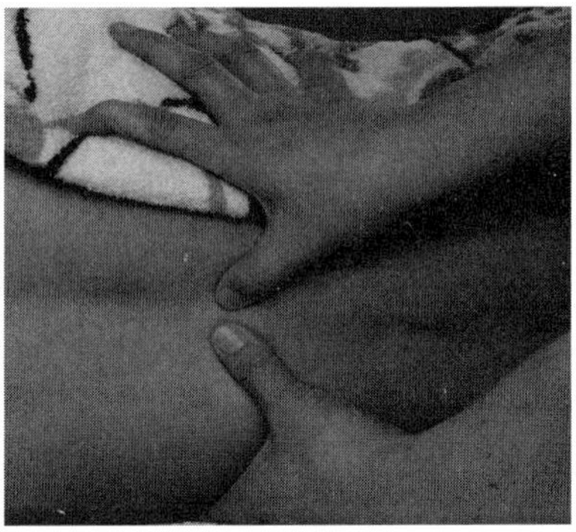 图 3-29　脊柱按摩
	局部按摩	用手掌大、小鱼际蘸 50%乙醇，紧贴皮肤环形按摩身体其他容易发生压疮部位，压力由轻到重，再由重到轻，每个部位 3 ～ 5 分钟；按需协助病人翻身	
	安置卧位	协助病人穿衣，安置舒适卧位，按需放置软枕	
	整理记录	整理床单位及用物，洗手，记录时间及护理效果	
操作评价	操作过程	动作规范，熟练，按摩、翻身方法正确	
	操作效果	按摩部位皮肤微红，卧位安置舒适，床铺平整、干燥	

2. 操作关键点

(1) 护士在操作时，应遵循人体力学原理。操作过程中适时与病人沟通，分散其注意力，使病人感觉自然、舒适。

(2) 按摩力度适中，避免用力过大造成皮肤损伤。若局部皮肤出现压疮的早期症状，则受损部位禁止按摩，可在受损部位外周用大拇指指腹以环状动作向外按摩。

(3) 压疮易发部位：①平卧位：枕骨粗隆、肩胛部、肘部、脊椎椎体隆突处、骶尾部及足跟部；②侧卧位：耳郭、肩峰、肋骨、肘部、髋部、膝关节内外侧及内外踝处；③俯卧位：面颊部、耳郭、肩部、女性乳房、男性生殖器、髂嵴、膝部及足尖处；④坐位：坐骨结节处。

程序		分值	考核评价要点	评分等级			得分	存在问题
				A	B	C		
护士准备		4	仪表着装规范、语言表达清晰	4	3	2		
操作评估		8	了解病人情况充分	3	2	1		
			检查各种管道情况正确	2	1	0		
			检查皮肤情况正确	3	2	1		
操作准备	病人	2	理解、配合	2	1	0		
	环境	2	符合操作要求、注意遮挡	2	1	0		
	护士	2	洗手、戴口罩正确	2	1	0		
	用物	2	准备齐全、放置合理	2	1	0		
操作过程	核对解释	4	核对病人正确	2	1	0		
			解释清楚并取得合作	2	1	0		
	备水撤枕	5	床尾椅位置及脸盆放置正确，水温适宜	3	2	1		
			撤背部软枕正确	2	1	0		
	暴露铺巾	6	暴露病人背部手法轻稳、注意保暖	4	3	2		
			铺浴巾方法正确	2	1	0		
	清洁背部	7	擦洗颈、肩、背、臀部方法正确	5	4	3		
			擦洗顺序正确	2	1	0		
	全背按摩	18	按摩部位、手法正确	6	4	2		
			按摩力度适宜、压力均匀	6	4	2		
			按摩时间适宜、局部皮肤微红	4	3	2		
			浴巾擦拭正确	2	1	0		
	局部按摩	18	按摩部位、手法正确	6	4	2		
			按摩力度、时间适宜	6	4	2		
			局部皮肤微红	3	2	1		
			按需协助翻身方法正确	3	2	1		
	安置卧位	6	协助病人穿衣正确	2	1	0		
			安置体位正确、按需放置软枕	4	3	2		
	整理记录	6	整理床单位，清理用物正确	2	1	0		
			洗手、脱口罩正确	2	1	0		
			记录、签名正确	2	1	0		

续表

程序	分值	考核评价要点	评分等级			得分	存在问题
			A	B	C		
操作评价	10	关爱病人、沟通有效	3	2	1		
		按摩方法正确、局部皮肤微红	3	2	1		
		动作轻巧熟练，整体计划性好	2	1	0		
		操作时间不超过 15 分钟	2	1	0		
关键缺陷		无人文关怀，操作不符合节力原则，按摩部位和手法错误，按摩力度不当等均不及格					
总分	100						

技能 7　雾 化 吸 入

1. 操作流程

操作程序	简要流程	操作要点	图示
护士准备	素质要求	着装整洁、举止端庄、语言柔和、表达清晰	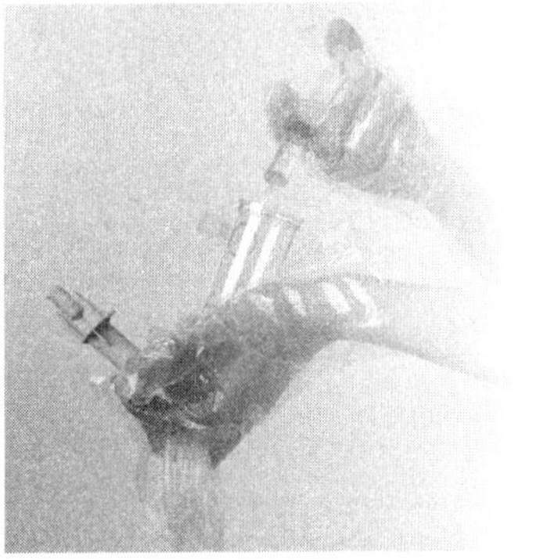 图 3-30　药液注入雾化吸入器内
	核对签名	两人核对医嘱及执行单，签名	
操作评估	病人病情	意识状态、配合能力、心理状态、对雾化吸入的认知和合作程度	
	治疗情况	用药史及目前用药状况、氧疗情况	
	局部情况	呼吸及痰液状况、口腔清洁状况	
操作准备	病人准备	了解用药目的、操作过程、操作中可能出现的不适，学会有效吸入雾气的方法	
	环境准备	清洁、安静、温湿度适宜，操作台、治疗车、治疗盘已用消毒液抹布擦拭	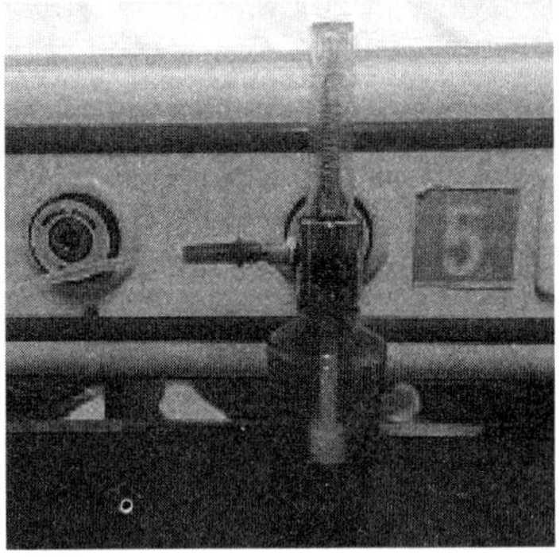 图 3-31　连接雾化器与氧气装置
	护士准备	洗手，戴口罩	
	用物准备	治疗车上层：治疗盘、氧气雾化吸入器 1 套、氧气装置 1 套（湿化瓶内不装水）、弯盘、0.9%氯化钠溶液、5ml 注射器、启瓶器、砂轮、安尔碘、棉签、毛巾、遵医嘱备药，必要时备漱口用物	
		治疗车下层：医疗废物桶、生活垃圾桶	
操作过程	核对解释	携用物至床旁，核对病人，解释并取得合作，指导并确认病人学会有效吸入雾气的方法	
	配制药液	核对、检查药液，抽吸药液并稀释至 5ml、注入雾化吸入器的药杯内（图 3-30），旋紧雾化器	

续表

操作程序	简要流程	操作要点	图示
操作过程	雾化吸入	安置舒适体位，必要时协助病人漱口；安装氧气装置，检查各部件连接紧密、无漏气，将雾化器与氧气装置连接（图3-31），调节氧流量至6～8L/min（图3-32）；指导病人手持雾化器，将口含嘴放入口中（图3-33），如使用面罩，则将面罩扣住口鼻（图3-34）；指导病人紧闭口唇、用嘴深吸气、用鼻呼气，反复进行至药液吸完，撤雾化器，关闭氧气	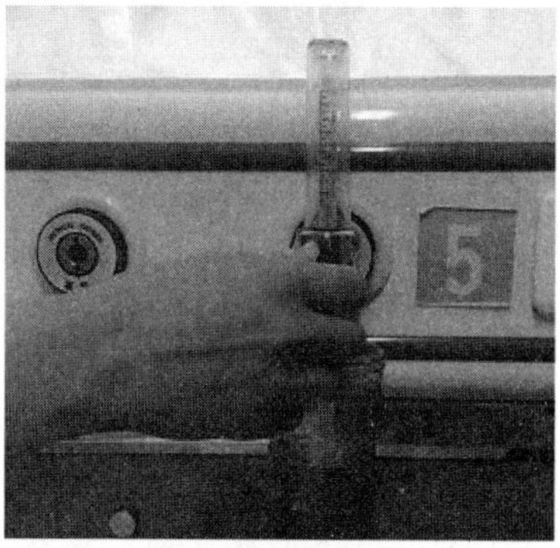
	观察指导	协助病人清洁口腔、擦净面部，安置舒适卧位，观察病人反应及雾化后效果，询问病人感受，交代注意事项	图3-32　调氧流量 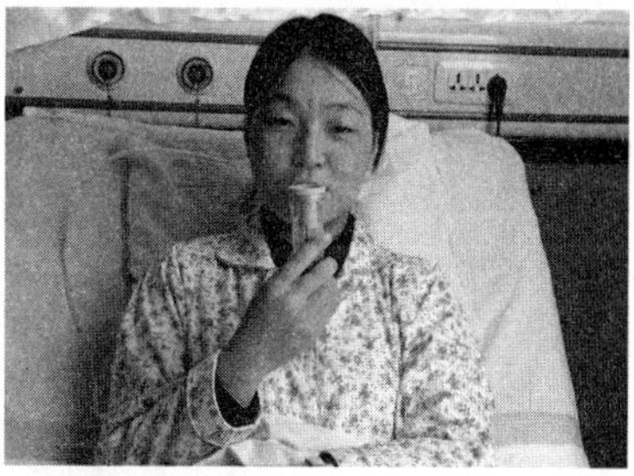
	整理记录	整理床单位，清理用物，将雾化器等浸泡于消毒液中，洗手，脱口罩，记录雾化吸入开始时间、结束时间、病人反应及雾化后效果，签名	
操作评价	操作过程	规范、熟练，指导病人雾化吸入方法正确	
	操作效果	病人感觉舒适、无疲劳、无不良反应，呼吸、排痰、通气功能等有改善	图3-33　含口含嘴 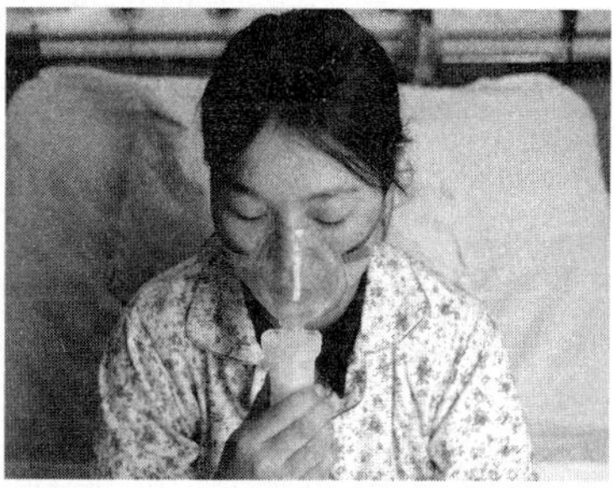 图3-34　使用面罩

2. 操作关键点

(1) 严格遵守查对制度、安全用药原则及用氧安全制度。

(2) 有效雾化吸入：①使用前应检查雾化器及氧气装置，性能良好、连接紧密；②指导并确认病人学会有效深吸气，使药液充分进入支气管和肺泡；③湿化瓶内勿加水，以免药液稀释影响疗效。

(3) 雾化结束后，一次性吸入器按规定处理。

3. 操作考评标准

程序	分值	考核评价要点	评分等级 A	B	C	得分	存在问题
护士准备	4	仪表着装规范、语言表达清晰	2	1	0		
		核对医嘱、执行单正确	2	1	0		

续表

程序		分值	考核评价要点	A	B	C	得分	存在问题
操作评估		8	了解病人病情充分	3	2	1		
			询问用药、氧疗情况正确	2	1	0		
			观察呼吸、痰液及口腔状况正确	3	2	1		
操作准备	病人	2	知情同意，学会有效吸入雾气	2	1	0		
	环境	2	符合操作要求	2	1	0		
	护士	2	洗手、戴口罩正确	2	1	0		
	用物	2	准备齐全、放置合理	2	1	0		
操作过程	核对解释	6	核对病人正确	2	1	0		
			解释清楚，并取得合作	2	1	0		
			指导并确认病人学会有效吸入雾气	2	1	0		
	配制药液	8	核对、检查药液正确	3	2	1		
			抽吸、稀释药液正确	3	2	1		
			药液注入氧气雾化吸入器内正确	2	1	0		
	雾化吸入	38	安置体位适宜、协助病人漱口正确	2	1	0		
			安装、检查氧气装置正确，无漏气	6	4	2		
			连接雾化器与氧气装置正确	4	3	2		
			调节氧流量准确	4	3	2		
			指导病人雾化吸入方法正确	4	3	2		
			选用口含嘴、面罩适宜，使用方法正确	4	3	2		
			病人正确用嘴吸气、用鼻呼气	8	6	4		
			雾化吸入时间适宜	3	2	1		
			撤雾化器、关闭氧气正确	3	2	1		
	观察指导	8	协助病人清洁口腔、擦净面部正确	2	1	0		
			安置卧位舒适	2	1	0		
			观察、指导正确	4	3	2		
	整理记录	10	整理床单位、清理用物正确	3	2	1		
			雾化器等浸泡消毒正确	3	2	1		
			洗手、脱口罩正确	2	1	0		
			记录、签名正确	2	1	0		
操作评价		10	关爱病人、沟通有效、指导到位	2	1	0		
			病人舒适、无不良反应、雾化吸入有效	3	2	1		
			动作轻巧、操作熟练准确	3	2	1		
			操作时间不超过 15 分钟	2	1	0		
关键缺陷			缺乏人文关怀、无效雾化吸入、查对不严、发生事故、严重污染等均不及格					
总分		100						

技能 8　体位引流及拍背排痰

1. 操作流程

操作程序	简要流程	操作要点	图示
护士准备	素质要求	着装整洁、举止端庄、语言柔和、表达清晰	
	核对签名	两人核对医嘱及执行单，签名	
操作评估	病人病情	生命体征、意识状态、耐受能力、进食情况、对该项操作的认知和合作程度	
	治疗情况	用药状况、氧疗情况	
	局部情况	呼吸困难、发绀及痰液状况，胸片提示病灶所在的肺叶或肺段	
操作准备	病人准备	了解操作目的、过程、操作中可能出现的不适，并愿意配合；2小时内无进食；学会有效咳嗽、咳痰的方法	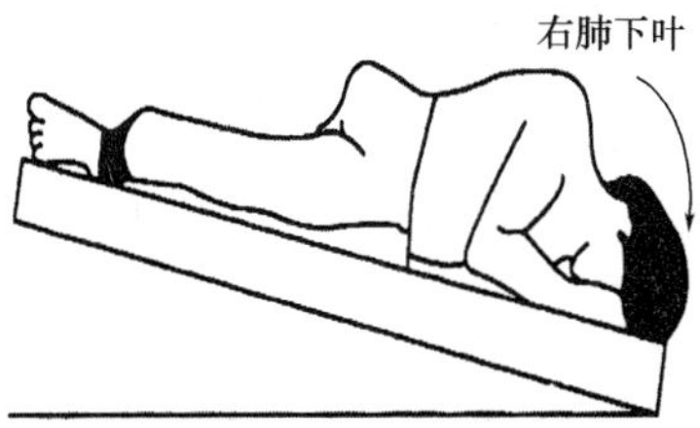 图 3-35　右肺下叶引流
	环境准备	清洁、安静、光线适中，温湿度适宜	
	护士准备	洗手，戴口罩	
	用物准备	治疗车上层：治疗盘、听诊器、大毛巾、垫巾、弯盘、漱口杯、痰杯、纸巾，必要时备软枕、吸痰用物等	
		治疗车下层：医疗废物桶、生活垃圾桶	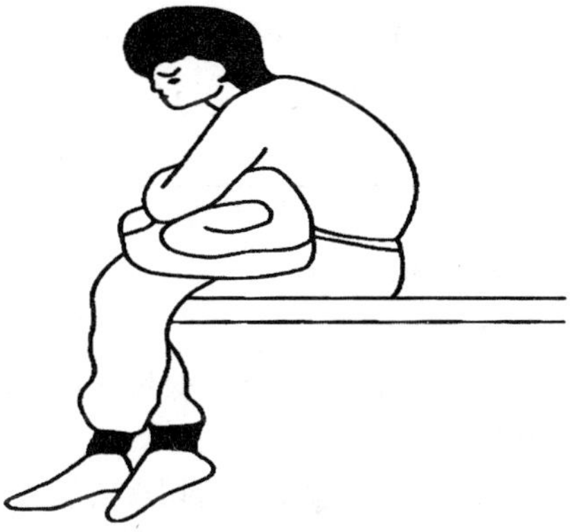 图 3-36　安置坐位
操作过程	核对解释	携用物至病旁，核对病人，解释并取得合作，指导并确认病人已学会有效咳嗽、咳痰的方法，告知病人若有痰液应及时咳出	
	体位安置	协助病人安置头低足高、左侧卧位或俯卧位（图 3-35），若病人无法耐受，则安置坐位（图 3-36）或半坐卧位（图 3-37），用软枕支撑病人身体空隙处，铺大毛巾及治疗巾	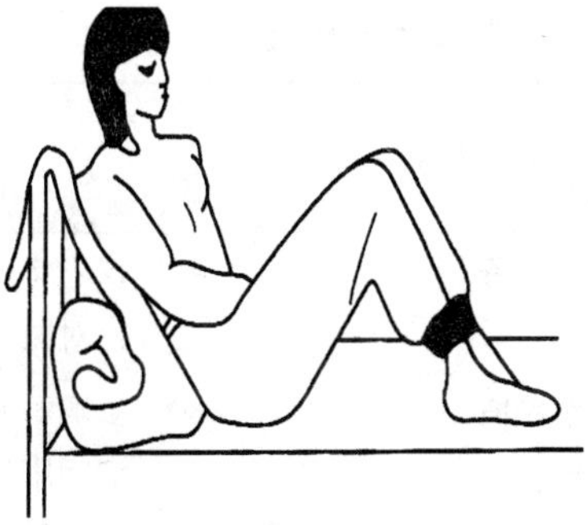 图 3-37　安置半坐卧位
	拍背排痰	体位引流时配合肺部叩击排痰： ①找到背部第 10 肋间隙，从腋中线开始，自下而上、由外至内叩击胸壁至肩部，注意避开肾区、脊柱、肩胛骨、引流管等 ②叩击时五指弯曲并拢，使掌侧呈空杯状，以手腕力量，迅速而有节奏地叩击胸壁，震动气道（图 3-38）	

续表

操作程序	简要流程	操作要点	图示
操作过程	拍背排痰	③每一肺叶叩击1～3分钟，叩击频率为120～180次/分 ④指导病人间歇深呼吸并用力咳嗽排痰，若病人自觉痰液量较多或出现剧烈咳嗽、呼吸困难等，应暂停操作	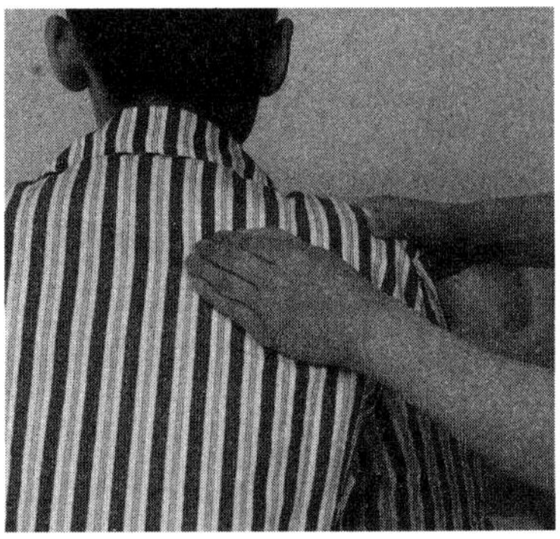 图3-38　空杯状叩击
	观察指导	观察病人呼吸、面色及排出痰液的性质等，询问其感觉，交代注意事项，鼓励其咳嗽排痰	
	整理记录	协助病人清洁口腔、擦净面部，撤大毛巾及治疗巾，安置舒适卧位，整理病床单位，清理用物，洗手，脱口罩，记录体位引流时间、病人反应及排出痰液的性质等，签名	
操作评价	操作过程	操作规范、熟练，方法正确	
	操作效果	病人有效咳嗽、咳痰，呼吸顺畅，通气功能有所改善	

2. 操作关键点

(1) 操作时间应选择在餐前30分钟、餐后2小时或睡前进行；间隔时间根据痰量而定，痰量少者每日1～2次，痰量多者每日3～4次；每次体位引流、拍背排痰时间以10～15分钟为宜。

(2) 操作过程中，密切观察病人呼吸改善情况；若病人出现呼吸困难、发绀等不适，应立即停止操作，并给予相应处理。

3. 操作考评标准

程序		分值	考核评价要点	评分等级			得分	存在问题
				A	B	C		
护士准备		4	仪表着装规范、语言表达清晰	2	1	0		
			核对医嘱、执行单正确	2	1	0		
操作评估		8	了解病人病情充分	2	1	0		
			询问用药、氧疗情况正确	2	1	0		
			观察呼吸、痰液及病灶所在部位正确	4	3	2		
操作准备	病人	2	知情同意，学会有效咳嗽、咳痰的方法	2	1	0		
	环境	2	符合操作要求	2	1	0		
	护士	2	洗手、戴口罩正确	2	1	0		
	用物	2	准备齐全、放置合理	2	1	0		

续表

程序		分值	考核评价要点	评分等级			得分	存在问题
				A	B	C		
操作过程	核对解释	6	核对病人正确	2	1	0		
			解释清楚，并取得配合	2	1	0		
			指导并确认病人学会有效咳嗽、咳痰	2	1	0		
	体位安置	14	确定病变部位正确	5	3	2		
			安置体位正确、病人感觉舒适	7	5	3		
			铺大毛巾及治疗巾正确	2	1	0		
	拍背排痰	30	叩击部位、顺序正确	10	8	6		
			叩击手法、力度正确	8	6	4		
			叩击时间、频率正确	6	4	2		
			指导病人深呼吸、咳嗽、排痰方法正确	6	4	2		
	观察指导	14	观察病人呼吸、面色及排出痰液正确	4	3	2		
			协助病人清洁口腔、擦净面部正确	2	1	0		
			撤大毛巾及治疗巾正确	2	1	0		
			协助病人安置舒适卧位	2	1	0		
			询问、指导病人正确	4	3	2		
	整理记录	6	整理床单位，清理用物正确	2	1	0		
			洗手、脱口罩正确	2	1	0		
			记录、签名正确	2	1	0		
操作评价		10	关爱病人、沟通有效、指导到位	2	1	0		
			病人无疲劳、无呼吸困难、安置体位适宜	3	2	1		
			动作轻巧、操作熟练准确	3	2	1		
			操作时间不超过 15 分钟	2	1	0		
关键缺陷			无人文关怀、无效引流、无效咳嗽排痰，查对不严、发生事故等均不及格					
总分		100						

技能 9　被动性关节活动范围练习

1. 操作流程

操作程序	简要流程	操作要点	图示
护士准备	素质要求	着装整洁、举止端庄、语言柔和、表达清晰	
操作评估	病人病情	年龄、生命体征、意识状态、心肺功能、活动受限程度、心理状态	
	治疗情况	有无输液管、吸氧管及引流管等	
	局部情况	肌力程度、关节活动范围、活动耐力	
操作准备	病人准备	了解被动性关节活动范围练习的目的、方法及配合要点，并愿意合作	
	环境准备	安静、整洁，温湿度适宜，光线适中	
	护士准备	洗手	

续表

操作程序	简要流程	操作要点	图示
操作准备	用物准备	治疗车上层：体温计、纱布、听诊器、血压计、弯盘、记录本、笔、手消液，按需备浴巾、软枕、宽松衣物	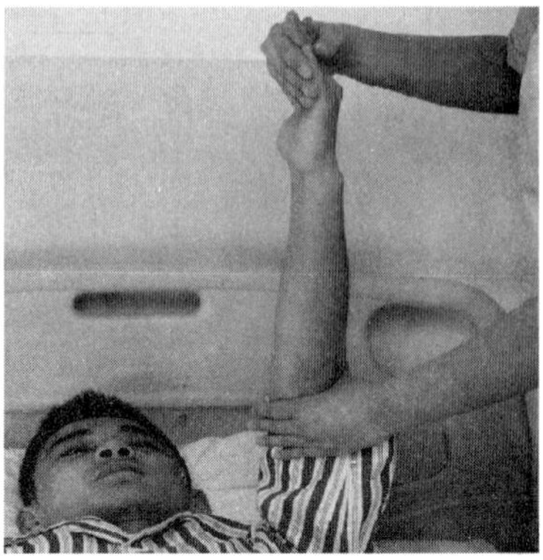 图 3-39　肩关节活动
		治疗车下层：医疗废物桶、生活垃圾桶	
操作过程	核对解释	核对解释，取得病人及家属的配合	
	体位安置	病人平卧、全身放松，保持被运动的肢体靠近护士	
	关节活动	①方法与顺序：以手做成杯状或支架状支撑病人关节远端的肢体，依次对肩、肘、腕、髋、膝、指、趾关节做外展、内收、伸展、屈曲、内旋、外旋等关节活动范围练习（图 3-39 ～图 3-42），并对比两侧肢体活动情况；视病情活动脊柱 ②节律次数：每个关节应缓慢、有节律地做 5 ～ 10 次完全的关节活动范围练习	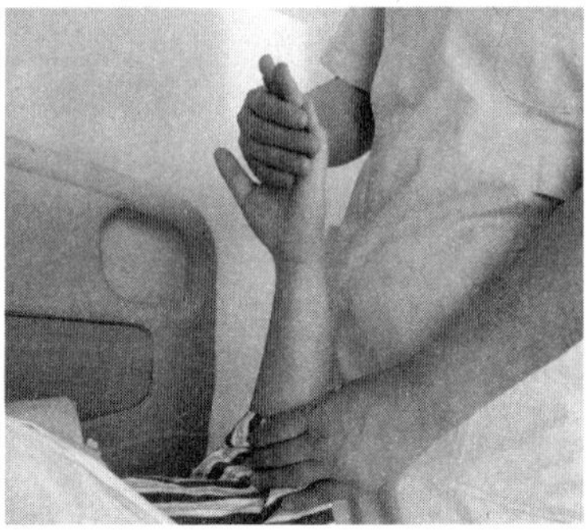 图 3-40　肘关节活动
	观察指导	观察病人反应，若肢体出现疼痛、痉挛、颤抖，应暂停运动，查明原因；指导病人利用适当技巧以健侧肢体帮助患侧肢体运动，如以健侧手抓住患侧手；以健侧腿支托患侧腿等	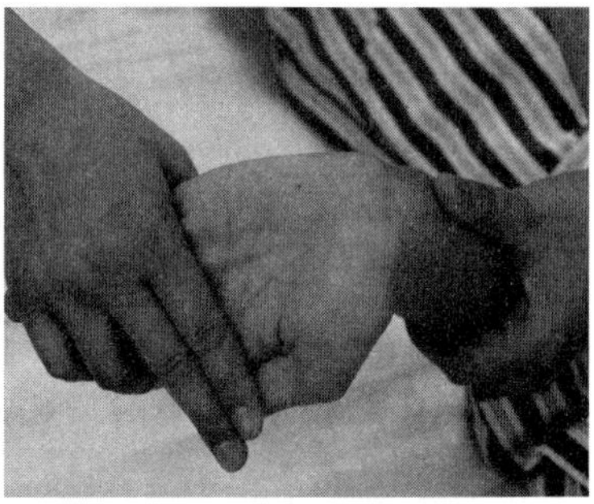 图 3-41　腕关节活动
	整理记录	运动结束后测量生命体征，协助病人取舒适卧位，整理床单位；记录运动的项目、次数、时间及关节活动度的变化，签名	
操作评价	操作过程	动作规范、熟练，符合省时、节力原则	
	操作效果	关节活动顺序、部位、范围、手法、力度、次数正确，病人无损伤及不良反应	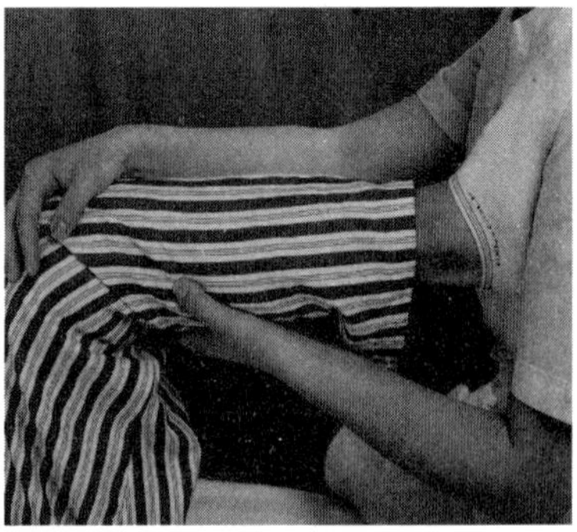 图 3-42　膝关节活动

2. 操作关键点

(1) 运动前要全面评估病人心肺功能、肌力、关节活动范围。

(2) 运动过程中，要注意观察病人有无关节僵硬、疼痛、痉挛等反应，如出现异常应及时处理。

(3) 对心血管疾病病人进行 ROM 练习时，要注意观察病人有无胸痛及心率、心律的变化，避免因剧烈运动诱发心血管疾病发作。

3. 操作考评标准

程序		分值	考核评价要点	评分等级			得分	存在问题
				A	B	C		
护士准备		4	仪表着装规范、语言表达清晰	4	3	2		
操作评估		8	了解病人病情充分	3	2	1		
			检查各种管道安置情况正确	2	1	0		
			检查活动能力正确	3	2	1		
操作准备	病人	2	理解、配合	2	1	0		
	环境	2	符合操作要求	2	1	0		
	护士	2	洗手正确	2	1	0		
	用物	2	准备齐全、放置合理	2	1	0		
操作过程	核对解释	5	核对病人正确	2	1	0		
			解释清楚并取得配合	3	2	1		
	体位安置	5	病人体位舒适	3	2	1		
			被操作的肢体靠近护士	2	1	0		
	关节活动	35	各关节活动手法、范围正确	9	7	5		
			各关节活动幅度由小到大、力度适宜	9	7	5		
			各关节活动次数正确、缓慢而有节律	8	6	4		
			活动时支托方法正确	3	2	1		
			对比两侧肢体活动情况	3	2	1		
			操作时移动重心，符合节力原则	3	2	1		
	观察指导	15	观察病人对操作的反应及时	3	2	1		
			出现异常情况处理方法正确	4	3	2		
			解释健肢带动患肢活动的意义正确	3	2	1		
			指导健肢带动患肢活动的方法正确、有效	5	4	3		
	整理记录	10	测量生命体征正确	2	1	0		
			病人卧位舒适	2	1	0		
			床单位平整、紧实	2	1	0		
			记录内容正确	4	3	2		
操作评价		10	关爱病人、沟通有效	3	2	1		
			活动方法、范围正确，力度、时间适宜	3	2	1		
			动作轻巧熟练，操作时间不超过 20 分钟	4	3	2		
关键缺陷			缺乏人文关怀、操作不符合节力原则，活动手法、范围错误，活动力度、次数不适宜，活动时支托方法错误、造成病人疼痛或痉挛等均不及格					
总分		100						

单元拓展训练

案例 3-2

王先生，65 岁，既往有慢性阻塞性肺疾病（COPD）病史，1 小时前因车祸撞伤右下肢，自觉疼痛剧烈，活动受限，无意识障碍，无恶心、呕吐，送来医院急诊。X 线拍片显示“右股骨干骨折”，诊断为“右股骨干骨折”，收入骨外科治疗。查体：病人左下肢肌力正常，右下肢无法配合肌力检查。处理：积极做好术前准备，急诊在硬膜外麻醉下行“右股骨干骨折切开复位内固定术”。

（一）讨论提纲

1. 病人急诊术后，安全送至病房，医生查房后指示：术后一级护理，去枕平卧 6 小时，患肢抬高并制动，每 2 小时翻身、按摩一次。工作任务提示：给病人安置舒适的卧位、及时协助病人移向床头、按时协助病人翻身、注意压疮预防。

2. 病人术后第 2 天，神志清楚、痰量多、黄色黏稠。医生开出长期医嘱：盐酸氨溴索 30mg 雾化吸入 bid、体位引流及拍背排痰 prn。工作任务提示：雾化吸入，视病人病情给予体位引流及拍背排痰。

3. 病人术后第 3 天，一般状态可，右下肢肿胀，感觉正常，右足背动脉搏动良好。医师查房指示，加强右下肢功能锻炼。工作任务提示：被动性关节活动范围练习。

4. 病人术后第 7 天，护士巡视病房，观察病人：神志清楚，生命体征平稳，术区敷料完整，刀口无红肿、渗出、压痛、右足背动脉波动良好，右下肢感觉正常，病情允许实施清洁卫生护理。工作任务提示：护士为病人实施床上洗发、床上擦浴，并更换床单。

（二）实训指导

1. 将全班同学分成若干小组，各小组根据上述案例、讨论提纲，进行小组讨论，设定情景和工作任务，制订实施计划。

2. 各小组成员分工合作，分别扮演护士、病人、家属、医师等不同角色，进行角色扮演模拟综合实训。

（唐淑珍　何红凤）

4 实训四 高热病人的护理

学习目标

1. 熟练掌握青霉素过敏试验、周围静脉输液、鼻饲护理和口腔护理等技能。
2. 学会温水／乙醇拭浴、常用标本采集等技能。
3. 具有严谨的工作态度，严格的无菌观念和查对意识，并注重人文关怀。

案例 4-1

李先生，65 岁，有高血压、肺源性心脏病病史。两天前，李先生干农活时遭雨淋，于当天晚上突然寒战、高热，未及时就诊，今开始胸痛，继而咳嗽、咳铁锈色痰、呼吸困难，于上午 8 时急送至当地医院就诊，以“大叶性肺炎”收住呼吸内科。入院后查体：T 39.2℃，P 132 次／分，R 34 次／分，BP 126/84mmHg，SpO_2 88%，神志清楚，精神委靡，口唇可见疱疹，咽部充血红肿，右下肺触觉语颤增强，叩诊呈浊音，可闻及湿啰音和支气管呼吸音。入院后完善三大常规、血气分析、血培养、血生化、痰培养、心脏彩超、胸部 X 线等检查，并给予物理降温、吸氧、抗感染、化痰、输液等治疗。

一、静脉输液治疗

（一）情景与任务

1. 情景导入 李先生因干农活时遭雨淋，出现寒战、高热，继而胸痛、咳嗽、咳铁锈色痰来院就诊，诊断为“大叶性肺炎”，入院治疗。医嘱：0.9% 氯化钠溶液 250ml ＋青霉素 400 万 U，静脉滴注，每日 2 次；青霉素皮试（　），立即！

2. 工作任务 根据医嘱病人需要静脉滴注青霉素溶液进行治疗，但应首先做青霉素过敏试验。

3. 任务分析

(1) 青霉素属于容易引起过敏反应的药物，在使用之前必须做药物过敏试验，试验前需评估病人用药史、过敏史、家族史，如对青霉素过敏者，禁做试验，并报告医生，改用其他抗生素。皮试结果阴性者方可使用青霉素治疗，同时应做好急救准备。

(2) 静脉输液是发生药效最快的给药途径，能迅速地控制症状。静脉一般选择粗直、弹性好、易于固定，避开关节、静脉瓣处，另根据病人年龄、病情和药物性质调节输液滴速。

（二）计划与实施

技能 1　青霉素过敏试验

1. 操作流程

操作程序	简要流程	操作要点	图示
护士准备	素质要求	着装整洁、举止端庄、语言柔和、表达清晰	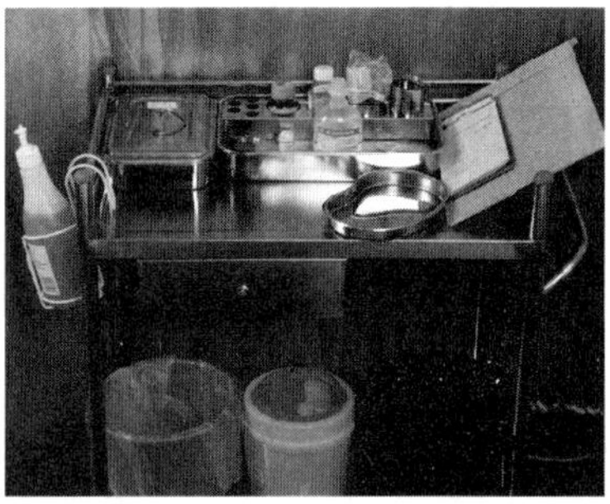 图 4-1　注射用物
	核对签名	两人核对医嘱及注射单，并签名	
操作评估	病人情况	年龄、生命体征、意识状态、进食情况、心理状态、对用药的认知和合作程度	
	治疗情况	询问病人用药史、过敏史和家族史	
	局部情况	注射部位皮肤有无感染、硬结、瘢痕、出血点等	
操作准备	病人准备	了解皮试目的、过程、注意事项及配合要点，愿意合作；已进食，已排大小便	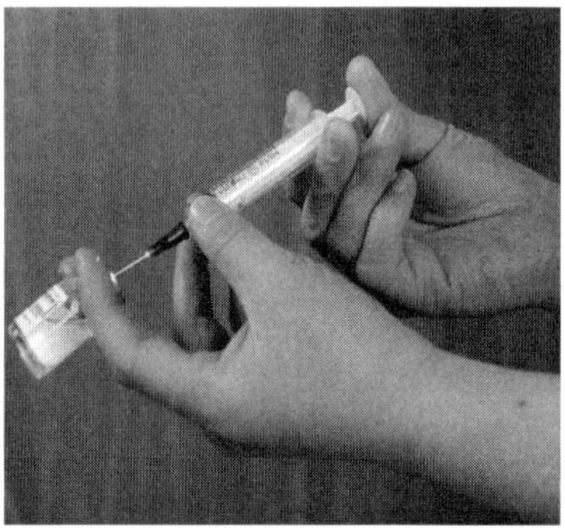 图 4-2A　皮试液配置
	环境准备	清洁、安静、温湿度适宜、光线适中，备有抢救设备及药品	
	护士准备	洗手，戴口罩	
	用物准备	治疗车上层：治疗盘、按医嘱备药（青霉素、0.9% 氯化钠注射液）、注射器（1ml、5ml）、0.5% 碘伏、75% 乙醇、棉签、砂轮、启瓶器、抢救药品（0.1% 盐酸肾上腺素）、小无菌盘、弯盘、红蓝铅笔、注射卡、小标签、手消液（图 4-1）	
		治疗车下层：医疗废物桶、生活垃圾桶、锐器盒	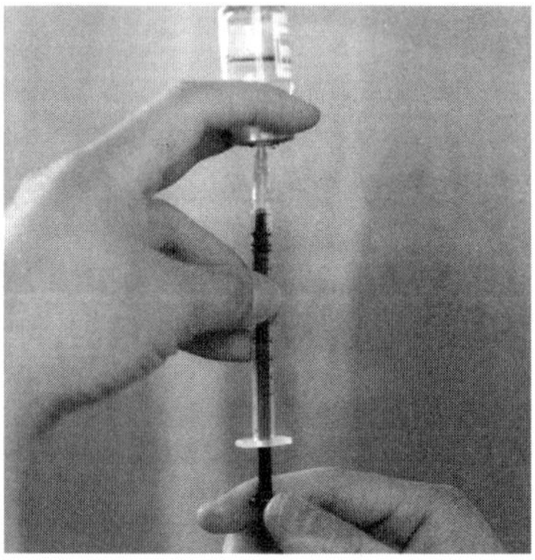 图 4-2B　皮试液配置
操作过程	配皮试液	核对医嘱及注射卡，检查药物，去除青霉素铝盖中心部分，消毒待干；检查 0.9% 氯化钠注射液，开盖（注明开瓶时间及青霉素稀释用）后消毒，用 5ml 注射器抽吸 0.9% 氯化钠注射液 4ml，注入青霉素药瓶中（图 4-2A），摇匀（每毫升含 20 万 U） ①用 1ml 注射器取上液 0.1ml（图 4-2B），加 0.9% 氯化钠注射液至 1ml，摇匀（每毫升含 2 万 U） ②取上液 0.1ml，加 0.9% 氯化钠注射液至 1ml，摇匀（每毫升含 2000U） ③取上液 0.1 ～ 0.25ml，加 0.9% 氯化钠注射液至 1ml，摇匀（每毫升含 200 ～ 500U） ④注射器做标记（注明名称、配置时间），核对，放入小无菌盘内备用	

续表

操作程序	简要流程	操作要点	图示
操作过程	核对解释	携用物至床旁，核对，告知病人及家属皮试的目的、皮试中可能出现的不适及并发症，鼓励病人及时反映自己的感觉和不适	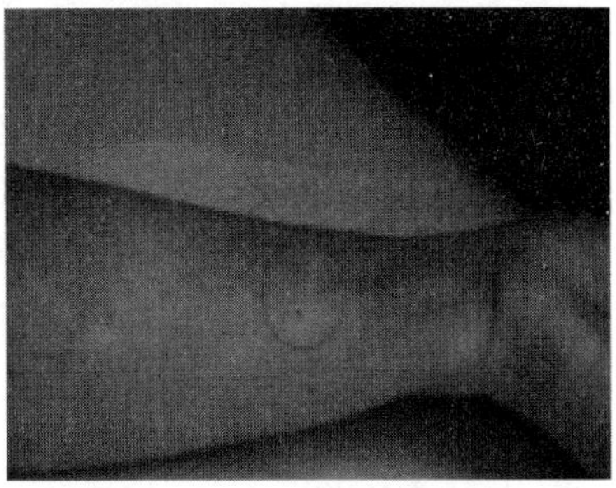 图 4-3A　阴性结果 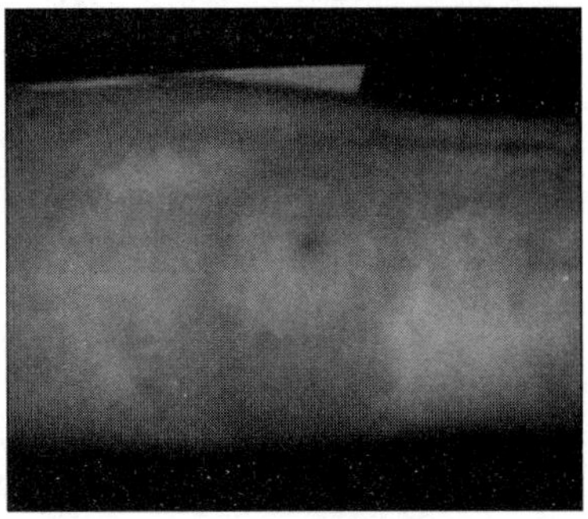 图 4-3B　阳性结果
	定位消毒	选择合适注射部位（前臂掌侧下段），用 75% 乙醇消毒注射部位皮肤，待干	
	进针推药	取出配置好的试验液，再次核对，一滴排气，左手绷紧注射部位皮肤，右手持注射器，针头斜面向上，与皮肤成 5° 角刺入皮内，待针头斜面完全刺入皮内后，放平注射器，左手拇指固定针栓，右手推试验液 0.1ml，局部形成一圆形隆起的皮丘，皮肤变白，毛孔变大，直径 5 ～ 6mm	
	快速拔针	注射完毕，快速拔针，勿按压，看表记时，再次核对病人姓名和药物	
	观察告知	告知病人勿按压皮丘，留观 20 分钟看结果，协助病人取舒适体位，询问病人感受，告知注意事项，整理床单位及用物	
	结果判断	20 分钟后观察皮丘（图 4-3）及全身反应，告知病人及家属试验结果，感谢病人合作，洗手，记录判断结果	
操作评价	操作过程	操作规范、熟练，认真核对无差错，无菌观念强	
	操作效果	皮试液浓度、剂量准确，注射部位、注射方法正确，皮丘符合要求，按规定时间观察结果，判断准确，记录正确，护患沟通有效	

2. 操作关键点

(1) 严格执行查对制度，严格遵守无菌技术操作原则及注射原则。

(2) 保证安全用药：①做过敏试验前必须询问病人用药史、过敏史和家族史，若有青霉素过敏史，禁做过敏试验，并报告医生；②凡首次使用青霉素、使用过程中停用 3 天以上或更换批号均须重做过敏试验；③做过敏试验时不宜空腹，以免低血糖反应与过敏反应相混淆；④试验液要现配现用，试验前备好 0.1% 盐酸肾上腺素及注射用物；⑤正确判断试验结果，阴性者方可给药。试验结果阳性者禁止使用青霉素，须立即通知医生，并在“两单四卡”（体温单、医嘱单、门诊卡、病历卡、注射卡及床头卡）上用红笔醒目地标明“青霉素阳性”，同时告知病人及其家属。

(3) 结果判断

阴性：皮丘大小无改变，周围无红肿、红晕，无自觉症状。

阳性：皮丘隆起增大，出现红晕硬块、直径大于 1cm，周围有伪足，局部有痒感，可出现头晕、心慌、恶心等，严重时发生过敏性休克。

3. 操作考评标准

程序		分值	考核评价要点	评分等级			得分	存在问题
				A	B	C		
护士准备		4	仪表着装规范、语言表达清晰	2	1	0		
			两人核对医嘱及执行单正确	2	1	0		
操作评估		8	了解病人病情充分	2	1	0		
			询问“三史”及进食情况正确	3	2	1		
			选择、观察注射部位正确	3	2	1		
操作准备	病人	2	理解、愿意配合，未空腹，已排大小便	2	1	0		
	环境	2	符合无菌操作要求，备有抢救设备	2	1	0		
	护士	2	洗手、戴口罩正确	2	1	0		
	用物	2	用物齐全，放置合理	2	1	0		
操作过程	配皮试液	20	核对医嘱及药物正确	2	1	0		
			检查药物质量方法正确	3	2	1		
			选择注射器、针头正确	2	1	0		
			抽吸药液、排气方法正确	3	2	1		
			稀释药液步骤、方法正确	8	6	4		
			标记内容全面，试验液放于小无菌盘	2	1	0		
	核对解释	4	核对正确	2	1	0		
			解释清楚，并取得合作	2	1	0		
	定位消毒	6	注射部位选择正确	4	3	2		
			消毒皮肤方法、范围正确	2	1	0		
	进针推药	19	核对、排气方法正确	4	3	2		
			绷紧皮肤、持注射器进针手法正确	3	2	1		
			进针角度、深度适宜	4	3	2		
			固定针栓、推药手法正确	4	3	2		
			注射剂量准确，皮丘符合要求	4	3	2		
	快速拔针	3	快速拔针，勿按压皮丘，再次核对	3	2	1		
	观察告知	6	告知病人勿按压皮丘、留观时间正确	2	1	0		
			交代注意事项全面	2	1	0		
			病人体位舒适，处理用物及时	2	1	0		
	结果判断	12	判断结果时间准确	2	1	0		
			试验结果判断准确	4	3	2		
			告知病人结果清楚	2	1	0		
			洗手、记录皮试结果，签名正确	4	3	2		
操作评价		10	关爱病人、沟通有效、舒适安全	2	1	0		
			无菌观念强、无污染	2	1	0		
			结果判断、记录准确	2	1	0		
			操作规范、准确、熟练，整体计划性好	2	1	0		
			操作时间不超过 15 分钟	2	1	0		
关键缺陷			配制试验液方法错误，试验前不询问过敏史，查对不严，严重污染等均不及格					
总分		100						

技能 2　周围静脉输液

1. 操作流程

操作程序	简要流程	操作要点	图示
护士准备	素质要求	着装整洁、举止端庄、语言柔和、表达清晰	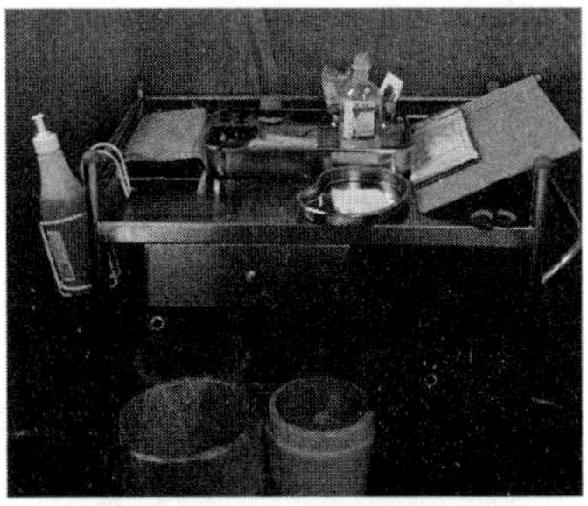 图 4-4　静脉输液用物
	核对签名	两人核对医嘱及输液单，签名	
操作评估	病人情况	年龄、生命体征、意识状态、心肺功能、自理能力、对用药的认知合作程度	
	治疗情况	用药史、过敏史、目前用药状况	
	局部情况	穿刺部位皮肤、血管弹性、充盈度、肢体活动度	
操作准备	病人准备	了解输液目的、过程、注意事项及配合要点，愿意合作；已排大小便	
	环境准备	安静整洁，光线适中	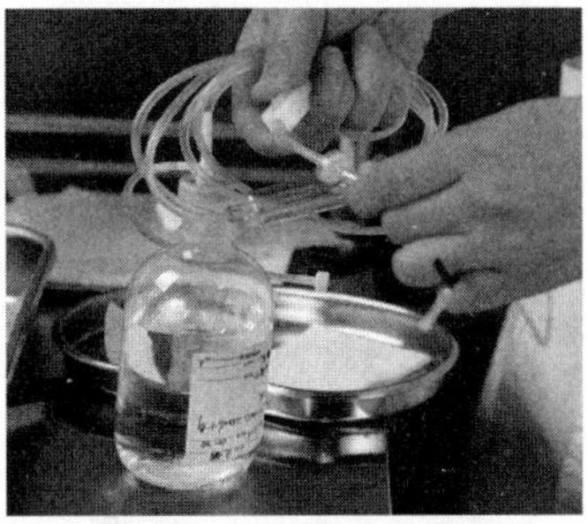 图 4-5　排气前准备
	护士准备	洗手，戴口罩	
	用物准备	治疗车上层：治疗盘、按医嘱备药、输液器、输液贴、止血带、安尔碘、棉签、弯盘、手消液、输液单、输液瓶贴、注射器、砂轮、启瓶器、小垫枕、治疗巾、笔（图 4-4）；必要时备夹板、绷带、手套、输液泵。另备输液架 治疗车下层：医疗废物桶、生活垃圾桶、锐器盒	
操作过程	准备药液	两人核对医嘱、药物、输液单、瓶贴，检查药液质量，开盖，消毒瓶塞，按医嘱抽吸药液，加药，写好瓶贴倒贴于输液瓶上；检查输液器，取出输液器排气排液针头，将其插入瓶塞至根部，输液器袋套在药瓶上，再次核对，在药瓶和输液单上注明配药时间、签名，将输液治疗单的一联放于治疗室	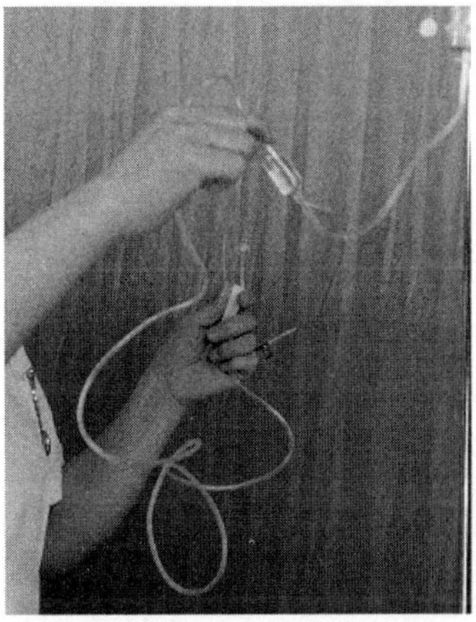 图 4-6　排气
	核对解释	备齐用物携至床旁，核对解释，取得合作	
	挂瓶排气	关闭调节器，旋紧头皮针连接处（图 4-5），将输液瓶挂于输液架上，展开输液管，先将茂菲滴管倒置，抬高滴管下段输液管，打开调节夹，使液体流入滴管内达到 1/2 ～ 2/3 满时，迅速倒转滴管，待液体流入头皮针管内即可关闭调节器（图 4-6），对光检查输液管内无气泡，将输液管放置妥当	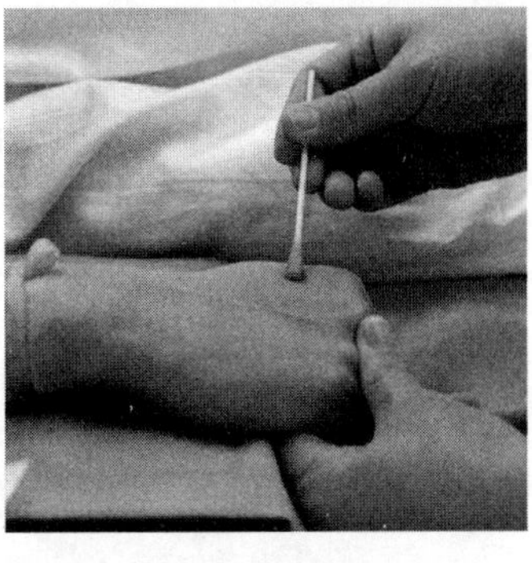 图 4-7　消毒皮肤
	定位消毒	协助病人取舒适卧位，备输液贴，在穿刺静脉肢体下垫小垫枕与治疗巾，选择静脉，在穿刺点上方 6cm 处扎止血带，消毒皮肤（图 4-7）	

续表

操作程序	简要流程	操作要点	图示
操作过程	静脉穿刺	必要时戴手套，再次核对；打开调节器，再次排气至少量药液滴出，关闭调节器并检查针头及输液管内无气泡，取下护针帽，嘱病人握拳，左手绷紧局部皮肤、固定静脉，右手持头皮针，针尖斜面向上，与皮肤成15° ～ 30° 角进针（图 4-8），见回血后适当减小进针角度，再将针头沿血管方向潜行少许，一手固定针柄，一手松开止血带（图 4-9），打开调节器，嘱病人松拳	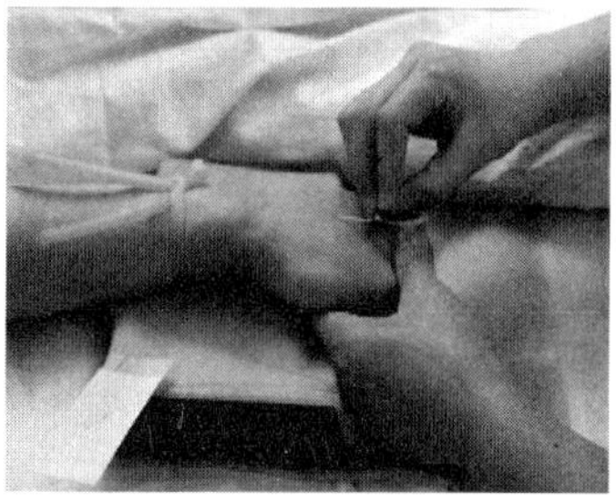 图 4-8　静脉穿刺
	固定调速	观察液体滴入通畅后，固定针头（图 4-10），根据病人年龄、病情和药物性质调节滴速（图 4-11），再次核对，在输液单上记录输液时间、滴速、打勾并签名，挂好输液单，告知病人滴速	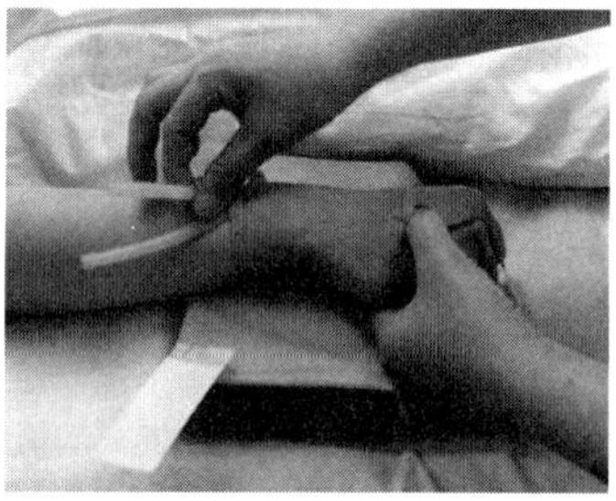 图 4-9　松止血带
	观察指导	安置舒适卧位，询问病人感觉、观察局部及全身反应，交代注意事项，给予健康指导，手消毒，每隔 15 ～ 30 分钟巡视病房 1 次	
	拔针处理	输液毕，核对解释，揭去输液贴，轻压穿刺点上方，关闭调节器，迅速拔针（图 4-12），嘱病人按压片刻至不出血，并进行保健指导；清理用物，协助病人取舒适体位，询问需要，感谢合作，洗手，脱口罩，记录	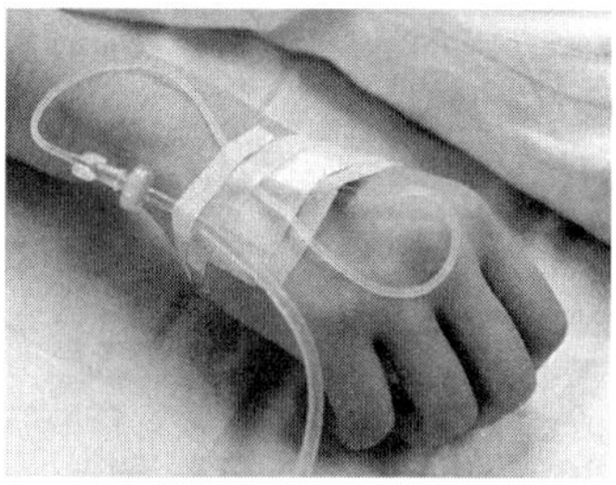 图 4-10　固定针头
操作评价	操作过程	动作轻稳、准确、规范、熟练，认真核对无差错，无菌观念强	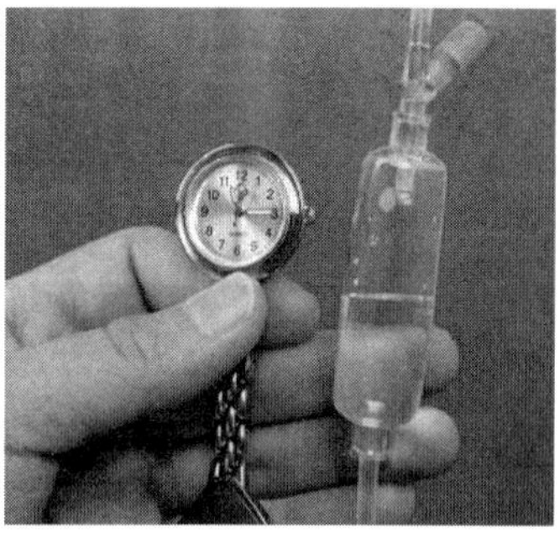 图 4-11　调节滴速
	操作效果	排气一次成功，穿刺一次成功，局部无肿胀、疼痛，滴速调节适宜，护患沟通有效	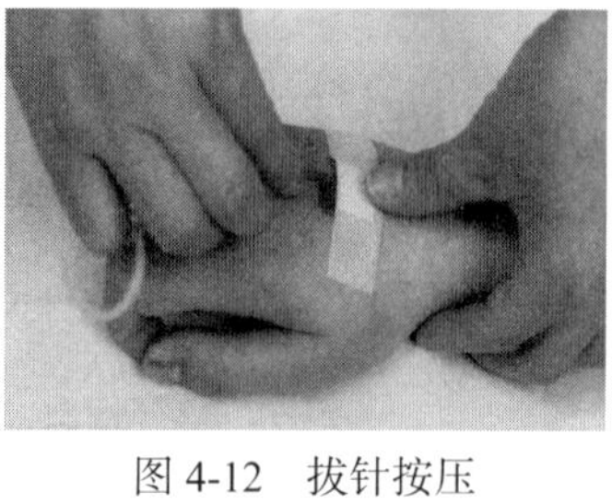 图 4-12　拔针按压

2. 操作关键点

(1) 严格执行无菌操作原则和查对制度。

(2) 合理选用静脉：长期静脉输液者，应注意保护静脉，一般从远心端开始，可选用较小号针头。

(3) 合理安排输液顺序：根据病人的病情、药物性质和药物在血液中维持的有效浓度等合理安排输液顺序，保证治疗效果。

(4) 控制好输液滴数：一般根据病人年龄、病情、药物性质调节滴速。年老体弱、心肺功能不良者输液滴速宜慢。

(5) 耐心听取病人的主诉，观察有无输液反应发生，及时处理输液故障。

3. 操作考评标准

程序		分值	考核评价要点	评分等级			得分	存在问题
				A	B	C		
护士准备		4	着装整洁，仪表符合要求	2	1	0		
			两人核对医嘱及输液单正确	2	1	0		
操作评估		8	了解病人病情全面	2	1	0		
			询问用药史、过敏史和目前用药状况正确	3	2	1		
			选择、观察穿刺静脉正确	3	2	1		
操作准备	病人	2	病人能理解配合，已排大小便	2	1	0		
	环境	2	符合无菌操作要求	2	1	0		
	护士	2	洗手、戴口罩正确	2	1	0		
	用物	2	用物齐全，放置合理	2	1	0		
操作过程	准备药液	16	核对医嘱及药物正确	2	1	0		
			检查药物质量方法正确	3	2	1		
			按医嘱加药、方法正确	3	2	1		
			倒贴输液瓶贴正确	4	3	2		
			检查输液器、针头插入药瓶正确，无污染	2	1	0		
			再次核对，注明配药时间并签名	2	1	0		
	核对解释	2	核对解释，取得合作	2	1	0		
	挂瓶排气	8	挂输液瓶、展开输液管正确	2	1	0		
			初次排气一次成功、未浪费药液	4	3	2		
			茂菲滴管内液面高度适宜	2	1	0		
	定位消毒	9	病人卧位舒适，垫小垫枕、治疗巾正确	2	1	0		
			选静脉，扎止血带正确	4	3	2		
			消毒皮肤范围、方法正确	3	2	1		
	静脉穿刺	13	必要时戴手套，再次核对	2	1	0		
			二次排气正确，检查输液管路内无气泡	3	2	1		
			嘱握拳，穿刺手法、角度、深度适宜	3	2	1		
			见回血再进针少许，“三松”	3	2	1		
			穿刺一次成功	2	1	0		
	固定调速	10	固定针头方法正确	3	2	1		
			调节滴速准确、符合病情和药物性质	4	3	2		
			核对、记录、签名	3	2	1		

续表

程序		分值	考核评价要点	评分等级			得分	存在问题
				A	B	C		
操作过程	观察指导	5	安置卧位舒适，观察内容全面	3	2	1		
			用物处理恰当，巡视病人及时	2	1	0		
	拔针处理	7	拔针方法正确，按压方法正确	3	2	1		
			保健性指导有针对性	2	1	0		
			用物处理恰当，洗手，记录	2	1	0		
操作评价		10	无菌观念强，认真核对无差错	2	1	0		
			动作轻稳、操作规范，静脉穿刺一次成功	2	1	0		
			穿刺局部无肿胀、疼痛，未出现输液反应	2	1	0		
			关爱病人，沟通有效、舒适安全	2	1	0		
			操作时间不超过 15 分钟	2	1	0		
关键缺陷			无人文关怀、无沟通、无安全意识，查对不严、发生事故，严重污染等均不及格					
总分		100						

二、降　　温

（一）情景与任务

1. 情景导入　李先生入院后青霉素皮试阴性，于入院当日 8 时 30 分遵医嘱静脉滴注青霉素溶液 250ml。护士当日上午 9 时 30 分巡视病房时发现病人烦躁不安，面部潮红。查体：T 39.6℃，P 134 次 / 分，R 30 次 / 分。临时医嘱：物理降温，即刻。

2. 工作任务　护士立即为病人进行乙醇拭浴降温。

3. 任务分析　乙醇是一种挥发性液体，拭浴时在皮肤上迅速蒸发，吸收和带走机体大量热量，并刺激皮肤血管扩张，因此散热降温效果较好。同时密切观察病人生命体征与出汗情况，注意及时补充营养和水分，以免病人发生虚脱。

（二）计划与实施

技能 3　温水 / 乙醇拭浴

1. 操作流程

操作程序	简要流程	操作要点	图示
护士准备	素质要求	着装整洁、举止端庄、语言柔和，表达清晰	
	核对签名	两人核对医嘱及执行单，并签名	
操作评估	病人情况	年龄、合作程度、心理状况、拭浴前体温、乙醇过敏史、有无便意	
	局部情况	皮肤的完整性及清洁状况	
	操作环境	有无影响冷疗的因素存在	

续表

操作程序	简要流程	操作要点	图示
操作准备	病人准备	了解操作目的、过程、操作中可能出现的不适及配合方法，并愿意合作，排空大小便	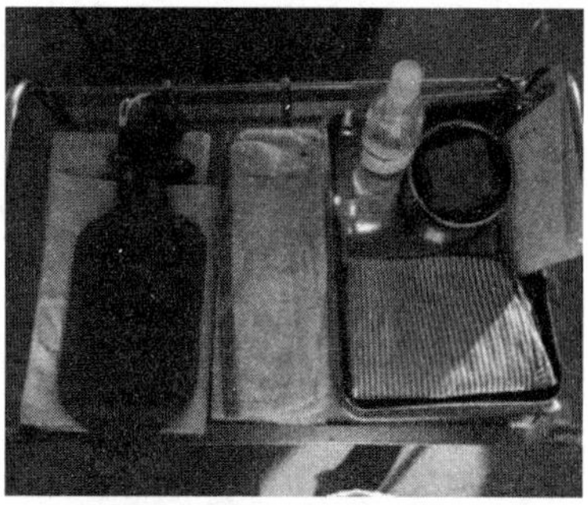
	环境准备	温湿度适宜，安静、整洁，酌情备屏风	
	护士准备	洗手，戴口罩	
	用物准备	治疗车上层：治疗盘、治疗碗（内盛浓度为25%～35%乙醇200～300ml，温度30℃）或脸盆内盛温水（温度32～34℃）、小毛巾2块、浴巾、热水袋（水温不超过50℃）及布套、冰袋（内装冰块）及布套，清洁衣裤（图4-13）	图4-13　乙醇拭浴用物
操作过程	核对解释	携用物至床旁，核对病人，解释并取得合作，乙醇拭浴时再次确认病人无乙醇过敏史	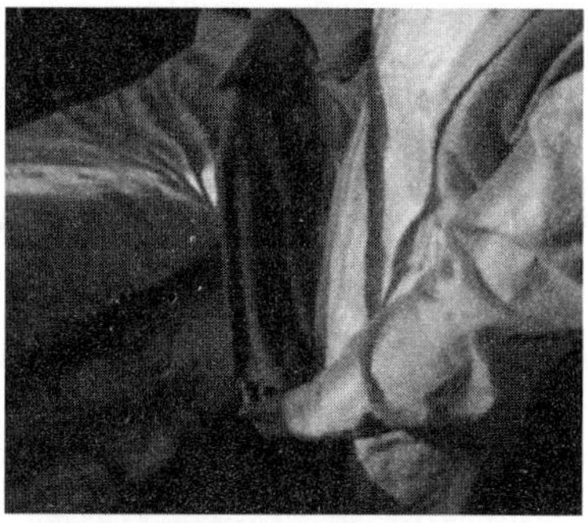
	安置体位	关闭门窗，床帘或屏风遮挡，协助病人平卧，冰袋置于病人头部（额部、头顶部），松开被尾，热水袋置于足底，盖好盖被	
	拍拭上肢	协助病人脱去上衣，露出一侧上肢，垫大毛巾，将浸有温水或乙醇的小毛巾拧至半干缠在手上呈手套式（图4-14），以离心方向拍拭，自颈部（侧面）沿上臂外侧拍至手背；自侧胸部经腋窝沿上臂内侧至掌心（图4-15），用大毛巾擦干皮肤，撤去大毛巾，转至对侧，以同法拍拭另一上肢	图4-14A　毛巾缠成手套状 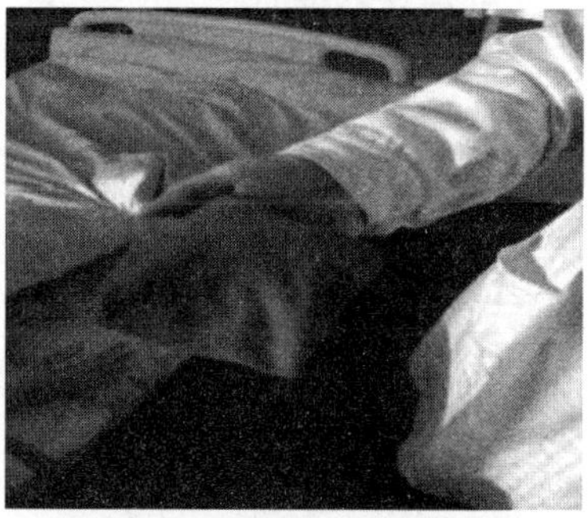
	拍拭背部	协助病人侧卧，露出背部，下垫大毛巾，更换小手巾，用同样的手法自颈下肩部拍拭整个背到臀部(图4-16),擦干皮肤，撤去大毛巾，更换上衣	图4-14B　毛巾缠成手套状
	拍拭下肢	脱去裤子，露出近侧下肢，垫大毛巾，自髋部沿大腿外侧拍拭至足背（图4-17），自腹股沟经大腿内侧拍拭至踝部，协助病人屈膝，自臀下经腘窝拍拭至足跟，擦干皮肤，盖好盖被。同法拍拭远侧下肢，撤去大毛巾，更换裤子，盖好盖被	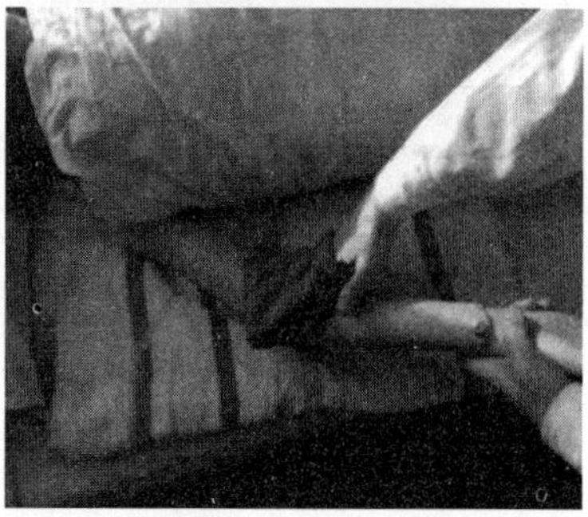
	观察告知	取下热水袋，协助病人取舒适卧位，观察其反应，询问其感受，交代注意事项	图4-15　拍拭上肢

续表

操作程序	简要流程	操作要点	图示
操作过程	整理记录	整理床单位，开门窗，撤床帘或屏风，清理用物，洗手，记录拭浴时间及病人反应	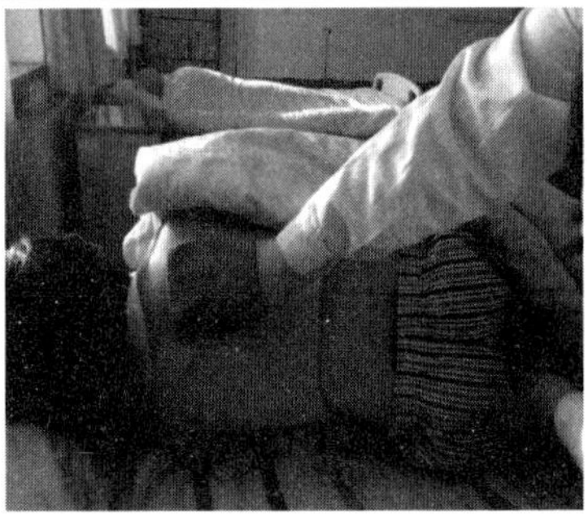 图 4-16　拍拭背部
	测温绘制	拭浴 30 分钟后测量体温，记录于体温单上；若体温降至 39℃以下，取下头部冰袋	
操作评价	操作过程	动作轻巧，稳重，符合节力原则	
	操作效果	病人体温较擦浴前降低，无意外伤害，关爱病人，护患沟通有效，病人感到满意	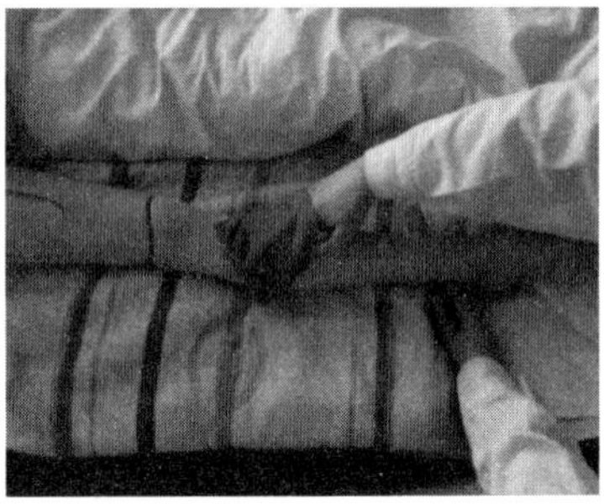 图 4-17　拍拭下肢

2. 操作关键点

(1) 拭浴前将冰袋置头部有助于降温并防止头部充血而致头痛；热水袋置足底以促进下肢血管扩张，有利于散热，并使病人感觉舒适。

(2) 拍拭方法正确：①拭浴以拍拭（轻拍）方式进行，避免摩擦方式生热；②拍拭顺序为两上肢、背臀部、两下肢，每侧肢体及背部拍拭 3 分钟，全过程不超过 20 分钟；③颈部、腋窝、肘窝、掌心、腹股沟、腘窝等体表大血管经过处，应稍延长拍拭时间，以促进散热；④枕后、胸前区、腹部、足底等部位禁止用冷，以免引起不良反应；⑤乙醇拭浴禁用于新生儿、血液病、有乙醇过敏史的病人。

(3) 拭浴过程中注意观察病情，如出现寒战、面色苍白、脉搏、呼吸异常等情况，应立即停止拭浴，并报告医生及时处理。

3. 操作考评标准

程序		分值	考核评价要点	评分等级 A	B	C	得分	存在问题
护士准备		4	着装整洁，仪表符合要求	2	1	0		
			两人核对医嘱、执行单正确	2	1	0		
操作评估		8	了解病人情况充分	3	2	1		
			观察全身皮肤情况正确	3	2	1		
			了解有无影响冷疗的因素存在	2	1	0		
操作准备	病人	2	理解配合，已排大小便	2	1	0		
	环境	2	符合操作要求，有床帘或备屏风	2	1	0		
	护士	2	洗手戴口罩正确	2	1	0		

续表

程序		分值	考核评价要点	评分等级			得分	存在问题
				A	B	C		
操作准备	用物	2	准备齐全，放置合理	2	1	0		
操作过程	核对解释	4	核对病人正确，解释清晰	2	1	0		
			再次确认病人无乙醇过敏史	2	1	0		
	安置体位	6	关好门窗，调节室温，遮挡病人	3	2	1		
			协助平卧，置冰袋、热水袋正确	3	2	1		
	拍拭上肢	16	脱上衣方法正确	2	1	0		
			拍拭两上肢方法正确	7	5	3		
			每侧上肢各拍拭3分钟	3	2	1		
			拍拭大血管处，稍用力并多停留片刻	4	3	2		
	拍拭背部	11	拍拭背腰部方法正确	6	4	2		
			拍拭背臀部3分钟	3	2	1		
			穿上衣方法正确	2	1	0		
	拍拭下肢	17	脱裤子方法正确	2	1	0		
			拍拭双下肢方法正确	5	4	3		
			拍拭双下肢3分钟	3	2	1		
			拍拭大血管处，稍用力并多停留片刻	3	2	1		
			更换裤子方法正确	2	1	0		
			拍拭过程中密切观察病人反应	2	1	0		
	观察告知	6	撤热水袋时机适宜	2	1	0		
			病人躺卧舒适	2	1	0		
			观察、告知正确	2	1	0		
	整理记录	4	整理床单位、清理用物正确	2	1	0		
			洗手、脱口罩、记录正确	2	1	0		
	测温绘制	6	拭浴后准时测量体温、读数正确	2	1	0		
			降温后的体温记录在体温单上	2	1	0		
			撤冰袋时机适宜	2	1	0		
操作评价		10	动作轻巧，稳重，符合节力原则	4	3	2		
			关爱病人，护患沟通有效	4	3	2		
			操作时间不超过20分钟	2	1	0		
关键缺陷			无人文关怀，无沟通，无安全意识，拍拭方法错误等均不及格					
总分		100						

三、常规标本采集

（一）情景与任务

1. 情景导入　病人入院后，完善各项相关检查：血常规、尿常规、便常规、血气分析、血生化、肝功能、痰培养+药敏试验、心脏彩超、胸部X线等。

2. 工作任务　护士为病人采集各项标本，预约、安排心脏彩超、胸部X线检查，并做好检查前准备。

3. 任务分析

(1) 血标本：①静脉血标本包括全血标本、血清标本、血培养标本。②动脉血标本主要用于血液气体分析，应尽快采集，并立即送检；若病人正在进行氧疗，血气分析单应注明吸氧浓度、持续时间、血红蛋白含量及体温等。③生化检验应在清晨空腹时采血，此时血液中的各种生化成分处于相对恒定状态，检验结果较为准确。④血培养标本用于检查致病菌及做药物敏感试验时，最好在病人应用抗生素及降温措施前采集，如果病人已应用抗生素，则应注明。本案例是为病人同时采集动、静脉血标本。

(2) 痰标本：包括痰常规标本、痰培养标本、24 小时痰标本。痰培养标本与血培养标本一样，用于检查致病菌及做药物敏感试验时，最好在病人应用抗生素及降温措施前采集。如果病人已应用抗生素，则痰培养标本应于清晨采集，此时痰量较多，痰内细菌也较多，可提高检测阳性率。本案例是为病人采集痰培养标本。

(3) 尿标本：包括尿常规标本、尿培养标本、12 小时或 24 小时尿标本。尿常规标本是留取次晨的第一次尿。本案例是为病人采集尿常规标本。

(4) 粪便标本：包括常规标本、培养标本、隐血标本、寄生虫及虫卵标本。粪便常规标本是在病人有便意、排便时留取。本案例是为病人采集便常规标本。

（二）计划与实施

技能 4　血标本采集

1. 操作流程

操作程序	简要流程	操作要点	图示
护士准备	素质要求	着装整洁、语言柔和、表达清晰、举止端庄	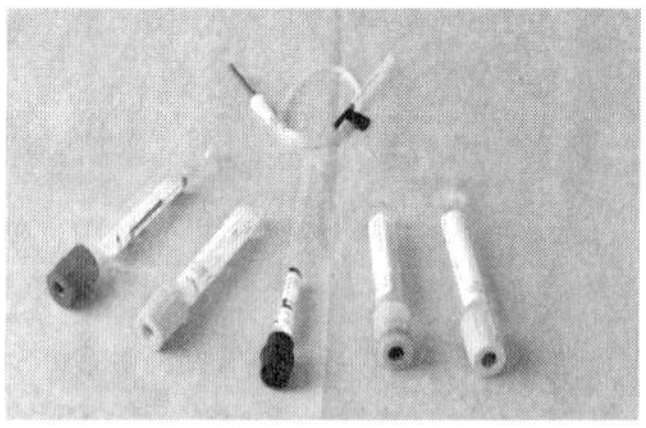 图 4-18　真空采血针及采血管
	核对签名	两人核对医嘱和检验单，签名	
操作评估	病人情况	意识及心理状态、是否空腹、是否有出血倾向、对采集血标本的认知和合作程度	
	治疗情况	是否已使用抗生素、吸氧状况	
	注射局部	穿刺部位皮肤、动脉搏动情况、静脉充盈程度及管壁弹性	
操作准备	病人准备	了解动、静脉血标本采集的目的、方法、临床意义、注意事项及配合要点，并愿意合作；采取舒适卧位，暴露穿刺部位	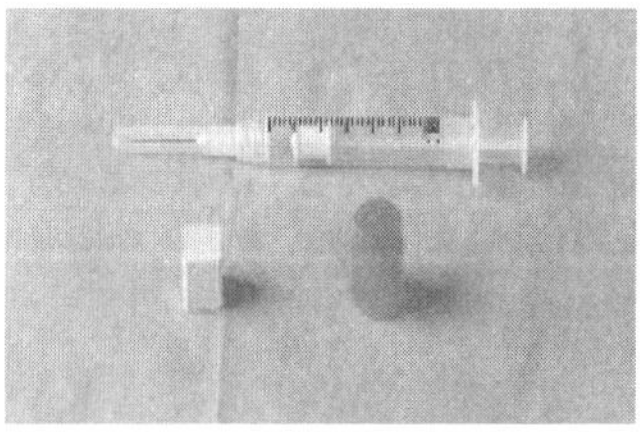 图 4-19　一次性动脉血气针及针座帽
	环境准备	温湿度适宜、安静整洁、光线充足，必要时屏风或床帘遮挡	
	护士准备	洗手，戴口罩	
	用物准备	治疗车上层：注射盘、真空采血针和真空采血管（图 4-18）（或 5ml/10ml 注射器、血培养瓶、抗凝试管、干燥试管）、一次性动脉血气针（图 4-19）（或 2ml/5ml 注射器、0.5% 肝素、无菌软木塞 / 橡胶塞）、治疗巾、注射用小垫枕、试管架、止血带、胶布、安尔碘、棉签、无菌纱布、无菌手套、小沙袋、笔、血标本采集条码和检验单、弯盘、手消液，必要时备酒精灯、火柴	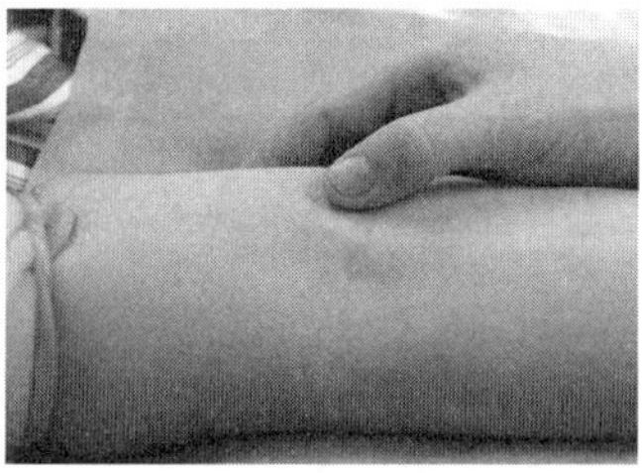 图 4-20　选择静脉

续表

操作程序	简要流程	操作要点	图示
操作准备	用物准备	治疗车下层：医疗废物桶、生活垃圾桶、锐器盒	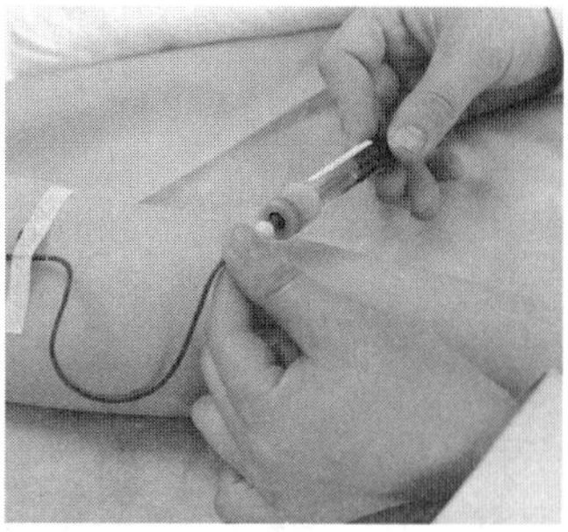 图 4-21　采血针采静脉血
操作过程	核对解释	携用物至床旁，核对病人的床号、姓名及采血管标签，解释并取得合作，协助病人取舒适卧位	
	采静脉血	①选择静脉：选择合适的静脉（常用静脉是头静脉、贵要静脉和肘正中静脉），将治疗巾铺在小垫枕上，置于穿刺部位下，扎止血带，选择合适穿刺点（图 4-20），松止血带 ②消毒穿刺：消毒皮肤，准备胶布，在穿刺点上方 6cm 处扎止血带，再次消毒皮肤，嘱病人握拳，再次核对，操作者左手绷紧皮肤、固定静脉，右手持针、针头与皮肤成 15°～30°角进针，见暗红色回血、固定穿刺针头 ③采血拔针：将采血针头插入采血管，待血液自动流入采血管至所需采血量（图 4-21），反折针头拔出，插入另一采血管[若为注射器，则需抽动活塞至所需采血量（图 4-22）]；采血毕，松止血带、嘱病人松拳，反折穿刺针头，快速拔针，按压穿刺点 3～5 分钟至局部不出血为止；如真空采血管内有添加剂时，应迅速轻轻倒置采血管 5～6 次摇匀（图 4-23）（注射器须取下针头，将血液沿试管壁缓慢注入试管，见图 4-24，抗凝管须摇匀），再次核对，向病人交代注意事项	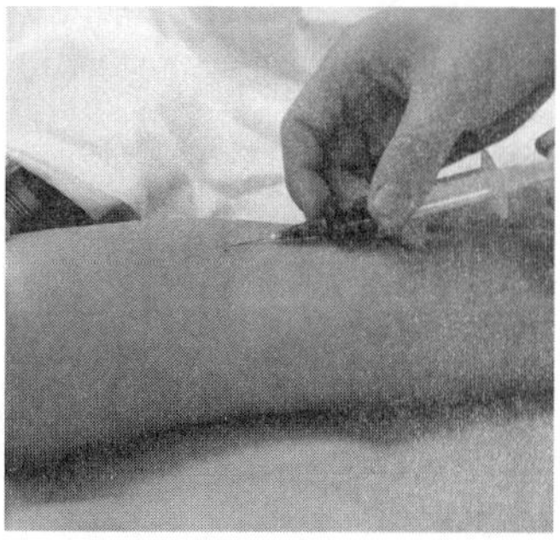 图 4-22　注射器采静脉血 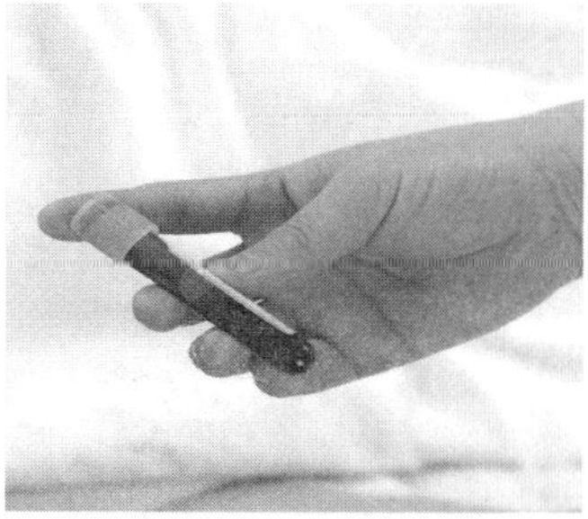 图 4-23　倒置采血管摇匀
	采动脉血	①选择动脉：选择合适的动脉（常用动脉是桡动脉、股动脉），将治疗巾铺在小垫枕上，置于穿刺部位下，触摸动脉搏动最明显处，选择合适穿刺点（图 4-25） ②消毒穿刺：常规消毒皮肤 2 遍，戴无菌手套，再次核对，操作者用左手示指、中指触摸动脉搏动最明显处，确定动脉及其走向，两手指固定动脉，右手持动脉血气针或注射器在两指间垂直刺入或与动脉走向成 40°角刺入动脉，见鲜红色回血（图 4-26），固定穿刺针头 ③采血拔针：待血液自动流入动脉血气针至所需采血量（若为注射器，则需抽动活塞至所需采血量），采血毕，快速拔针，局部用无菌纱布加压止血 5～10 分钟（图 4-27），必要时用沙袋压迫止血，针头拔出后立即刺入无菌软木塞或橡胶塞以隔绝空气（图 4-28），将动脉血气针或注射器轻轻转动，使血液和肝素充分混匀，再次核对，向病人交代注意事项	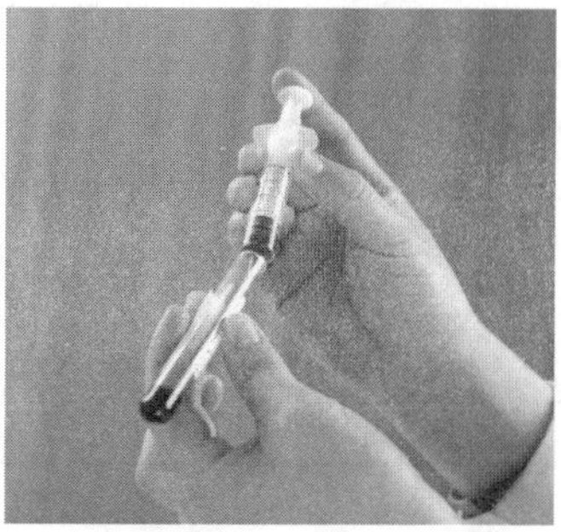 图 4-24　血液注入试管

续表

操作程序	简要流程	操作要点	图示
操作过程	观察指导	撤小垫枕、治疗巾、止血带，脱手套；观察病人局部及全身反应，询问其感觉，给予健康指导	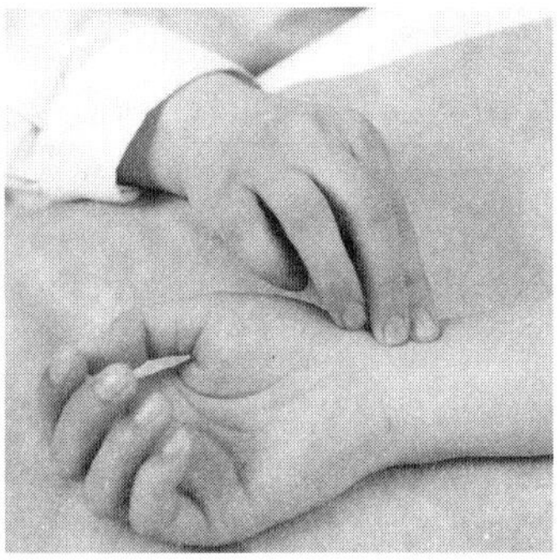 图 4-25　选择动脉 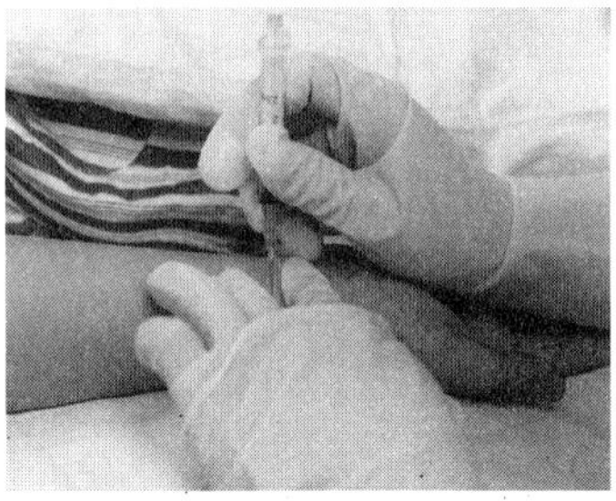 图 4-26　采动脉血 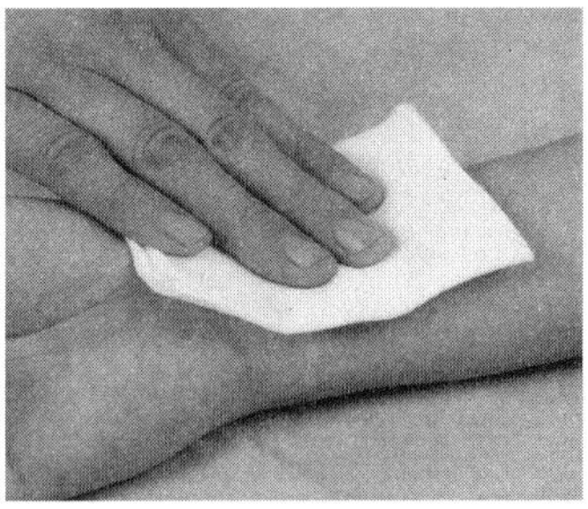 图 4-27　按压动脉穿刺点 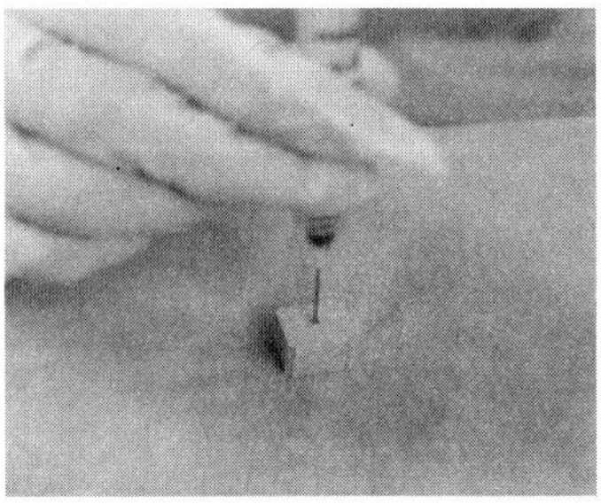 图 4-28　针头刺入无菌软木塞
	整理记录	协助病人取舒适卧位，整理病床单位，清理用物，手消毒，再次核对，记录抽血项目、时间，签名，洗手，脱口罩，及时送检血标本	
操作评价	操作过程	动作规范、熟练，严格三查七对，符合无菌技术操作原则	
	操作效果	选择穿刺动、静脉正确，一次性穿刺成功，病人安全、无不适	

2. 操作关键点

(1) 严格执行查对制度，遵循无菌技术和标准预防原则，避免感染与差错。

(2) 正确采集血标本：①禁止同时采集两位病人的血标本；②严禁在输液或输血的针

头处采血标本，应在对侧肢体采集，防止血液被稀释后影响检验结果；③真空试管采血时，不可先将真空试管与采血针头相连，以免试管内负压消失而影响采血效果；④做生化检验，应提前通知病人，在清晨空腹时采取，此时血液的各种化学成分处于相对恒定状态，检查结果比较准确；⑤同时采集几个项目的血标本时，注入血液顺序是：血培养标本→全血标本→血清标本，动作需迅速准确，需抗凝的血标本，采血后应将血液与抗凝剂混匀。

(3) 选择采血管及计算采血量正确：①根据不同的检验目的选择标本容器，并计算采血量。一般血培养取血 5ml，亚急性细菌性心内膜炎病人，为提高培养阳性率，采血量需增至 10 ～ 15ml；②采集培养标本时，应检查容器有无裂隙，培养液量是否足够，有无浑浊、变质。

3. 操作考评标准

程序		分值	考核评价要点	评分等级			得分	存在问题
				A	B	C		
护士准备		4	仪表着装规范、语言表达清晰	2	1	0		
			两人核对医嘱、检验单及采集条码正确	2	1	0		
操作评估		8	了解病人情况充分	3	2	1		
			询问治疗、用药情况全面	2	1	0		
			选择、观察穿刺静脉、动脉正确	3	2	1		
操作准备	病人	2	知情同意，并愿意配合，卧位舒适	2	1	0		
	环境	2	符合操作要求	2	1	0		
	护士	2	洗手、戴口罩正确	2	1	0		
	用物	2	准备齐全，放置合理	2	1	0		
操作过程	核对解释	4	核对病人床号、姓名及采血管标签正确	2	1	0		
			解释清楚，并取得合作	2	1	0		
	采静脉血	26	选择合适的静脉及合适的穿刺点	2	1	0		
			消毒皮肤范围和方法正确	1	0	0		
			扎止血带方法正确	1	0	0		
			进针前再次核对	2	1	0		
			进针点、角度、手法和深度正确	4	3	2		
			一次性穿刺成功，固定穿刺针头正确	3	2	1		
			采血方法、采血顺序和采血量正确	5	4	3		
			拔针、按压方法正确	3	2	1		
			松止血带、松拳及时	1	0	0		
			抗凝管混匀方法正确	2	1	0		
			再次核对，向病人交代注意事项正确	2	1	0		
	采动脉血	26	选择合适的动脉及合适的穿刺点	2	1	0		
			消毒皮肤范围和方法正确	1	0	0		
			戴无菌手套规范	2	1	0		

续表

程序		分值	考核评价要点	评分等级			得分	存在问题
				A	B	C		
操作过程	采动脉血	26	进针前再次核对	2	1	0		
			进针点、角度、手法和深度正确	4	3	2		
			一次性穿刺成功、固定穿刺针头正确	3	2	1		
			采血方法、采血量正确	3	2	1		
			拔针、按压方法正确	3	2	1		
			针尖刺入无菌软木塞或橡胶塞正确	2	1	0		
			血液和肝素混匀方法正确	2	1	0		
			再次核对，向病人交代注意事项正确	2	1	0		
	观察指导	4	撤治疗巾、小垫枕和止血带正确	1	0	0		
			脱手套、手消毒正确	1	0	0		
			观察、指导正确	2	1	0		
	整理记录	10	病人卧位舒适	2	1	0		
			整理病床单位，用物处理恰当	2	1	0		
			再次核对、记录、签名正确	2	1	0		
			洗手，脱口罩正确	2	1	0		
			及时送检血标本	2	1	0		
操作评价		10	无菌观念强、无污染、未跨越无菌区	2	1	0		
			治疗性沟通有效、关爱病人、舒适安全	2	1	0		
			操作熟练、动作轻巧、稳重、准确	2	1	0		
			整体计划性好	2	1	0		
			操作时间不超过 20 分钟	2	1	0		
关键缺陷			无人文关怀、无沟通、查对不严、严重违反无菌技术原则导致严重污染、无安全意识、穿刺不成功、发生事故等均不及格					
总分		100						

技能 5　痰标本采集

1. 操作流程

操作程序	简要流程	操作要点	图示
护士准备	素质要求	着装整洁、语言柔和、表达清晰、举止端庄	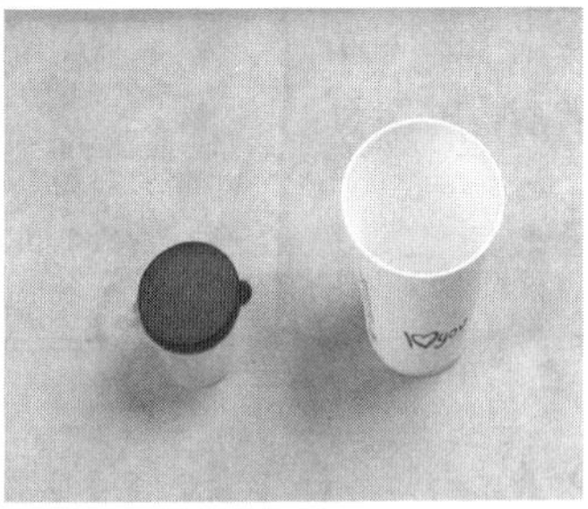 图 4-29　采集痰培养标本用物
	核对签名	两人核对医嘱和检验单，签名	
操作评估	病人情况	意识及心理状态、对采集痰培养标本的认知和合作程度	
	治疗情况	询问用药情况，是否已使用抗生素	
	口腔局部	口腔黏膜有无异常、咽部有无感染	
操作准备	病人准备	了解痰培养标本采集的目的、方法、临床意义、注意事项、操作中可能出现的不适及配合要点，并愿意合作	

续表

操作程序	简要流程	操作要点	图示
操作准备	环境准备	温湿度适宜、安静、整洁、光线适宜	
	护士准备	洗手，戴口罩，需要时戴手套	
	用物准备	治疗车上层：检验单，痰培养标本备无菌集痰杯和漱口溶液 200ml（图 4-29），需要时备负压吸引装置、吸痰管、特殊集痰器、手套、手消液 治疗车下层：医疗废物桶、生活垃圾桶	
操作过程	核对解释	携用物至床旁，核对病人的床号、姓名及采集容器标签，解释并取得合作，协助病人取适宜体位，并指导其学会有效排痰的方法	
	采集痰培养标本	①能自行排痰者：嘱病人晨起后先用漱口溶液漱口，再用清水漱口，深呼吸数次后用力咳出气管深处的痰液至无菌集痰杯内（图 4-30），加盖 ②无法自行排痰者或昏迷病人：操作者应协助病人取适宜体位，自下而上叩击其背部数次，将特殊集痰器（图 4-31）分别连接吸痰管和负压吸引装置，应用无菌吸痰法将痰液吸入集痰器内	
	观察告知	协助病人漱口或口腔护理，询问其情况，观察其反应，并交代注意事项	
	整理记录	协助病人取舒适卧位，整理病床单位，清理用物，需要时脱手套，手消毒，再次核对，记录采集痰标本项目、时间，签名，洗手，脱口罩，及时送检痰培养标本（图 4-32）	
操作评价	操作过程	动作规范、熟练，严格三查七对，操作符合无菌技术操作原则	
	操作效果	指导病人有效咳痰，采集痰标本方法正确、标本有效	

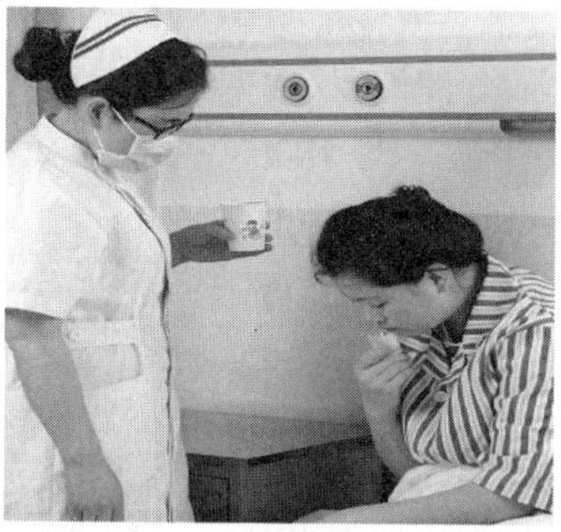
图 4-30　自行排痰者采集法

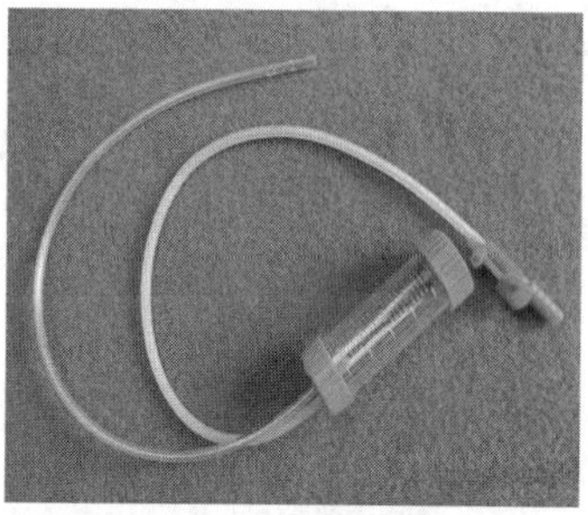
图 4-31　痰培养标本集痰器

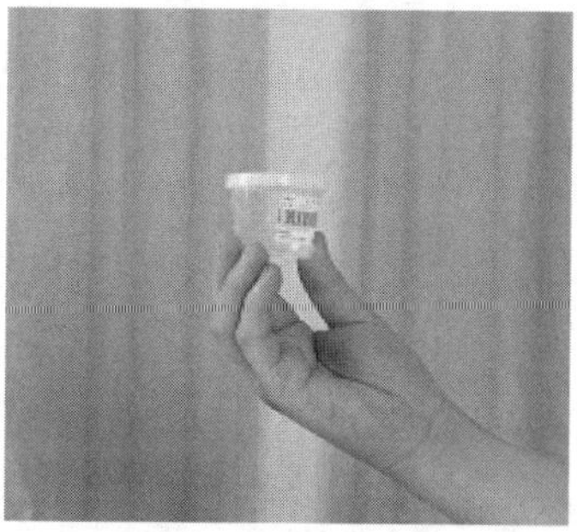
图 4-32　痰培养标本

2. 操作关键点

(1) 留取痰培养标本时，不可将漱口溶液、唾液、鼻涕等混入痰液内。

(2) 采集痰培养标本时，应严格遵守无菌操作原则，并及时送检，避免标本污染。

3. 操作考评标准

程序	分值	考核评价要点	评分等级 A	评分等级 B	评分等级 C	得分	存在问题
护士准备	4	仪表着装规范、语言表达清晰	2	1	0		
		两人核对医嘱、检验单及采集条码正确	2	1	0		
操作评估	8	了解病人情况充分	2	1	0		
		询问治疗、用药情况全面	3	2	1		
		观察口腔黏膜、咽部情况正确	3	2	1		

续表

程序		分值	考核评价要点	评分等级 A	B	C	得分	存在问题
操作准备	病人	2	知情同意，并愿意配合，体位舒适	2	1	0		
	环境	2	符合操作要求	2	1	0		
	护士	2	指甲洗手、戴口罩正确，需要时戴手套	2	1	0		
	用物	2	准备齐全，放置合理	2	1	0		
操作过程	核对解释	12	核对正确、解释清楚，并取得合作	3	2	1		
			病人体位安置适宜	3	2	1		
			指导有效排痰方法正确	6	4	2		
	采集痰培养标本	40	指导病人晨起漱口正确	5	4	3		
			协助病人安置适宜体位	3	2	1		
			指导病人深呼吸和有效咳嗽排痰正确	9	7	5		
			叩击病人背部、协助排痰方法正确	5	4	3		
			留取痰液方法正确	9	7	5		
			痰液未被污染	6	4	2		
			采集标本后容器加盖保存正确	3	2	1		
	观察告知	6	协助病人漱口或口腔护理正确	3	2	1		
			观察、告知正确	3	2	1		
	整理记录	12	病人卧位舒适	2	1	0		
			整理病床单位，用物处理恰当	2	1	0		
			需要时脱手套、手消毒正确	2	1	0		
			再次核对、记录、签名正确	2	1	0		
			洗手，脱口罩正确	2	1	0		
			及时送检痰培养标本	2	1	0		
操作评价		10	无菌观念强、无污染	2	1	0		
			治疗性沟通有效、关爱病人、舒适安全	2	1	0		
			操作熟练、动作轻巧、稳重、准确	2	1	0		
			整体计划性好	2	1	0		
			操作时间不超过 10 分钟	2	1	0		
关键缺陷			无人文关怀、无沟通、查对不严、痰培养标本污染、发生事故等均不及格					
总分		100						

技能 6　尿标本采集

1. 操作流程

操作程序	简要流程	操作要点	图示
护士准备	素质要求	着装整洁、语言柔和、表达清晰、举止端庄	
	核对签名	两人核对医嘱和检验单，签名	
操作评估	病人情况	意识及心理状态、对采集尿常规标本的认知和合作程度、是否有尿意	

续表

操作程序	简要流程	操作要点	图示
操作评估	治疗情况	询问用药情况，是否已使用抗生素	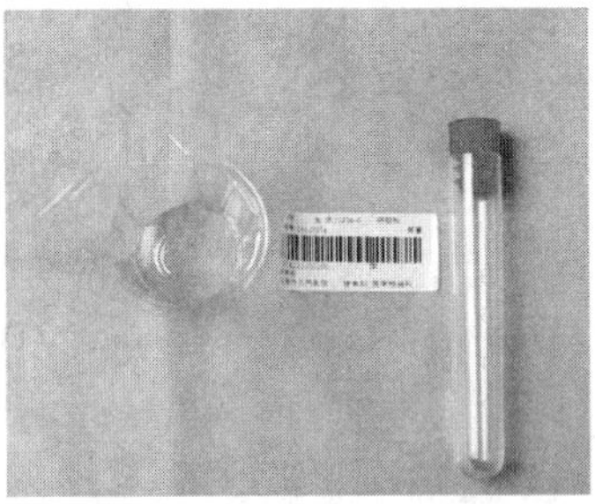 图 4-33　尿常规标本用物
操作准备	病人准备	了解尿常规标本采集的目的、方法、临床意义、注意事项、操作中可能出现的不适及配合要点，并愿意合作	
	环境准备	温湿度适宜、安静整洁、光线适宜，必要时屏风或床帘遮挡	
	护士准备	洗手，戴口罩，需要时戴手套	
	用物准备	治疗车上层：检验单，尿常规标本备容量为 100ml 的清洁塑料杯和试管（图 4-33）；必要时备清洁便盆或尿壶、手套、手消液	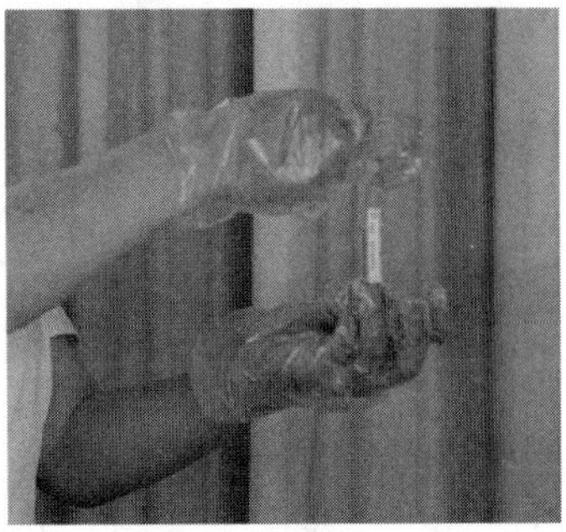 图 4-34　采集尿常规标本
		治疗车下层：医疗废物桶、生活垃圾桶	
操作过程	核对解释	携用物至床旁，核对病人床号、姓名及采集容器标签，解释并取得合作，协助病人取适宜体位，遮挡病人	
	采集尿常规标本	①能自理的病人：给予标本容器，嘱病人先将晨起第一次的少量尿液留于清洁塑料杯内，再倒 30 ～ 50ml 尿于清洁试管中即可（图 4-34），若要测定尿比重则需留尿 100ml ②行动不便的病人：协助病人在床上排尿，使用便盆或尿壶收集尿液于标本容器中 ③留置尿管的病人：先排空集尿袋，待重新有尿液流出后，打开集尿袋下方引流孔留取尿液	
	核对记录	再次核对，粘贴检验单，记录采集标本项目、时间、签名	
	观察告知	协助病人取舒适卧位，询问其情况，观察其反应，并交代注意事项	
	整理送检	整理病床单位，清理用物，需要时脱手套，洗手，脱口罩，及时送检尿常规标本	
操作评价	操作过程	动作规范、熟练，严格查对制度	
	操作效果	指导病人排尿和采集尿标本方法正确，标本有效，及时送检	

2. 操作关键点

(1) 严格执行查对制度及标准预防原则，避免差错。

(2) 正确采集尿标本，不可将粪便混入尿标本中。女性病人若会阴部分泌物过多时，嘱其先清洁或冲洗会阴部，用无菌干棉球堵塞阴道口后再收集尿液，月经期则不宜留取尿标本。

3. 操作考评标准

程序		分值	考核评价要点	评分等级			得分	存在问题
				A	B	C		
护士准备		4	仪表着装规范、语言表达清晰	2	1	0		
			两人核对医嘱、检验单及采集条码正确	2	1	0		
操作评估		8	了解病人情况充分	2	1	0		
			询问治疗、用药情况全面	3	2	0		
			询问是否有尿意	3	2	0		
操作准备	病人	2	知情同意，并愿意配合，体位舒适	2	1	0		
	环境	2	符合操作要求，有床帘或备屏风	2	1	0		
	护士	2	洗手、戴口罩正确，需要时戴手套	2	1	0		
	用物	2	准备齐全，放置合理	2	1	0		
操作过程	核对解释	8	核对病人床号、姓名及采集容器标签正确解释清楚，并取得合作	2	1	0		
			病人体位安置适宜	2	1	0		
			遮挡病人适当	2	1	0		
	采集标本	40	选择尿常规标本容器正确	4	3	2		
			协助病人安置适宜体位	2	1	0		
			采集尿常规标本时间正确	4	3	2		
			指导病人留取尿常规标本准确	7	5	3		
			留取尿液方法正确	9	7	5		
			留取尿常规标本的量正确	9	7	5		
			尿液未被污染	5	3	2		
	核对记录	6	再次核对正确	2	1	0		
			粘贴检验单正确	2	1	0		
			记录、签名正确	2	1	0		
	观察告知	6	协助病人取舒适卧位	2	1	0		
			观察、告知正确	4	3	2		
	整理送检	10	整理病床单位，用物处理恰当	3	2	1		
			需要时脱手套，洗手、脱口罩正确	4	3	2		
			及时送检尿常规标本	3	2	1		
操作评价		10	治疗性沟通有效、关爱病人、舒适安全	3	2	1		
			操作熟练、动作轻巧、稳重、准确	3	2	1		
			整体计划性好	2	1	0		
			操作时间不超过 10 分钟	2	1	0		
关键缺陷			无人文关怀、无沟通、查对不严、尿常规标本严重污染、发生事故等均不及格					
总分		100						

技能 7　粪便标本采集

1. 操作流程

操作程序	简要流程	操作要点	图示
护士准备	素质要求	着装整洁、语言柔和、表达清晰、举止端庄	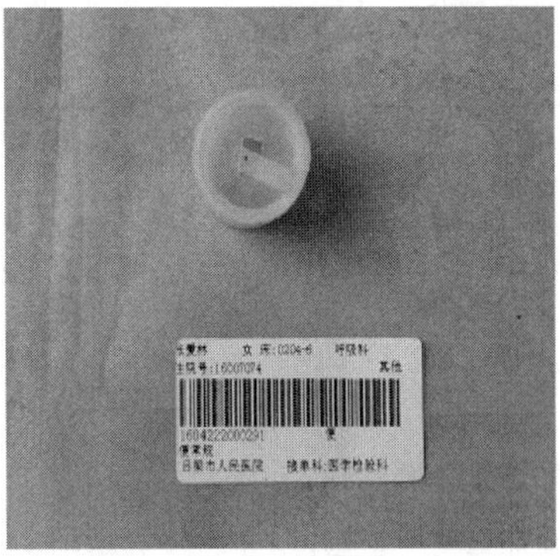 图 4-35　粪便常规标本用物
	核对签名	两人核对医嘱和检验单，签名	
操作评估	病人情况	意识及心理状态、对采集粪便常规标本的认知和合作程度、是否有便意	
	治疗情况	询问用药情况，是否已使用抗生素	
操作准备	病人准备	了解粪便常规标本采集的目的、方法、临床意义、注意事项、操作中可能出现的不适及配合要点，并愿意合作	
	环境准备	温湿度适宜、安静整洁、光线适宜，必要时屏风或床帘遮挡	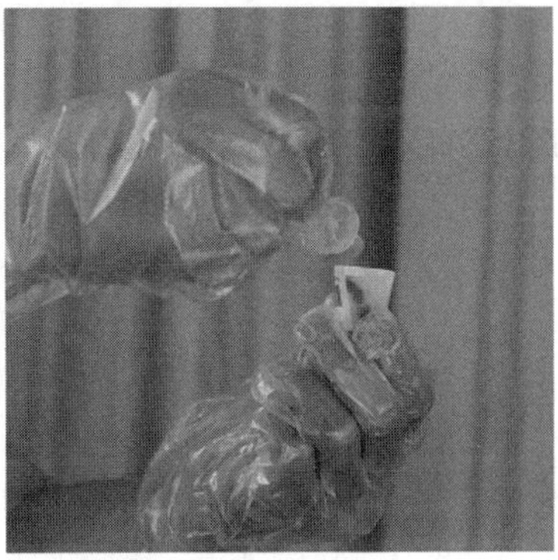 图 4-36　粪便常规标本
	护士准备	洗手，戴口罩，需要时戴手套	
	用物准备	治疗车上层：检验单，粪便常规标本备清洁便盆，检便盒（内附棉签或检便匙），（图 4-35），必要时备手套、手消液	
		治疗车下层：医疗废物桶、生活垃圾桶	
操作过程	核对解释	携用物至床旁，核对病人的床号、姓名及采集容器标签，解释并取得合作，协助病人取适宜体位，遮挡病人	
	采集粪便常规标本	①排便：嘱病人先排空膀胱，再排便于清洁便盆内，不可混入尿液	
		②取便：用棉签或检便匙挑取粪便中央部分或黏液脓血部分 5g（约蚕豆大小）置于容器内（图 4-36）；若为水样便应取 15 ～ 30ml 置于容器内	
	核对记录	再次核对，粘贴检验单，记录采集标本项目、时间、签名	
	观察告知	协助病人取舒适卧位，询问其情况，观察其反应，并交代注意事项	
	整理送检	整理病床单位，清理用物，需要时脱手套，洗手，脱口罩，及时送检粪便常规标本	
操作评价	操作过程	动作规范、熟练，严格三查七对	
	操作效果	指导病人排便和采集粪便标本方法正确，及时送检	

2. 操作关键点

(1) 严格执行查对制度及标准预防原则，避免差错。

(2) 正确采集粪便标本，不可将尿液混入粪便标本中。粪便标本采集后容易干结，应及时送检。

3. 操作考评标准

程序		分值	考核评价要点	评分等级			得分	存在问题
				A	B	C		
护士准备		4	仪表着装规范、语言表达清晰	2	1	0		
			两人核对医嘱、检验单以及采集条码正确	2	1	0		
操作评估		8	了解病人情况充分	2	1	0		
			询问治疗、用药情况全面	3	2	0		
			询问是否有便意	3	2	0		
操作准备	病人	2	知情同意，并愿意配合，体位舒适	2	1	0		
	环境	2	符合操作要求，有床帘或备屏风	2	1	0		
	护士	2	洗手、戴口罩正确，需要时戴手套	2	1	0		
	用物	2	准备齐全，放置合理	2	1	0		
操作过程	核对解释	8	核对病人床号、姓名以及采集容器标签正确	2	1	0		
			解释清楚，并取得合作	2	1	0		
			病人体位安置适宜	2	1	0		
			遮挡病人适当	2	1	0		
	采集标本	40	选择粪便常规标本容器正确	5	3	2		
			采集粪便常规标本时机适宜	5	3	2		
			指导病人排便及留取标本准确	5	3	2		
			留取粪便标本方法正确	10	6	4		
			留取粪便常规标本的量正确	10	6	4		
			粪便标本未混入尿液	5	3	2		
	核对记录	6	再次核对正确	2	1	0		
			粘贴检验单正确	2	1	0		
			记录、签名正确	2	1	0		
	观察告知	6	协助病人取舒适卧位	2	1	0		
			观察、告知正确	4	3	2		
	整理送检	10	整理病床单位，用物处理恰当	3	2	1		
			需要时脱手套、洗手、脱口罩正确	4	3	2		
			及时送检粪便常规标本	3	2	1		
操作评价		10	无菌观念及防护意识强、无污染	2	1	0		
			治疗性沟通有效、关爱病人、舒适安全	2	1	0		
			操作熟练、动作轻巧、稳重、准确	2	1	0		
			整体计划性好	2	1	0		
			操作时间不超过 10 分钟	2	1	0		
关键缺陷			无人文关怀、无沟通、查对不严、标本严重污染、发生事故等均不及格					
总分		100						

四、营养支持及清洁护理

（一）情景与任务

1. 情景导入　病人住院治疗 2 天后，缺氧症状稍缓解，但体温降而复升至 40℃，神志淡漠，呼吸急促，精神疲倦，不能自行进食。医师开出长期医嘱：鼻饲喂食、口腔护理。

2. 工作任务　护士为病人进行留置胃管，鼻饲喂食，口腔护理。

3. 任务分析　病人病情加重，意识尚清楚，不能自行进食，为保证病人摄入足够的热能、营养素，促进身体的恢复，需要通过留置胃管供给流质饮食。鼻饲法是将胃管经一侧鼻腔插入胃内，从管内灌注流质饮食、水和药物的方法。同时为保持病人口腔清洁湿润，预防口臭、口腔感染，需要给病人进行口腔护理。

（二）计划与实施

技能 8　鼻 饲 护 理

1. 操作流程

操作程序	简要流程	操作要点	图示
护士准备	素质要求	着装整洁、语言柔和、表达清晰、举止端庄	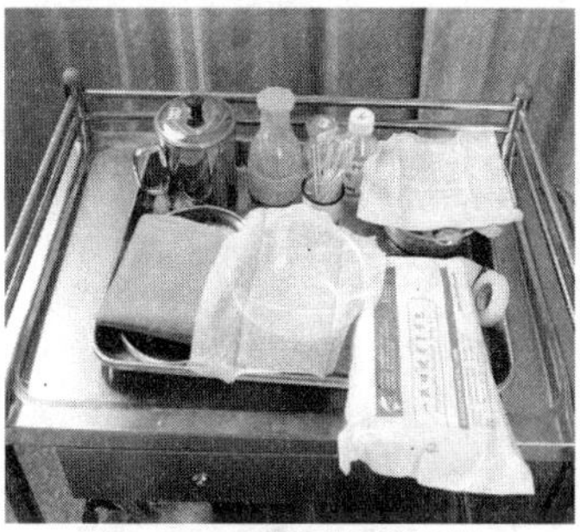 图 4-37　鼻饲插管用物
	核对签名	两人核对医嘱和执行单，签名	
操作评估	病人情况	意识及心理状态、配合能力、对鼻饲护理操作的认知和合作程度	
	治疗情况	用药及吸氧状况、出入液量	
	局部情况	鼻腔状况、吸氧管使用情况、有无活动义齿	
操作准备	病人准备	了解鼻饲护理的目的、方法、临床意义、注意事项及配合要点，并愿意合作；学会做吞咽动作配合插管；口腔无活动义齿	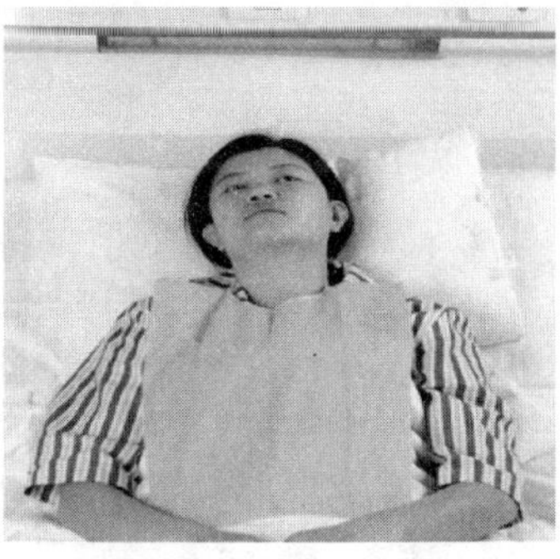 图 4-38　清醒病人体位
	环境准备	温湿度适宜、安静整洁、光线充足	
	护士准备	洗手，戴口罩	
	用物准备	治疗车上层：治疗盘，无菌巾内放置（治疗碗、压舌板、镊子或止血钳、液体石蜡、纱布），无菌巾外放置（一次性鼻饲管、胃管标识、50ml 注射器、无菌手套、治疗巾、一次性薄膜手套、弯盘），或准备一次性鼻饲包；另备松节油、乙醇、棉签、胶布、夹子或橡皮圈、别针、听诊器、手电筒、鼻饲饮食（38 ～ 40℃）200ml、适量温开水、纸巾、手消液，必要时备张口器（图 4-37）	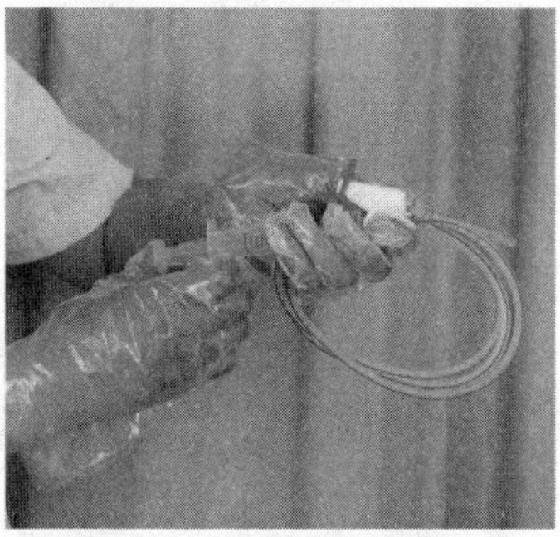 图 4-39　检查胃管
		治疗车下层：医疗废物桶、生活垃圾桶	
操作过程	核对解释	携用物至床旁，核对解释并取得合作，指导并确认病人学会做吞咽动作配合插管	

续表

操作程序	简要流程	操作要点	图示
操作过程	安置体位	协助病人取半坐卧位或坐位，将治疗巾围于病人颌下及胸前（图 4-38），弯盘放于口角旁	
	清洁鼻腔	评估检查鼻腔，选择通畅一侧，用棉签清洁鼻腔，备胶布于易取处	
	检查测量	取出胃管、注射器置于无菌盘内，戴无菌手套，向胃管内注入空气，检查是否通畅（图 4-39）；测量胃管插入的长度，成人 45 ～ 55cm，相当于病人鼻尖至耳垂再至剑突的距离或前额正中发际至剑突的距离（图 4-40）并做好标记	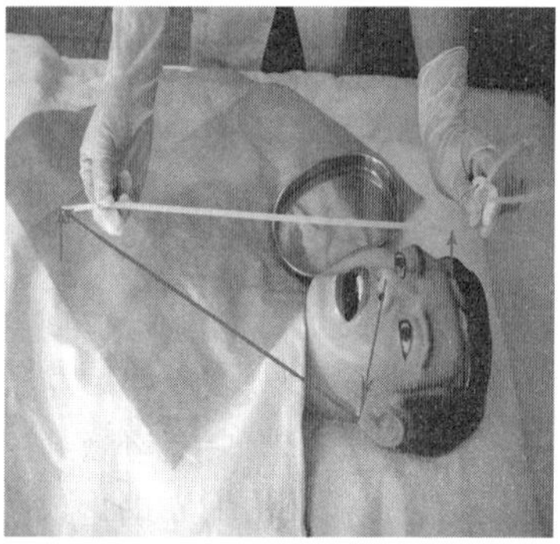 图 4-40　测量胃管插入长度
	润滑胃管	倒少许液体石蜡于纱布上，润滑胃管前端 15 ～ 20cm	
	插管观察	①清醒合作病人：操作者一手持纱布托住胃管，一手持镊子夹住胃管，沿选定鼻孔轻轻插入；插至 10 ～ 15cm（咽喉部）时，嘱病人做吞咽动作，顺势将胃管向前推进，直至预定长度（图 4-41）	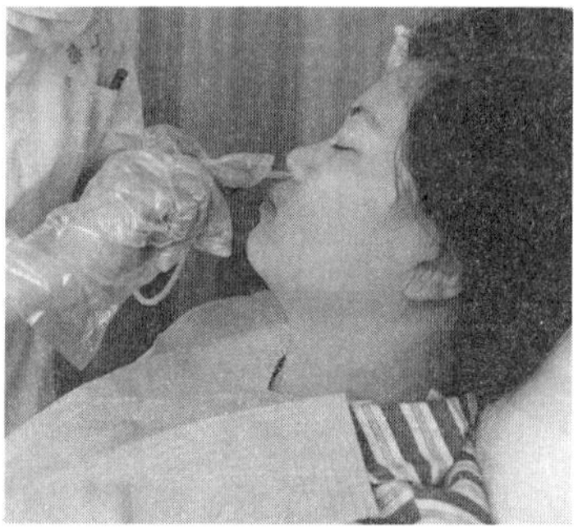 图 4-41　清醒病人插胃管法
		②昏迷或不合作病人：插管时，应先协助病人去枕仰卧、头向后仰（图 4-42A），当胃管插入 15cm 时，左手将病人头部托起，使下颌靠近胸骨柄，以加大咽部通道的弧度（图 4-42B），缓缓插入胃管至预定长度	
		③注意观察：插管过程中如病人出现恶心、呕吐，可暂停插入，嘱病人做深呼吸；如出现呛咳、呼吸困难、发绀等现象，说明胃管误入气管，应立即拔出胃管，休息片刻后重新插入；如插入不畅时，可将胃管抽出少许，再缓慢向前推进，不得强行插入，以免损伤鼻腔黏膜，或者用手电筒和压舌板检查胃管是否盘曲在口腔内	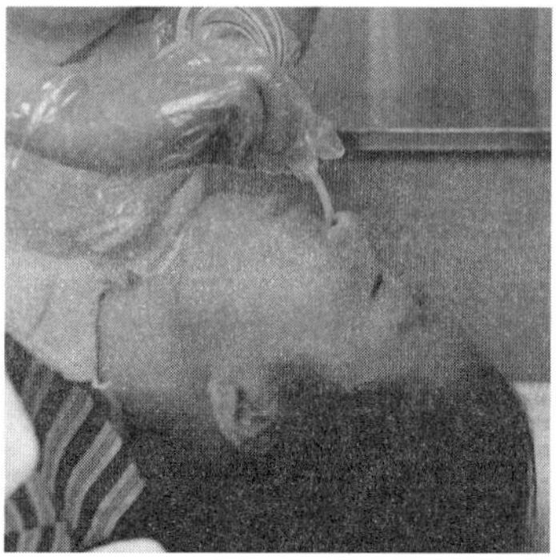 图 4-42A　昏迷病人插胃管法
	确认固定	确认胃管插入胃内有三种方法： ①在胃管末端连接注射器抽吸，能抽出胃液（图 4-43A） ②置听诊器于病人胃部，经胃管末端向胃内快速注入 10ml 空气，同时听诊胃部有气过水声（图 4-43B） ③将胃管的末端置于盛水的治疗碗内，无气泡溢出（图 4-43C） 确认胃管在胃内后，用胶布固定胃管于鼻翼及同侧脸颊部	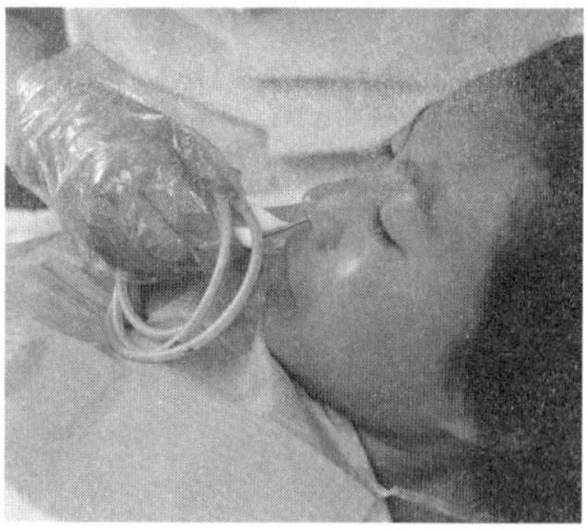 图 4-42B　昏迷病人插胃管法

续表

操作程序	简要流程	操作要点	图示
操作过程	灌食观察	每次鼻饲前，均要抽取胃液，确认胃管在胃内；先注入少量温开水润滑管壁，再缓慢灌入鼻饲液，灌注毕，再次注入少量温开水冲洗管壁，并缓慢抬高胃管末端；灌注过程中注意观察鼻饲液的温度，灌注的速度、量和病人的反应	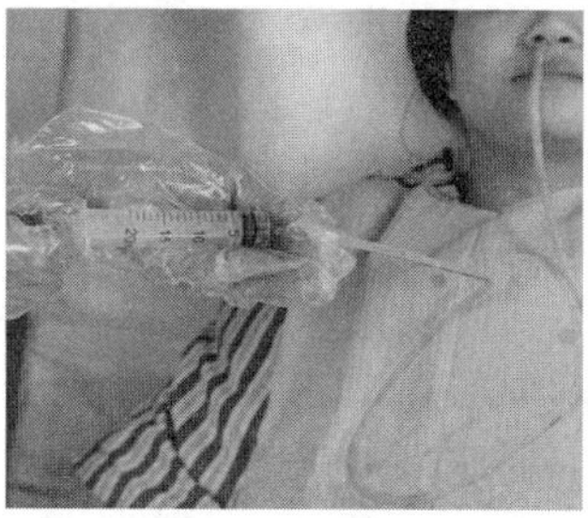 图 4-43A　确认胃管在胃内的方法
	安置胃管	将胃管末端反折，纱布包好，用橡皮圈或夹子夹紧，粘贴胃管标识，用别针固定于病人衣领处，嘱病人维持原卧位 20 ～ 30 分钟（图 4-44）	
	观察告知	撤治疗巾和弯盘，脱手套，协助病人擦净面部，观察病人反应，询问其感受，向其交代注意事项	
	整理记录	整理床单位，冲洗注射器备用，清理用物，洗手，脱口罩，记录置管时间与长度，鼻饲液的种类、温度、量及病人的反应等，签名	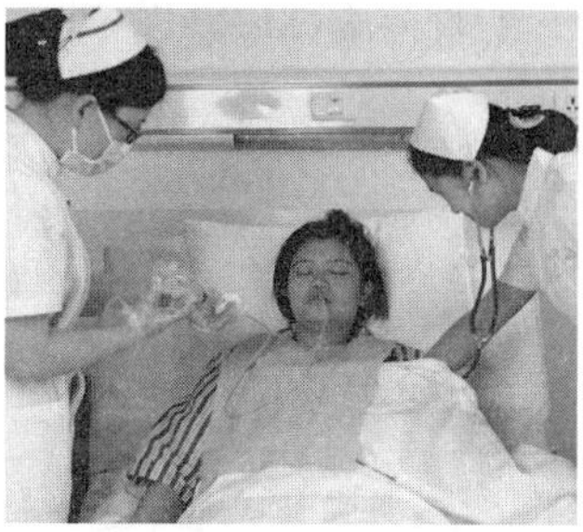 图 4-43B　确认胃管在胃内的方法
	拔管指导	携用物至床前，核对、解释，铺治疗巾于病人颌下，置弯盘于口角旁，戴薄膜手套，松别针，轻轻揭去胶布，反折胃管末端，用纱布包裹近鼻孔处胃管，嘱病人深呼吸，在病人呼气时拔管，边用纱布擦边拔管，到咽喉处，嘱病人屏气，并快速拔出胃管（图 4-45），脱手套，连同胃管一起放入医疗废物桶	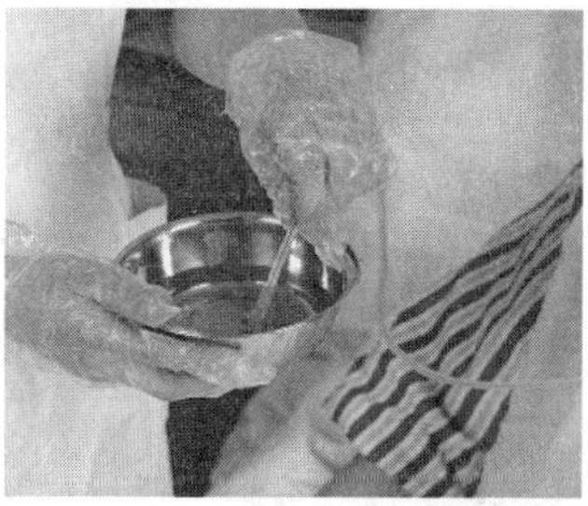 图 4-43C　确认胃管在胃内的方法
	清洁整理	清洁病人口、鼻、面部，擦去胶布痕迹，协助病人漱口、取舒适卧位，整理床单位，清理用物	
	洗手记录	洗手，记录拔管时间和病人反应，签名	
操作评价	操作过程	动作规范、熟练	
	操作效果	指导病人配合插管方法正确，插管成功，确定胃管在胃内方法正确，喂食方法正确，处理插管过程中出现的问题及时妥当，拔胃管方法正确	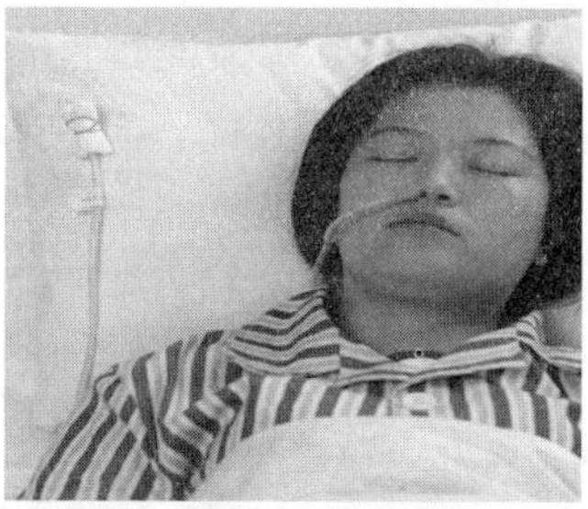 图 4-44　安置胃管 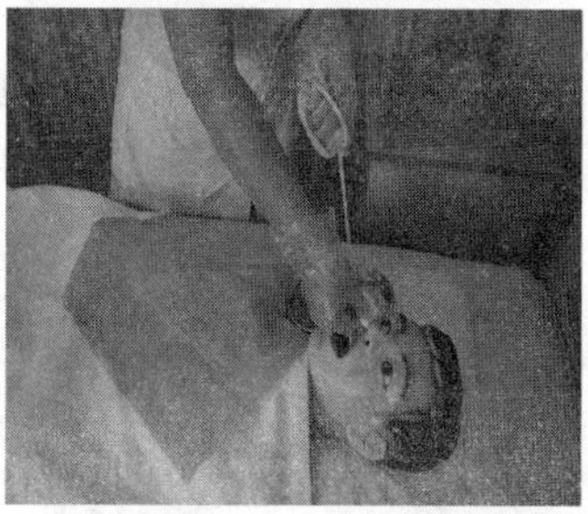 图 4-45　拔出胃管

2. 操作关键点

(1) 插管时动作应轻柔，尤其是通过食管3个狭窄部位时，避免损伤食管黏膜。

(2) 每次鼻饲量不超过200ml，间隔时间不少于2小时；需服用药物时应将药片研碎，溶解后再灌入；新鲜果汁和奶液应分别注入，防止产生凝块。

(3) 鼻饲过程中应做到“三避免”：避免灌入空气，避免灌注速度过快，避免鼻饲液过热或过冷。

(4) 长期鼻饲者应每天进行口腔护理，每周更换胃管1次，晚间末次喂食后拔出，翌晨从另一侧鼻孔插入。

(5) 上消化道出血，食管、胃底静脉曲张，鼻腔、食管手术后，食管癌和食管梗阻等病人禁忌鼻饲。

3. 操作考评标准

程序		分值	考核评价要点	评分等级			得分	存在问题
				A	B	C		
护士准备		4	仪表着装规范、语言表达清晰	2	1	0		
			两人核对医嘱及执行单正确	2	1	0		
操作评估		8	了解病人情况充分	2	1	0		
			询问用药及吸氧状况、出入液量正确	3	2	1		
			观察鼻腔、吸氧管、活动义齿情况正确	3	2	1		
操作准备	病人	3	知情同意，并愿意配合	1	0	0		
			学会做吞咽动作配合插管，口腔无义齿	2	1	0		
	环境	1	符合操作要求	1	0	0		
	护士	2	洗手、戴口罩正确	2	1	0		
	用物	2	准备齐全，放置合理	2	1	0		
操作过程	核对解释	4	核对病人床号、姓名正确	2	1	0		
			解释清楚，并取得合作	1	0	0		
			指导并确认病人学会做吞咽动作	1	0	0		
	安置体位	3	安置卧位正确	2	1	0		
			铺治疗巾、置弯盘正确	1	0	0		
	清洁鼻腔	2	检查及清洁鼻腔正确	1	0	0		
			备胶布于易取处	1	0	0		
	检查测量	9	打开胃管、注射器方法正确	2	1	0		
			戴手套时机适宜	2	1	0		
			检查胃管是否通畅方法正确	2	1	0		
			测量插管长度准确、长度标记正确	3	2	1		
	润滑胃管	2	润滑胃管前端正确	2	1	0		
	插管观察	9	插管方法正确、深度适宜	5	4	3		
			插管过程中及时指导病人进行有效配合	2	1	0		
			处理插管过程中出现的问题及时妥当	2	1	0		
	确认固定	4	确认胃管插入胃内的方法正确	3	2	1		

续表

程序		分值	考核评价要点	评分等级			得分	存在问题
				A	B	C		
操作过程	确认固定	4	固定胃管牢固、方法正确	1	0	0		
	灌食观察	8	鼻饲前，抽胃液方法正确	1	0	0		
			鼻饲前后注入少量温开水	1	0	0		
			鼻饲液量、温度适宜	1	0	0		
			灌注方法正确	2	1	0		
			灌注过程中注意观察	2	1	0		
			灌注毕，缓慢抬高胃管末端	1	0	0		
	安置胃管	6	胃管末端处理正确	2	1	0		
			留置胃管固定正确	1	0	0		
			粘贴胃管标识正确	2	1	0		
			交代病人取正确体位	1	0	0		
	观察告知	4	撤治疗巾、弯盘及脱手套正确	2	1	0		
			协助病人擦净面部正确	1	0	0		
			观察告知正确	1	0	0		
	整理记录	4	整理床单位，清理用物正确	2	1	0		
			洗手，脱口罩正确	1	0	0		
			记录、签名正确	1	0	0		
	拔管指导	9	核对、解释正确	2	1	0		
			铺治疗巾、置弯盘正确	1	0	0		
			戴、脱手套时机适宜	1	0	0		
			拔管方法正确	2	1	0		
			指导病人配合拔管方法正确	2	1	0		
			将胃管置于弯盘内，放于治疗车下层	1	0	0		
	清洁整理	4	清洁病人面部，擦去胶布痕迹方法正确	1	0	0		
			协助病人漱口，取舒适卧位正确	2	1	0		
			整理床单位，清理用物正确	1	0	0		
	洗手记录	2	洗手、记录、签名正确	2	1	0		
操作评价		10	无菌观念强、无污染	2	1	0		
			治疗性沟通有效、关爱病人、舒适安全	2	1	0		
			操作熟练、动作轻巧、稳重准确	2	1	0		
			整体计划性好	2	1	0		
			操作时间不超过 18 分钟	2	1	0		
关键缺陷			无人文关怀、无沟通、查对不严、无测量胃管长度、无确认胃管是否在胃内、无固定胃管、插胃管不成功、发生事故等均不及格					
总分		100						

技能 9　口 腔 护 理

1. 操作流程

操作程序	简要流程	操作要点	图示
护士准备	素质要求	着装整洁、语言柔和、表达清晰、举止端庄	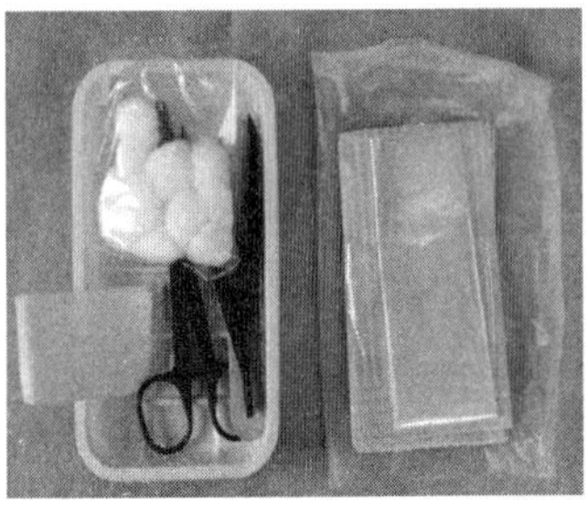 图 4-46　一次性口腔护理包
	核对签名	两人核对医嘱和执行单，签名	
操作评估	病人情况	意识及心理状态、配合能力、对口腔护理操作的认知和合作程度	
	治疗情况	手术及用药状况	
	局部情况	口腔状况、有无活动性义齿	
操作准备	病人准备	了解口腔护理的目的、方法、临床意义、注意事项及配合要点，并愿意合作；口腔无活动性义齿	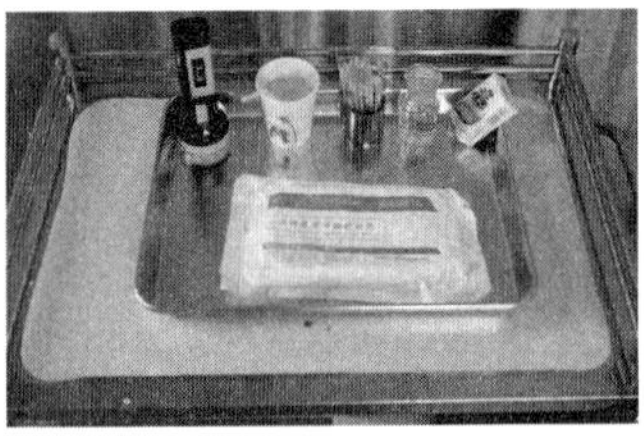 图 4-47　清醒病人口腔护理用物
	环境准备	温湿度适宜、安静整洁、光线充足	
	护士准备	洗手，戴口罩	
	用物准备	治疗车上层：治疗盘、一次性无菌口腔护理包（内放方盘、弯盘、干棉球数个、弯血管钳、镊子、压舌板、治疗巾）（图 4-46）、温开水、吸管、漱口溶液、液体石蜡或润唇膏、棉签、纸巾、外用药按需准备、手电筒、记录单、笔、手消液（图 4-47） 治疗车下层：医疗废物桶、生活垃圾桶	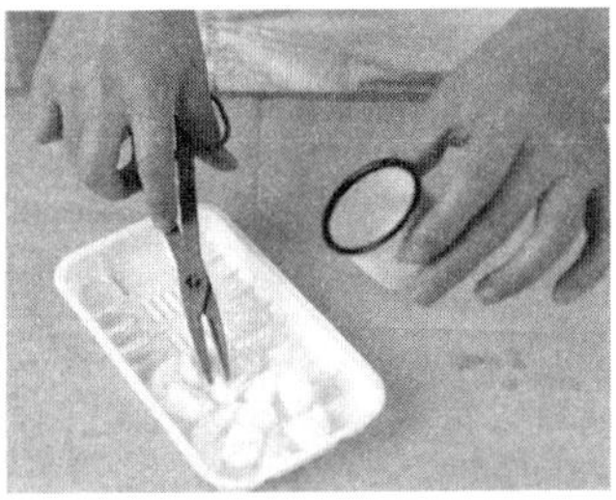 图 4-48　湿润并清点棉球
操作过程	核对解释	携用物至床旁，核对解释并取得合作，指导并确认病人能配合漱口及张口配合擦洗	
	安置体位	协助病人取右侧卧位或平卧位，头偏向一侧，面向操作者，打开一次性无菌口腔护理包，将治疗巾围于病人颌下及胸前，弯盘放于口角旁	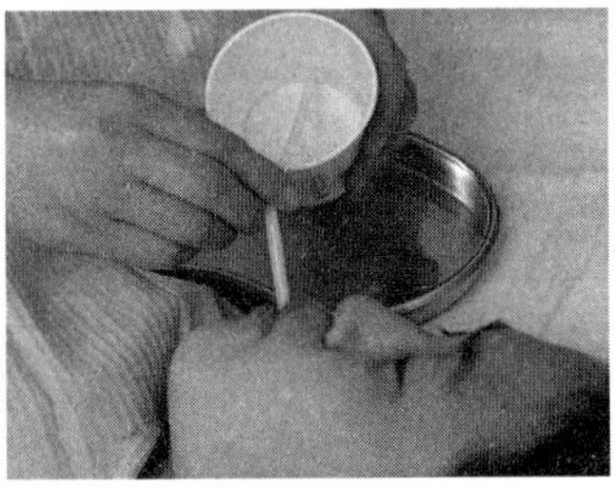 图 4-49　协助病人漱口
	润唇检查	倒少许漱口溶液湿润干棉球，干湿度适宜，并清点棉球个数（图 4-48），取棉球湿润口唇，协助病人用温开水漱口（图 4-49），擦干口角，用压舌板和手电筒检查病人口腔有无出血、溃疡、真菌感染及特殊气味等（图 4-50）	
	擦洗口腔	夹紧棉球，拧干，镊子在上，弯血管钳在下（图 4-51），弯血管钳不能触碰镊子，保持镊子的清洁；同时，棉球应包裹弯血管钳尖端	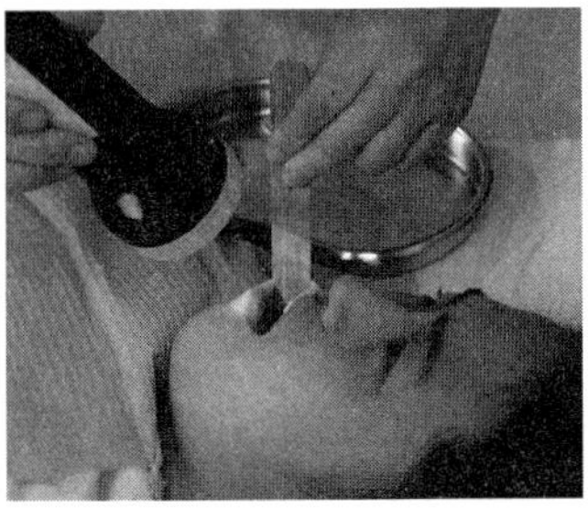 图 4-50　检查口腔

续表

操作程序	简要流程	操作要点	图示
操作过程	擦洗口腔	①擦洗牙齿外侧面：指导病人咬合上下牙齿，操作者一手用压舌板轻轻撑开左侧颊部，一手用弯血管钳夹紧棉球擦洗牙齿左外侧面，由上到下，由内向外，沿齿缝纵向擦洗至门齿（图4-52）；同法擦右外侧面 ②擦洗牙齿内侧面、咬合面、颊部：嘱病人张口，用弯血管钳夹紧棉球擦洗牙齿的左上内侧面、左上咬合面、左下内侧面、左下咬合面，均由内擦向门齿，其中左上内侧面、左下内侧面应沿齿缝纵行擦洗，上、下咬合面应螺旋擦洗，左侧颊部应弧形擦洗；同法擦洗右上内侧面、右下内侧面、咬合面、颊部 ③擦洗硬腭、舌面、舌下：由内向外，“Z”字形擦洗硬腭、舌面；勿触及咽部，以免引起恶心；擦洗舌下时，先左后右，由内向外擦洗舌系带两侧（图4-53）	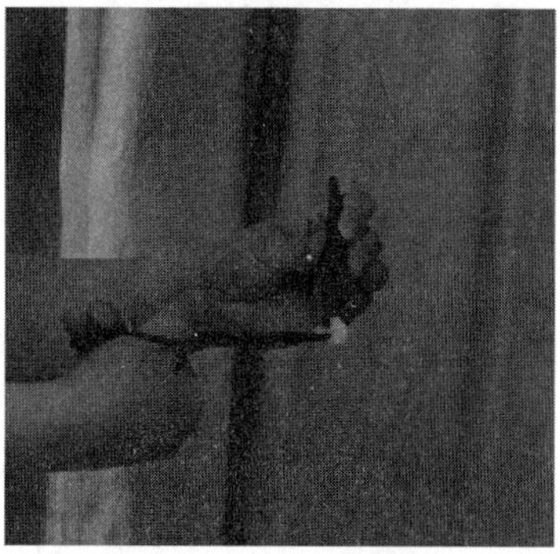 图4-51　夹取棉球 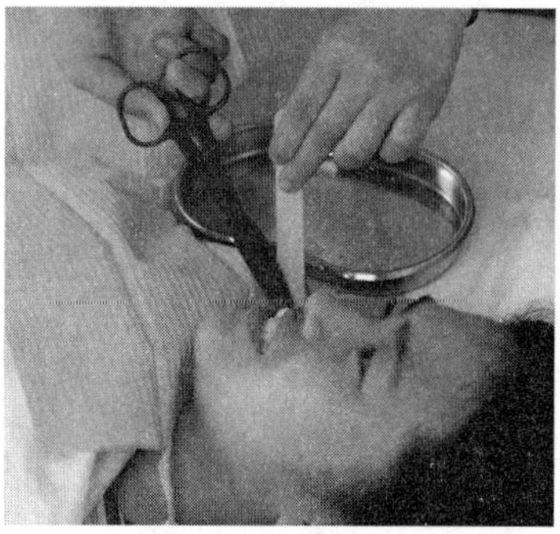 图4-52　擦洗牙齿外侧面
	观察指导	清点污棉球数量，必须与备物时一致；协助病人漱口，擦净面部；撤治疗巾，弯盘；用手电筒照射检查口腔，观察是否擦洗干净，有无炎症、出血、溃疡等异常情况，必要时在患处涂外用药；若病人口唇干裂，可涂液体石蜡或润唇膏；协助病人取舒适体位，询问其感受，给予口腔健康指导	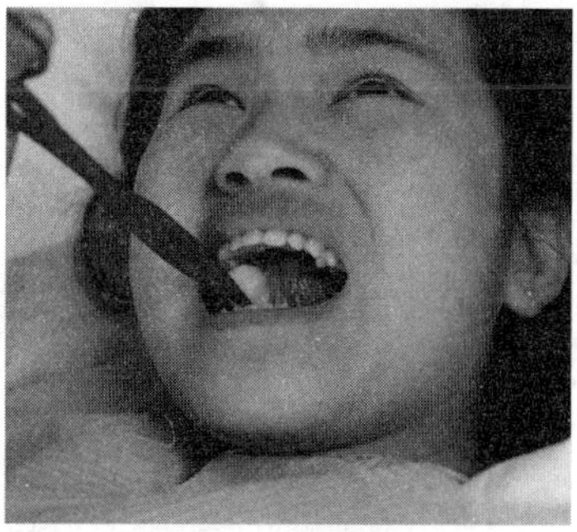 图4-53　擦洗舌下
	整理记录	整理病床单位，若有活动义齿妥善处理，清理用物，感谢合作，洗手，脱口罩，记录，签名	
操作评价	操作过程	动作规范、熟练	
	操作效果	指导病人配合擦洗正确，擦洗口腔方法及顺序正确，病人口腔清洁、湿润、舒适、无异味，发现口腔有异常情况处理及时正确	

2. 操作关键点

（1）擦洗动作要轻柔，棉球应包裹血管钳尖端，特别对凝血功能差的病人，防止碰伤黏膜和牙龈。

（2）擦洗时用血管钳夹紧棉球，每次只能夹取一个，以防棉球遗留在口腔内。

（3）擦洗前后都要清点棉球数目，棉球蘸漱口液不可过湿，以防溶液误吸入呼吸道导致呛咳或窒息。

（4）对使用抗生素者应特别注意观察口腔黏膜有无真菌感染。

（5）若病人有活动义齿，在擦洗前应取下，用清水刷洗干净后放于盛有冷开水的水杯中保存，不可放入乙醇或热水中浸泡、刷洗，以免变色、变形和老化。

3. 操作考评标准

程序		分值	考核评价要点	评分等级 A	B	C	得分	存在问题
护士准备		4	仪表着装规范、语言表达清晰	2	1	0		
			两人核对医嘱及执行单正确	2	1	0		
操作评估		8	了解病人情况充分	2	1	0		
			询问用药状况正确	3	2	1		
			观察口腔状况、有无活动义齿情况正确	3	2	1		
操作准备	病人	2	知情同意，并愿意配合	1	0	0		
			口腔无活动义齿	1	0	0		
	环境	2	符合操作要求	2	1	0		
	护士	2	洗手、戴口罩正确	2	1	0		
	用物	2	准备齐全，放置合理	2	1	0		
操作过程	核对解释	4	核对病人床号、姓名正确	2	1	0		
			解释清楚，并取得合作	2	1	0		
	安置体位	3	安置卧位正确	2	1	0		
			铺治疗巾、置弯盘正确	1	0	0		
	润唇检查	10	倒漱口溶液的量适宜	3	2	1		
			清点棉球个数准确	3	2	1		
			润唇、协助病人漱口方法正确	2	1	0		
			观察口腔情况全面、详细	2	1	0		
	擦洗口腔	30	夹紧、拧干棉球方法正确	4	3	2		
			棉球湿度适宜、血管钳尖端无外露	4	3	2		
			指导病人配合擦洗适当	3	2	1		
			擦洗方法、顺序正确	13	11	9		
			压舌板使用正确	4	3	2		
			擦洗口腔干净、无遗漏部分	2	1	0		
	观察指导	15	清点污棉球数目准确	2	1	0		
			协助病人漱口、擦净面部正确	2	1	0		
			撤治疗巾、弯盘正确	1	0	0		
			观察口腔全面、发现异常情况处理正确	4	3	2		
			涂液体石蜡或润唇膏正确	2	1	0		
			安置卧位舒适，询问、指导正确	4	3	2		
	整理记录	8	整理病床单位、清理用物正确	2	1	0		
			有活动义齿处理正确	2	1	0		
			洗手、脱口罩正确	2	1	0		
			记录、签名正确	2	1	0		

续表

程序	分值	考核评价要点	评分等级 A	B	C	得分	存在问题
操作评价	10	无菌观念强、无污染	2	1	0		
		治疗性沟通有效、关爱病人、舒适安全	2	1	0		
		操作熟练、动作轻巧、稳重、准确	2	1	0		
		整体计划性好	2	1	0		
		操作时间不超过 10 分钟	2	1	0		
关键缺陷		无人文关怀、无沟通、查对不严，压舌板及弯血管钳使用不当损伤病人口腔黏膜，棉球过湿导致病人呛咳、棉球过干导致擦洗不干净、棉球数未清点、棉球遗留在口腔内、发生事故等均不及格					
总分	100						

附表 2　昏迷病人口腔护理

操作程序	简要流程	操作要点	图示
护士准备	素质要求	着装整洁、语言柔和、表达清晰、举止端庄	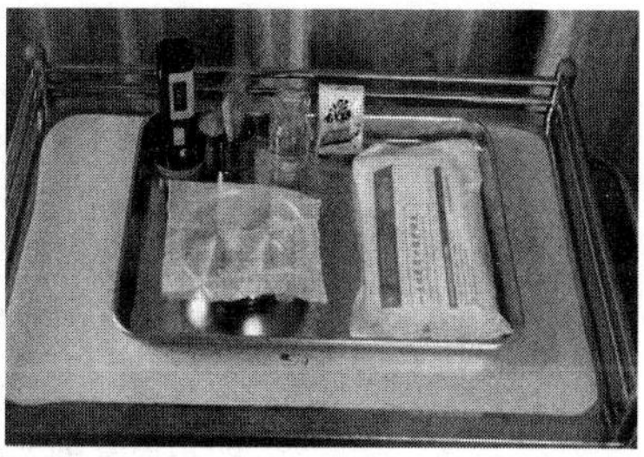 图 4-54　昏迷病人口腔护理用物
	核对签名	两人核对医嘱和执行单，签名	
操作评估	病人情况	病情、意识状态、口腔状况，与病人家属解释该项操作的相关事项，征得同意	
	治疗情况	手术及用药状况	
	局部情况	口腔状况、有无活动性义齿	
操作准备	病人准备	让病人家属了解口腔护理的目的、方法、临床意义及有关注意事项，若病人有活动性义齿，则请家属配合取下	
	环境准备	温湿度适宜、安静整洁、光线充足，操作台、治疗车、治疗盘已用消毒液抹布擦拭	
	护士准备	洗手，戴口罩	
	用物准备	治疗车上层：治疗盘、一次性无菌口腔护理包（内放方盘、弯盘、干棉球数个、弯血管钳、镊子、压舌板、治疗巾）、治疗碗（内放张口器和舌钳，上盖无菌纱布）、漱口溶液、液体石蜡或润唇膏、棉签、外用药按需准备、手电筒、记录单、笔、手消液（图 4-54）	
		治疗车下层：医疗废物桶、生活垃圾桶	
操作过程	核对解释	携用物至床旁，核对病人的床号、姓名，向家属解释并取得合作	

续表

操作程序	简要流程	操作要点	图示
操作过程	安置体位	协助病人取右侧卧位或平卧位，头偏向一侧，面向操作者，打开一次性无菌口腔护理包，将治疗巾围于病人颌下及胸前，弯盘放于口角旁	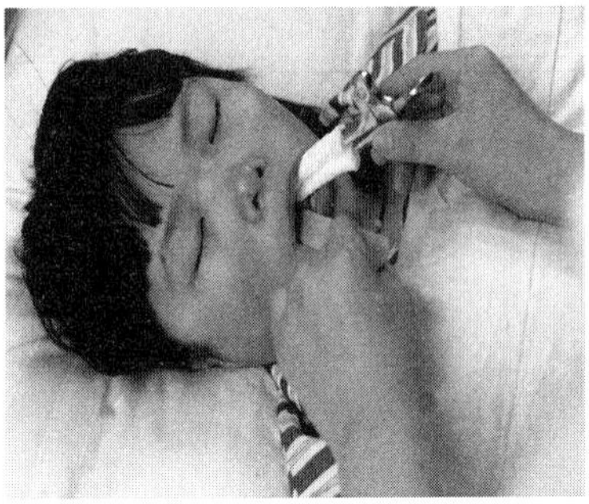 图 4-55　昏迷病人张口法
	润唇检查	倒少许漱口溶液湿润干棉球，干湿度适宜，并清点棉球个数，取棉球湿润上下口唇及口角，操作者一手持手电筒，一手用压舌板撑开颊部，观察牙龈、口腔颊部黏膜情况	
	擦洗口腔	①擦洗牙齿外侧面：操作者一手用压舌板轻轻撑开左侧颊部，一手用弯血管钳夹棉球擦洗牙齿左外侧面，由上到下，由内向外，沿齿缝纵向擦洗至门齿；同法擦右外侧面 ②擦洗牙齿内侧面、咬合面、颊部：用张口器和压舌板使病人张口，张口器放于磨牙之间（图 4-55）；用手电筒照射观察口腔有无出血、溃疡等现象；用弯血管钳夹紧棉球擦洗牙齿的左上内侧面、左上咬合面、左下内侧面、左下咬合面、左侧颊部；换张口器于左侧磨牙之间，同法擦洗右上、下内侧面、咬合面、颊部 ③擦洗硬腭、舌面、舌下：由内向外，“Z”字形擦洗硬腭，用舌钳轻柔地拉出部分舌头，由内向外，“Z”字形擦洗舌面；勿触及咽部，以免引起恶心；擦洗舌下时，需要辅助用压舌板，翘起舌头，先左后右，由内向外擦洗舌系带两侧	
	观察指导	清点污棉球数量，必须与备物时一致；用手电筒照射检查口腔，观察是否擦洗干净，有无异常情况，必要时在患处涂外用药；取下张口器，撤治疗巾，弯盘；若病人口唇干燥可涂液体石蜡或润唇膏；帮助病人取舒适体位，与家属做好沟通并给予相关宣教	
	整理记录	整理病床单位，清理用物，洗手，脱口罩，记录，签名	
操作评价	操作过程	动作规范、熟练	
	操作效果	擦洗口腔方法及顺序正确，合理使用张口器和舌钳，病人的口腔清洁、湿润、舒适、无异味，发现口腔有异常情况处理及时正确	

注：操作关键点如下。①昏迷病人吞咽反射迟钝或消失，口腔护理时禁忌漱口，棉球不宜过湿，以免溶液吸入呼吸道，发生误吸。②昏迷病人需用张口器时，应从磨牙处放入，牙关紧闭者不可用暴力助其张口。

单元拓展训练

案例 4-2

王某，男性，68岁。两年前因进行性加重的呼吸困难、咳嗽和咳痰来院就诊，诊断为“慢性阻塞性肺疾病”。3天前，因受凉后再次出现咳嗽、咳痰，痰液黏稠，痰量较多，并出现喘息，第二次来院就诊，以“慢性阻塞性肺疾病急性加重期、左肺肺炎”收住呼吸内科。入院后查体：T 39.8℃，P 146次/分，R42次/分，BP 180/104mmHg，SpO_2 82%。桶状胸，左下肺叩诊呈实音，余肺部叩诊呈过清音，左下肺呼吸音较右侧减弱，双肺闻及痰鸣音，未闻及哮鸣音。心律不齐，各瓣膜区未闻及病理性杂音。颈静脉无怒张、肝－颈静脉回流征（-）。腹平软，肠鸣音正常。病人神志清楚、烦躁、气促、睡眠差。既往有高血压病史（病情及用药不详）。给予常规内科治疗，主要包括抗感染、祛痰平喘、吸氧和对症支持治疗等。长期医嘱：0.9%氯化钠注射液100ml+哌拉西林钠-他唑巴坦4.5g，静脉滴注，q6h；临时医嘱：青霉素皮试，进行心电图血氧监护，物理降温，进行三大常规、血气分析、血培养、血生化、痰培养、心脏彩超、胸部CT等检查，入院第五天，病人病情加重，呼吸衰竭，浅昏迷，遵医嘱给予病人鼻饲饮食和口腔护理。

（一）讨论提纲

1. 病人收住呼吸内科，医生查房后，开出长期医嘱：0.9%氯化钠注射液100ml+哌拉西林钠-他唑巴坦4.5g，静脉滴注，q6h；临时医嘱：青霉素皮试，进行心电图检查、血氧监护。哌拉西林钠-他唑巴坦的药物成分“哌拉西林钠”为半合成青霉素类抗生素，有青霉素类药物过敏史或青霉素药物过敏试验阳性者禁用。工作任务提示：青霉素过敏试验，静脉滴注。

2. 病人高热、烦躁、痰量较多、气促等症状，测量体温39.8℃、SpO_2 82%。长期医嘱：低流量吸氧、吸痰、体位引流及拍背排痰prn；临时医嘱：物理降温，急查动脉血气分析、胸部CT、心脏彩超，查三大常规、血培养、血生化、痰培养。工作任务提示：氧气吸入，物理降温，采集血、尿、便常规标本及血培养、血生化、动脉血、痰培养标本，必要时吸痰。

3. 病人入院第五天，呼吸衰竭，处于浅昏迷状态，无法自行进食、进水。医生开出长期医嘱：鼻饲饮食、口腔护理。病人处于浅昏迷状态，为其执行各项护理操作时，应注意与清醒者有所区别。鼻饲流质饮食时，应选用昏迷病人插入胃管的方法；口腔护理时，应禁忌漱口，并正确使用张口器。工作任务提示：鼻饲流质饮食和口腔护理。

（二）实训指导

1. 将全班同学分成若干小组，各小组根据上述案例、讨论提纲，进行小组讨论，设定情景和工作任务，列出该病人的主要护理诊断/问题，并初步制订护理计划。

2. 各小组成员分工合作，分别扮演护士、病人、家属、医师等不同角色，进行角色扮演模拟综合实训。

（郭蒲霞　熊芳芳）

5 实训五 手术病人的护理

学习目标

1. 熟练掌握手术区皮肤准备、大量不保留灌肠术、导尿管留置术等技能。

2. 学会外科手消毒、穿无菌手术衣、消毒铺巾配合、器械台管理和各种引流管护理等技能。

3. 具有严格的无菌观念、严谨的工作态度；具有观察、分析、解决问题的能力及团队合作精神、慎独精神。

案例 5-1

江女士，68 岁。因“进行性吞咽困难伴消瘦 4 个月”就诊，门诊胃镜检查提示食管癌，以“食管癌”收入院。入院查体：T 36.6℃，P 86 次 / 分，R 16 次 / 分，BP 140/90mmHg，神志清楚，消瘦，慢性病容。入院完善各项相关检查及准备，拟行手术治疗。病人因担心手术治疗效果、手术风险和手术费用等出现紧张、焦虑情绪。

入院一周已完成相关检查，诊断明确，无手术禁忌证，定于次日在全身麻醉下行“食管癌根治术”。术前医嘱：手术区皮肤准备、清洁肠道、留置胃管、留置导尿管、麻醉前药物准备等。次日历经 4 小时手术顺利，插有胃管、胸腔引流管、尿管，安全返回病房。术后医嘱：禁饮食、持续胃肠减压、留置导尿管护理、胸腔闭式引流护理、补液、抗炎治疗等。

术后第 2 天拔除尿管后，病人出现尿潴留，用各种方法诱导排尿均无效，医嘱：导尿术。3 天后，病人主诉排尿终末时下腹部疼痛，排尿次数增多，尿液浑浊，尿常规镜检发现白细胞为 20 个 /HP，医嘱：膀胱冲洗。

一、术 前 护 理

（一）情景与任务

1. 情景导入 江女士因“进行性吞咽困难伴消瘦 4 个月”就诊，以“食管癌”收住入院。入院一周已完成相关检查，诊断明确，无手术禁忌证，定于次日在全身麻醉下行“食管癌根治术”。医师已开术前医嘱。

2. 工作任务 护士应做好心理护理工作，消除病人紧张、焦虑情绪。遵医嘱为病人完成手术区皮肤准备、清洁肠道、留置胃管、留置导尿管。

3. 任务分析 术前常规进行手术区皮肤准备，以减少手术区皮肤的病原微生物；术前一日清洁肠道，即反复多次大量不保留灌肠，以避免术后肠胀气的发生；手术日晨留置胃管便于术后胃肠减压，留置导尿管便于术中、术后观察尿量及防止病人术后发生尿潴留。

（二）计划与实施

技能 1　手术区皮肤准备

1. 操作流程

操作程序	简要流程	操作要点	图示
护士准备	素质要求	着装整洁、举止端庄、语言柔和、表达清晰	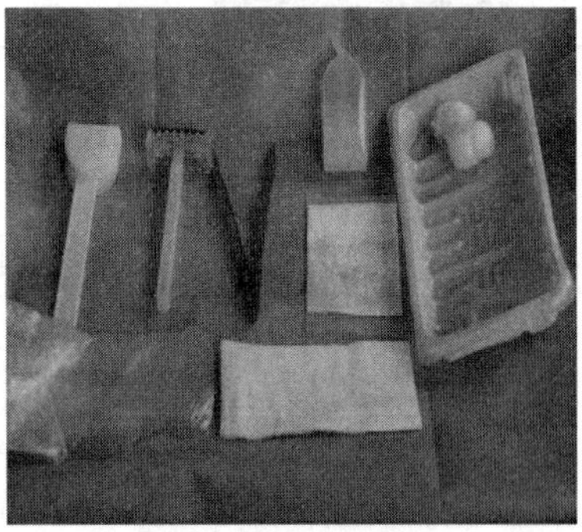
	核对签名	两人核对医嘱及执行单，签名	
操作评估	病人情况	年龄、生命体征、意识状态、心理状态、对备皮的认知和合作程度	
	皮肤情况	手术区皮肤是否完整、清洁、有无感染、破损、瘢痕及汗毛稀疏等情况	
	环境情况	室温、光线、隐蔽性	
操作准备	病人准备	了解操作目的、过程、注意事项及配合要点，并愿意合作；体位舒适，已排大小便	图 5-1　备皮用物
	环境准备	室内光线充足；关闭门窗、温湿度适宜；屏风或床帘遮挡	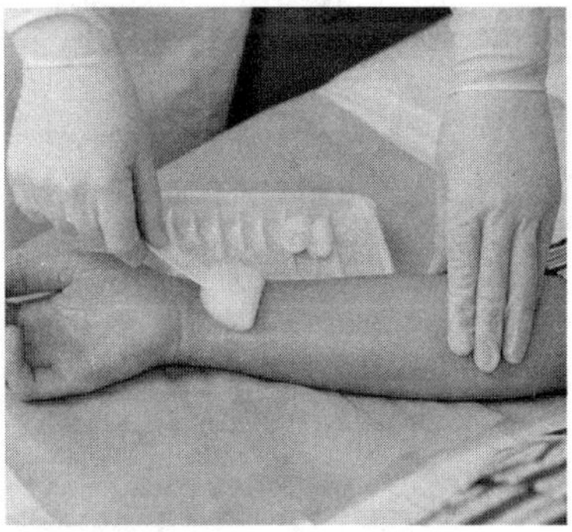
	护士准备	洗手，戴口罩	
	用物准备	治疗车上层：治疗盘、一次性备皮包（治疗巾、手套、安全剃刀、弯盘、20%肥皂液或滑石粉袋、软毛刷、纱布）（图 5-1） 治疗车下层：医疗废物桶、生活垃圾桶；另备：温水、脸盆、毛巾、手电筒	
操作过程	核对解释	核对病人，解释并取得合作，接病人至备皮室或床旁遮挡	图 5-2　涂备皮液
	安置体位	安置舒适体位，充分暴露备皮部位，注意保暖，备皮区域身体下铺治疗巾、戴手套	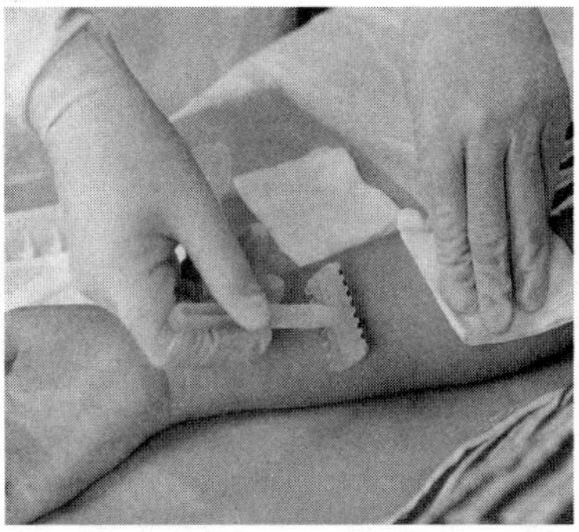
	剃毛清洁	用软毛刷蘸肥皂液或滑石粉涂擦备皮区域（图 5-2）；一手持纱布绷紧皮肤，另一手持剃毛刀，顺毛发方向剃净毛发（图 5-3），同时剔除术侧腋毛；用毛巾浸温水洗净局部毛发及肥皂液；必要时用 75% 乙醇清洁消毒脐眼；根据病情告知病人沐浴，注意预防感冒	图 5-3　备皮手法
	检查皮肤	手电筒斜照局部，检查毛发是否剃净，有无刮破皮肤	
	整理记录	协助病人穿好衣服，护送其回病房或协助取舒适体位，拉开床帘；清理用物，脱手套；洗手，脱口罩，记录，签名	
操作评价	操作过程	操作熟练、动作轻柔	
	操作效果	毛发剔除干净、皮肤清洁，备皮范围符合要求，皮肤无划伤	

2. 操作关键点

（1）左手拿纱布向相反方向绷紧皮肤，右手持剃毛刀，刀刃与皮肤成45°～60°角，顺毛发方向轻巧地剃净毛发，不可倒剃，否则易划伤皮肤。

（2）腹部手术需特别处理脐部。

（3）备皮时间不可超过24小时，否则需重新备皮。

3. 操作考评标准

程序		分值	考核评价要点	评分等级 A	B	C	得分	存在问题
护士准备		4	仪表着装规范、语言表达清晰	2	1	0		
			核对医嘱及执行单正确	2	1	0		
操作评估		8	了解病人情况充分	3	2	1		
			观察手术区皮肤情况正确	3	2	1		
			观察操作环境符合要求	2	1	0		
操作准备	病人	2	理解、配合，体位舒适，已排大小便	2	1	0		
	环境	2	符合操作要求	2	1	0		
	护士	2	洗手、戴口罩正确	2	1	0		
	用物	2	准备齐全、放置合理	2	1	0		
操作过程	核对解释	4	核对病人正确	2	1	0		
			解释清晰到位并取得合作	2	1	0		
	安置体位	9	体位安置舒适	3	2	1		
			备皮区暴露充分、适当，遮挡措施得当	3	2	1		
			铺治疗巾、戴手套正确	3	2	1		
	剃毛清洁	40	涂擦肥皂液适量、范围适宜	4	3	2		
			手持剃刀方法正确，剃刀与皮肤夹角合适	8	5	3		
			剃毛方法正确、无遗漏、无划痕	6	4	2		
			备皮范围正确	4	3	2		
			适时与病人交流，询问有无不适	4	3	2		
			动作连贯，无长时间间断	4	3	2		
			清洁皮肤认真、彻底	3	2	1		
			特殊部位处理正确（脐眼、腋窝）	5	4	3		
			交代沐浴及注意事项正确	2	1	0		
	检查皮肤	10	手电筒照射方向正确	3	2	1		
			检查毛发剃净、无刮破皮肤	7	5	3		
	整理记录	7	协助穿衣，送返病房，安置体位	3	2	1		
			清理用物、脱手套正确	2	1	0		
			洗手、脱口罩、记录、签名正确	2	1	0		
操作评价		10	关爱病人、沟通有效、舒适安全	4	3	2		
			操作熟练、准确、连贯、整体计划性好	4	3	2		
			操作时间不超过10分钟	2	1	0		
关键缺陷			无人文关怀、无沟通，未检查备皮结果、毛发未剃净、皮肤损伤、未清洁皮肤等均不及格					
总分		100						

技能 2　大量不保留灌肠术

1. 操作流程

操作程序	简要流程	操作要点	图示
护士准备	素质要求	着装整洁、举止端庄、语言柔和、表达清晰	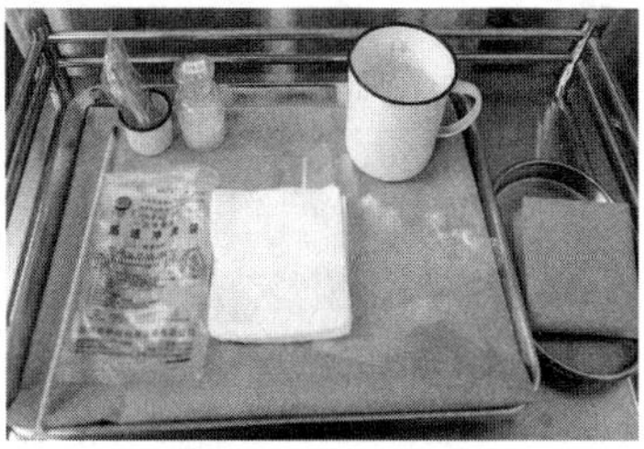 图 5-4　灌肠用物
	核对签名	两人核对医嘱及执行单，签名	
操作评估	病人情况	生命体征、意识状态、心理状态、自理能力、对灌肠的认知和合作程度，有无灌肠禁忌证	
	局部情况	肛周皮肤是否完好	
	环境情况	温湿度、隐蔽性、安全性	
操作准备	病人准备	了解灌肠目的、过程、注意事项及配合要点，并愿意合作；排空膀胱，学会深呼吸，体位舒适	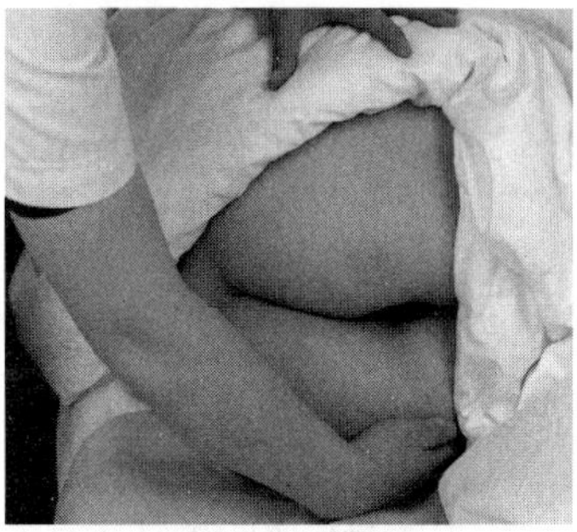 图 5-5　灌肠体位
	环境准备	室内光线充足；关闭门窗、温湿度适宜；屏风或床帘遮挡	
	护士准备	洗手，戴口罩	
	用物准备	治疗车上层：治疗盘、灌肠溶液（大量杯内盛 0.1% ～ 0.2% 肥皂水 500 ～ 1000ml，温度 39 ～ 41℃或按医嘱准备）、水温计、一次性灌肠袋、弯盘、润滑剂、棉签、卫生纸、一次性治疗巾、手套（图 5-4）	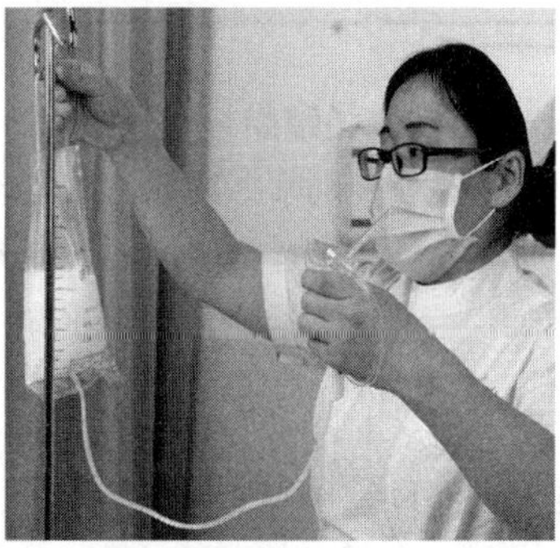 图 5-6　挂灌肠袋
		治疗车下层：便盆及便盆巾、医疗废物桶、生活垃圾桶；另备输液架	
操作过程	核对解释	携用物至床旁，核对病人，解释并取得合作	
	安置体位	拉上床帘，协助病人取左侧卧位，双膝屈曲，脱裤至膝部，臀部移至床沿（图 5-5）（对不能自控排便者可取仰卧位，臀下放便器），臀下铺治疗巾，臀边放弯盘	
	挂灌肠袋	将灌肠液倒入灌肠袋，挂灌肠袋于输液架上，袋内液面距肛门 40 ～ 60cm（图 5-6）	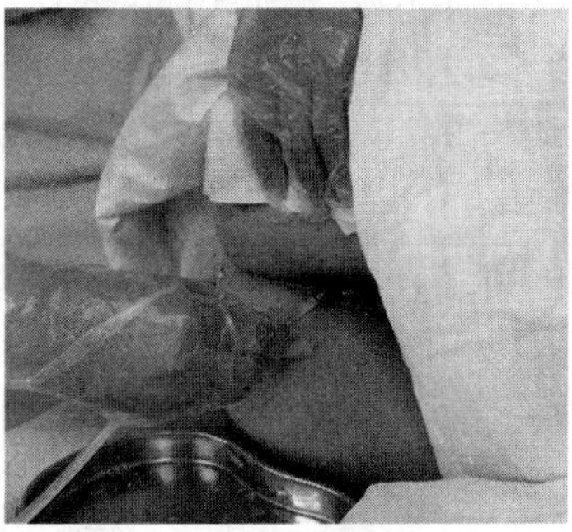 图 5-7　插肛管
	润管排气	戴手套，润滑肛管前端，排尽管内空气，关闭调节器	
	插管灌液	左手垫卫生纸分开臀部，显露肛门，嘱病人做排便动作，右手持肛管轻轻插入直肠 7 ～ 10cm（图 5-7）；固定肛管，打开调节器，使溶液缓缓流入	
	观察处理	观察袋内液面下降情况，根据病人反应调节灌肠液流速，如溶液流入受阻，可转动肛管或挤捏肛管；如病人有腹胀或便意，应适当放低灌肠袋、减慢流速或暂停片刻，嘱病人张口做深呼吸（图 5-8）	

续表

操作程序	简要流程	操作要点	图示
操作过程	拔出肛管	待溶液即将流尽时关闭调节器，用卫生纸包住肛管轻轻拔出，连同灌肠袋一起投入医疗废物桶，擦净肛门，脱手套，协助平卧	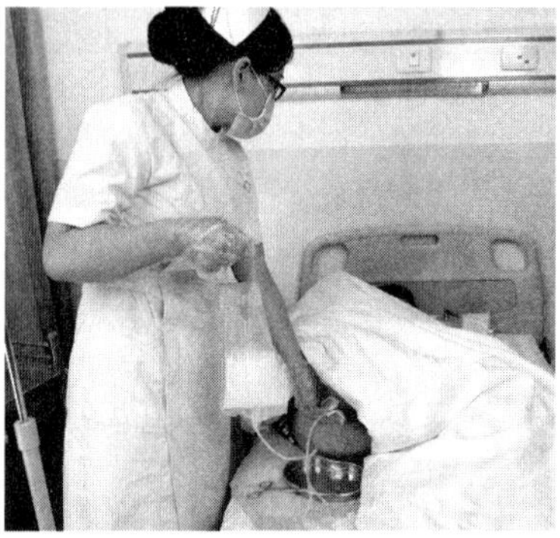 图 5-8　观察处理
	观察告知	观察病人反应，询问其感受，嘱其尽量保留 5 ～ 10 分钟后再排便	
	协助排便	能下床的病人，协助其如厕；对不能下床的病人，给予便器；将卫生纸、呼叫器放于易取处，排便后及时取出便器，撤去治疗巾，脱手套，协助病人穿裤，取舒适体位	
	整理记录	整理床单位，清理用物，开窗通风；观察大便，必要时留取标本送检；洗手，脱口罩，在体温单相应栏内记录灌肠结果，并签名	
操作评价	操作过程	操作熟练、动作轻柔、方法正确，保护病人隐私和自尊	
	操作效果	病人无直肠黏膜损伤及其他并发症，达到灌肠目的；床铺整洁无污染	

2. 操作关键点

（1）准确掌握灌肠溶液种类、温度、浓度、流速及液量。

（2）灌肠过程中应随时观察病人的病情变化，如出现脉速、面色苍白、出冷汗、剧烈腹痛、心慌气急时，应立即停止灌肠，并报告医师紧急处理。

（3）灌肠后注意观察病人排便情况，粪便的颜色、性状和量等。

（4）消化道出血、妊娠、急腹症、严重心血管疾病、近期肠道手术、肛门疾病、排便失禁等病人禁忌大量不保留灌肠术。

（5）肝性脑病病人，禁用肥皂水灌肠；伤寒病人，灌肠液量不得超过 500ml，压力要低（液面不得高于肛门 30cm）；充血性心力衰竭或水钠潴留病人禁用 0.9% 氯化钠溶液灌肠。

3. 操作考评标准

程序		分值	考核评价要点	评分等级 A	评分等级 B	评分等级 C	得分	存在问题
护士准备		4	仪表着装规范、语言表达清晰	2	1	0		
			两人核对医嘱及执行单正确	2	1	0		
操作评估		8	了解病人情况充分，无灌肠禁忌证	3	2	1		
			观察肛门周围皮肤正确	3	2	1		
			观察操作环境正确	2	1	0		
操作准备	病人	2	理解、配合，体位舒适，已排空膀胱	2	1	0		
	环境	2	符合操作要求	2	1	0		
	护士	2	洗手、戴口罩正确	2	1	0		
	用物	2	准备齐全、放置合理	2	1	1		

续表

程序		分值	考核评价要点	评分等级			得分	存在问题
				A	B	C		
操作过程	核对解释	4	核对病人正确	2	1	0		
			解释清晰并取得合作	2	1	0		
	安置体位	5	体位安置正确，保暖、遮挡措施得当	3	2	1		
			垫治疗巾、置弯盘正确	2	1	0		
	挂灌肠袋	6	灌肠液倒入灌肠袋无外流、适量	3	2	1		
			温度、压力适宜	3	2	1		
	润管排气	6	戴手套，润滑肛管长度、方法正确	4	3	2		
			排尽管内空气，关闭调节器及时	2	1	0		
	插管灌液	18	分开臀部，露出肛门手法正确	3	2	1		
			插管方法正确、深度适宜	9	7	5		
			正确固定肛管，松开调节器	3	2	1		
			液体灌入速度适宜	3	2	1		
	观察处理	8	观察病人反应，询问其感受	4	3	2		
			处理病人反应及时正确	4	3	2		
	拔出肛管	9	关闭调节器适时	3	2	1		
			拔管方法正确，擦净肛门方法正确	3	2	1		
			脱手套适时，病人体位舒适	3	2	1		
	观察告知	4	观察病人反应，询问其感受	2	1	0		
			告知病人保留灌肠液的时间正确	2	1	0		
	协助排便	4	及时协助病人排便，撤去便器	2	1	0		
			协助病人穿好裤子，体位舒适	2	1	0		
	整理记录	6	整理床单位，清理用物，开窗通风	2	1	0		
			观察大便方法正确，送检及时	2	1	0		
			洗手、脱口罩、记录、签名正确	2	1	0		
操作评价		10	关爱病人、沟通有效、注意遮挡	4	3	2		
			操作熟练、准确、整体计划性好	4	3	2		
			操作时间不超过 8 分钟	2	1	0		
关键缺陷			无人文关怀、无沟通，插管方法不正确、插管深度不适宜、灌肠袋高度不正确、病人特殊反应处理不当等均不及格					
总分		100						

技能 3　导尿管留置术

1. 操作流程

操作程序	简要流程	操作要点	图示
护士准备	素质要求	着装整洁、举止端庄、语言柔和、表达清晰	
	核对签名	两人核对医嘱及执行单，签名	
操作评估	病人情况	生命体征、意识状态、心理状态、自理能力、对留置导尿管的认知和合作程度	
	局部情况	膀胱充盈程度、会阴部皮肤黏膜情况	

续表

操作程序	简要流程	操作要点	图示
操作评估	环境情况	温湿度是否适宜、隐蔽性、安全性	
操作准备	病人准备	了解操作目的、过程、注意事项及配合要点，并愿意合作，体位舒适，已自行清洗会阴	
	环境准备	室内光线充足；关闭门窗、温湿度适宜；屏风或床帘遮挡	
	护士准备	洗手，戴口罩	
	用物准备	治疗车上层：治疗盘、一次性导尿包（内有安尔碘棉球 2 袋、弯盘 2 个、镊子 3 把、手套 2 双、液体石蜡、治疗巾、洞巾、纱布、双腔导尿管、集尿袋、注射器内 0.9% 氯化钠注射液 10ml、标本瓶）（图 5-9）、一次性治疗巾；必要时备毛毯	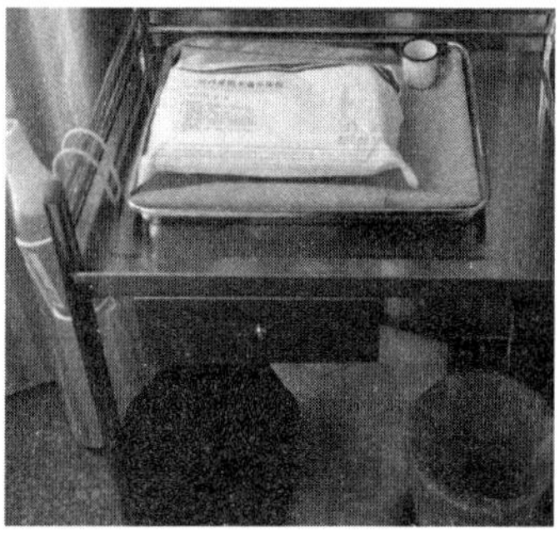 图 5-9　用物准备
		治疗车下层：便盆及便盆巾、医疗废物桶、生活垃圾桶	
操作过程	核对解释	携用物至床旁，核对病人，解释并取得合作	
	安置体位	拉上床帘，协助病人取屈膝仰卧位，脱裤至膝部，再将左侧裤腿脱下拉平盖于右腿，天冷时加毛毯，被子中下段折叠好盖在左腿及上半身，且将两腿略分开（图 5-10）	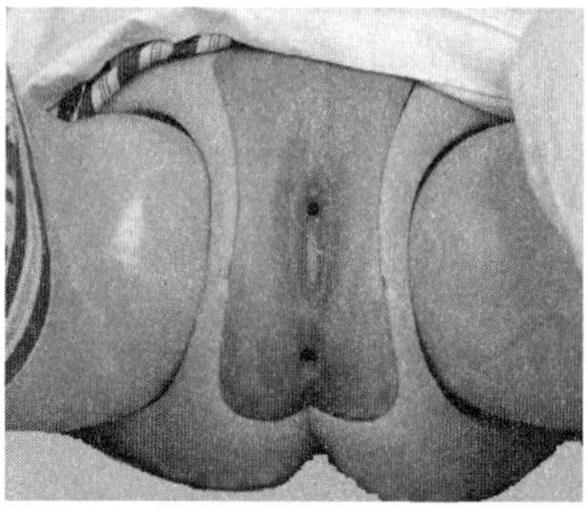 图 5-10　导尿体位
	首次消毒	臀下垫治疗巾，打开导尿包，将首次消毒用物取出；撕开安尔碘棉球袋且将棉球挤出至弯盘一侧，弯盘置于近会阴处；左手戴手套，右手持镊子夹取棉球消毒，消毒原则：由外向内、自上而下、先对侧后近侧，每个棉球限用一次；消毒顺序：阴阜、大阴唇、左手分开大阴唇消毒小阴唇、尿道口至肛门，污棉球放在弯盘另一侧（图 5-11）；消毒毕，脱下手套放弯盘内，将弯盘等污物放入医疗废物桶内	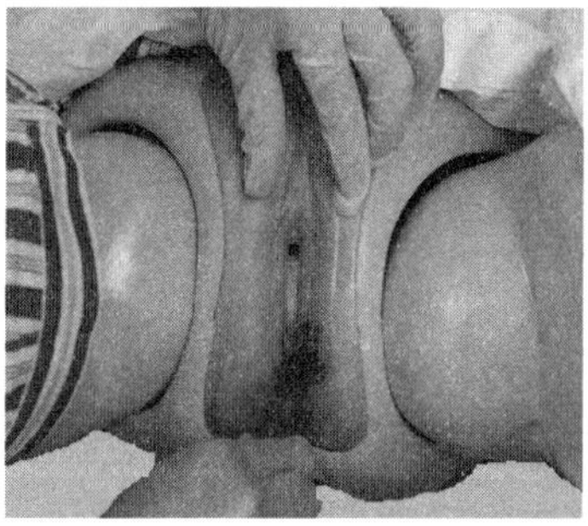 图 5-11　首次消毒
	开包铺巾	于病人两腿之间打开导尿包内层，戴无菌手套，铺洞巾，连接包布内面形成一无菌区域（图 5-12）	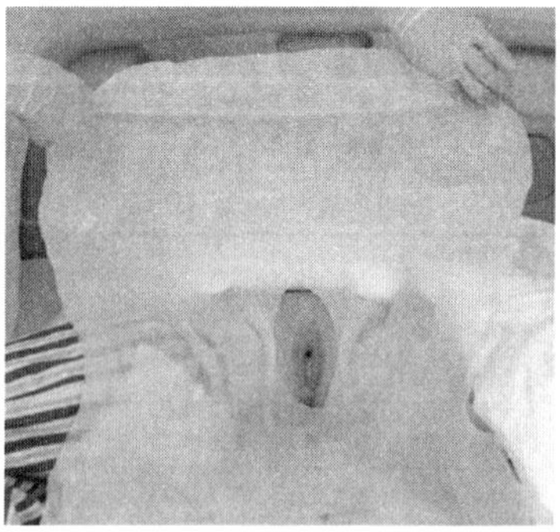 图 5-12　铺洞巾
	接袋润管	将用物合理分类摆放（图 5-13），检查导尿管（图 5-14），拧紧接尿袋放尿口，取下连接管接头保护帽，与导尿管连接、松开管夹，润滑导尿管前端，放入弯盘内	
	再次消毒	将盛放消毒用物的弯盘置于近会阴处，取出棉球至弯盘一侧，左手分开固定小阴唇，暴露尿道口，右手持镊夹棉球消毒：尿道口、小阴唇、尿道口，由内向外、自上而下，每个棉球限用一次；用镊子将弯盘及污棉球拉至床尾，避免跨越无菌用物	

续表

操作程序	简要流程	操作要点	图示
操作过程	插管固定	左手固定小阴唇不动，右手将放有无菌导尿管的弯盘移至近会阴处，持钳夹导尿管前端插入尿道 4 ～ 6cm，见尿液流出再插入 5 ～ 7cm（图 5-15）；观察尿液流出通畅，关管夹，向导尿管气囊内注入 0.9% 氯化钠溶液 5 ～ 10ml，向外轻拉至有阻力感，再向内推约 2cm，即证实导尿管固定于膀胱内；需要时留取尿标本（图 5-16），撤洞巾擦净外阴	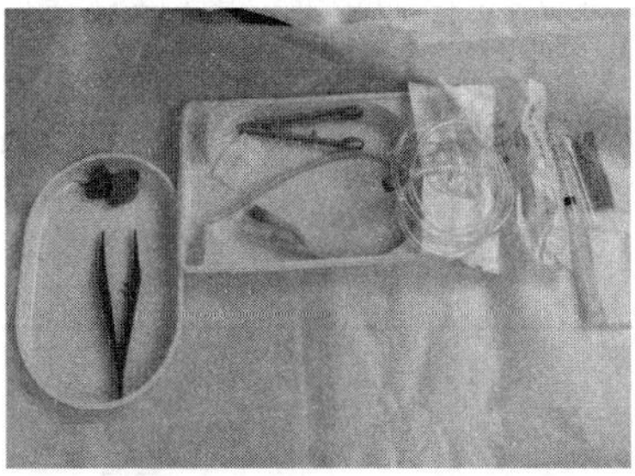 图 5-13 用物分类摆放 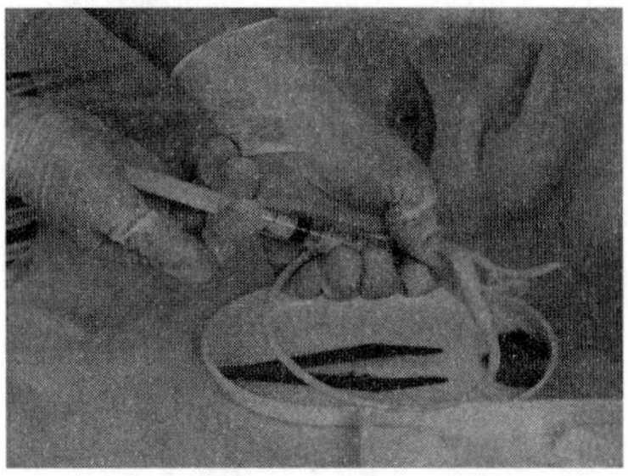 图 5-14 检查导尿管 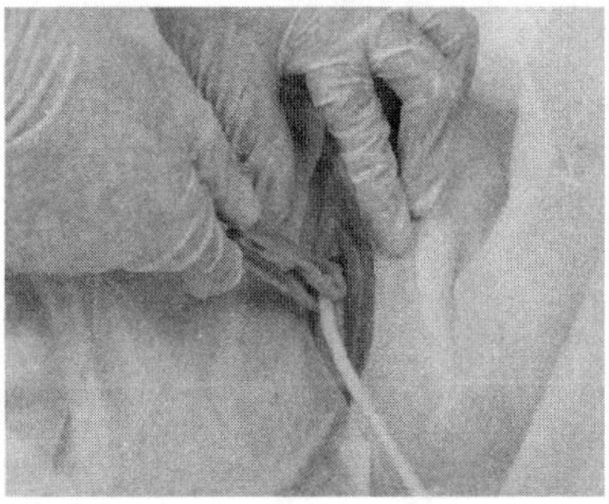 图 5-15 插导尿管 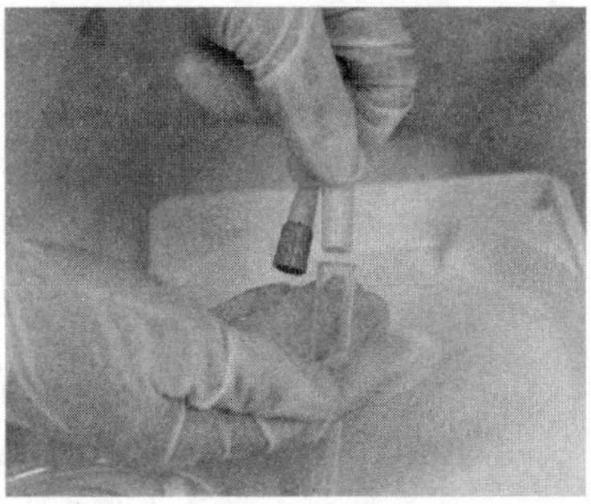 图 5-16 留取尿标本
	挂袋观察	将集尿袋挂于床沿，打开管夹，观察尿液引流通畅；收拾导尿包放入医疗废物桶，脱手套，手消毒，询问病人感受，交代注意事项	
	整理记录	协助病人取舒适体位，整理床单位，拉开床帘；清理用物，洗手，脱口罩，记录，签名	
操作评价	操作过程	严格遵循无菌技术操作原则，动作熟练、轻柔，保护病人隐私和自尊	
	操作效果	插管一次性成功，无尿道损伤、无污染；沟通有效，病人无特殊不适	

2. 操作关键点

（1）严格执行无菌技术操作原则，防止尿路感染。

（2）仔细辨别尿道口的位置，若导尿管误入阴道，要立即拔出，更换导尿管重新插管。

（3）固定导尿管时，根据导尿管上注明的气囊容积向气囊内注入等量 0.9% 氯化钠溶液 5 ～ 10ml，向外轻拉导尿管有阻力感，证实导尿管已固定于膀胱内；膨胀的气囊不宜卡在尿道内口，应再向内推约 2cm，以免气囊压迫膀胱黏膜造成损伤和不适。

3. 操作考评标准

程序		分值	考核评价要点	评分等级			得分	存在问题
				A	B	C		
护士准备		4	仪表着装规范、语言表达清晰	2	1	0		
			两人核对医嘱及执行单正确	2	1	0		
操作评估		8	了解病人情况充分	3	2	1		
			了解膀胱充盈、会阴部皮肤黏膜情况正确	3	2	1		
			观察操作环境正确	2	1	0		
操作准备	病人	2	理解、配合，体位舒适，已清洗会阴部	2	1	0		
	环境	2	符合无菌操作要求	2	1	0		
	护士	2	洗手、戴口罩正确	2	1	0		
	用物	2	准备齐全、放置合理	2	1	0		
操作过程	核对解释	4	核对病人正确	2	1	0		
			解释清晰并取得合作	2	1	0		
	安置体位	3	病人体位安置正确，保暖、遮挡措施得当	3	2	1		
	初步消毒	11	垫治疗巾，打包取物方法正确	2	1	0		
			消毒方法、顺序正确	7	5	3		
			污棉球放置正确，处理用物正确	2	1	0		
	开包铺巾	7	打开导尿包位置、方法正确	3	2	1		
			戴手套、铺洞巾、构成无菌区正确	4	3	2		
	接袋润管	9	用物分类放置合理	3	2	1		
			检查、润滑导尿管、接集尿袋方法正确	3	2	1		
			操作中未跨越无菌区、无污染	3	2	1		
	再次消毒	10	消毒方法、顺序正确	6	4	2		
			尿道口暴露正确、无污染	4	3	2		
	插管固定	14	插管方法正确、深度恰当	6	4	2		
			固定导尿管方法正确	2	1	0		
			气囊内注入 0.9% 氯化钠溶液适量	2	1	0		
			开关管夹时机适宜，必要时留取尿标本	2	1	0		
			撤洞巾、擦净外阴正确	2	1	0		
	挂袋观察	8	集尿袋挂床沿方法正确、高度适宜	2	1	0		
			观察尿液方法正确	2	1	0		
			撤导尿包，脱手套，手消毒方法正确	2	1	0		
			观察病人反应、交代注意事项正确	2	1	0		
	整理记录	4	病人体位舒适，整理床单位	2	1	0		
			洗手、脱口罩、记录、签名正确	2	1	0		

续表

程序	分值	考核评价要点	评分等级			得分	存在问题
			A	B	C		
操作评价	10	关爱病人、沟通有效、注意遮挡	2	1	0		
		动作轻柔、尿道黏膜无损伤	2	1	0		
		无菌观念强，严格执行无菌操作	3	2	1		
		操作熟练、准确，时间不超过 15 分钟	3	2	1		
关键缺陷		无人文关怀、无沟通，消毒方法、顺序错误，插管方法不正确、深度不适宜、动作粗暴、损伤尿道黏膜，操作不熟练、严重污染等均不及格					
总分	100						

二、术中配合

（一）情景与任务

1. 情景导入　病人已做好术前准备，今晨 8 时 30 分由平车送至手术室，在全身麻醉下行“食管癌根治术”。手术室护士密切配合医师，历经 4 小时，手术顺利完成。

2. 工作任务　器械护士在手术开始前，要进行外科手消毒，并穿好无菌手术衣，戴好无菌手套，还需配合手术医生进行手术区域的消毒铺巾及管理器械台，保证手术顺利进行。

3. 任务分析　严格执行外科无菌技术操作原则，保证病人手术区皮肤、手术人员的手臂、手术器械与敷料清洁、无菌，以防术后切口感染，所以器械护士在手术开始前要进行手消毒、穿无菌手术衣和在手术切口铺巾，并做好器械台的管理工作，这样可准确、迅速地配合医生，缩短手术时间，提高手术成功率，降低感染率，而这一任务的顺利完成，需要巡回护士的协助。

（二）计划与实施

技能 4　外科手消毒、穿无菌手术衣

1. 操作流程

操作程序	简要流程	操作要点	图示
护士准备	素质要求	仪表着装规范，无菌观念强，态度认真，严谨缜密，干练利落，反应敏捷	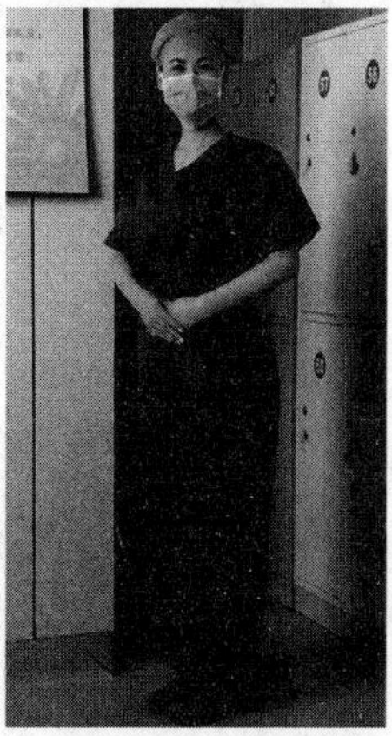 图 5-17　护士准备
操作评估	洗手设施	洗手池类型及使用方法；毛刷、小毛巾是否经消毒灭菌处理、放置是否合理；手臂清洁液、消毒液是否充足；水温是否适宜	
	手术环境	无菌手术衣的大小、数量是否充足；室温、光线是否适宜；是否连台手术及前一台手术是否为污染或感染手术	
操作准备	环境准备	刷手间、手术室用物摆放整齐，符合要求，水温、室温适宜，光线充足	

续表

操作程序	简要流程	操作要点	图示
操作准备	护士准备	更换洗手衣（穿短袖或卷袖过肘15cm以上）、裤，摘下首饰、手表，修剪指甲，戴好口罩、帽子；面对穿衣镜再次检查整理着装，符合手术要求（图5-17）	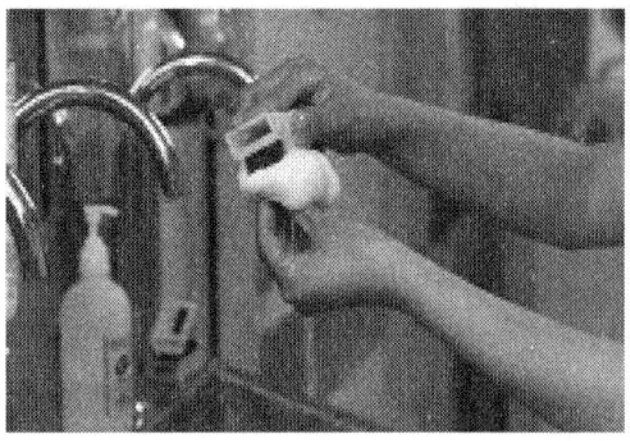 图5-18　刷手
	用物准备	①外科手消毒：无菌软毛刷、无菌小毛巾、刷手液、消毒液、刷手池设备 ②穿无菌手术衣：大器械台、无菌手术衣包、无菌手套	
操作过程	入刷手间	进入刷手间，检查贮放毛刷、小毛巾的无菌容器开关是否灵活	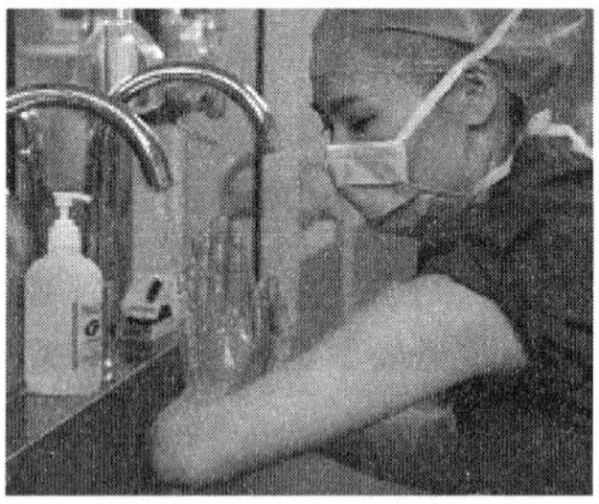 图5-19　冲洗
	外科手消毒	①洗手：按七步卫生洗手法洗手至肘上10cm，用流水冲净，保持洗手衣裤干燥 ②刷手：取无菌毛刷，再取适量消毒液，依次刷洗：指尖、指间、手掌、手背、腕部（环形）、前臂（螺旋性）、肘部、上臂下1/3（肘上10cm），两手交替向上刷洗（图5-18） ③冲洗：指尖向上流水冲洗，使污水顺肘部流下，防止洗手衣裤前面被水打湿（图5-19） ④更换无菌手刷，重复刷手、冲洗，共刷洗3遍，约需10分钟 ⑤擦干：抓取无菌小毛巾中心部位，擦干双手后将无菌巾对折呈三角形，底边置于腕部，角向下，另一手拉住对角从腕部螺旋状向上擦干（图5-20），翻转小毛巾，同法擦干对侧 ⑥消毒：一手心接取适量消毒液，消毒另一手指尖后将残余消毒液均匀涂于前臂至肘上5cm，同法消毒对侧手指尖和手臂，共2遍，最后接取适量消毒液，按“七步卫生洗手法”前五步顺序消毒双手2遍，保持拱手姿势（图5-21）	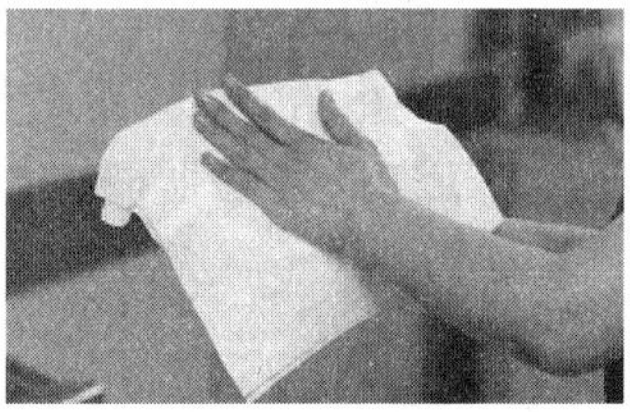 图5-20A　擦手 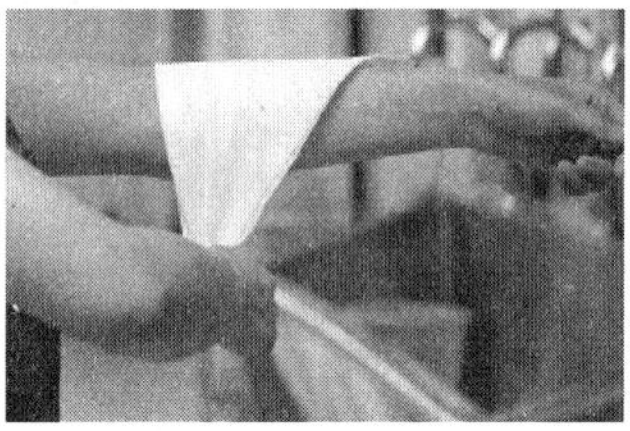 图5-20B　擦手
	入手术间	打开自动感应门或用背部推门，进入手术间，保持拱手姿势，等待手臂消毒液自然干燥	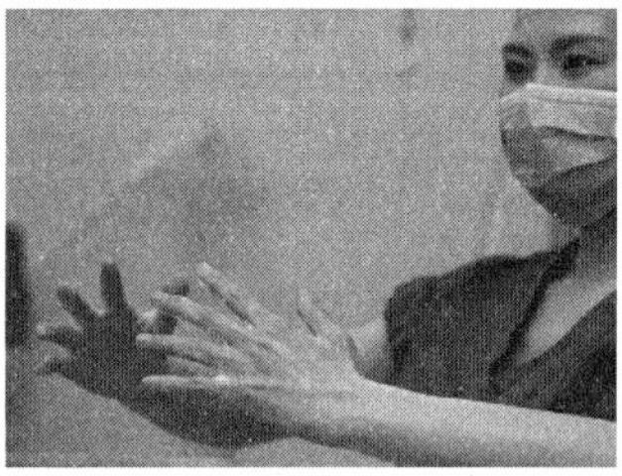 图5-21　拱手姿势
	穿手术衣戴手套	①取手术衣：从无菌台上抓取手术衣 ②展开衣服：选择较宽敞处，手提衣领使衣的下端自然下垂展开；两手提衣领内角，左右轻轻抖动打开手术衣（正面向外），示指和拇指折叠捏住衣领内面、其他三指撑住肩缝内面，轻摆抖开手术衣，露出袖口根部 ③穿手术衣：将手术衣向上轻轻抛起，两臂向前平伸、双手顺势插入袖中（图5-22） ④系背带：巡回护士在其背后抓住手术衣后襟内面向后拉平衣袖（衣袖口裹住指尖），器械护士即屈曲肘部保持拱手姿势，巡回护士从内面翻平衣领，协助其系好手术衣领口和后襟上部系带（图5-23）	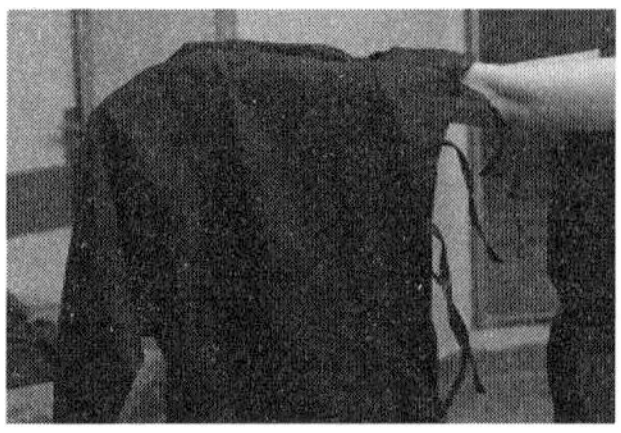 图5-22　穿衣袖

续表

操作程序	简要流程	操作要点	图示
操作过程	穿手术衣 戴手套	⑤戴手套：巡回护士打开手套的外包装，用无菌持物钳夹取手套内袋放于无菌台上。器械护士采取无接触式戴手套：左手垫衬手术衣袖取右手手套，使手套手指朝向肘部、拇指对准手拇指放于右侧掌腕部手术衣袖上，右手在衣袖内捏住手套口的翻折部下层，左手垫衬手术衣袖协助拉手套口翻折部上层，将右手插入手套，手套腕部压在衣袖口外面，往上拉，戴好右侧手套；用已戴好手套的右手取左侧手套，同法戴好（图 5-24）。戴好手套，十指交叉，使手套指端充实便于操作 ⑥系腰带：器械护士戴好无菌手套后，解开并撑起后襟斜角一侧腰带，巡回护士用无菌持物钳夹住腰带末端绕过后方，再递给器械护士自行系好（图 5-25）。巡回护士在后方半蹲，抓住其手术衣前侧方下摆内面，向斜下后方牵拉使手术衣平整、舒适。穿好手术衣后，双手保持在腰以上、胸前、视线范围内，等待手术开始时双手应放在胸前衣袋内	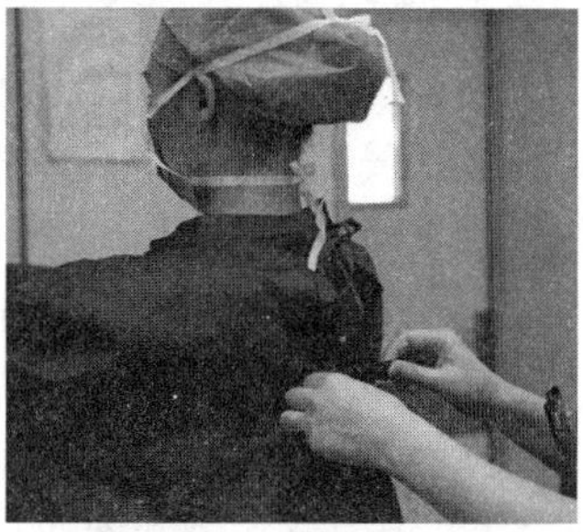 图 5-23　系背带 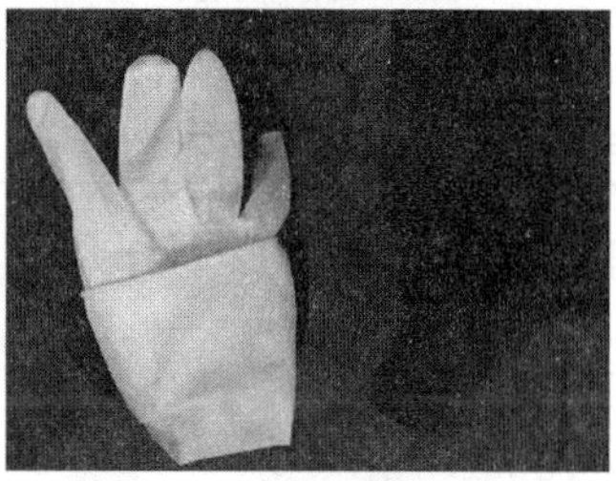 图 5-24A　戴手套
	脱手术衣 脱手套	①脱手术衣：手术结束，器械护士解开腰间长衣带在前面打结，巡回护士协助解开后方小衣带，器械护士双手胸前交叉抓住手术衣肩部，向前牵拉翻转脱下 ②脱手套：抓手套外侧面翻转脱下，不可触及手臂造成污染	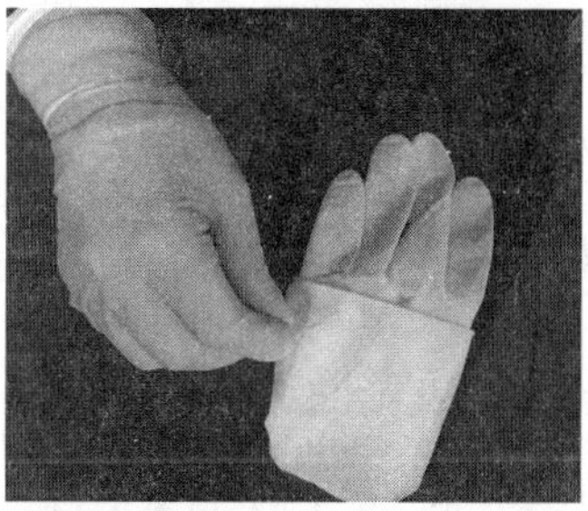 图 5-24B　戴手套
操作评价	操作过程	操作熟练、规范、利索	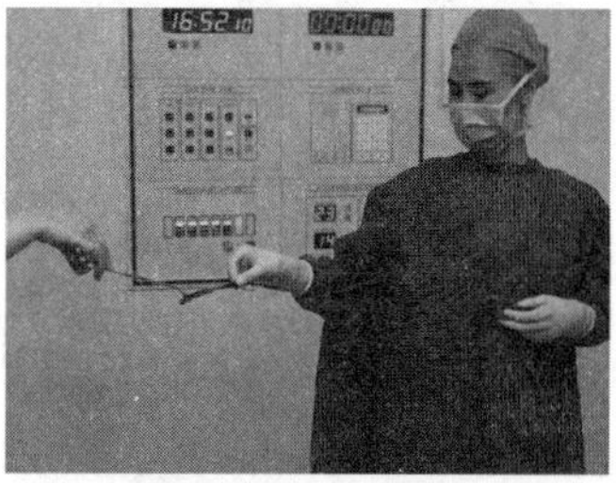 图 5-25A　系腰带
	操作效果	刷手顺序、方法、范围正确；态度认真，刷手、冲洗彻底；无菌观念强，穿手术衣、戴手套无污染	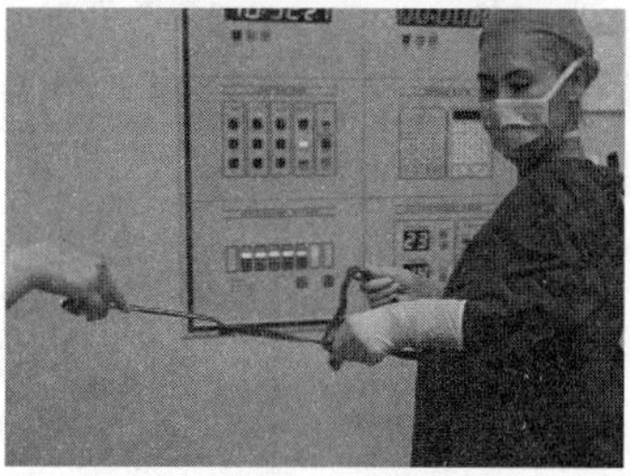 图 5-25B　系腰带

2. 操作关键点

（1）洗手时衣袖挽至上臂中部以上，衣摆扎入裤腰内，自身衣服不得外露；裤管平脚踝并用束带扎紧，口罩系带跨过耳朵上下扎于枕后，不可挂耳上。

（2）刷手范围由指尖至肘上10cm，刷手方向由指尖至肘，不可来回刷，注意洗净指甲缘、甲沟和指蹼等皱褶处。流水冲洗时，保持肘关节于最低位，避免臂部水流向手部，注意保护洗手衣裤干燥。

（3）擦干手臂时，小毛巾的每一面只擦手臂的一个部位，擦至肘部的毛巾不可返回至手，有条件时最好用烘干机烘干手臂。

（4）凡连台手术，必须更换手术衣和手套。若前一台手术为清洁手术，不需要重新刷手，只需脱手套、规范消毒手和手臂2遍即可；若为感染手术，则需要重新刷手。

3. 操作考评标准

程序		分值	考核评价要点	评分等级			得分	存在问题
				A	B	C		
护士准备		4	着装符合手术要求	2	1	0		
			无菌观念强、认真严谨、干练敏捷	2	1	0		
操作评估		4	评估洗手设施全面	2	1	0		
			评估手术环境正确	2	1	0		
操作环境	环境	2	符合无菌手术要求，温、湿度适宜	2	1	0		
	护士	4	更换衣裤，修指甲、去除饰物及手表	2	1	0		
			戴帽子、口罩，着装整理符合手术要求	2	1	0		
	用物	2	准备齐全、放置合理	2	1	0		
操作过程	入刷手间	3	进入刷手间，检查用物正确	3	2	1		
	外科手消毒	30	清洗双手及手臂方法正确	2	1	0		
			取小毛刷、取刷手液方法正确	2	1	0		
			刷手方法、范围正确，力度适当	4	3	2		
			刷手顺序正确、仔细、彻底、不留空白	4	3	2		
			每刷完一遍，用流水冲净，方法正确	3	2	1		
			污水顺肘部流下，洗手衣保持干燥	3	2	1		
			取小毛巾方法正确、无污染	3	2	1		
			擦干方法、范围正确，无反复、无污染	4	3	2		
			取消毒液适量、方法正确	3	2	1		
			保持拱手姿势、无污染	2	1	0		
	入手术间	5	开门方式正确	2	1	0		
			手姿正确、无污染	3	2	1		
	穿手术衣戴手套	32	取手术衣方法正确	2	1	0		
			手术衣打开正确、正面向外	3	2	1		
			抛起手术衣幅度适当、熟练	2	1	0		
			双手插入袖中方向、方法正确，深度合适	4	3	2		
			手臂不向外撇开、手术衣无污染	2	1	0		
			巡回护士协助系衣带方法正确、无污染	3	2	1		
			打开、取出手套方法正确	3	2	1		
			戴手套方法正确、熟练	3	2	1		
			手套腕部遮盖手术衣袖口正确	2	1	0		

续表

程序	分值	考核评价要点	评分等级 A	B	C	得分	存在问题
穿手术衣戴手套	32	手套平展、舒适、便于操作	2	1	0		
		器械护士解开与递出腰带方法正确	2	1	0		
		巡回护士绕过后方递腰带、无污染	2	1	0		
		双手保持位置正确	2	1	0		
脱手术衣脱手套	4	脱衣正确、无污染	1	0	0		
		手术衣污染面折在里面、放置合理	1	0	0		
		脱手套方法正确、无污染	1	0	0		
		脱下的手套放入医疗废物桶	1	0	0		
操作评价	10	无菌观念强，无污染	3	2	1		
		操作熟练、顺序正确	3	2	1		
		刷手时间不少于 10 分钟	2	1	0		
		操作全过程不超过 15 分钟	2	1	0		
关键缺陷		刷手方向、方法、范围、顺序错误，刷洗消毒不认真、不彻底，有遗漏，冲水及消毒后手姿不正确，穿衣、戴手套方法错误，严重污染等均不及格					
总分	100						

技能 5　消毒铺巾配合、器械台管理

1. 操作流程

操作程序	简要流程	操作要点	图示
护士准备	素质要求	仪表着装规范，无菌观念强，态度认真，严谨缜密，干练利落，反应敏捷	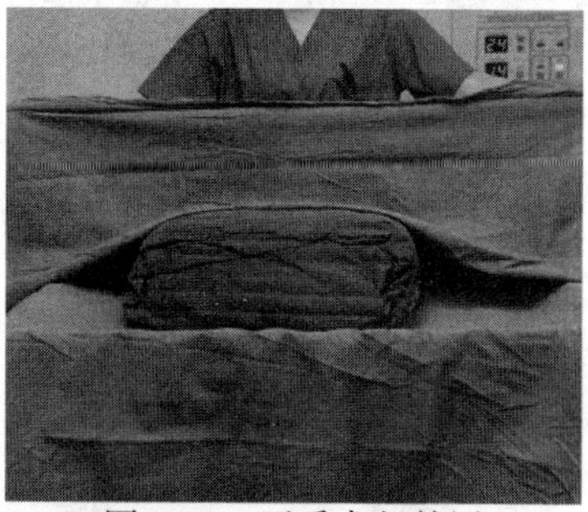 图 5-26　开手术包外层
操作评估	病人情况	术前诊断、拟行手术名称、手术方式、切口位置，体位安置是否稳妥、适合手术需要	
	手术环境	室温、光线、手术室空间大小	
操作准备	病人准备	已完成麻醉，手术体位安置正确、稳妥，充分暴露手术部位	
	环境准备	室内光线充足、宽敞，温、湿度适宜；器械台台面经消毒液抹布擦拭清洁、干燥；手术器械、敷料符合外科无菌技术要求，其种类、数量满足手术需要	
	护士准备	完成手术前无菌准备	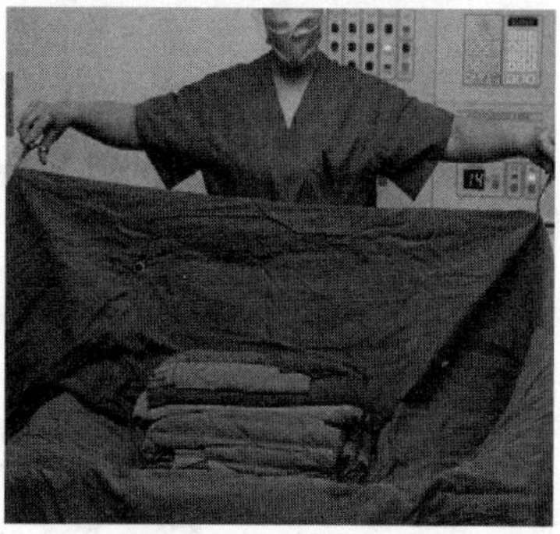 图 5-27　开手术包内层
	用物准备	无菌手术衣包、无菌手套、无菌持物钳包、大治疗车、无菌手术敷料包、无菌器械包	
操作过程	开手术包	巡回护士用浸有消毒液的抹布清洁手术器械台台面，干燥后将无菌敷料大包放于扇形器械台面正中，查对手术包的名称、消毒日期、指示胶带等；解开系带，徒手打开外层包布（图 5-26），无菌持物钳打开内层包布，垂于台缘下 30cm（图 5-27）	

续表

操作程序	简要流程	操作要点	图示
操作过程	铺器械台	器械护士完成术前无菌准备，铺器械台包布、拉平，再加铺一层治疗巾，使手术器械台敷料达 4 ～ 6 层厚	
	整理物品	包内无菌敷料、大小盆从器械台的中央移放至左侧；正确打开器械包，将器械按使用先后顺序及类别整齐排列成上下两排，器械、敷料均不超过器械台边缘（图 5-28）	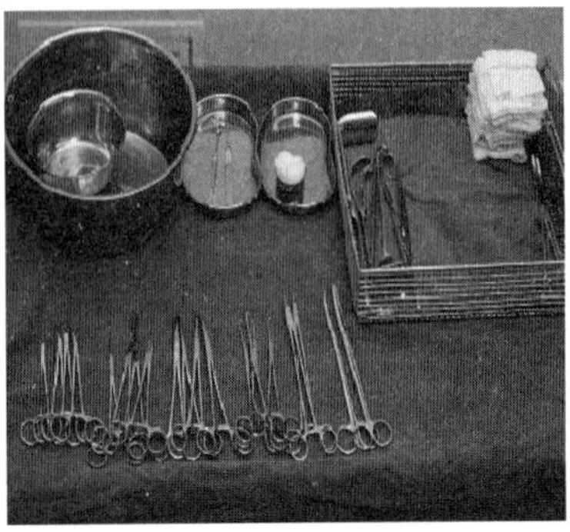 图 5-28　整理物品
	清点数目	巡回护士和器械护士共同清点各类器械、小敷料数目，并详细记录	
	皮肤消毒	器械护士一手持卵圆钳钳端，柄部递至手术第一助手右手，另一手持盛消毒纱球的小药杯口缘，轻放于其左手掌心，消毒（以手术切口为中心，由里向外消毒 2 遍，消毒毕，小药杯交给巡回护士，卵圆钳夹在器械台包布的下边缘）	
	铺无菌单	①铺切口巾：正确粘贴透明手术切口膜；器械护士依次打开并递给手术第一助手 4 块治疗巾，依次铺在：切口的下方、对侧、上方、操作者近身侧，手术巾交角处用布巾钳钳夹固定（图 5-29）	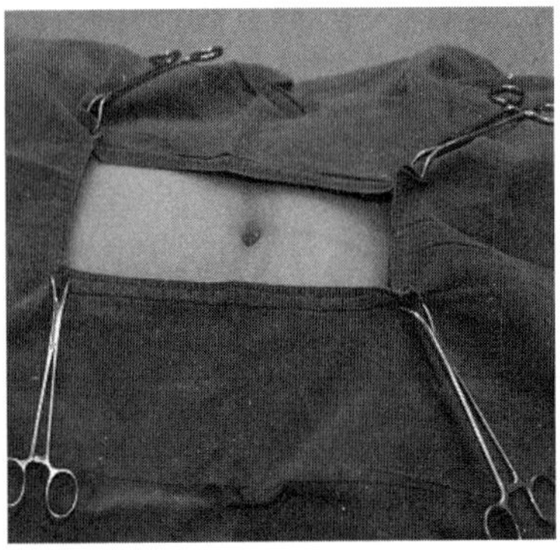 图 5-29　铺切口巾
		②铺中单：放置中单于切口处，中单对折面打开，一手托住中单，另一手持中单一端递给医生；打开中单，一边平切口，另一边包手向外展开后松手（图 5-30），使中单两端自然下垂，同法铺好另外两条中单	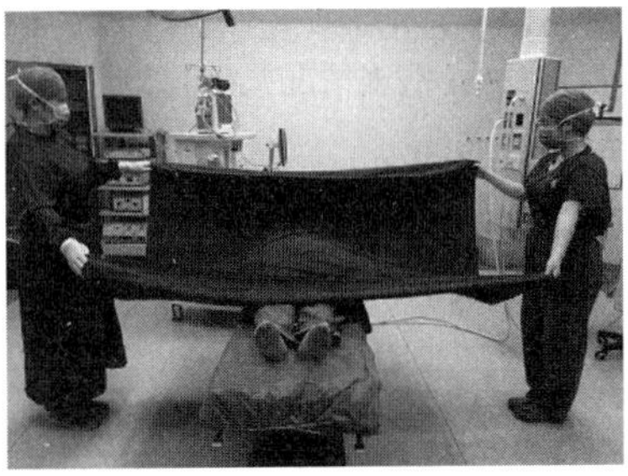 图 5-30　铺中单
		③铺大单：将大单“+”或“T”标志的一端朝病人头端，开孔对准切口放在病人身上，正确打开，先铺头端，再铺尾端，拉平铺展（图 5-31）	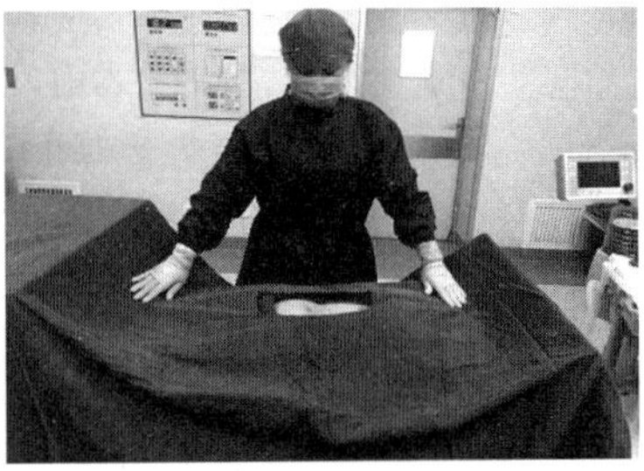 图 5-31　铺大单
		④铺托盘：器械托盘上加铺双层治疗巾，器械托盘上的盖单至少 4 层厚（图 5-32）	
	器械管理	整理切口周围巾单，使其平整，方便手术；移动大器械台、对接在铺好无菌巾的手术床尾段，形成一连续的手术无菌区；及时取回手术台上用过的器械，擦净，保持器械干燥，器械台清洁、整齐、有序；关闭切口前、缝合皮肤前、手术完成后与巡回护士共同清点各类器械、小敷料数目，与术前数目一致	

续表

操作程序	简要流程	操作要点	图示
操作过程	整理用物	术毕，所有物品清洗、整理打包、灭菌处理	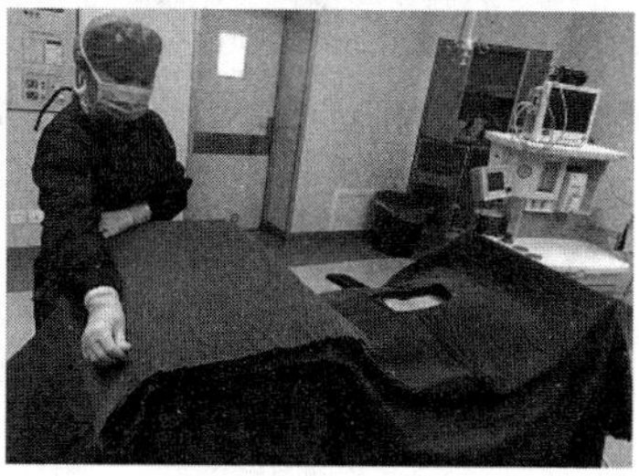 图 5-32　铺托盘
操作评价	操作过程	操作熟练、动作敏捷	
	操作效果	无菌观念强，无污染，配合默契，顺利完成铺巾和器械整理	

2. 操作关键点

（1）打开无菌包时，徒手只能接触包布的外面，依次向外展开包布外角、左右角，最后打开内角；内层包布必须用无菌持物钳打开，先远侧后近侧，保持手臂不跨越无菌区。

（2）铺好的无菌单垂于器械台缘下 30cm，无菌敷料和器械不能超出台缘，器械放置整齐有序。

（3）手术开始前、关闭体腔前、缝合皮肤前、手术完成后必须两人共同 4 次清点器械、敷料，数目必须一致。

（4）不可徒手传递锐利器械，应将锐利器械放于托盘中传递，以免误伤。

3. 操作考评标准

程序		分值	考核评价要点	评分等级 A	B	C	得分	存在问题
护士准备		4	着装符合手术要求	2	1	0		
			无菌意识强，认真严谨，干练敏捷	2	1	0		
操作评估		8	了解病人情况充分	4	3	2		
			评估手术环境正确	4	3	2		
操作环境	病人	2	已完成麻醉，手术体位妥当、舒适	2	1	0		
	环境	2	符合无菌手术要求，温、湿度适宜	2	1	0		
	护士	2	完成术前无菌准备	2	1	0		
	用物	2	用物齐全，妥善放置、符合要求	2	1	0		
操作过程	开手术包	12	手术包检查正确、无遗漏	2	1	0		
			手术包放置位置正确	2	1	0		
			打开外层包布正确、无污染	3	2	1		
			打开内层包布正确、无横跨、无污染	3	2	1		
			包布大小合适，四边垂于台缘下距离适当	2	1	0		
	铺器械台	4	铺器械台平整	2	1	0		
			加铺治疗巾方法正确、厚度合适	2	1	0		
	整理物品	8	包内无菌敷料、大小盆的移放正确	2	1	0		
			打开器械包正确、无污染	2	1	0		
			正确、有序整理摆放器械	2	1	0		
			器械、敷料均不超出器械台边缘	2	1	0		
	清点数目	4	清点各类器械、敷料数目，方法正确	2	1	0		
			记录正确、详细、认真	2	1	0		

续表

程序		分值	考核评价要点	评分等级			得分	存在问题
				A	B	C		
操作过程	皮肤消毒	7	传递消毒用卵圆钳手法正确	2	1	0		
			传递盛消毒纱球的小药杯方法正确	2	1	0		
			皮肤消毒方法、范围正确	2	1	0		
			消毒用物用毕处置正确	1	0	0		
	铺无菌单	20	打开、粘贴透明手术切口膜方法正确	2	1	0		
			打开、传递切口巾正确	3	2	1		
			巾钳传递正确	2	1	0		
			放置中单位置、方法正确	3	2	1		
			打开及铺中单正确、无污染	3	2	1		
			铺大单方法正确、无污染	3	2	1		
			开孔位置正确、对准切口	2	1	0		
			铺好的无菌单两侧、床尾垂下距离适当	2	1	0		
	器械管理	12	整理切口周围的巾单，使其平展	1	0	0		
			大器械台与手术床尾对接正确、无污染	2	1	0		
			器械托盘上加铺双层治疗巾	1	0	0		
			及时取回手术台上用过的器械，处理正确	3	2	1		
			器械台清洁、整齐、有序	2	1	0		
			关闭切口前清点物品，与术前数目一致	3	2	1		
	整理用物	3	术毕物品处理正确	3	2	1		
操作评价		10	无菌观念强，无污染	2	1	0		
			铺无菌巾单顺序、方法正确	2	1	0		
			物品摆放合理、整洁、有序	2	1	0		
			操作熟练、动作敏捷，彼此配合默契	2	1	0		
			操作时间不超过 20 分钟	2	1	0		
关键缺陷			无菌观念不强，无菌巾单及器械被污染，操作不熟练、程序混乱、手术物品管理不到位等均不及格					
总分		100						

三、术后护理

（一）情景与任务

1. 情景导入 病人手术过程顺利，术后安全送返病房。T 36.6℃，P 86 次 / 分，R 23 次 / 分，BP 110/62mmHg，各引流管固定在位、引流通畅，全身麻醉清醒，术后医嘱：禁饮食、持续胃肠减压、留置导尿管护理、胸腔闭式引流护理、补液、抗炎治疗等。

术后第 2 天拔出尿管后，病人出现尿潴留，用各种方法诱导排尿均无效，医嘱：导尿术。3 天后，病人主诉排尿终末时下腹部疼痛，排尿次数增多，尿液浑浊，尿常规镜检发现白细胞为 20 个 /HP，医嘱：膀胱冲洗。

2. 工作任务 根据医嘱术后为病人持续进行胃肠减压和胸腔闭式引流，保持管道通畅。术后第 2 天，拔出尿管后病人出现尿潴留，第 3 天病人又出现尿路感染，遵医嘱立即实施膀胱冲洗术。

3. 任务分析　胃肠道手术后为了便于吻合口出血观察，同时降低吻合口张力、防止消化道瘘的形成，常规实施胃肠减压。开胸手术后安置胸腔闭式引流管，可排出胸膜腔积气、积血，重建胸膜腔负压，促进肺复张。术后第 3 天病人出现明显的尿路感染症状，给予膀胱冲洗，保持留置尿管引流通畅，清除膀胱内的血凝块、黏液、细菌等异物。

（二）计划与实施

技能 6　胃肠减压护理

1. 操作流程

操作程序	简要流程	操作要点	图示
护士准备	素质要求	着装整洁、举止端庄、语言柔和、表达清晰	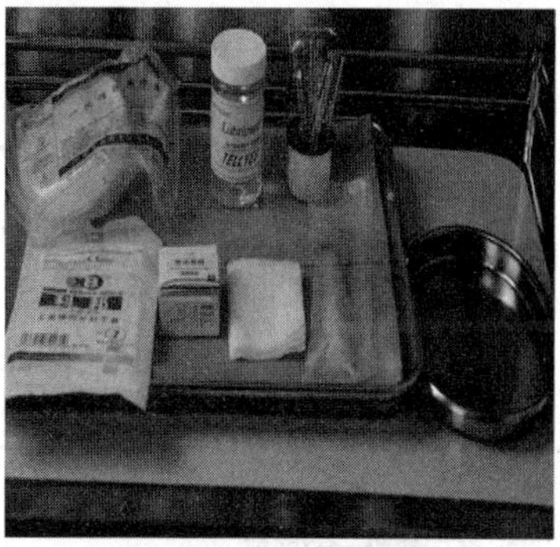
	核对签名	两人核对医嘱及执行单，签名	
操作评估	病人情况	生命体征、意识状态、对胃肠减压的心理反应和认知情况、自理能力及合作程度	
	置管情况	一次性负压吸引瓶有无漏气、负压效果；胃管置入时间、固定情况，是否通畅，引流液的量、颜色、性质；是否合并经鼻留置营养管	
操作准备	病人准备	了解胃肠减压的目的、操作过程、注意事项及配合要点，愿意合作，卧位舒适	图 5-33　用物准备
	环境准备	安静、整洁、光线适中，温、湿度适宜	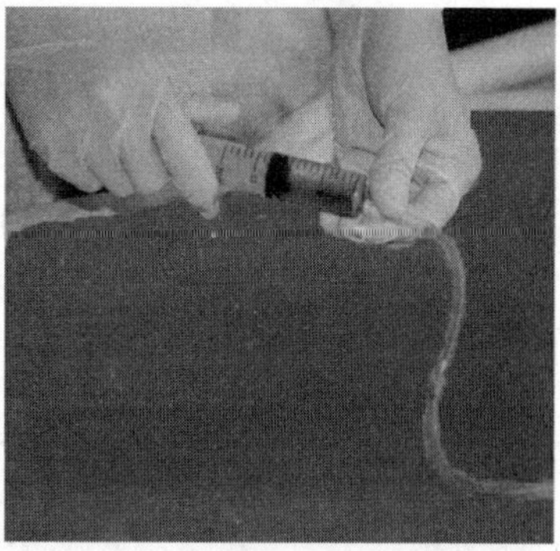
	护士准备	洗手，戴口罩，戴手套	
	用物准备	治疗车上层：治疗盘、治疗巾、纱布块、液体石蜡、胶布、灌注器、一次性负压瓶、弯盘、棉签、薄膜手套、手消液（图 5-33） 治疗车下层：医疗废物桶、生活垃圾桶	
操作过程	核对解释	携用物至床旁，核对病人，解释并取得合作	
	安置体位	病情允许，协助病人取半坐卧位，铺治疗巾于病人颌下或胸前，置弯盘	
	验证固定	灌注器接于胃管末端抽吸胃液（图 5-34）或将胃管末端置于水面下，证实胃管在胃内并确认胃管通畅、无移位或脱出，妥善固定胃管	图 5-34　检查胃管引流是否通畅 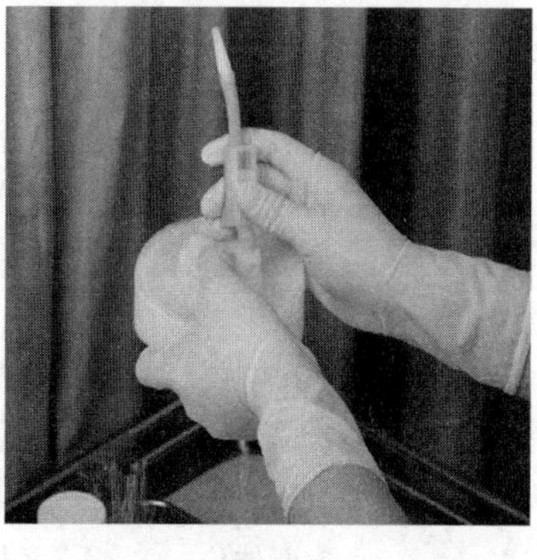
	备负压瓶	取出一次性负压瓶，关紧负压瓶长管上的调节夹、打开排气孔盖压缩瓶身，使瓶内呈负压状态，再盖紧排气孔盖帽（图 5-35），确认一次性负压吸引瓶无漏气	
	接负压瓶	反折胃管末端，打开胃管盖帽，将负压瓶长管末端与胃管末端相连（图 5-36），用别针固定负压瓶于枕边床单上；打开长管上调节夹开始引流	图 5-35　检查调整瓶内负压

续表

操作程序	简要流程	操作要点	图示
操作过程	观察指导	观察引流是否通畅、持续有效，指导病人及家属负压瓶的简单护理方法及活动时管道的自我护理	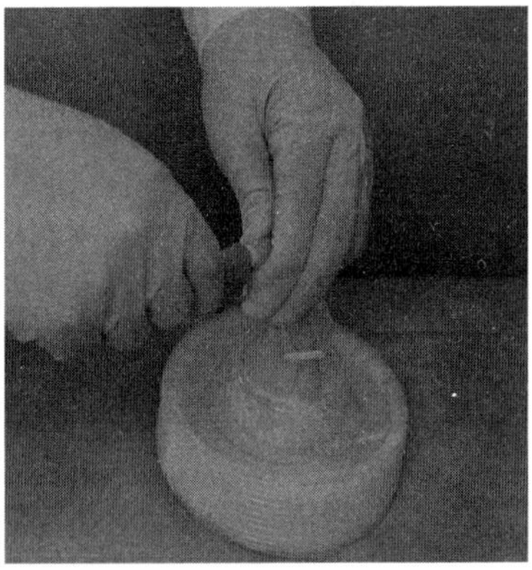 图 5-36　连接负压瓶
	整理记录	撤治疗巾和弯盘，整理床单位，清理用物，脱手套，洗手，脱口罩，记录、签名	
	换负压瓶	携用物至床旁，核对解释；观察引流液量、颜色及性质；铺治疗巾于枕旁，置弯盘于负压引流瓶长管与胃管衔接处，关紧长管上调节夹；戴手套，右手反折胃管末端，左手持旧负压瓶长管接头，轻轻扭动旋转使之分离，右手持续保持胃管末端反折，左手将换下的污负压瓶放入医疗废物桶内，取已备好的新负压瓶，将其长管与胃管紧密连接；整理记录同上	
操作评价	操作过程	操作规范、熟练、方法正确	
	操作效果	胃肠减压持续有效，无气体进入胃内，床单位无污染	

2. 操作关键点

（1）更换一次性负压瓶时，应先关闭调节夹、折叠胃管，再分离管道，避免大量气体进入胃肠道，影响减压效果。

（2）病人离床活动时，胃管和一次性负压吸引瓶应妥善固定，防止胃管移位或脱出。

（3）胃肠减压期间禁食、禁饮，停用口服药物；如需从胃管内给药时，应夹管暂停减压1小时。加强口腔护理，注意鼻黏膜的保护，每日用滴管向插有胃管的鼻腔滴入数滴液体石蜡。

（4）每日用0.9%氯化钠注射液30～40ml冲洗胃管1次，观察引流效果、调整瓶内负压，记录引流量及引流液性质，如有阻塞随时冲洗。

3. 操作考评标准

程序		分值	考核评价要点	评分等级 A	B	C	得分	存在问题
护士准备		4	仪表着装规范、语言表达清晰	2	1	0		
			两人核对医嘱及执行单正确	2	1	0		
操作评估		8	了解病人病情充分	4	3	2		
			观察置管引流情况正确	4	3	2		
操作准备	病人	2	理解、配合，卧位舒适	2	1	0		
	环境	2	符合操作要求	2	1	0		
	护士	2	洗手、戴口罩、戴手套正确	2	1	0		
	用物	2	用物齐全，放置合理	2	1	0		
操作过程	核对解释	4	核对病人正确	2	1	0		
			解释清楚并取得合作	2	1	0		
	安置体位	4	病人体位适宜	2	1	0		
			铺治疗巾，置弯盘正确	2	1	0		

续表

程序		分值	考核评价要点	评分等级			得分	存在问题
				A	B	C		
操作过程	验证固定	8	检查胃管在胃内方法正确	5	4	3		
			胃管固定正确、牢固、美观	3	2	1		
	备负压瓶	12	检查负压瓶性能正确	3	2	1		
			调节瓶内负压方法正确	5	4	3		
			负压瓶无漏气、负压大小合适	4	3	2		
	接负压瓶	9	胃管与负压瓶连接方法正确	5	4	3		
			负压瓶及胃管固定妥当，打开调节夹	4	3	2		
	观察指导	7	观察引流效果	3	2	1		
			指导自我护理管道正确	4	3	2		
	整理记录	8	撤治疗巾、弯盘正确	2	1	0		
			整理床单位、清理用物正确	2	1	0		
			脱手套、洗手、脱口罩正确	2	1	0		
			记录、签名正确	2	1	0		
	换负压瓶	18	核对、解释、观察正确	4	3	2		
			铺治疗巾、置弯盘位置正确	2	1	0		
			关负压瓶长管调节夹、分离管道正确	4	3	2		
			换下的污负压瓶处理正确	1	0	0		
			新负压瓶管道连接方法正确、固定妥当	4	3	2		
			整理记录正确	3	2	1		
	操作评价	10	注重人文关怀，关爱病人	3	2	1		
			病人体位正确、舒适	2	1	0		
			操作熟练、动作敏捷、轻柔	3	2	1		
			操作时间不超过 8 分钟	2	1	0		
关键缺陷			操作不熟练、动作粗暴；连接或更换负压瓶方法不正确、有较多气体进入胃内等均不及格					
总分		100						

技能 7　胸腔闭式引流护理

1. 操作流程

操作程序	简要流程	操作要点	图示
护士准备	素质要求	着装整洁、举止端庄、语言柔和、表达清晰	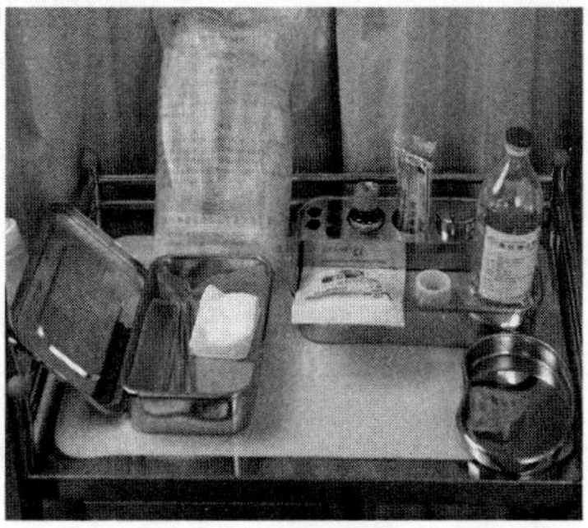 图 5-37　用物准备
	核对签名	两人核对医嘱及执行单，签名	
操作评估	病人情况	生命体征、意识状态、对留置管道的心理反应和认知情况、自理能力及合作程度	
	置管情况	胸管置入时间、固定情况，是否通畅，长管内水柱波动情况，引流液的量、颜色、性质；上次更换闭式引流瓶的时间	
操作准备	病人准备	了解胸腔闭式引流的目的、操作过程、注意事项及配合要点，愿意合作	

续表

操作程序	简要流程	操作要点	图示
操作准备	环境准备	安静、整洁、光线适中，温、湿度适宜	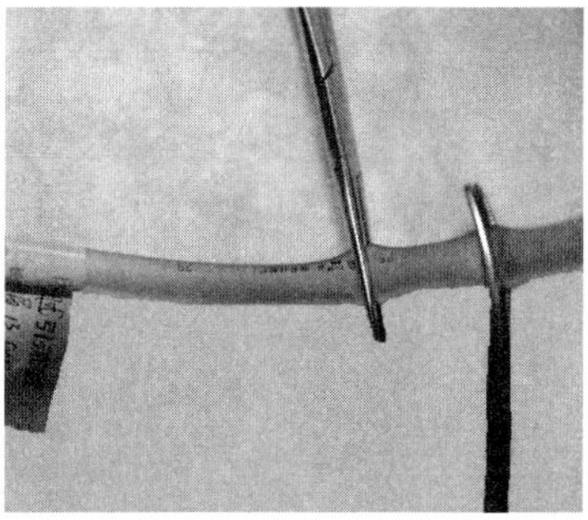 图 5-38　双钳夹闭胸腔引流管
	护士准备	洗手，戴口罩	
	用物准备	治疗车上层：治疗盘、无菌纱布、大血管钳 2 把、一次性胸腔闭式引流瓶、0.9% 氯化钠溶液、胶布、棉签、碘伏、弯盘、薄膜手套、手消液（图 5-37） 治疗车下层：医疗废物桶、生活垃圾桶	
操作过程	核对解释	携用物至床旁，核对病人，解释并取得合作	
	安置体位	病情允许，协助病人取半坐卧位，暴露伤口及胸腔闭式引流侧胸壁，注意保暖	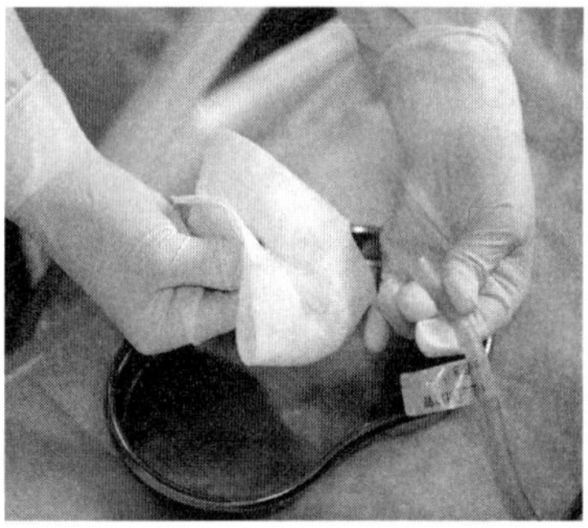 图 5-39　分离引流管接头
	备引流瓶	检查引流瓶，按无菌方法打开，检查瓶身无裂损，装入 0.9% 氯化钠溶液 500ml，使引流瓶中长玻璃管没入水下 3～4cm，标记水位线，注明日期和水量；将延长管与引流瓶长管连接牢固	
	换引流瓶	铺治疗巾于引流管下方，置弯盘于引流管衔接头下，戴手套；观察旧引流瓶内引流液量、颜色和性质，长管内水柱波动情况；双钳反向夹闭胸腔引流管（图 5-38），右手折叠连接管末端接头，左手反折胸腔引流管，左右轻轻旋转扭动，使之分离（图 5-39），左手继续保持胸腔引流管末端折叠，右手将换下的污引流瓶放入医疗废物桶内；消毒胸腔管末端 2cm 长的外侧壁及外口 2 遍，取备好的新引流瓶，将引流管接头与胸腔管连接，确保连接紧密牢靠（图 5-40），将引流瓶稳妥挂于床沿合适位置	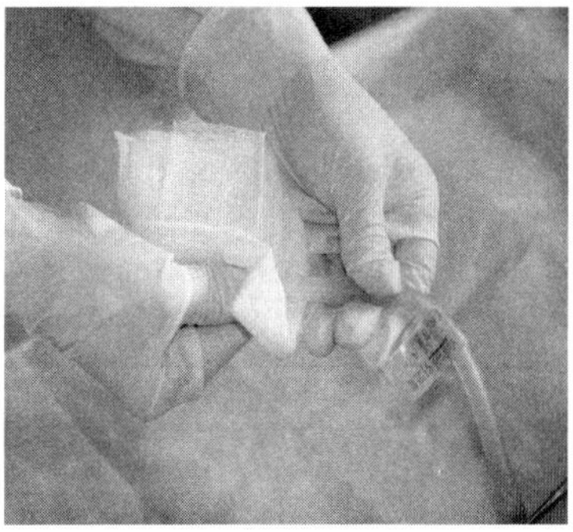 图 5-40　连接引流瓶
	观察指导	松开双钳，嘱病人咳嗽，观察水柱波动情况（图 5-41），判断引流管是否通畅、有效，由近端向远端挤压引流管，观察有无气泡溢出；指导病人及家属学会胸腔闭式引流简单护理方法及活动时管道的自我护理	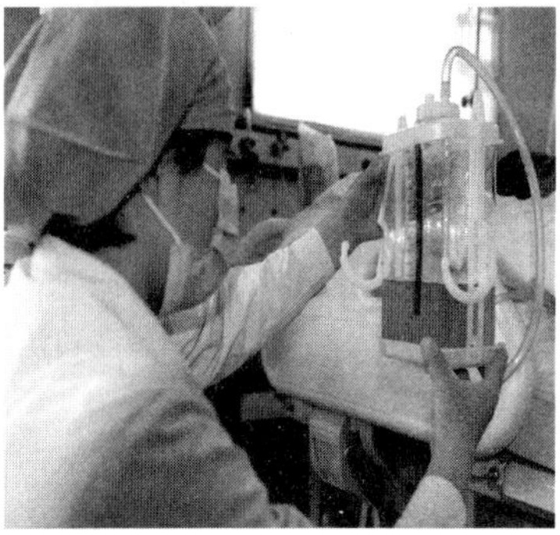 图 5-41　观察水柱波动
	整理记录	整理床单位，清理用物，脱手套，洗手，脱口罩，记录，签名	
操作评价	操作过程	操作规范、熟练、方法正确	
	操作效果	管道引流通畅，更换引流瓶时无气体进入胸腔，床单位无污染；病人感觉良好，无不良反应	

2. 操作关键点

（1）严格遵循无菌操作原则，防止液体逆流。

（2）确保引流管道密封及管道连接正确。引流装置长管必须没入水面下 3 ～ 4cm、与胸腔引流管连接，短管与外界相通、调节瓶内负压。引流瓶固定妥当，低于引流管出口平面 60cm，管长 100cm，不可过长过短，防止牵拉脱出；一旦引流管不慎脱出，应迅速捏闭或用无菌纱布覆盖胸壁引流口，防止形成开放性气胸。更换引流瓶时，必须用双钳反向夹闭胸腔引流管，防止空气进入。

（3）定时观察引流液的量、颜色、性状。保持引流通畅有效，引流初期，长管内水柱随呼吸上下波动 4 ～ 6cm。

3. 操作考评标准

程序		分值	考核评价要点	评分等级			得分	存在问题
				A	B	C		
护士准备		4	仪表着装规范、语言表达清晰	2	1	0		
			两人核对医嘱及执行单正确	2	1	0		
操作评估		8	了解病人病情充分	3	2	1		
			观察置管引流情况正确	5	4	3		
操作准备	病人	2	理解、配合，卧位舒适	2	1	0		
	环境	2	符合操作要求	2	1	0		
	护士	2	洗手、戴口罩、戴手套正确	2	1	0		
	用物	2	用物齐全，放置合理	2	1	0		
操作过程	核对解释	4	核对病人正确	2	1	0		
			解释清楚并取得合作	2	1	0		
	安置体位	4	病人体位适宜，部位暴露恰当，注意保暖	4	3	2		
	备引流瓶	24	检查、打开引流瓶方法正确，无污染	5	4	3		
			瓶内装 0.9% 氯化钠溶液方法、量正确	6	4	2		
			标记水位线，记录日期、水量正确	6	4	2		
			延长管与瓶内长管连接正确	4	3	2		
			管道连接紧密、牢固	3	2	1		
	换引流瓶	26	铺治疗巾、放弯盘、戴手套正确	3	2	1		
			观察引流液方法正确	5	4	3		
			保持胸腔管密闭，分离引流管方法正确	5	4	3		
			消毒胸腔引流管末端 2 遍，方法正确	4	3	2		
			连接引流瓶与胸腔引流管正确、紧密	5	4	3		
			引流瓶挂床边位置合适	4	3	2		
	观察指导	6	松开双钳，观察引流结果正确	3	2	1		
			指导清晰、正确	3	2	1		

续表

程序		分值	考核评价要点	评分等级			得分	存在问题
				A	B	C		
操作过程	整理记录	6	病人卧位舒适，整理床单位正确	2	1	0		
			分类处理污物和废物、脱手套正确	2	1	0		
			洗手、脱口罩、记录、签名正确	2	1	0		
操作评价		10	注重人文关怀，关爱病人	3	2	1		
			病人体位正确、舒适	2	1	0		
			操作熟练、动作敏捷、轻柔	3	2	1		
			操作时间不超过 8 分钟	2	1	0		
关键缺陷			操作不熟练、动作粗暴；管道连接不紧密、有气体进入胸膜腔，无沟通，严重污染等均不及格					
总分		100						

技能 8　膀胱冲洗护理

1. 操作流程

操作程序	简要流程	操作要点	图示
护士准备	素质要求	着装整洁、举止端庄、语言柔和、表达清晰	
	核对签名	两人核对医嘱及执行单，签名	
操作评估	病人情况	生命体征、意识状态、对膀胱冲洗的心理反应和认知情况、病人排尿时的自我感觉	
	置管情况	尿管留置时间、固定情况，是否通畅，引流出尿液的量、颜色、性质，导尿管是否为三腔导尿管	
操作准备	病人准备	了解膀胱冲洗的目的、操作过程、注意事项及配合要点，并排空膀胱	
	环境准备	关闭门窗，调节室温，床帘遮挡	
	护士准备	洗手，戴口罩，戴手套	
	用物准备	治疗车上层：治疗盘、0.9% 氯化钠溶液 500ml（38 ～ 40℃）、输液器、冲洗接头、安尔碘、棉签、一次性治疗巾、手消液、输液架（图 5-42）	
		治疗车下层：医疗废物桶、生活垃圾桶、便盆及便盆巾	
操作过程	核对解释	携用物至床旁，核对病人，关闭门窗，拉上床帘，解释并协助其取合适体位	
	准备溶液	按密闭式静脉输液法将输液器排液排气针头插入膀胱冲洗液瓶内，悬挂于输液架上（瓶内液面距床高约 60cm），排气，关闭冲洗管	

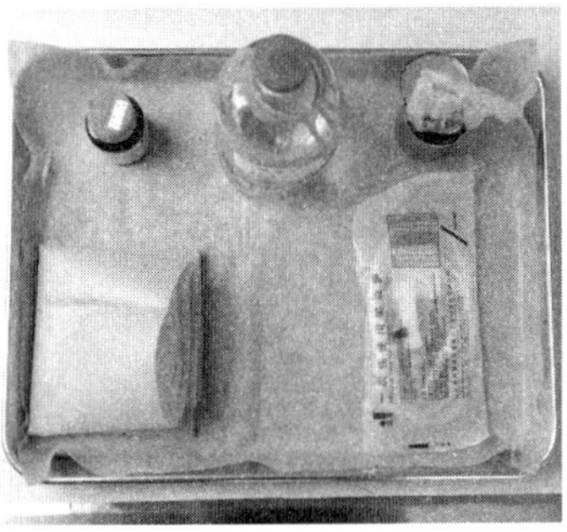

图 5-42　用物准备

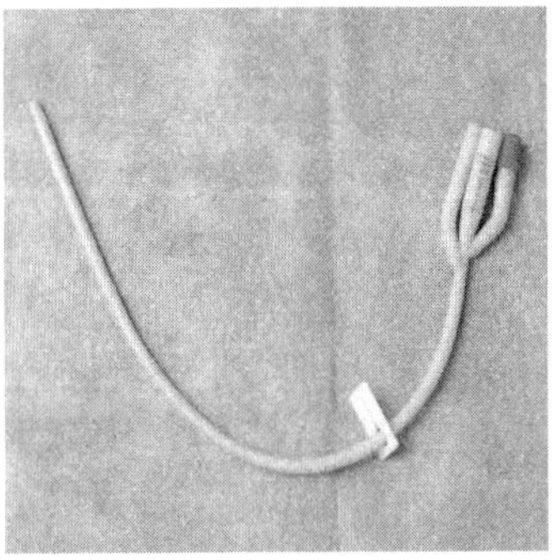

图 5-43　三腔导尿管

续表

操作程序	简要流程	操作要点	图示
操作过程	连接管道	若尿管为三腔气囊导尿管（图 5-43），直接将冲洗管与导尿管冲洗腔连接；若尿管为单腔或双腔导尿管，需要 Y 形接头连接，分开导尿管与引流袋连接处，消毒导尿管口和引流管接头，分别与 Y 形管的两个分管连接，主管与冲洗导管连接	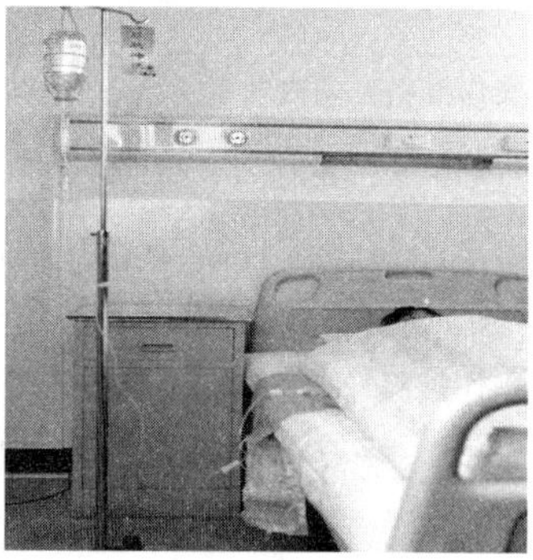 图 5-44 放液冲洗
	放液冲洗	夹闭引流管，打开冲洗管，根据医嘱调节冲洗速度（60 ～ 80 滴 / 分），病人有尿意或滴入溶液 200 ～ 300ml 后，关闭冲洗管，开放引流管，冲洗液全部引流出后，夹住引流管。按需要反复进行冲洗，每天冲洗 3 ～ 4 次，每次 500 ～ 1000ml（图 5-44）	
	观察指导	在持续冲洗过程中，密切观察病人反应及引流液量和颜色，冲洗液出量与入量是否平衡，膀胱有无憋胀感；告知病人及家属膀胱冲洗时的注意事项	
	消毒固定	冲洗完毕，取下冲洗管，消毒导尿管口和引流管接头并连接。清洗外阴，固定导尿管，位置要低于膀胱	
	整理记录	协助病人取舒适体位，整理床单位，清理用物，脱手套，洗手，脱口罩，记录，签名	
操作评价	操作过程	操作规范、熟练；关爱病人，保护隐私	
	操作效果	严格无菌操作，尿液引流通畅，床单位无污染	

2. 操作关键点

（1）严格遵循无菌操作原则，防止医源性感染。

（2）判断导管阻塞：当引流量少于灌入量时考虑阻塞，可增加冲洗次数或更换导尿管。

（3）注意冲洗速度：冲洗时瓶内液面距床高约 60cm，调节滴速 60 ～ 80 滴 / 分。病人感觉不适时应减缓冲洗速度及量，必要时停止冲洗；若病人感到剧痛或引流液中有鲜血时，应停止冲洗，通知医师处理。

（4）导管护理：Y 形管位置应低于耻骨联合，有利于引流，连续冲洗时冲洗管和引流管 24 小时更换一次。

（5）药物保留时间：如果滴入药物，须在膀胱内保留 15 ～ 30 分钟后再引流。

3. 操作考评标准

程序	分值	考核评价要点	评分等级 A	B	C	得分	存在问题
护士准备	4	仪表着装规范、语言表达清晰	2	1	0		
		两人核对医嘱及执行单正确	2	1	0		
操作评估	8	了解病人病情充分	3	2	1		
		观察置管引流情况正确	5	4	3		

续表

程序		分值	考核评价要点	评分等级			得分	存在问题
				A	B	C		
操作准备	病人	2	理解、配合，卧位舒适，排空膀胱	2	1	0		
	环境	2	符合操作要求	2	1	0		
	护士	2	洗手、戴口罩、戴手套正确	2	1	0		
	用物	2	用物齐全，放置合理	2	1	0		
操作过程	核对解释	4	核对病人正确	2	1	0		
			解释清楚并取得合作	2	1	0		
	准备溶液	6	按无菌要求准备溶液，无污染	3	2	1		
			挂膀胱冲洗液高度合适	3	2	1		
	连接管道	7	各管连接方法正确	3	2	1		
			各管连接前严格消毒	4	3	2		
	放液冲洗	25	打开冲洗管、关闭引流管顺序正确	5	4	3		
			调节冲洗速度正确	7	5	3		
			评估液体出入量准确	4	3	2		
			评估病人有无尿意及时	4	3	2		
			冲洗彻底，直至引流液澄清	5	4	3		
	观察指导	12	冲洗过程观察病人反应及时	4	3	2		
			观察冲洗液量、色及出入量是否平衡正确	4	3	2		
			指导病人及家属操作注意点准确	4	3	2		
	消毒固定	10	及时取下冲洗管	2	1	0		
			消毒各管口，连接紧密	3	2	1		
			固定妥当，位置低于膀胱位置	3	2	1		
			尿液引流通畅	2	1	0		
	整理记录	6	病人卧位舒适，整理床单位正确	2	1	0		
			分类处理污物和废物、脱手套正确	2	1	0		
			洗手、脱口罩、记录、签名正确	2	1	0		
操作评价		10	操作熟练、动作规范、整体计划性好	3	2	1		
			关爱病人、保护隐私、治疗性沟通有效	2	1	0		
			无菌观念强、严格执行无菌操作	3	2	1		
			操作时间不超过 10 分钟	2	1	0		
关键缺陷			操作不熟练、动作不规范；无人文关怀，无针对性的沟通，冲洗无效，无菌观念差，严重污染者等均不及格					
总分		100						

单元拓展训练

案例 5-2

张女士，56 岁，高中文化，退休。3 日前进食油腻食物，出现右上腹持续性剧痛，向右肩放射，伴发热，恶心、呕吐等，来院急诊。查体：T 39.6℃，P 106 次 / 分，R 22 次 / 分，BP

90/60mmHg，急性痛苦面容，腹部轻度膨隆，右上腹压痛、反跳痛、肌紧张，压痛以剑突下明显。实验室检查：血常规 WBC 1800×10^9/L，N 0.9；腹部 B 超：胆囊肿大，胆汁浑浊，见多个大小不等强回声光团。诊断为"急性化脓性胆囊炎、胆囊结石"，收住普外科。医嘱：①卧床休息、禁饮食、胃肠减压；②解痉止痛；③补液；④静脉联用有效抗生素；⑤手术区皮肤准备、清洁肠道，导尿管留置术，拟定次日在全身麻醉下行"胆囊切除术"。术后给予全身麻醉后护理、胆囊切除术后护理、禁饮食持续胃肠减压、各种引流管护理、补液、抗感染治疗等。

（一）讨论提纲

1. 张女士因 3 日前进食油腻食物，出现右上腹持续性剧痛，向右肩放射，伴发热，恶心、呕吐，急诊入院，入院后完善相关检查，确诊为"急性化脓性胆囊炎、胆囊结石"，收住普外科。护士接收病人后，根据医嘱积极做好术前相关准备。工作任务提示：置胃管同时做好胃肠减压护理，手术区皮肤准备，清洁肠道，导尿管留置术。

2. 经过术前的充分准备，次日为病人在全身麻醉下行"胆囊切除术"。手术室刚结束一例"股骨头置换术"，需接台为张女士进行手术。手术室护士密切配合医师，顺利完成手术。工作任务提示：外科手消毒、穿无菌手术衣，消毒铺巾配合、器械台管理。

3. 病人手术顺利，返回病房时全身麻醉已醒，生命体征平稳，病人身上置有胃管、腹腔引流管、尿管。遵医嘱给予全身麻醉后护理、胆囊切除术后护理、禁饮食持续胃肠减压、各种引流管护理、补液、抗感染治疗等。工作任务提示：胃肠减压护理，腹腔引流护理及留置尿管护理。

（二）实训指导

1. 将全班同学分成若干小组，各小组根据上述案例、讨论提纲，进行小组讨论，设定情景和工作任务，制订实施计划。

2. 各小组成员分工合作，分别扮演护士、病人、家属、医师等不同角色，进行角色扮演模拟综合实训。

（贺建红　孙文军）

6 实训六 重症病人的护理

学习目标

1. 熟练掌握皮下注射、静脉注射、保护具的应用、糖尿病足预防和跌倒的预防等技能。

2. 学会心电图测量、床边心电监护、血氧饱和度监测、末梢血糖监测等技能。

3. 具有严谨的工作态度，敏锐的观察、分析、解决问题的能力及团队合作精神。

案例 6-1

黄先生，77 岁。患糖尿病 15 年、高血压 10 年、冠心病 5 年。因进食不洁饮食后呕吐、腹泻数十次，意识模糊 3 小时急诊入院。入院查体：神志模糊，能唤醒，定向力障碍，对答不切题。T 36.5℃，P 98 次 / 分、律不齐，呼吸深大、28 次 / 分、呼气中有烂苹果味，血压 168/96mmHg。皮肤干燥，心率 116 次 / 分，随机血糖 21.6mmol/L，血液 pH 6.8，尿糖（＋＋＋），尿酮（＋＋）。诊断为"2 型糖尿病，酮症酸中毒，高血压，冠心病"。给予一级护理，补液、静脉小剂量滴注胰岛素等对症支持治疗。2 天后病人神志清醒，呼吸平稳、22 次 / 分，血压 140/85mmHg，遵医嘱严密观察神志及生命体征变化，进行心电监护，监测血糖，胰岛素治疗等。

一、协助诊断及病情检测

（一）情景与任务

1. 情景导入 黄先生被家人急诊送入院，接诊后发现病人急性面容，神志模糊，可唤醒，但对时间和地点无法正确回答。测量体温正常，脉搏细速、律不齐，呼吸深大、呼出的气体类似烂苹果味。完善相关检查，结合病人有糖尿病、高血压和冠心病病史，初步诊断为"2 型糖尿病，酮症酸中毒"，给予一级护理，补液、静脉小剂量滴注胰岛素等对症支持治疗。护士立即安置好病人，遵医嘱积极配合医师做好病情监测。

2. 工作任务 心电图测量、床边心电监护、血氧饱和度监测和末梢血糖监测。

3. 任务分析 病人病情危重，随时有可能出现病情恶化，护士应做好急救物品和仪器的准备，严密观察病情，通过心电图和心电监护掌握病人生命体征的变化，随时通过测量血糖了解酮症酸中毒的进展，发现异常及时报告医师。

（二）计划与实施

技能 1 心电图测量

1. 操作流程

操作程序	简要流程	操作要点	图示
护士准备	素质要求	着装整洁、举止端庄，语言柔和、表达清晰	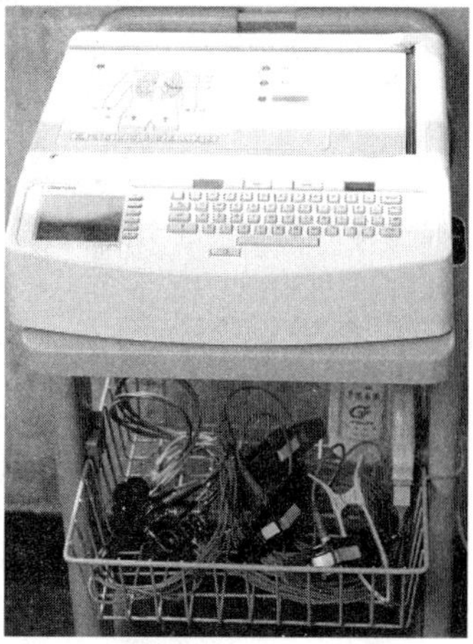 图 6-1 心电图机
	核对签名	两人核对医嘱及心电图检查单，签名	
操作评估	病人情况	年龄、生命体征、意识状态、进食情况、心理状态、对心电图测量的认知和合作程度	
	仪器设备	检查心电图机性能，心电图记录纸充足	
	操作部位	安装导联电极部位皮肤情况	
操作准备	病人准备	了解操作目的、过程、注意事项及配合要点；体位舒适，取下身上的金属饰品、手机、手表等；嘱病人安静休息 5 ～ 10 分钟	
	环境准备	安静整洁、温湿度适宜、光线适中；装置安全，无漏电及短路隐患；病房备有抗心律失常的药物与除颤仪	
	护士准备	洗手、戴口罩	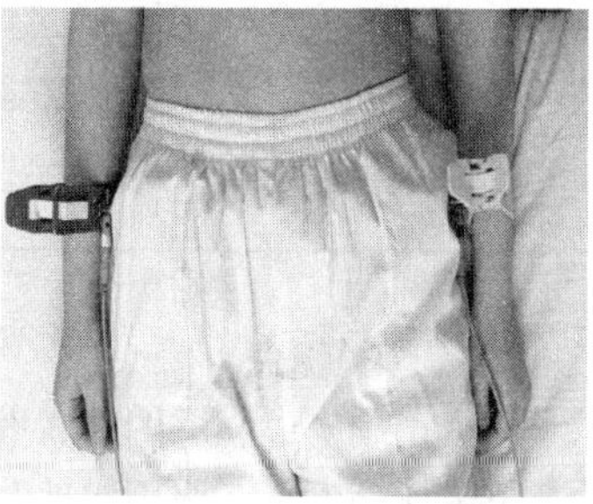 图 6-2A 连接肢体导联
	用物准备	治疗车上层：心电图机（图 6-1）、导电膏、棉签、笔、手消液 治疗车下层：医疗废物桶、生活垃圾桶	
操作过程	核对解释	携用物至床旁，核对病人，向病人解释操作目的，配合要点，取得配合	
	接通电源	连接好地线后接通电源，开机预热	
	安置体位	拉上床帘，协助病人平卧，暴露前胸部、手腕部和脚踝部皮肤，注意保暖	
	涂导电膏	用棉签蘸导电膏涂擦电极安置部位皮肤： ①四肢：双侧腕关节屈侧上方约 3cm，两侧内踝上方约 7cm ②前胸部：胸骨右缘，胸骨左缘第 4 肋间往左下方连续经左锁骨中线、左腋前线、左腋中线与第 5 肋间交接处	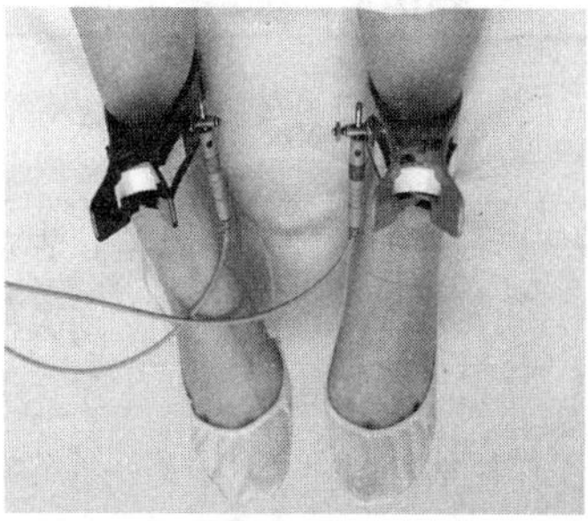 图 6-2B 连接肢体导联
	安置电极	①四肢电极位置：右上肢→红线、左上肢→黄线、左下肢→绿线、右下肢→黑线（图 6-2） ②前胸电极位置： V_1→胸骨右缘第 4 肋间 V_2→胸骨左缘第 4 肋间 V_3→ V_2 与 V_4 两点连线中点 V_4→左锁骨中线与第 5 肋间相交处 V_5→左腋前线 V_4 水平 V_6→左腋中线 V_4 水平（图 6-3）	

续表

操作程序	简要流程	操作要点	图示
操作过程	设速定压	打开心电图仪器开关，设定走纸速度为25mm/s，定标准电压为1mV=10mm，置描笔于中间位置	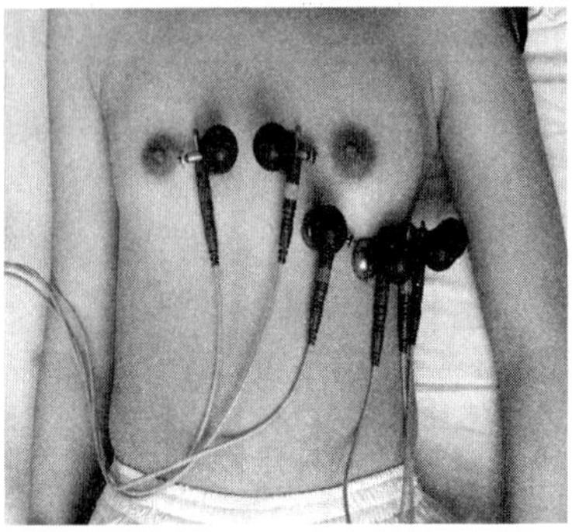 图6-3　连接胸导联
	描记波形	启动导联选择按钮，按开始键，依次描记心电图各导联Ⅰ、Ⅱ、Ⅲ、aVR、aVL、aVF 、V_1、V_2、V_3、V_4、V_5、V_6并记录，每个导联描记3 ~ 4个心动周期（图6-4）；若病人为心律失常，应记录1分钟心电图，描记时注意观察基线，如不稳或有干扰时，嘱病人缓慢呼吸，注意有无交流电干扰	
	整理记录	将心电图机面板上各控制按钮恢复原位，松解电极，取下心电图纸；在心电图纸上标注：各导联名称，病人姓名、性别、年龄、描记时间等；协助病人擦净皮肤上的导电膏，穿衣，取舒适体位，交代注意事项，整理床单位；洗手，脱口罩	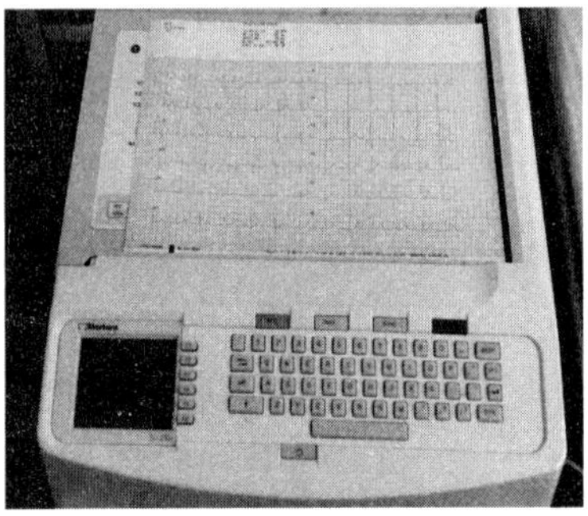 图6-4　描记波形
操作评价	操作过程	动作规范、熟练，符合操作原则	
	操作效果	正确描记心电图，图形清晰准确	

2. 操作关键点

(1) 正确安放心电图导联电极，避免安置错误，影响检测结果。

(2) 如病人正在服用洋地黄、钾盐、钙剂及抗心律失常药，应报告医师。

(3) 若病人为女性且乳房下垂者，应托起乳房，将V_3、V_4、V_5电极安放在乳房下缘胸壁上。

3. 操作考评标准

程序		分值	考核评价要点	评分等级			得分	存在问题
				A	B	C		
护士准备		4	仪表着装规范，语言表达清晰	2	1	0		
			两人核对医嘱及心电图检查单正确	2	1	0		
操作评估		8	了解病人病情充分	3	2	1		
			检查心电图机性能完好	2	1	0		
			检查导联电极部位皮肤正确	3	2	1		
操作准备	病人	4	理解、合作，体位舒适	2	1	0		
			取下干扰物品，卧床休息	2	1	0		
	环境	1	符合操作要求、安全	1	0	0		
	护士	1	洗手、戴口罩正确	1	0	0		

续表

程序		分值	考核评价要点	评分等级			得分	存在问题
				A	B	C		
操作准备	用物	2	准备齐全，放置合理	2	1	0		
操作过程	核对解释	4	核对病人正确	2	1	0		
			解释清楚并取得合作	2	1	0		
	接通电源	4	连接地线、接通电源正确	2	1	0		
			开机预热正确	2	1	0		
	安置体位	5	安置体位正确，注意遮挡病人	2	1	0		
			暴露连接部位正确	2	1	0		
			注意保暖	1	0	0		
	涂导电膏	9	棉签蘸导电膏量合适	3	2	1		
			涂擦电极安置部位正确	6	4	2		
	安置电极	19	肢体导联电极放置部位及连接正确	8	6	4		
			胸导联电极放置部位及连接正确	8	6	4		
			电极与皮肤接触良好	3	2	1		
	设速定压	8	设定走纸速度正确	3	2	1		
			设定标准电压正确	3	2	1		
			置描笔位置正确	2	1	0		
	描记波形	13	12 个导联切换顺序正确	4	3	2		
			每导联描记 3 ~ 4 个完整心动周期	4	3	2		
			描记波形正确，基线平稳	3	2	1		
			心律失常病人记录 1 分钟心电图	2	1	0		
	整理记录	8	处理心电图机正确	2	1	0		
			协助擦净导电膏、穿衣、交代注意事项正确	2	1	0		
			整理床单位、清理用物	2	1	0		
			洗手、记录正确	2	1	0		
操作评价		10	动作规范、熟练	2	1	0		
			关爱病人，体现人文关怀	2	1	0		
			心电图机使用正确，导联电极安置正确	4	3	2		
			操作时间不超过 10 分钟	2	1	0		
关键缺陷			无沟通，无人文关怀，心电图机不能正确开启，部位选择错误，导联电极安置错位，记录错误等均不及格					
总分		100						

技能 2　床边心电监护和血氧饱和度监测

1. 操作流程

操作程序	简要流程	操作要点	图示
护士准备	素质要求	着装整洁、举止端庄、语言柔和、表达清晰	
	核对签名	两人核对医嘱及执行单，签名	
操作评估	病人情况	年龄、生命体征、意识状态、心理状态、用药史、用氧情况、血氧饱和度、对此项操作的认知和合作程度	
	仪器设备	检查床边心电监护仪性能	
	局部情况	胸部皮肤无感染、硬结、瘢痕、出血点，贴电极片部位皮肤无毛发；指端末梢皮肤、指甲、血运情况	
操作准备	病人准备	了解床边心电监护目的、注意事项及配合要点；体位舒适、肢体放松，无情绪紧张，已排大小便	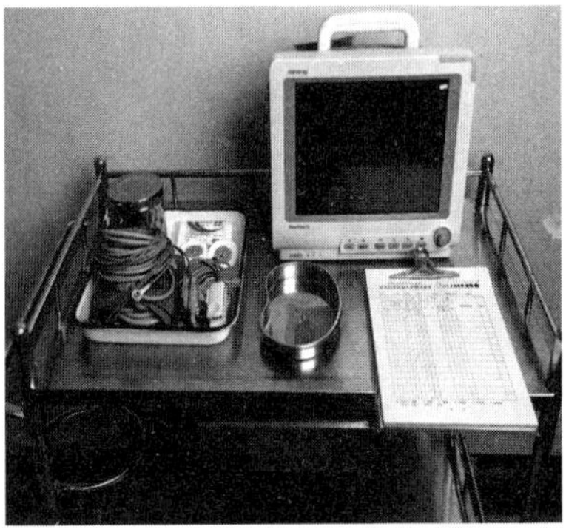 图 6-5　监测用物
	环境准备	清洁安静、温湿度适宜、光线适中	
	护士准备	洗手、戴口罩	
	用物准备	治疗车上层：治疗盘、75% 乙醇、棉球、一次性粘贴电极片、弯盘、安全别针、橡皮筋、记录单、笔、床边心电监护仪、电插板、手消液（图 6-5），必要时备备皮用物、抢救药物和设备	
		治疗车下层：医疗废物桶、生活垃圾桶	
操作过程	核对解释	携用物至床旁，核对解释，解除顾虑	
	连接仪器	连接床边监护仪各种导线，接电源，打开电源开关，检查心电监护仪工作正常，将电极片与监护仪导联线连接	
	暴露消毒	协助病人取舒适体位；拉上床帘，暴露病人前胸部皮肤，注意保暖；用 75% 乙醇棉签或电极片上的去脂贴涂擦电极安置部位皮肤	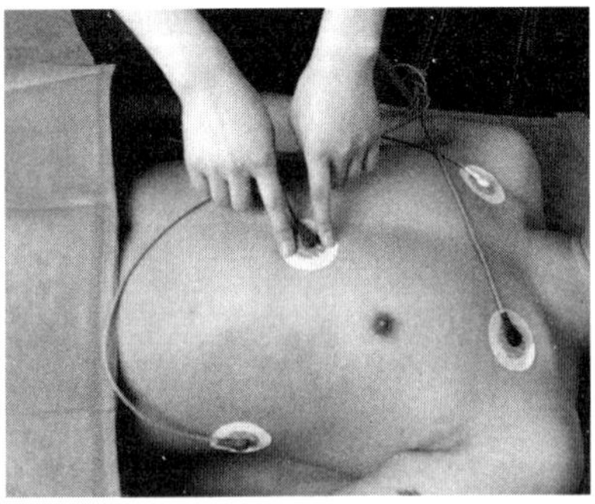 图 6-6　心电监护导联位置
	安放电极	按照监测仪标识要求安放电极片于病人前胸部正确位置：右上（RA）→右锁骨中线第 1 肋间，左上（LA）→左锁骨中线第 1 肋间，左下（LL）→左锁骨中线平剑突水平，右下（RL）→右锁骨中线平剑突水平，中间（C）→胸骨左缘第 4 肋间（图 6-6）；避开了除颤区、皮损处	

续表

操作程序	简要流程	操作要点	图示
操作过程	测量血压	为病人缠上血压袖带，启动即刻测压键，测量血压（图6-7）	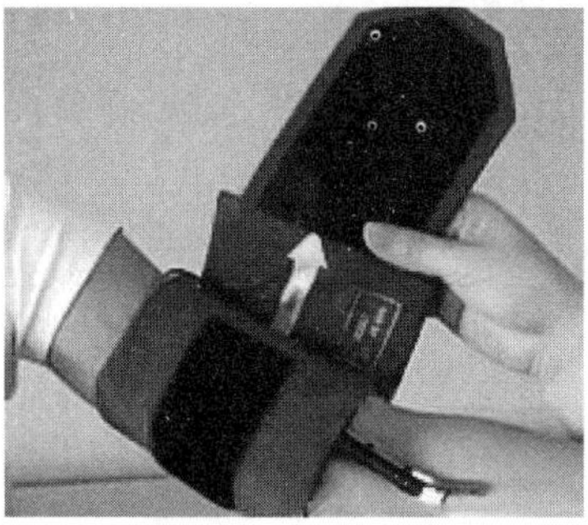
	置血氧夹	将血氧传感器探头指套安置于病人手指（或足趾）末端，光源点对指（趾）甲面，确认稳固（图6-8）	
	调节参数	根据病情选择导联、波幅、波形、波速，设定测量血压的频次、调节报警参数，设置评估监测时间等（图6-9）	图6-7　测量血压
	观察告知	观察并记录各项监测数据，发现异常及时报告医师，询问病人感觉，向其交代注意事项	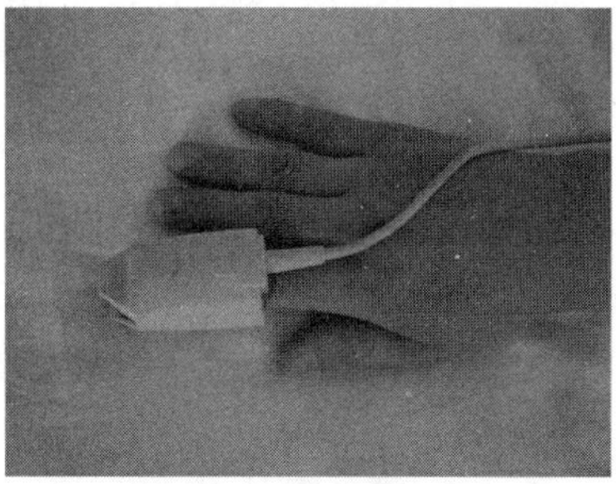
	整理记录	整理床单位，洗手，脱口罩，记录、签名	
	遵嘱停机	核对，解释，关机，断开电源，撤除电极、血压袖带和血氧饱和度传感器等，清洁局部皮肤，协助病人穿衣，观察病人反应，给予健康指导	图6-8　置血氧监测探头指套
	整理记录	协助病人取舒适卧位，整理床单位，清理用物，洗手，记录、签名	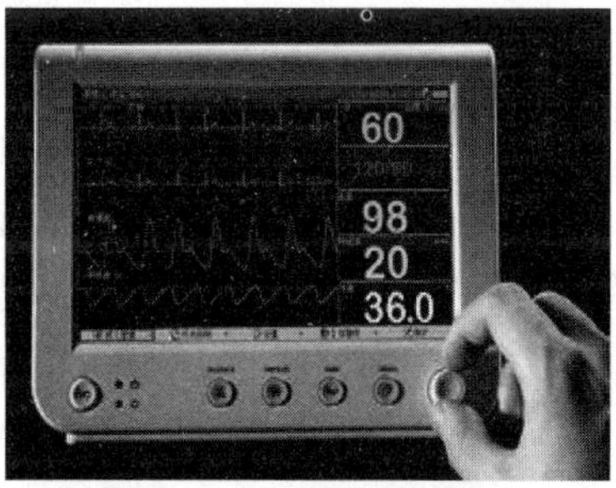
操作评价	操作过程	动作规范、熟练，符合操作原则	
	操作效果	电极片安置正确，心电监护、血氧饱和度监测图形清晰准确，观察及时，记录准确	图6-9　监护参数的调节

2. 操作关键点

(1) 正确安放心电监护导联电极和血氧监测探头指套，各种参数和报警设置符合病人病情需要，保证监测的有效性。

(2) 如需持续监测，至少每2小时更换血压袖带及血氧饱和度传感器的位置，以免局部皮肤长期受压。

3. 操作考评标准

程序		分值	考核评价要点	评分等级			得分	存在问题
				A	B	C		
护士准备		4	仪表着装规范、语言表达清晰	2	1	0		
			两人核对医嘱及执行单正确	2	1	0		
操作评估		8	了解病人情况全面	3	2	1		
			床边心电监护仪性能完好	2	1	0		
			观察胸部及指端情况正确	3	2	1		
操作准备	病人	2	理解、合作，舒适、放松	2	1	0		
	环境	2	符合操作要求，必要时备有抢救药物和设备	2	1	0		
	护士	2	洗手、戴口罩正确	2	1	0		
	用物	2	准备齐全，放置合理	2	1	0		
操作过程	核对解释	3	核对正确，解释清楚，并取得合作	3	2	1		
	连接仪器	8	连接床边监护仪各种导线正确	2	1	0		
			接电源，打开开关正确	2	1	0		
			检查心电监护仪工作正常	2	1	0		
			连接电极片方法正确	2	1	0		
	暴露消毒	6	病人体位舒适，注意遮挡和保暖	2	1	0		
			暴露操作区域正确	2	1	0		
			酒精棉签擦拭相应部位皮肤正确	2	1	0		
	安放电极	8	电极片安置正确	6	4	2		
			避开了除颤区、皮损处	2	1	0		
	测量血压	4	缠血压计袖带方法正确	2	1	0		
			测量方法正确	2	1	0		
	置血氧夹	4	连接血氧饱和度传感器正确	4	3	2		
	调节参数	10	根据病情选择导联、波幅、波形、波速恰当	4	3	2		
			设定测血压的频次正确	4	3	2		
			调节报警参数、设置评估监测时间正确	2	1	0		
	观察告知	6	观察、记录各项监测数据正确	2	1	0		
			发现异常情况处理正确	2	1	0		
			告知病人注意事项正确	2	1	0		
	整理记录	5	整理床单位正确	3	2	1		
			洗手、脱口罩、记录、签名正确	2	1	0		
	遵嘱停机	10	核对、解释正确	2	1	0		
			关机、断开电源顺序正确	2	1	0		
			撤监护仪各连接部分正确	2	1	0		
			清洁局部皮肤、协助穿衣正确	2	1	0		

续表

程序		分值	考核评价要点	评分等级 A	B	C	得分	存在问题
操作过程	遵嘱停机	10	观察、指导正确	2	1	0		
	整理记录	6	病人体位舒适	2	1	0		
			整理床单位、清理用物正确	2	1	0		
			洗手、记录、签名正确	2	1	0		
操作评价		10	动作规范、熟练，准确	3	2	1		
			关爱病人，体现人文关怀	2	1	0		
			床边心电监护使用正确	3	2	1		
			操作时间不超过 10 分钟	2	1	0		
关键缺陷			无人文关怀，无沟通，心电监护仪不能正确开启，心电监护电极和血氧探头安置错误，不能正确调节各项监护参数等均不及格					
总分		100						

二、用药护理

（一）情景与任务

1. 情景导入　黄先生急诊入院后，检查显示随机血糖 21.6mmol/L，pH 6.8，尿糖（＋＋＋），尿酮（＋＋），心电监护显示房颤心律，心率为 116 次 / 分。医嘱：立即给予补液、静脉小剂量滴注胰岛素、胰岛素 6U 皮下注射 st、0.9% 氯化钠注射液 20ml+ 去乙酰毛花苷注射液（西地兰）0.2mg 静脉注射 st。

2. 工作任务　皮下注射及静脉小剂量滴注胰岛素，静脉注射 0.9% 氯化钠注射液 20ml+ 去乙酰毛花苷注射液（西地兰）0.2mg。

3. 任务分析　病人入院后急性面容，神志模糊，呼吸深大，呼气中有烂苹果味。诊断为“2 型糖尿病，酮症酸中毒”，再结合病人测出的血糖值高于正常值，可根据医嘱立即给予皮下注射及静脉小剂量滴注胰岛素，使血糖逐渐缓慢下降，且小剂量胰岛素可对酮体生成产生抑制作用，而又不至引起低血糖及低血钾。心电监护显示房颤心律，心室率为 118 次 / 分，使用去乙酰毛花苷注射液静脉注射不仅可以减慢房颤心律的心室率，还可以增强心肌收缩力。

（二）计划与实施

技能 3　皮下注射

1. 操作流程

操作程序	简要流程	操作要点	图示
护士准备	素质要求	着装整洁、举止端庄，语言柔和、表达清晰	
	核对签名	两人核对医嘱及注射单，签名	
操作评估	病人病情	年龄、生命体征、意识状态、进餐情况、心理反应、对用药的认知和合作程度	
	治疗情况	用药史及现用药情况	
	注射部位	局部皮肤无感染、硬结、瘢痕、出血点	

续表

操作程序	简要流程	操作要点	图示
操作准备	病人准备	了解注射目的、方法、注意事项和配合要点，体位舒适	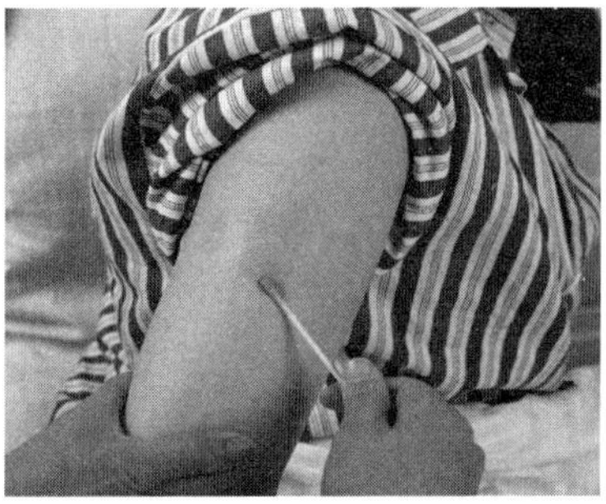 图 6-10　定位消毒
	环境准备	安静整洁，温湿度适宜，光线适中，操作台、治疗车、治疗盘已用消毒液抹布擦拭	
	护士准备	洗手，戴口罩	
	用物准备	治疗车上层：治疗盘、棉签、碘伏、砂轮、启瓶器、1ml 注射器、按医嘱备药（胰岛素）、注射卡、小无菌盘、手消液	
		治疗车下层：医疗废物桶、生活垃圾桶、锐器盒	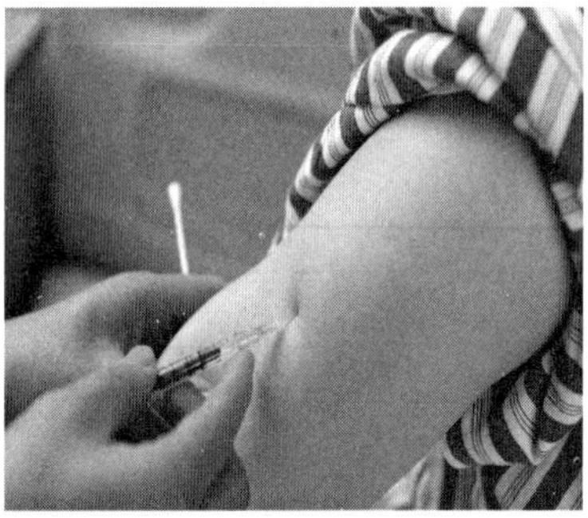 图 6-11　进针手法
操作过程	抽吸药液	核对药物，摇匀，开启、消毒瓶盖（或消毒、割锯、掰开安瓿），检查并取出 1ml 注射器及针头，抽吸药液，排尽空气，套回针帽，再次核对，置小无菌盘内备用	
	核对解释	携用物至床旁，核对病人，解释并取得合作	
	定位消毒	安置舒适卧位，消毒上臂三角肌下缘皮肤 2 次（图 6-10），待干	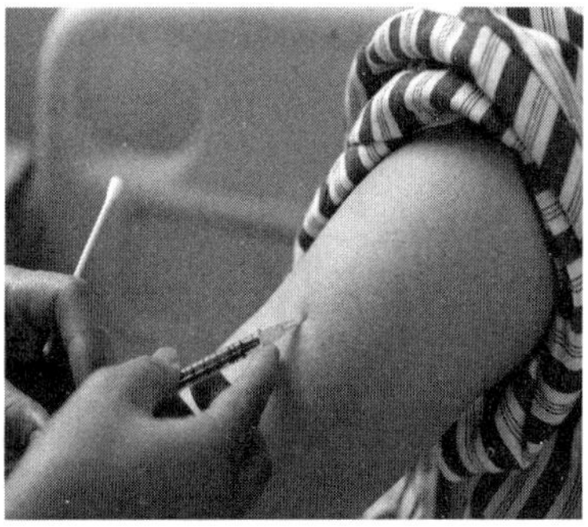 图 6-12　推药手法
	进针注射	取出抽好的药液，再次核对，一滴排气，一手绷紧注射部位皮肤，一手持注射器，针尖斜面向上，与皮肤成 30° ～ 40° 角迅速刺入皮下（图 6-11），待针梗刺入 1/2 ～ 2/3 后，右手固定注射器，左手回抽无回血，缓慢匀速推注药液（图 6-12），同时观察病人反应	
	拔针观察	注射毕，以无菌干棉签轻压穿刺点上方，快速拔针（图 6-13），告知病人按压注射部位 2 ～ 3 分钟，至不出血为止，再次核对，观察病人局部及全身反应	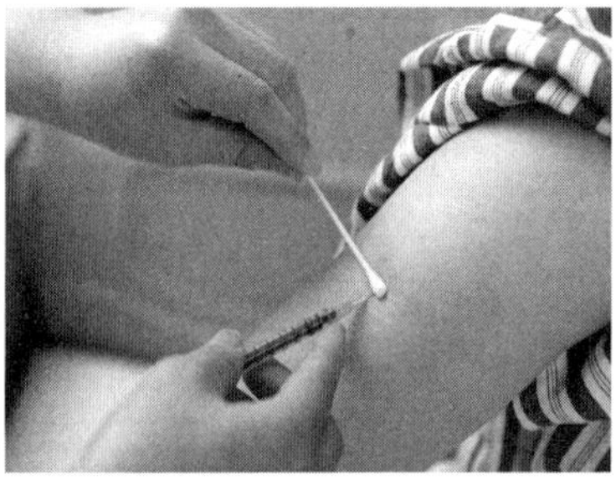 图 6-13　拔针手法
	整理记录	协助病人取舒适卧位，询问病人感受， 告知注意事项，给予健康指导；整理床单位，妥善处理用物；洗手、脱口罩，记录、签名	

续表

操作程序	简要流程	操作要点	图示
操作评价	操作过程	严格执行查对制度、无菌技术和注射原则；操作规范、熟练	
	操作效果	注射部位正确，进针方法正确，药物剂量准确，病人无不适感	

2. 操作关键点

(1) 严格执行查对制度，严格遵循无菌技术、标准预防原则。

(2) 注射 前应详细询问病人的用药史；注射时进针角度不宜超过 45°，以防注入肌层；对过于消瘦者，可捏起局部组织，穿刺角度适当减小；长期皮下注射者应经常更换注射部位，以免局部产生硬结，影响药物的吸收。

(3) 注射不足 1ml 的药液时，应用 1ml 注射器抽吸药液，以保证药物剂量的准确性。

3. 操作考评标准

程序		分值	考核评价要点	评分等级			得分	存在问题
				A	B	C		
护士准备		4	仪表着装规范、语言表达清晰	2	1	0		
			两人核对医嘱及注射单正确	2	1	0		
操作评估		8	了解病人病情充分	3	2	1		
			询问用药史及现用药情况正确	3	2	1		
			选择、观察注射部位正确	2	1	0		
操作准备	病人	2	理解、合作、卧位舒适	2	1	0		
	环境	2	符合无菌操作要求	2	1	0		
	护士	2	洗手，戴口罩正确	2	1	0		
	用物	2	准备齐全、放置合理	2	1	0		
操作过程	抽吸药液	14	核对、检查药物正确	3	2	1		
			摇匀、开启药物正确	3	2	1		
			注射器、针头选择恰当	3	2	1		
			抽吸药液、排气正确，放入小无菌盘内	5	4	2		
	核对解释	4	核对正确	2	1	0		
			解释清晰，并取得配合	2	1	0		
	定位消毒	6	选择注射部位正确	3	2	1		
			消毒范围、方法正确	3	2	1		
	进针注射	30	进针前再次核对、排气正确	4	3	2		
			绷紧皮肤、持针手法正确	6	5	4		
			进针角度、进针深度正确	8	7	6		
			固定针栓、回抽正确	4	3	2		
			推注药液方法正确、剂量准确	6	5	4		
			观察病人反应及时	2	1	0		

续表

程序		分值	考核评价要点	评分等级 A	B	C	得分	存在问题
操作过程	拔针观察	8	拔针、按压方法正确	3	2	1		
			再次核对正确	2	1	0		
			观察病人局部及全身反应正确	3	2	1		
	整理记录	8	病人体位舒适	2	1	0		
			询问病人感觉，给予健康指导正确	2	1	0		
			整理床单位正确、处理用物正确	2	1	0		
			洗手、脱口罩，记录、签名正确	2	1	0		
操作评价		10	关爱病人，沟通有效	2	1	0		
			操作熟练、动作连贯	3	2	1		
			严格执行查对制度及无菌操作原则	3	2	1		
			操作时间不超过 7 分钟	2	1	0		
关键缺陷			无沟通、无人文关怀、严重违反无菌操作原则、执行医嘱错误、注射部位及注射方法错误等均不及格					
总分		100						

技能 4　静 脉 注 射

1. 操作流程

操作程序	简要流程	操作要点
护士准备	素质要求	着装整洁、举止端庄、语言柔和、表达清晰
	核对签名	两人核对医嘱及注射单，签名
操作评估	病人病情	年龄、生命体征、意识状态、心理反应、心肺功能、对用药的认知和合作程度
	治疗情况	用药史及现用药情况
	注射部位	局部皮肤：无感染、硬结、瘢痕、出血点
		局部血管：静脉充盈程度及血管壁弹性
操作准备	病人准备	了解静脉注射目的、方法、注意事项和配合要点，体位舒适，利于暴露静脉注射部位
	环境准备	安静整洁，温湿度适宜，光线适中，操作台、治疗车、治疗盘已用消毒液抹布擦拭
	护士准备	洗手，戴口罩
	用物准备	治疗车上层：治疗盘、注射器及针头、按医嘱备药、止血带、治疗巾、小垫枕、注射卡、小无菌盘、棉签、碘伏、砂轮、启瓶器、手消液，必要时备手套
		治疗车下层：医疗废物桶、生活垃圾桶、锐器盒

图示：

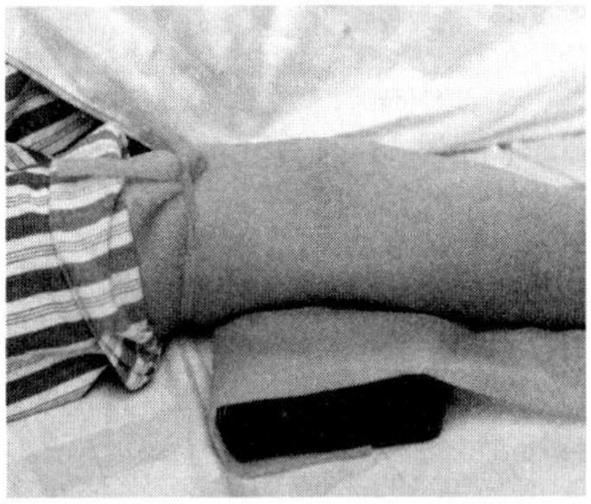

图 6-14　扎止血带

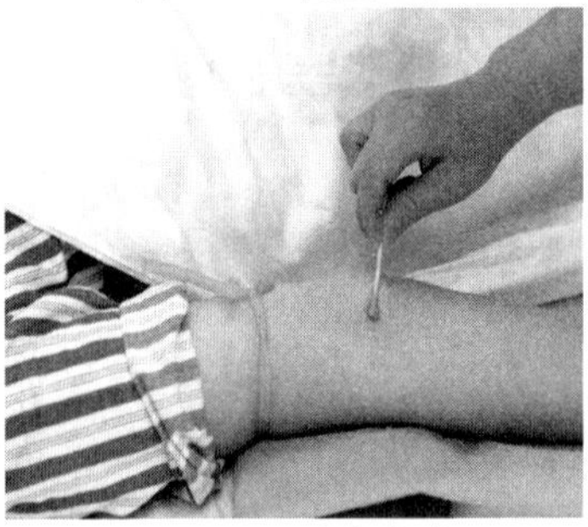

图 6-15　消毒皮肤

续表

操作程序	简要流程	操作要点	图示
操作过程	抽吸药液	核对注射卡，检查药物；消毒、开启安瓿（或密封瓶）；检查、取出注射器；抽吸药液，排尽空气，必要时换头皮针；再次核对，放入小无菌盘内备用	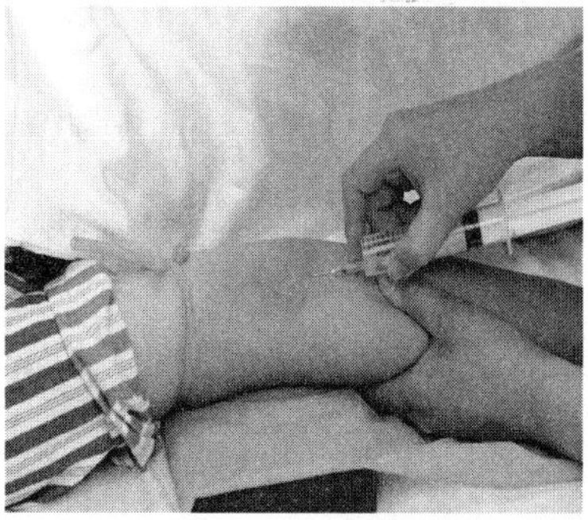 图 6-16　静脉注射进针法
	核对解释	携用物至床旁，核对病人，解释并取得合作	
	定位消毒	协助病人取舒适卧位，卷袖过肘，垫治疗巾、小垫枕，准备胶布；选择静脉，第一次消毒皮肤，必要时戴手套，穿刺点上方约 6cm 处扎止血带（图 6-14），第二次消毒皮肤（图 6-15）	
	穿刺推药	再次核对病人和药液，排气；嘱病人握拳，左手拇指绷紧静脉下端皮肤，右手持针，针头斜面向上与皮肤成 15°～30° 角，自静脉上方或侧方刺入皮下，再沿静脉方向潜行刺入，见回血后再顺静脉进针少许（图 6-16）松开止血带（图 6-17），嘱病人松拳，固定针头，试抽回血，有回血证实针头在血管内，缓慢推注药液（图 6-18），注意询问病人感觉	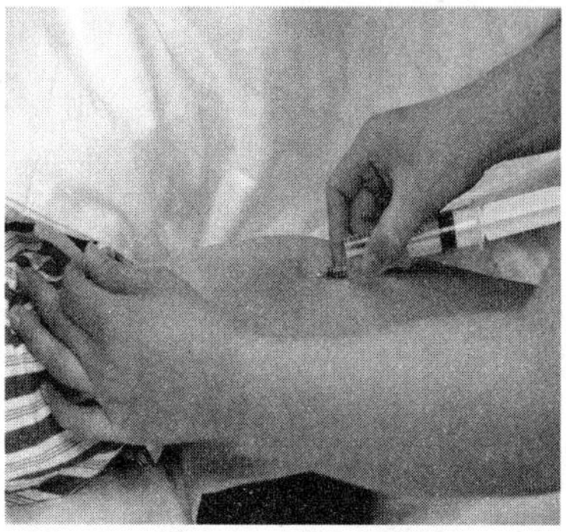 图 6-17　松止血带
	拔针观察	注射毕，用消毒干棉签按压穿刺点，迅速拔针（图 6-19），嘱病人按压 2～3 分钟，至不出血为止；撤治疗巾、小垫枕、止血带，必要时脱手套；观察局部及全身反应，询问病人感受，向病人交代注意事项，再次核对	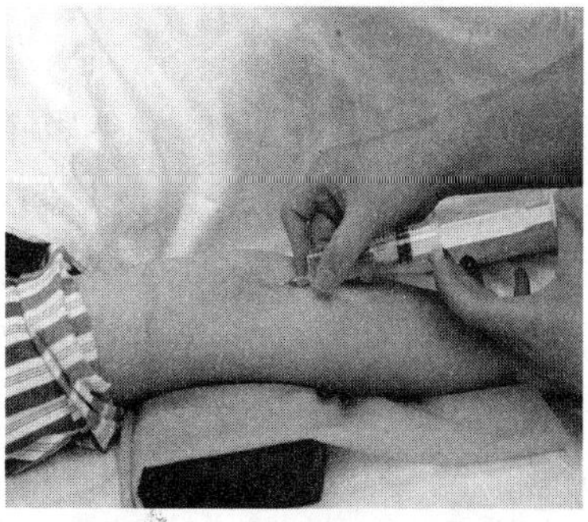 图 6-18　静脉注射推注药液法
	整理记录	协助病人取舒适卧位，整理床单位，清理用物，洗手，脱口罩，记录、签名	
操作评价	操作过程	严格执行查对制度、无菌技术及注射原则；操作规范、熟练	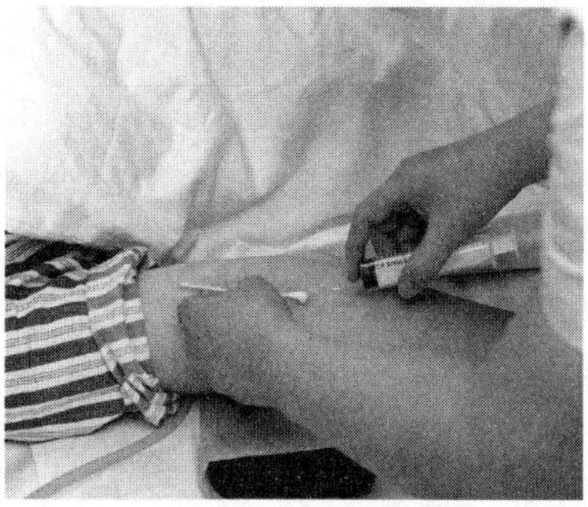 图 6-19　拔针法
	操作效果	抽药、注射方法正确，注射剂量准确，静脉选择合适、穿刺一次成功，穿刺部位无肿胀、疼痛，病人未出现不适感	

2. 操作关键点

(1) 严格执行查对制度、无菌技术及注射原则。

(2) 根据药物性质、作用、治疗目的及病情，严格掌握注药速度，密切观察病人用药后反应。

(3) 若注射局部疼痛、肿胀、回抽未见回血时，应拔出针头，更换部位重新穿刺。

3. 操作考评标准

程序		分值	考核评价要点	评分等级			得分	存在问题
				A	B	C		
护士准备		4	仪表着装规范、语言表达清晰	2	1	0		
			两人核对医嘱及注射单正确	2	1	0		
操作评估		8	了解病人病情充分	3	2	1		
			了解用药史及现用药情况正确	3	2	1		
			选择、观察局部皮肤及血管情况正确	2	1	0		
操作准备	病人	2	理解、合作、卧位舒适	2	1	0		
	环境	2	符合无菌操作要求	2	1	0		
	护士	2	洗手，戴口罩正确	2	1	0		
	用物	2	准备齐全、放置合理	2	1	0		
操作过程	抽吸药液	12	核对、检查药物正确	2	1	0		
			开启药物正确	2	1	0		
			注射器、针头选择恰当	2	1	0		
			抽吸药液、排气方法正确	4	3	2		
			未跨越无菌区，再次核对正确	2	1	0		
	核对解释	4	核对正确	2	1	0		
			解释清楚，并取得合作	2	1	0		
	定位消毒	8	病人体位舒适，垫治疗巾、小垫枕正确	2	1	0		
			选择穿刺静脉合适	2	1	0		
			扎止血带方法正确	2	1	0		
			消毒皮肤方法、范围正确	2	1	0		
	穿刺推药	28	再次核对正确、一滴排气成功	4	3	2		
			进针手法正确	4	3	2		
			进针点、角度、深度适宜	5	4	3		
			一次穿刺成功	4	3	2		
			穿刺后松止血带、嘱病人松拳及时	2	1	0		
			固定针头正确	2	1	0		
			推注药液方法正确、速度适当	3	2	1		
			注射剂量准确	2	1	0		
			询问病人感受	2	1	0		
	拔针观察	10	拔针方法正确	2	1	0		
			嘱病人按压方法正确	2	1	0		

续表

程序		分值	考核评价要点	评分等级			得分	存在问题
				A	B	C		
操作过程	拔针观察	10	撤离用物及时，观察全面	2	1	0		
			询问病人感觉，交代注意事项正确	2	1	0		
			再次核对正确	2	1	0		
	整理记录	8	病人体位舒适	2	1	0		
			整理床单位，清理用物正确	2	1	0		
			洗手、脱口罩正确	2	1	0		
			记录、签名正确	2	1	0		
操作评价		10	关爱病人，沟通技巧运用恰当	2	1	0		
			操作熟练、动作连贯	4	3	2		
			严格遵循查对制度、无菌操作原则	2	1	0		
			操作时间不超过 10 分钟	2	1	0		
关键缺陷			无沟通、无人文关怀、严重违反无菌操作原则、执行医嘱错误、静脉穿刺不成功等均不及格					
总分		100						

三、安全防护与健康指导

（一）情景与任务

1. 情景导入　黄先生入院时神志模糊，可唤醒，但对时间和地点无法正确回答。入院后病人表现较为烦躁，肢体无意识拍打和摩擦床面，左足外侧脚趾有一处 1cm×1cm 的皮损，无渗液。经用药治疗后，病人意识恢复清醒，要求下床入厕，但仍有头晕，身体疲乏无力。

2. 工作任务　保护具的应用，糖尿病足的预防，跌倒预防，末梢血糖监测。

3. 任务分析　病人神志模糊、烦躁，易发生坠床、撞伤、抓伤等意外，因此在接诊护理病人时应重视病人安全，合理使用保护具，预防意外的发生。黄先生因为烦躁和无意识行为导致左足外侧脚趾出现皮损，应严密观察足部皮肤情况，谨防糖尿病足的发生。病人神志清醒后，希望尽快恢复自理生活的能力，要求下床入厕，因身体状况仍较为虚弱，需防范跌倒等意外的发生。

（二）计划与实施

技能 5　保护具的应用

1. 操作流程

操作程序	简要流程	操作要点	图示
护士准备	素质要求	着装整洁、举止端庄、语言柔和、表达清晰	
	核对签名	两人核对医嘱及执行单，签名	
操作评估	病人病情	年龄、生命体征、意识状态、心理状态、自理能力、肢体活动能力、合作程度	

续表

操作程序	简要流程	操作要点	图示
操作评估	局部情况	有无损伤、管道、约束部位皮肤状况	
操作准备	病人准备	病人及家属了解保护具使用的意义和注意事项，同意使用并签署同意书	
	环境准备	整洁、宽敞、温湿度适宜、光线适中，必要时移开床旁桌椅	
	护士准备	洗手	
	用物准备	根据病人病情需要准备床档、约束带	
操作过程	核对解释	携用物至床旁，核对病人，向病人及家属介绍保护具使用的必要性、安全性和配合事项	
	安置体位	协助病人取舒适体位，肢体处于功能位，无血液循环障碍	
	保护约束	根据评估结果选择合适的保护具： ①床档（图 6-20） A. 多功能床档：不用时插入床尾，使用时插入两侧床缘 B. 半自动床档：不用时固定于床缘两侧，使用时升起 ②约束带 A. 绷带：固定手腕及踝部。先用棉垫包裹手腕和踝部，再用宽绷带打成双套结，套在棉垫外稍拉，松紧以能容 1 ~ 2 指、肢体不脱出为宜，将绷带系于床缘上（图 6-21） B. 肩部约束带：固定肩部，限制病人坐起。让病人两侧肩部套进袖筒，腋窝衬棉垫，将两袖筒上的细带在胸前打结固定，两条长系带系于床头（图 6-22） C. 膝部约束带：固定膝部，限制病人下肢活动。两膝及膝下均垫棉垫，将约束带横放于两膝上，两头带各固定一侧膝关节，然后将宽带系于床缘（图 6-23）	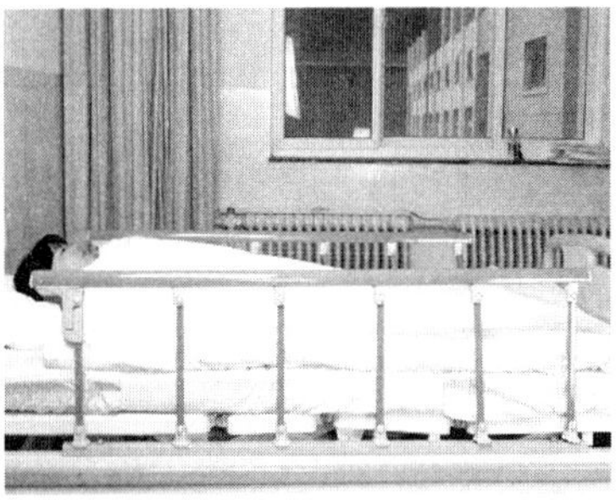 图 6-20　使用床档保护病人 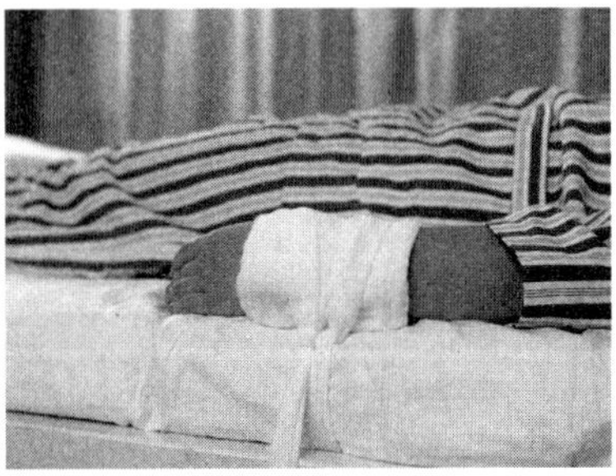 图 6-21 绷带约束法 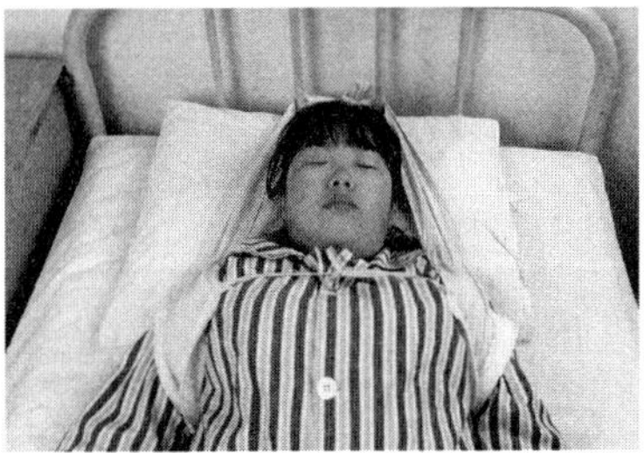 图 6-22 肩部约束带
	观察告知	观察局部及全身反应，询问病人感觉，向病人及家属交代注意事项	
	整理记录	整理床单位，清理用物，洗手，记录使用保护具的原因、目的、开始时间等	

续表

操作程序	简要流程	操作要点	图示
操作评价	操作过程 操作效果	操作规范、熟练，动作稳、准、快，肢体处于功能位，局部血液循环良好，病人安全，无意外损伤	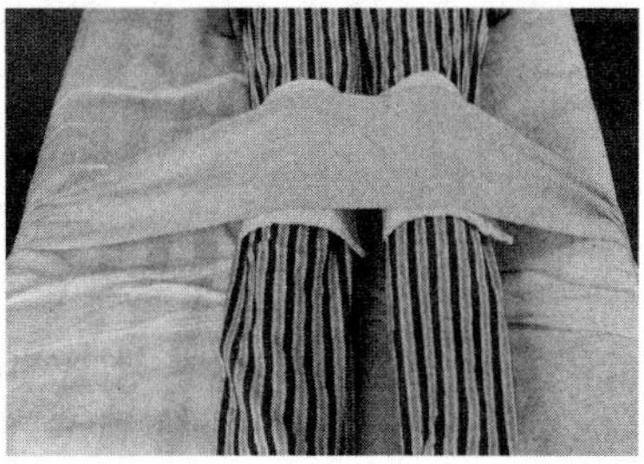 图 6-23　膝部约束带

2. 操作关键点

(1) 严格掌握指征：严格掌握保护具使用的适应证，向病人及家属介绍保护具使用的必要性，征得病人及家属同意并愿意配合。

(2) 约束松紧适宜：使用约束带时，松紧适宜，以能伸入 1 ~ 2 个手指为宜。约束手腕及踝部等骨隆突处时，应先垫棉垫，再上约束带。

(3) 定时松解观察：保持病人肢体于功能位，每 2 小时松解一次约束带，每 15 ~ 30 分钟观察约束部位皮肤血液循环情况，必要时进行局部按摩，防止被约束部位发生血液循环障碍或皮肤受损。

3. 操作考评标准

程序		分值	考核评价要点	评分等级			得分	存在问题
				A	B	C		
护士准备		4	仪表着装规范，语言表达清晰	2	1	0		
			两人核对医嘱及执行单正确	2	1	0		
操作评估		8	了解病情充分	4	3	2		
			观察局部皮肤及血运情况正确	4	3	2		
操作准备	病人	2	理解、合作，同意使用并签署同意书	2	1	0		
	环境	1	符合操作要求	1	0	0		
	护士	2	洗手正确	2	1	0		
	用物	3	准备齐全，放置合理	3	2	1		
操作过程	核对解释	8	核对病人正确	2	1	0		
			解释清晰到位	6	4	2		
	安置体位	10	体位舒适	2	1	0		
			肢体处于功能位	8	6	4		
	保护约束	40	选择保护具正确	3	2	1		
			使用保护具方法正确	9	7	5		
			使用约束带部位正确	5	3	2		
			使用约束带方法正确	9	7	5		
			约束带松紧适宜	9	7	5		
			肢体血液循环良好	5	3	2		

续表

程序		分值	考核评价要点	评分等级			得分	存在问题
				A	B	C		
操作过程	观察报告	8	观察局部及全身情况正确	4	3	2		
			告知注意事项正确	4	3	2		
	整理记录	4	整理床单位、清理用物正确	2	1	0		
			洗手、记录正确	2	1	0		
操作评价		10	操作熟练，动作轻巧	3	2	1		
			关爱病人、沟通技巧运用良好	2	1	0		
			约束带松紧适宜，局部血液循环良好	3	2	1		
			操作时间不超过 6 分钟	2	1	0		
关键缺陷			无人文关怀、无沟通，无安全意识、查对不严、发生事故等均不及格					
总分		100						

技能 6　糖尿病足预防

1. 操作流程

操作程序	简要流程	操作要点	图示
护士准备	素质要求	着装整洁、举止端庄、语言柔和、表达清晰	
操作评估	病人病情	年龄、生命体征、意识状态、心理状态、自理能力、肢体活动能力、合作程度	
	治疗情况	用药史、家族史、血糖水平	
	局部情况	足部腿部皮肤状况：弹性、颜色、温度、感觉及完整性	
操作准备	病人准备	了解糖尿病足预防的目的、措施及配合事项，有家属陪同	
	环境准备	安静整洁、温湿度适宜、光线适中	
	护士准备	洗手，戴口罩	
	用物准备	治疗车上层：脸盆、浅色毛巾、尼龙单丝	
		治疗车下层：医疗废物桶、生活垃圾桶	
操作过程	核对解释	携用物至床旁，核对病人，向病人及家属解释并取得合作	
	评估危险	与病人及家属一起讨论、评估引起糖尿病足的主要危险因素：既往足溃疡史、神经病变和缺血性血管病变的表现、足畸形情况、个人因素等	
	知识宣教	①告知病人及家属相关知识	

续表

操作程序	简要流程	操作要点	图示
操作过程	知识宣教	A. 糖尿病足预防的意义	
		B. 血糖水平与糖尿病足发生发展的相关性	
		C. 吸烟与糖尿病足的相关性，强调戒烟	
		②介绍预防糖尿病足的基本措施	
		A. 观察足部：每天检查足部 1 次，了解足部感觉状况（感觉减退、麻木、刺痛感）；观察足部皮肤颜色、温度及足背动脉搏动情况；检查趾间、趾甲、足底部皮肤状况等	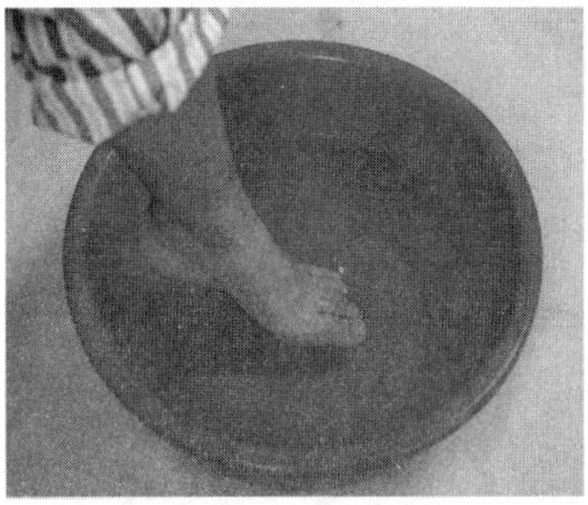
		B. 感觉测试：用尼龙单丝测试，及时了解足部感觉功能，主要测试足部关节位 置觉、振动觉、痛温触压觉	图 6-24　测试水温
		C. 足部清洁：每天用不烫脚的温水清洗足部 1 次（图 6-24），每次 10 分钟,洗完后用柔软的浅色毛巾擦干（图 6-25），尤其是脚趾间	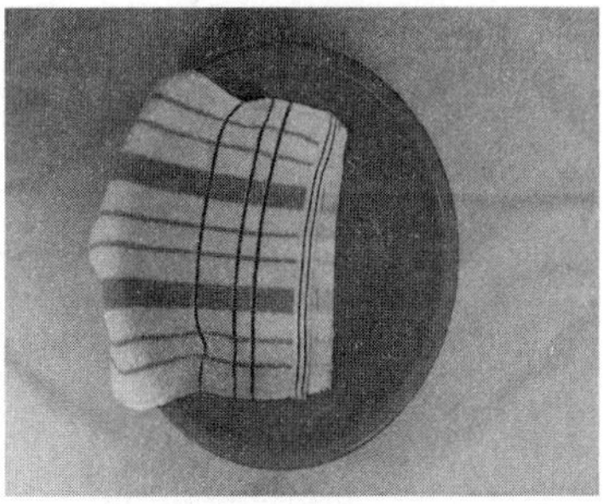
		D. 预防外伤：穿柔软透气，前端圆头、宽大的软底鞋（图 6-26），选择浅色、弹性好、吸汗透气、散热性好的棉质细软袜子（图 6-27）；修剪趾甲略呈弧形，与脚趾平齐，锉圆边缘尖锐部分；避免热水袋、电热毯、烤灯烫伤皮肤，冬天预防冻疮，夏天避免蚊虫叮咬	图 6-25　柔软的浅色毛巾 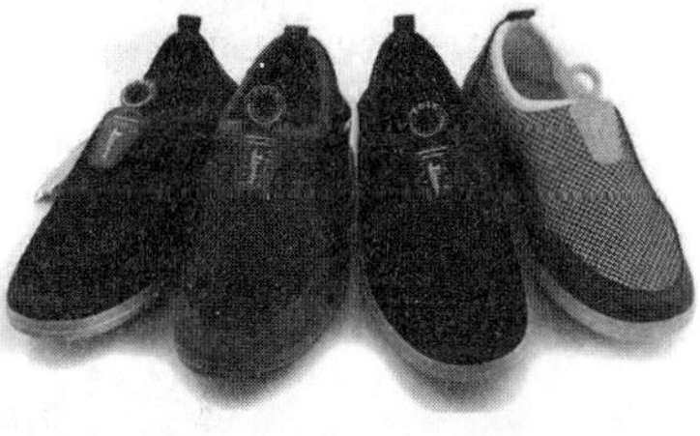
		E. 促进循环：指导病人采用多种方法促进肢体血液循环，如多走路、多做腿部运动，避免盘腿坐和跷二郎腿等	
	演示实践	护士演示，病人或家属同步实践：	图 6-26　宽头软底鞋
		①观察足部的方法	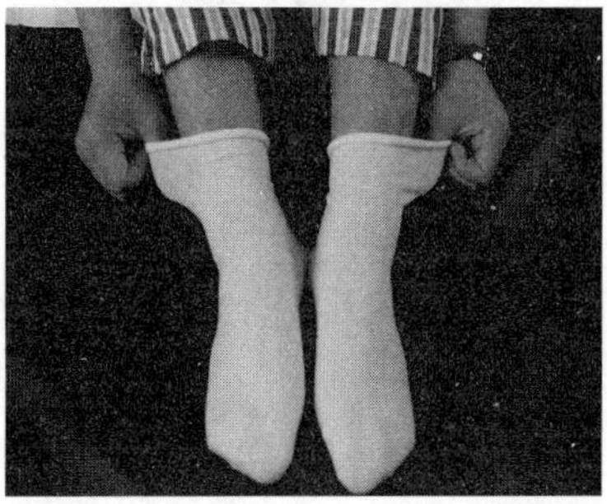
		②感觉测试的方法	
		③足部清洁、修剪趾甲的方法	
	整理记录	整理用物，洗手，脱口罩，记录	
	巡视沟通	定期巡视病房，加强与病人及家属的沟通交流，关注病人足部状况，发现异常及时处理	
操作评价	操作过程	宣教清晰、演示技能熟练	图 6-27　棉质松口袜
	操作效果	沟通有效，指导正确，病人及家属能复述预防糖尿病足相关知识，学会各种预防措施	

2. 操作关键点

(1) 每天全面详细检查病人足部痛、温、触觉 1 次。

(2) 进行足部感觉测试时，避免病人看见测试过程；避免在溃疡、胼胝、伤疤和坏死组织的部位测试；尼龙丝弯曲时，大约固定 1 秒；两次测试之间需要停留 2 ~ 3 秒，以便尼龙丝恢复形状；要避免尼龙丝在皮肤上滑动，如滑动需重测。

3. 操作考评标准

程序		分值	考核评价要点	评分等级			得分	存在问题
				A	B	C		
护士准备		4	仪表着装规范，语言表达清晰	4	2	1		
操作评估		8	了解病人病情充分	2	1	0		
			了解用药情况、血糖水平正确	3	2	1		
			观察足部、腿部皮肤状况正确	3	2	1		
操作准备	病人	2	理解、合作、有家属陪同	2	1	0		
	环境	2	符合知识宣教与技能示教要求	2	1	0		
	护士	2	洗手、戴口罩正确	2	1	0		
	用物	2	准备齐全、放置合理	2	1	0		
操作过程	核对解释	6	核对病人正确	3	2	1		
			解释清楚，并取得合作	3	2	1		
	评估危险	7	评估糖尿病足危险因素全面	5	4	2		
			病人及家属积极参与	2	1	0		
	知识宣教	20	宣教糖尿病足预防内容全面、正确	9	7	5		
			宣教方法适当	5	3	2		
			病人及家属能复述预防糖尿病足的措施	6	4	2		
	演示实践	25	演示糖尿病足预防内容全面正确	9	7	5		
			演示方法适当	7	5	3		
			病人或家属学会正确预防糖尿病足的措施	9	7	5		
	整理记录	6	用物处理得当	2	1	0		
			洗手、记录正确	4	3	2		
	巡视沟通	6	巡视时间适宜	2	1	0		
			沟通交流及时、有效	2	1	0		
			发现问题及时处理	2	1	0		
操作评价		10	宣教方法适宜，演示技能熟练	4	3	2		
			关爱病人、沟通技巧运用良好	4	3	2		
			健康指导时间不超过 20 分钟	2	1	0		
关键缺陷			无人文关怀、无沟通、无演示实践、发生事故等均不及格					
总分		100						

技能 7　跌倒的预防

1. 操作流程

操作程序	简要流程	操作要点	图示
护士准备	素质要求	着装整洁、举止端庄、语言柔和、表达清晰	
操作评估	病人病情	年龄、生命体征、意识状态、进食情况、心理状态、自理能力、步态、体力活动、合作程度	
	治疗情况	用药史、过敏史，有无使用镇静催眠药、抗高血压药等	
操作准备	病人准备	了解跌倒预防的目的、措施及配合要点，有家属陪同	
	环境准备	安静整洁、光线适宜，宽敞，地面干燥、标志醒目	
	护士准备	洗手	
	用物准备	评估单、知识小册子、防滑鞋、助步器	
操作过程	核对解释	核对病人，解释并取得合作	
	评估原因	与病人及家属一起讨论、评估引起跌倒的主要危险因素	
	知识宣教	①告知病人及家属跌倒的危害性和严重性 ②介绍预防跌倒的基本措施 A. 采取防滑地板，保持地面干燥，走廊整洁、畅通、无障碍物，走廊两侧、浴室、马桶旁边安装扶手（图 6-28），浴室内放置防滑地垫（图 6-29） B. 光线适宜，防滑提示、台阶提示等标志明显醒目（图 6-30） C. 物品摆放有序 D. 将病床调到最低位置，固定好床闸，头晕、心慌、乏力时卧床休息，必要时使用床档或约束带保护 E. 下床前先放下床档，切忌翻越，下床时穿防滑鞋，裤腿长短合适，鞋子放于床边合适位置，便于穿着 F. 合理安排陪护人员	
	演示实践	护士演示，病人或家属同步实践： ①正确使用呼叫器 ②正确使用助步器（图 6-31）、防滑鞋 ③正确使用走廊、浴室、厕所内安装的防滑扶手及防滑地垫等 ④正确应用保护具	

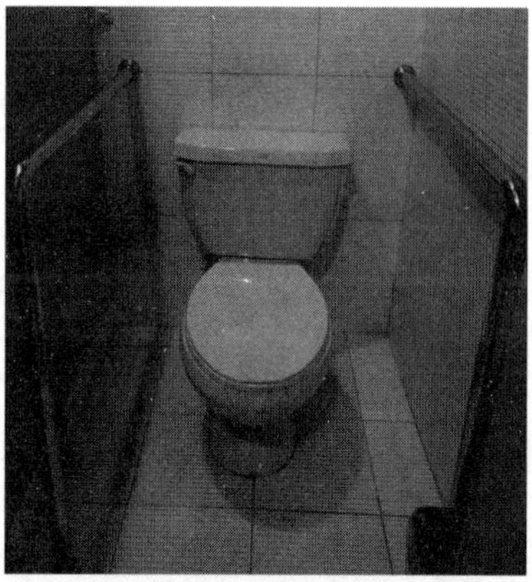

图 6-28　马桶旁边安装扶手

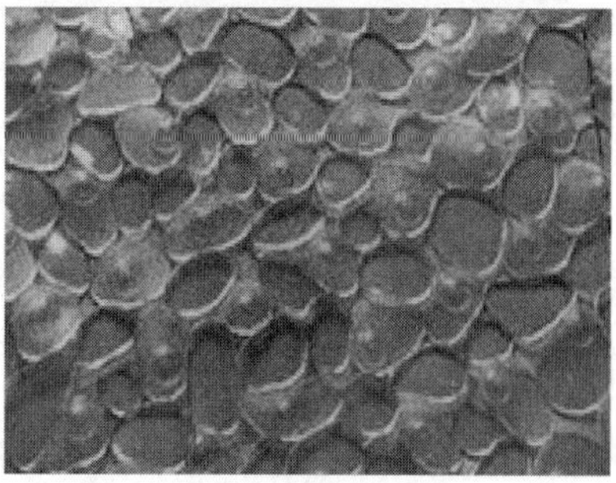

图 6-29　防滑地垫

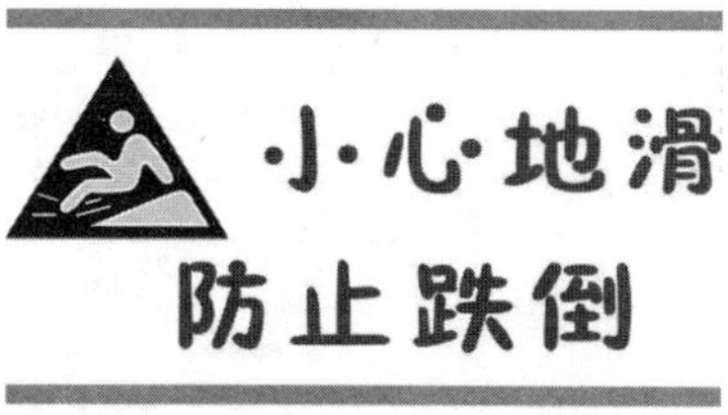

图 6-30　提示标志明显醒目

续表

操作程序	简要流程	操作要点	图示
操作过程	整理记录	整理用物、洗手、记录、签名	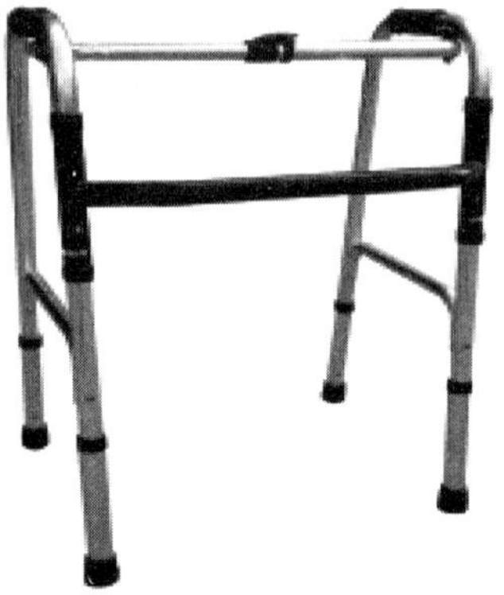 图 6-31　助步器
	巡查沟通	定期巡视病房，加强与病人及家属的沟通交流，关注病人的身心需求，提供必要的生活护理，保证病人安全	
操作评价	操作过程	宣教清晰、演示技能熟练	
	操作效果	沟通有效，指导正确，病人及家属能复述相关安全知识、学会运用各种安全措施	

2. 操作关键点

(1) 知识宣教时，注意语言通俗易懂；演示各种防跌倒措施时，耐心细致，确保病人及家属能学会。

(2) 若病情允许下床活动，应指导病人下床活动前做到“3 个半分钟”，即睡醒后继续平卧半分钟，在床上坐半分钟，然后双腿下垂床沿半分钟，最后再下床活动。

3. 操作考评标准

程序		分值	考核评价要点	评分等级			得分	存在问题
				A	B	C		
护士准备		4	仪表着装规范，语言表达清晰	4	3	2		
操作评估		8	了解病人病情充分	4	3	2		
			了解用药史，现治疗情况正确	4	3	2		
操作准备	病人	2	理解、合作，有家属陪同	2	1	0		
	环境	2	符合知识宣教与技能示教要求	2	1	0		
	护士	2	洗手	2	1	0		
	用物	2	准备齐全，放置合理，性能良好	2	1	0		
操作过程	核对解释	5	核对病人正确	2	1	0		
			解释清楚并取得合作	3	2	1		
	评估原因	6	评估跌倒原因全面	3	2	1		
			病人及家属积极参与	3	2	1		
	知识宣教	22	宣教跌倒预防内容全面、正确	9	7	5		
			宣教方法妥当	7	5	3		
			病人及家属能复述预防跌倒的措施	6	4	2		
	演示实践	25	演示跌倒预防内容全面、正确	9	7	5		
			演示方法妥当	7	5	3		
			病人及家属能正确应用预防跌倒的设备	9	7	2		

续表

程序		分值	考核评价要点	评分等级 A	B	C	得分	存在问题
操作过程	整理记录	6	用物处理得当	2	1	0		
			洗手、记录、签名正确	4	3	2		
	巡视沟通	6	巡视时间适宜	2	1	0		
			沟通交流及时、有效	2	1	0		
			发现问题处理及时	2	1	0		
操作评价		10	宣教方法适宜，演示技能熟练	4	3	2		
			关爱病人、沟通技巧运用良好	4	3	2		
			健康指导时间不超过 20 分钟	2	1	0		
关键缺陷			无人文关怀、无沟通、无演示实践、发生事故等均不及格					
总分		100						

技能 8　末梢血糖监测

1. 操作流程

操作程序	简要流程	操作要点	图示
护士准备	素质要求	着装整洁、举止端庄，语言柔和，表达清晰	
	核对签名	两人核对医嘱及执行单，签名	
操作评估	病人情况	病人病情、身体状况、合作程度、饮食情况、降糖药使用情况	
	仪器设备	检查血糖仪性能，与试纸代码一致	
	采血部位	皮肤完好，局部皮肤无感染、硬结、瘢痕、出血点	
操作准备	病人准备	了解操作目的、过程、注意事项及配合要点；体位舒适，清洗双手	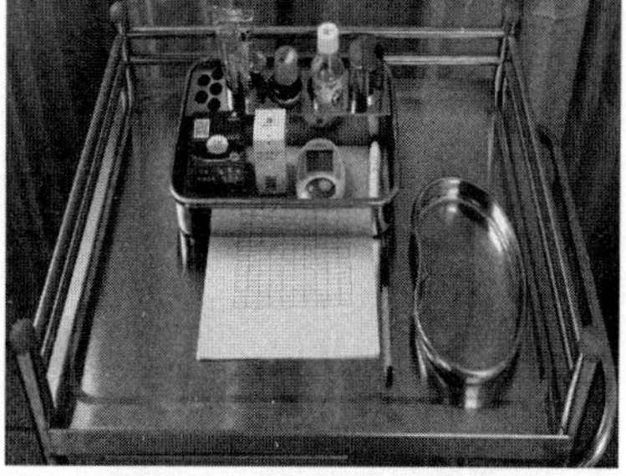 图 6-32　监测血糖用物
	环境准备	安静整洁、光线适宜，操作台、治疗车、治疗盘已用消毒液抹布擦拭	
	护士准备	洗手、戴口罩	
	用物准备	治疗车上层：治疗盘、血糖仪、血糖试纸、一次性采血针头、75% 乙醇、棉签、血糖结果记录单、笔、手消液（图 6-32）	
		治疗车下层：医疗废物桶、生活垃圾桶、锐器盒	
操作过程	核对解释	携用物至床旁，核对病人，解释并取得合作，询问进餐情况	

续表

操作程序	简要流程	操作要点	图示
操作过程	安置体位	协助病人取舒适卧位，暴露采血部位（环指指尖），揉搓采血部位至局部血运丰富	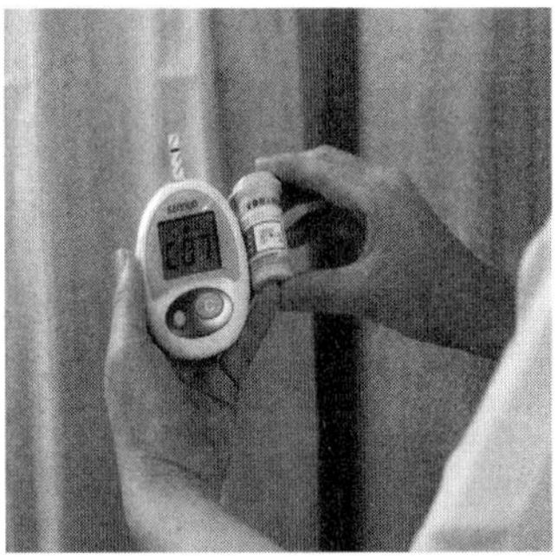 图 6-33　调校试纸代码
	皮肤消毒	用 75% 乙醇消毒皮肤，待干，再次核对	
	开机调校	安装采血针头，插入血糖试纸，核对血糖仪与试纸代码是否一致（图 6-33）	
	进针采血	将病人手臂下垂 10° ~ 15°，将采血笔端放在病人手指指腹侧面，按下弹簧开关（图 6-34），轻轻挤压手指，试纸吸满血样（图 6-35），读取结果（图 6-36）并告知病人，用棉签按压采血指端片刻	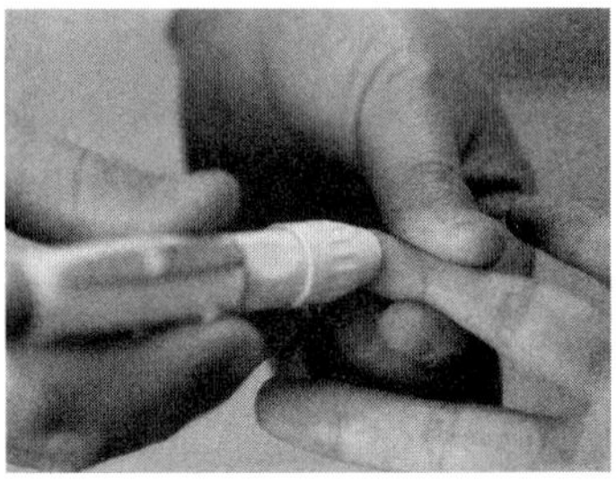 图 6-34　采血
	观察指导	协助病人取舒适体位，观察采血部位止血情况，询问其感受，解释测量结果并给予健康指导	
	整理记录	整理床单位，清理用物，正确处理试纸和采血针，洗手，脱口罩，记录，签名	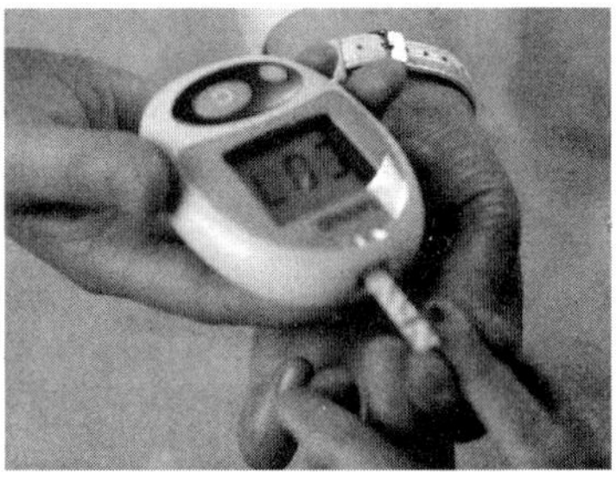 图 6-35　吸满血样
操作评价	操作过程	动作规范、熟练，符合操作原则	
	操作效果	采血部位正确，读取结果及时、准确，沟通有效，指导正确	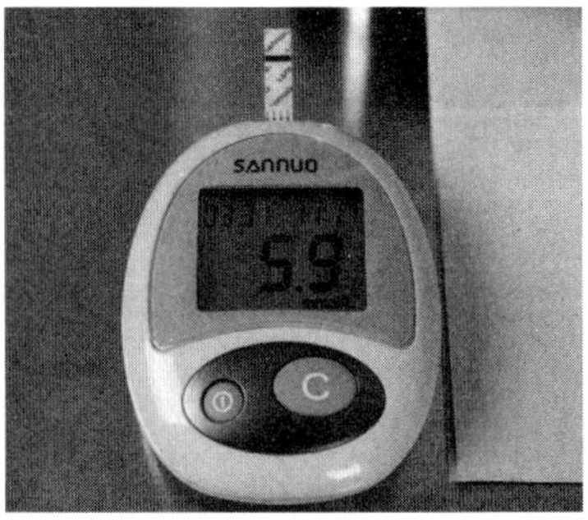 图 6-36　读取结果

2. 操作关键点

(1) 遵医嘱严格掌握采血时间，如空腹、餐后 1 小时、餐后 2 小时、随机血糖等。

(2) 测定前检查血糖仪与试纸代码的一致性，注意血糖试纸的有效期。不能触摸血糖试纸的测试区和滴血区，以免影响测定结果。

(3) 采血量不能少于0.05ml，取血时轻轻挤压手指，挤压方向由手指根部至指尖，不可过度用力挤压采血部位，采到血液立即测定。

3. 操作考评标准

程序		分值	考核评价要点	评分等级			得分	存在问题
				A	B	C		
护士准备		4	仪表着装规范，语言表达清晰	2	1	0		
			两人核对医嘱单和检验项目，签名	2	1	0		
操作评估		8	了解病人病情充分	3	2	1		
			检查设备性能完好	2	1	0		
			选择、观察采血部位正确	3	2	1		
操作准备	病人	2	理解、合作，双手已清洁	2	1	0		
	环境	2	符合操作要求	2	1	0		
	护士	2	洗手、戴口罩正确	2	1	0		
	用物	2	准备齐全，放置合理	2	1	0		
操作过程	核对解释	4	核对病人正确	1	0	0		
			解释清楚，并取得合作	1	0	0		
			询问进餐情况全面	2	1	0		
	安置体位	8	病人体位舒适	2	1	0		
			选择、暴露采血部位正确	3	2	1		
			揉搓被采血的手指直到血运丰富	3	2	1		
	开机调校	12	开机正确	2	1	0		
			检查血糖仪功能正确	2	1	0		
			核对试纸代码一致	3	2	1		
			检查试纸有效期正确	2	1	0		
			安装采血针正确	3	2	1		
	皮肤消毒	4	消毒采血部位皮肤方法正确	2	1	0		
			消毒范围适宜	2	1	0		
	进针采血	22	病人手臂下垂角度正确	4	3	2		
			采血笔放置正确	3	2	1		
			按采血笔开关正确	2	1	0		
			针刺指腹深度适宜	5	4	3		
			血样本合格、采血量准确	3	2	1		
			血糖仪无倾斜	2	1	0		
			读取结果准确、告知病人	3	2	1		
	观察指导	11	病人体位舒适	2	1	0		
			观察采血部位情况及时	3	2	1		
			询问病人感受正确	3	2	1		
			给予健康指导正确	3	2	1		
	整理记录	9	试纸、采血针处理方法正确	3	2	1		

续表

程序		分值	考核评价要点	评分等级			得分	存在问题
				A	B	C		
操作过程	整理记录	9	整理床单位、用物处置正确	2	1	0		
			洗手，脱口罩正确	2	1	0		
			记录、签名正确	2	1	0		
操作评价		10	动作规范、熟练	2	1	0		
			符合查对、无菌和职业防护原则	2	1	0		
			关心病人，体现人文关怀	2	1	0		
			血糖仪使用正确，无血液污染	2	1	0		
			操作时间不超过 5 分钟	2	1	0		
关键缺陷			无沟通，无人文关怀，血糖仪使用错误，采血量不足，不能测量出正确血糖结果，严重污染等均不及格					
总分		100						

单元拓展训练

案例 6-2

赵女士，68 岁。反复胸闷、气急、头晕半年。询问病史：病人于半年前无明显诱因，在睡眠中突然出现胸闷、气急，坐起后症状自行缓解，无面色苍白、出冷汗，无胸痛、咳嗽及端坐呼吸等，未到医院就诊和治疗。近 1 个月以来，病人反复出现胸闷、气促，尤以体力劳动和夜间平卧休息时多见，近 1 周来症状逐渐加重，休息时也感呼吸不畅，并伴有头晕，遂来院就诊。既往有高血压病 3 年，糖尿病 2 年。否认肝炎、结核病史。入院查体：神志清醒，T 36.3℃，P 72 次 / 分，R 24 次 / 分，BP 160/80mmHg，心率 96 次 / 分，口唇、颜面轻度发绀，双下肢轻度凹陷性水肿。初步诊断为“高血压，糖尿病，心功能不全（心功能Ⅲ级），心房颤动”。给予强心、利尿、扩张血管和一级护理等处理，注意观察病人心电图和血糖的变化情况，做好心电和血氧监测。2 周后，病人病情趋于平稳。

（一）讨论提纲

1. 赵女士发病以来反复出现胸闷、气急，且以劳动和夜间平卧出现多见，这种现象多与心脏功能下降有关。近 1 周来病人在休息时都有呼吸不畅，表示病人病情在恶化，且入院体格检查发现病人心率和脉率不一致，血压增高，显示有心律失常和血压异常，应尽快协助医生进行心电图检查，明确心律失常的性质。工作任务提示：心电图测量。

2. 赵女士不但有高血压病史，还有糖尿病病史，在病人出现心脏功能下降、血压不稳定等的情况下，一般会出现身体其他功能的紊乱，因此应尽快协助医师了解病人当前的血糖水平，及时处理。工作任务提示：末梢血糖监测。

3. 护士在协助医师完成初步的诊断与治疗后，面对生命体征不稳定、病情较重的赵女士，需要严密观察病情变化。因此，熟练地掌握床边监护仪器的使用和操作显得尤为重要。在监护过程中，如出现监护仪器报警，护士应能快速识别出现异常情况的性质，并迅速报告医师，及时处理。工作任务提示：床边心电监护和血氧饱和度监测。

4. 除了对赵女士进行严密监测病情变化外，护士还需及时、有效执行各项药物治疗医嘱，如血糖高，需皮下注射胰岛素，或心律失常，需静脉注射抗心律失常药物等。工作任务提示：皮下注射、静脉注射。

5. 重症病人因疾病的限制，身体虚弱，活动减少，机体抵抗力下降。因此，护士应做好病人并发症的预防，如使用床档保护具，防止病人坠床；预防皮肤受损导致的压疮和糖尿病足，以及防止跌倒。工作任务提示：保护具的应用、糖尿病足预防、跌倒预防。

（二）实训指导

1. 将全班同学分成若干小组，各小组根据上述案例、讨论提纲，进行小组讨论，设定情景和工作任务，制订实施计划。

2. 各小组成员分工合作，分别扮演护士、病人、家属、医师等不同角色，进行角色扮演模拟综合实训。

（卢运红　邓　琴）

7

实训七　急危重症病人的抢救与护理

学习目标

1. 熟练掌握洗胃技术、心肺复苏术、氧气吸入技术、吸痰技术等技能。

2. 学会电击除颤技术、简易呼吸气囊的使用、气管切开护理、静脉留置针输液、输液泵的使用等技能。

3. 具有精湛的急救技术、敏锐的观察能力、突出的应变能力及团队合作精神。

案例 7-1

张女士，46 岁。有数十年心脏病病史。2015 年 1 月 15 日晚 7 时，她与丈夫吵架后服毒自杀，具体毒物不详。晚 8 时家属发现时张女士已意识不清，立即将其送至急诊科。在紧急救治过程中病人突然抽搐、血压测不出、呼吸停止、颈动脉搏动消失，心电图示：心室颤动。医嘱：停止洗胃，立即电击除颤和心肺复苏。经抢救病人心跳、呼吸恢复，但仍处于昏迷状态，遂收住重症监护病室进一步治疗。查体：T 36.7℃，P 112 次 / 分，R 26 次 / 分，BP 110/60mmHg，SaO_2 82%，神志不清，呼吸急促，双肺呼吸音粗，叩诊清音，听诊可闻及痰鸣音及湿啰音，立即给予吸氧和吸痰。入院第 2 天，病人出现呼吸暂停，医嘱：气管切开术，呼吸机辅助呼吸；同时给予抗感染、化痰、维持酸碱平衡、营养支持治疗等。

一、紧急救治

（一）情景与任务

1. 情景导入　张女士，46 岁。有数十年心脏病病史，与丈夫吵架后服毒自杀，具体毒物不详，1 小时后被家人发现，呼之不应，立即被送到医院紧急救治，医嘱：立即洗胃。

2. 工作任务　护士迅速为病人实施洗胃。

3. 任务分析　洗胃是快速彻底清除胃内毒物最有效的方法，最好在服毒后的 4 ～ 6 小时内进行；服毒量少且清醒合作者可采用口服催吐法，中毒重且不能合作者宜采用自动洗胃机或电动吸引器洗胃。张女士服毒 1 小时后被家人发现，送到医院时已意识不清，所以首选自动洗胃机洗胃。病人中毒物质不详，因此洗胃液应选用温开水或 0.9% 氯化钠溶液，待毒物性质明确后，再选择相应的拮抗剂。

（二）计划与实施

技能1　洗 胃 技 术

1. 操作流程

操作程序	简要流程	操作要点	图示
护士准备	素质要求	着装整洁、举止端庄、反应迅速、动作敏捷	
	核对签名	两人核对医嘱及执行单，签名（图 7-1）	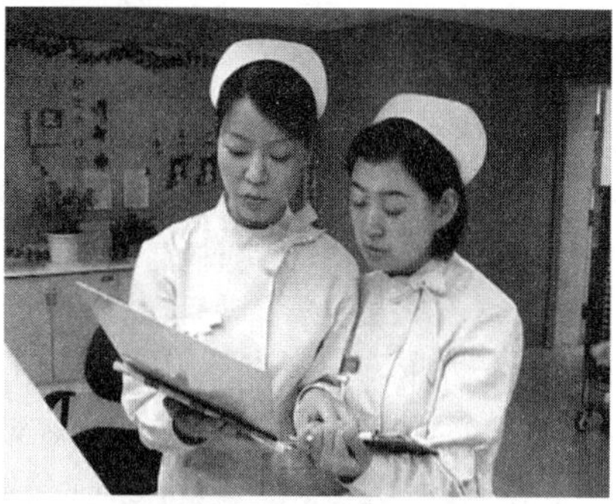 图 7-1　核对医嘱
操作评估	病人情况	病情、意识状态、中毒情况、生命体征、瞳孔、心理状态及合作程度，有无洗胃禁忌证	
	操作设施	洗胃机性能是否良好	
	局部情况	口腔黏膜情况、有无活动义齿	
操作准备	家属准备	家属了解洗胃的目的、过程，愿意合作	
	环境准备	安静、整洁、安全、温湿度适宜、光线充足	
	护士准备	洗手、戴口罩	
	用物准备	全自动洗胃机及其附件（图 7-2）、洗胃液（温度 25 ～ 38℃、液量 10 000 ～ 20 000ml）	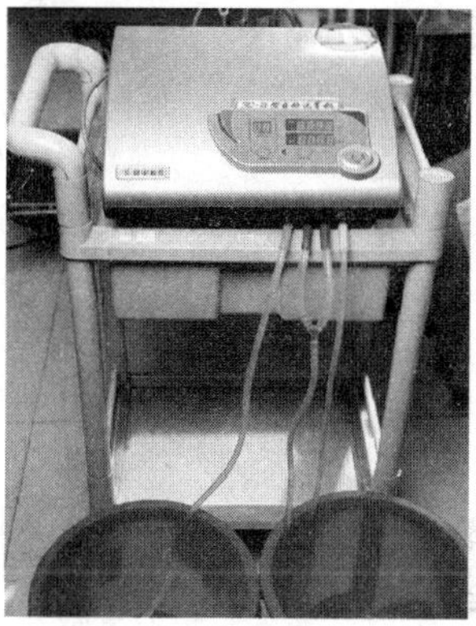 图 7-2　全自动洗胃机
		治疗车上层：治疗盘内放胃管包（纱布、镊子、石蜡棉球）、胃管、30ml 或 50ml 注射器、压舌板、张口器、胶布、标本瓶、棉签、松节油、乙醇、水温计、弯盘、无菌手套或一次性手套、手电筒、记录单、笔、手消液	
		治疗车下层：消毒液浸泡桶、污水桶、医疗废物桶、生活垃圾桶	
操作过程	核对解释	携用物至床边，核对病人，向家属解释并取得合作	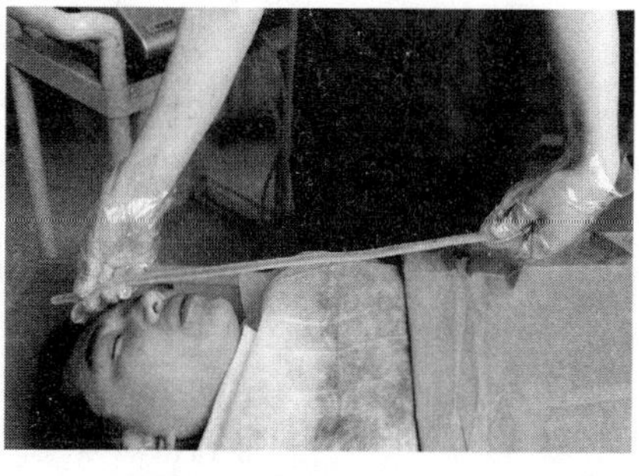 图 7-3　测量胃管插入长度
	连管检测	将洗胃机的进液管、污水管分别插入盛洗胃液桶和污水桶中，接通电源，调节参数，检查洗胃机的性能良好后关闭电源	
	安置体位	协助病人取去枕平卧位，头向后仰	
	铺巾定位	取下活动义齿，铺治疗巾于颌下，放弯盘及纱布于口角旁；备胶布，确定剑突位置并做标记；使用压舌板、张口器撑开口腔，放入舌垫	

续表

操作程序	简要流程	操作要点	图示
操作过程	测量润滑	打开洗胃包、胃管及注射器，检查胃管是否通畅，测量胃管插入长度（鼻尖至耳垂再至剑突，或前额发际至剑突，成人为55～60cm）（图7-3），润滑胃管前端（插入长度的1/3）	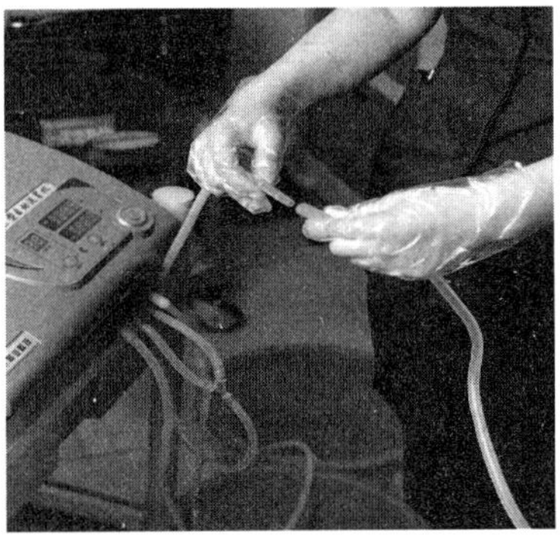 图7-4　连接胃管与洗胃机
	插入胃管	一手持纱布（或戴无菌手套）托住胃管，一手持镊子夹住胃管前端沿口腔缓缓插入，当胃管插至会厌部（约15cm）时，抬起病人头部使下颌贴近胸骨柄，增大咽喉部通道弧度，使管端沿后壁滑行，插入所需长度	
	检测固定	确定胃管在胃内后，用胶布固定于口角旁及面颊部	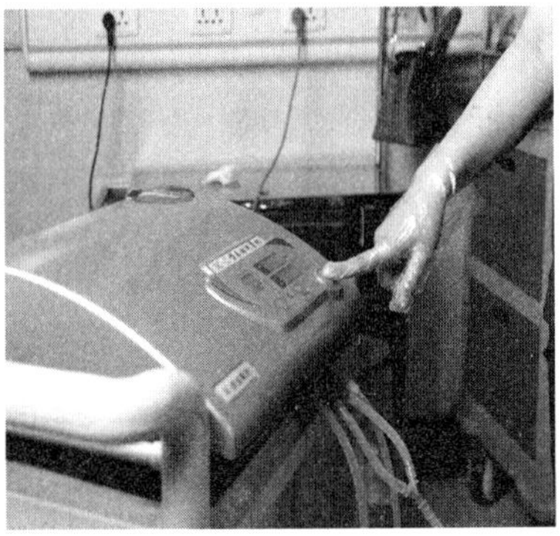 图7-5　启动洗胃机
	冲洗观察	将胃管末端与洗胃机的胃管另一端相连（图7-4），打开电源开关，先按“手吸”键，吸尽胃内容物，遵医嘱留取标本送检；调节参数，启动“自动”键即可自动洗胃（图7-5），每次注入洗胃液300～500ml，至洗出液澄清无味为止，按“停机”键；洗胃过程中，密切观察病人情况、液体出入量	
	拔管整理	当洗出液澄清、无味时，在显示胃排空状态下按“停机”键停止洗胃，关闭电源。分离胃管和洗胃机导管，取下胶布，反折胃管末端，用纱布包住胃管迅速拔出，脱手套，去除胶布痕迹，清洁病人面部，撤去治疗巾、弯盘，协助病人取舒适卧位，整理床单位	
	消毒归位	将洗胃机的三根管同时放入清水中，按“清洗”键，洗胃机自动进行清洗，清洗干净后，按“关机”键，将三根管与洗胃机分离，消毒液浸泡，备用，用物归位	
	洗手记录	洗手，取下口罩，记录洗胃时间，灌洗液名称、量、温度，吸出液（或呕吐物）的量、颜色、气味、性状及病人反应等	
操作评价	操作过程	操作熟练、轻稳，动作规范，沟通有效，家属感到满意，能体现人文关怀	
	操作效果	病人安全，毒物或胃内容物有效清除，未发生并发症	

2. 操作关键点

(1) 洗胃前评估病人中毒情况，如中毒时间、途径以及毒物种类、性质、剂量等，从而正确地选择洗胃溶液、洗胃体位及洗胃方法。

(2) 准确掌握洗胃的适应证和禁忌证：①适应证：非腐蚀性毒物中毒，如有机磷、安眠药、食物中毒等。②禁忌证：强腐蚀性毒物中毒（如强酸、强碱）；肝硬化伴食管 - 胃底静脉曲张，胸主动脉瘤，胃癌，近期有上消化道出血及胃穿孔者。

(3) 洗胃过程中密切观察病情，如有血性液体流出或出现休克、腹痛等现象，应立即停止洗胃，及时通知医生进行处理。每次灌入量以 300 ～ 500ml 为宜，不能超过 500ml，并保持吸入量和吸出量的平衡，以免造成窒息和急性胃扩张。

3. 操作考评标准

程序		分值	考核评价要点	评分等级			得分	存在问题
				A	B	C		
护士准备		4	着装整洁、举止端庄	2	1	0		
			两人核对医嘱认真，签名	2	1	0		
操作评估		8	了解病人病情及毒物情况充分	4	2	1		
			洗胃机性能良好	2	1	0		
			口腔情况良好	2	1	0		
操作准备	家属	2	理解、配合	2	1	0		
	环境	2	符合操作要求	2	1	0		
	护士	2	洗手、戴口罩正确	2	1	0		
	用物	2	物品齐全，摆放合理	2	1	0		
操作过程	核对解释	4	携用物至床旁，放在便于操作处	1	0.5	0		
			核对病人，全面认真	1	0.5	0		
			解释合理、清楚	2	1	0		
	连管检测	6	连接洗胃机各管道正确	3	2	1		
			检查机器性能方法正确	3	2	1		
	安置体位	3	根据病人情况安置合适体位	3	2	1		
	铺巾定位	6	取义齿、铺巾、放盘方法正确	2	1	0		
			剑突定位方法正确，胶布长度合适	2	1	0		
			使用压舌板、张口器方法正确	2	1	0		
	测量润滑	8	打开胃管包方法正确	2	1	0		
			打开胃管、注射器无污染，检查方法正确	2	1	0		
			测量胃管插入长度准确	2	1	0		
			润滑胃管前端方法正确、长度合适	2	1	0		
	插入胃管	9	胃管无污染	3	2	1		
			昏迷病人插入胃管方法正确	3	2	1		
			插入胃管长度准确	3	2	1		
	检测固定	4	检测胃管在胃内方法正确	2	1	0		
			胶布固定位置正确	2	1	0		
	冲洗观察	12	胃管末端与洗胃机连接正确	1	0.5	0		
			吸尽胃内容物，留标本及时送检	2	1	0		

续表

程序		分值	考核评价要点	评分等级			得分	存在问题
				A	B	C		
操作过程	冲洗观察	12	洗胃机使用方法正确	2	1	0		
			灌入洗胃溶液量合适	3	2	1		
			液体出入量基本一致	2	1	0		
			随时观察病人病情变化	2	1	0		
	拔管整理	10	停止洗胃指标符合要求	2	1	0		
			分离胃管和洗胃机导管方法正确	2	1	0		
			拔出胃管方法正确	2	1	0		
			去除胶布痕迹，清洁病人面部正确	2	1	0		
			协助病人取舒适卧位，整理床单位	2	1	0		
	消毒归位	4	机器自动清洗方法正确	2	1	0		
			消毒，用物归位	2	1	0		
	洗手记录	4	洗手、脱口罩正确	2	1	0		
			记录全面、正确	2	1	0		
操作评价		10	动作轻稳、准确、安全	3	2	1		
			操作熟练、整体计划性好	3	2	1		
			沟通有效，家属感到满意	2	1	0		
			操作时间不超过 16 分钟	2	1	0		
关键缺陷			洗胃不彻底或出现并发症，操作不熟练、粗暴，无人文关怀，无安全意识，查对不严等均不及格					
总分		100						

二、现场复苏

（一）情景与任务

1. 情景导入 张某有数十年心脏病病史，服毒自杀，在洗胃过程中突然出现抽搐，大小便失禁，脉搏摸不到，心音消失，心电图示：心室颤动。初步判断：心搏骤停，心源性休克。医师指示：停止洗胃，立即电击除颤、心肺复苏。

2. 工作任务 护士立即停止洗胃，并配合医师为病人实施电击除颤和心肺复苏术。

3. 任务分析 电击除颤是目前最为有效终止心室颤动的方法，可迅速纠正心律失常，为心肺复苏做准备。应根据心律失常的类型，选择合适的电击能量。心室颤动采用非同步电复律，单项电流除颤仪成人选择 360J，双向电流除颤仪成人选择 150 ~ 200J。在电击除颤的基础上，立即为病人实施心肺复苏，使病人在短时间内重建循环和呼吸功能，包括胸外心脏按压、开放气道、人工呼吸。病人颈椎无损伤，首选仰头抬颌法来开放气道。人工呼吸则根据现场条件可采用口对口人工呼吸或气囊 - 面罩人工呼吸。

（二）计划与实施

技能 2　电击除颤技术

1. 操作流程

操作程序	简要流程	操作要点	图示
护士准备	素质要求	着装整洁、举止端庄、反应迅速，动作敏捷	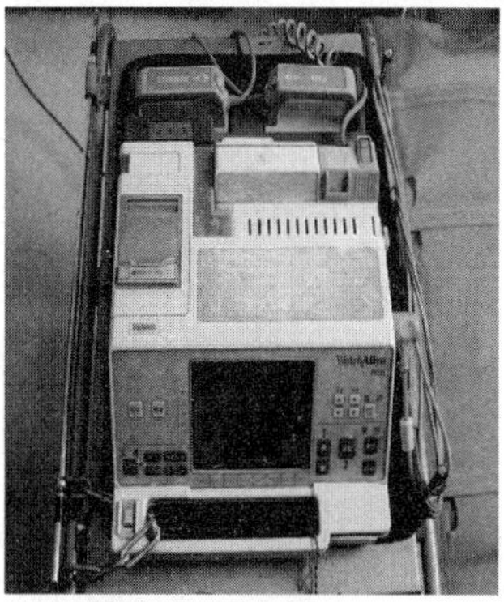
	核对签名	执行口头医嘱，抢救结束后 6 小时内嘱医生补记医嘱，核对无误后护士签名	
操作评估	病人情况	意识、脉搏、血压、心音情况，心电图情况	
	操作设施	除颤仪性能是否完好	
	局部情况	胸部皮肤完好，无植入性金属装置	
操作准备	家属准备	家属了解除颤目的、方法并同意合作	
	环境准备	安静整洁、关闭门窗、无关人员回避	
	护士准备	戴口罩，急救状态	图 7-6　除颤仪
	用物准备	治疗车上层：电击除颤仪（图 7-6）、电极片、导电糊、弯盘、手消液，另备呼吸机、抢救车 治疗车下层：医疗废物桶、生活垃圾桶	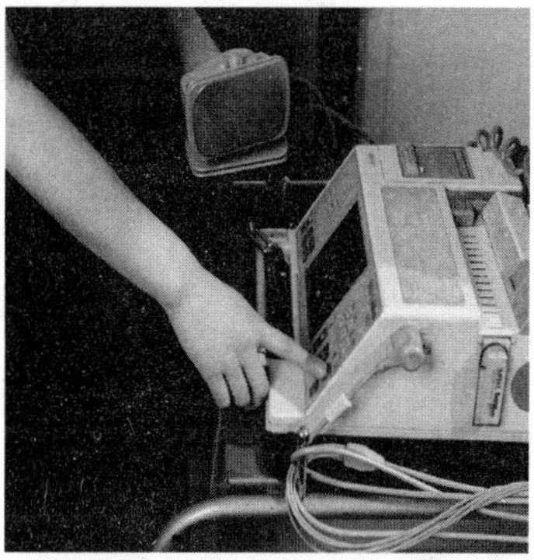
操作过程	核对检查	核对病人，检查床边，确保人员安全	
	安置体位	安置病人去枕仰卧，暴露胸部，取下金属饰物	
	备除颤仪	连接除颤仪电源，遵医嘱调节能量，再次确认病人心室颤动，将除颤仪设置为非同步除颤模式（图 7-7），将导电糊均匀涂在电极板上	
	准备充电	按充电按钮，除颤仪自动充电至所设置的能量水平	图 7-7　选择放电模式
	位置准确	放置电极板，将阳极放于病人胸骨右缘第 2 肋间（心底部），阴极放于病人左锁骨中线第 5 肋间（心尖部），使其紧贴病人皮肤（图 7-8）（如病人出汗较多，在除颤前迅速将病人胸部擦干）	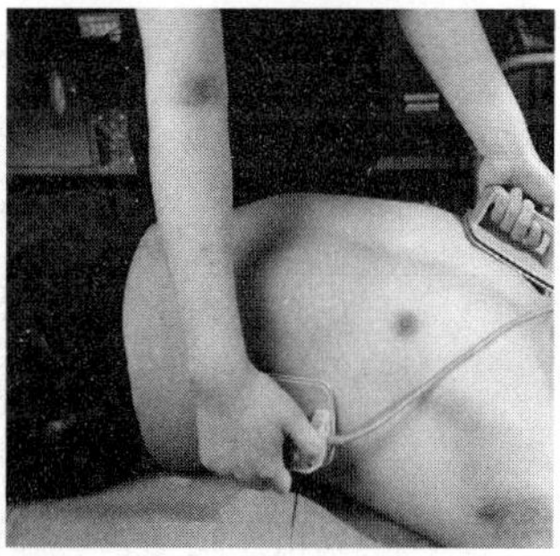
	放电除颤	确认无人与病人身体及床边接触，再次确认需除颤，施加一定的压力，或电极板上的显示器显示绿色后，两手同时按放电按钮，移去电极板	图 7-8　电极板放置位置
	观察记录	放电后立即观察除颤效果，观察心电图、生命体征及皮肤情况；准确记录放电能量、次数、局部皮肤及意识等情况	
	整理归位	安置舒适卧位，继续心电监护，整理床单位，分类处理用物，清洁电极板，洗手，脱口罩	
操作评价	操作过程	操作熟练、轻稳，动作规范，家属感到满意，能体现人文关怀	
	操作效果	电极板放置位置正确、选择除颤能量正确、除颤有效	

2. 操作关键点

(1) 导电糊不可涂到两电极板之间的病人胸壁上，保持两电极板之间的距离大于 10cm。

(2) 放电时确认周围人员无直接或间接接触病人，防止伤及他人。

(3) 选择合适的放电能量，电极板放置位置正确。

(4) 一次除颤不成功，间隔 3 ~ 5 分钟，可加大能量，连续除颤不超过 3 次。

3. 操作考评标准

程序		分值	考核评价要点	评分等级			得分	存在问题
				A	B	C		
护士准备		4	着装整洁、举止端庄、反应迅速、动作敏捷	2	1	0		
			执行口头医嘱正确	1	0.5	0		
			嘱医生补记医嘱，核对医嘱认真，签名	1	0.5	0		
操作评估		8	了解病人情况全面	4	2	1		
			除颤仪性能良好、处于安全备用状态	2	1	0		
			胸部皮肤完好、无植入性装置	2	1	0		
操作准备	家属	2	知情同意	2	1	0		
	环境	2	符合操作要求，无关人员回避	2	1	0		
	护士	2	戴口罩正确，处于急救状态	2	1	0		
	用物	2	物品齐全，摆放合理	2	1	0		
操作过程	核对检查	4	核对病人正确	2	1	0		
			检查内容全面、正确	2	1	0		
	安置体位	4	安置卧位正确	2	1	0		
			暴露胸部，取下金属饰物	2	1	0		
	备除颤仪	17	连接电源，根据医嘱选择除颤能量合适	7	5	3		
			根据心电图、选择放电模式正确	7	5	3		
			电极板上涂导电糊均匀	3	2	1		
	准备充电	6	按充电按钮、调节能量准确	6	4	2		
	位置准确	15	阳极、阴极电极板放置位置正确	10	8	6		
			需要时擦干胸部汗液	5	4	3		
	放电除颤	12	确认无人与病人身体及床边接触	3	2	0		
			再次确认需除颤	4	3	2		
			电极板紧贴皮肤、放电方法正确	5	4	3		
	观察记录	6	观察内容全面	3	2	1		
			记录全面、正确	3	2	1		
	整理归位	6	病人体位舒适，继续心电监护	2	1	0		
			整理床单位、分类处理用物	2	1	0		
			洗手、脱口罩正确	2	1	0		

续表

程序	分值	考核评价要点	评分等级 A	B	C	得分	存在问题
操作评价	10	操作熟练、轻稳，动作规范	3	2	1		
		沟通有效，家属知情同意	2	1	0		
		能体现急救意识和人文关怀	3	2	1		
		操作时间不超过 10 分钟	2	1	0		
关键缺陷		操作不熟练、粗鲁，病人出现损伤，无急救意识，无人文关怀，查对不严，发生事故等均为不及格					
总分	100						

技能 3　心肺复苏术

1. 操作流程

操作程序	简要流程	操作要点	图示
护士准备	素质要求	着装整洁、反应迅速、动作敏捷	
操作评估	病人病情	意识状态，有无抽搐，有无颈动脉搏动	
	局部情况	有无颈部损伤，有无肋骨骨折	
操作准备	环境准备	安静、宽敞、利于现场抢救	
	护士准备	急救状态、判断准确	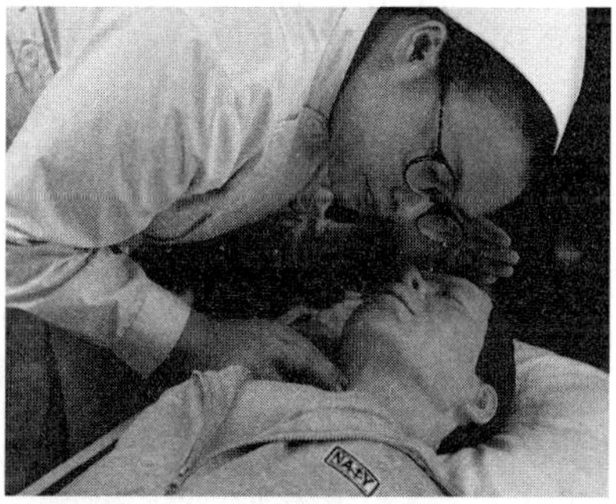
	用物准备	治疗车上层：一次性 CPR 屏障消毒面膜或清洁的纱布、手电筒、记录本、手消液，必要时备脚踏板	
		治疗车下层：医疗废物桶、生活垃圾桶	
操作过程	判断呼救	轻拍双肩并大声呼唤病人，确认无意识；触摸颈动脉，10 秒内未触及动脉搏动（图 7-9）；立即呼救（图 7-10）	图 7-9　判断颈动脉搏动
	安置体位	病人去枕，平卧于硬板床上或地面，头、颈、躯干在同一轴线，双手放于身体两侧，解开衣领、腰带，暴露病人胸腹部	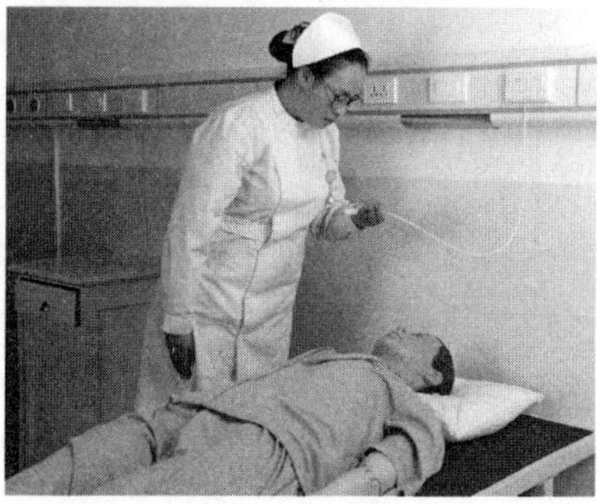
	胸外按压	①按压部位：胸骨中下 1/3 交界处 ②按压方法：两手掌根部重叠，手指翘起不接触胸壁，上半身前倾，两臂伸直，垂直向下用力按压（图 7-11） ③按压幅度：胸骨下陷至少 5cm ④按压频率：每分钟 100 ~ 120 次	图 7-10　呼救

续表

操作程序	简要流程	操作要点	图示
操作过程	开放气道	①清除口、鼻腔分泌物或异物，取出活动义齿 ②判断：呼吸停止、颈部无损伤 ③采用仰头抬颏法开放气道：一手置于病人前额，用力向后按压，另一手示指和中指托起下颏，将颏部向前抬起（图 7-12）	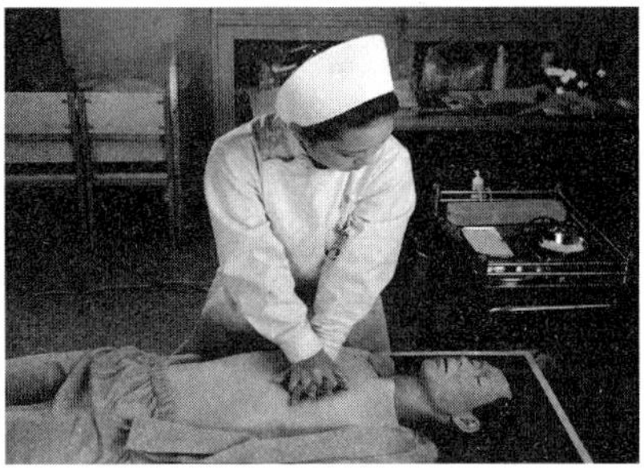 图 7-11　胸外心脏按压
	人工呼吸	①口对口人工呼吸：一手捏住病人鼻孔，一手向上提颏开放气道，深吸一口气，包裹住病人的嘴用力吹气，直至病人胸廓抬起（图 7-13），吹气毕松开捏紧鼻孔的手，让病人被动呼出气体 ②次数：连续有效吹气 2 次，1 次吹气时间持续 1 秒钟 ③通气量：500 ~ 600ml ④按压与人工呼吸之比：30 ∶ 2	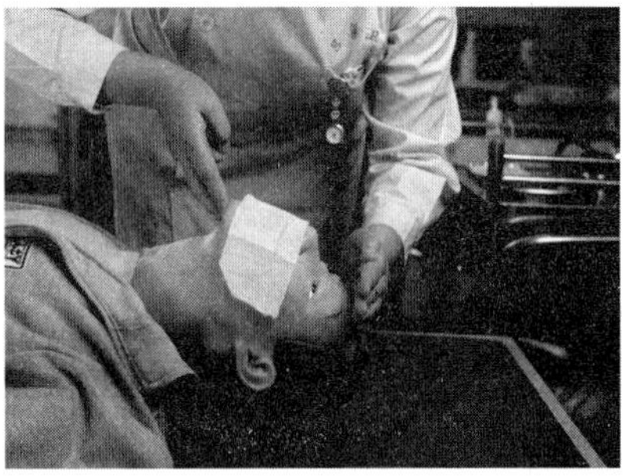 图 7-12　仰头抬颏法开放气道
	判断效果	连续 5 个循环后，判断复苏效果： ①循环：颈动脉恢复搏动，平均动脉血压大于 60mmHg ②呼吸：自主呼吸恢复 ③瞳孔：瞳孔缩小，对光反射存在（图 7-14） ④皮肤黏膜：面色、口唇、甲床和皮 肤色泽转红	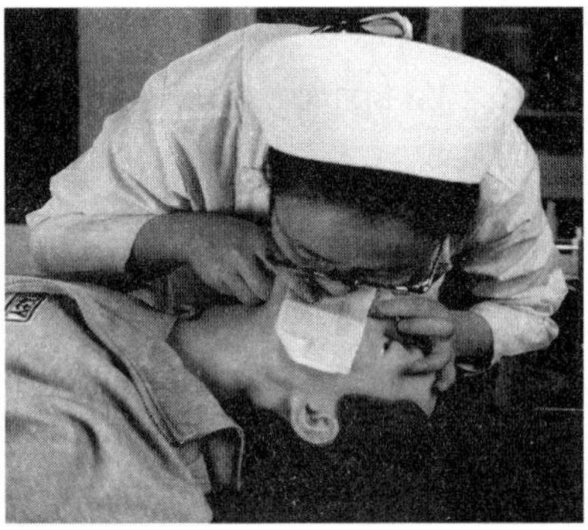 图 7-13　口对口人工呼吸
	观察记录	安置病人平卧位、头偏向一侧；观察病人病情变化，继续进一步生命支持；记录抢救开始及停止时间、抢救过程、生命体征、抢救措施等	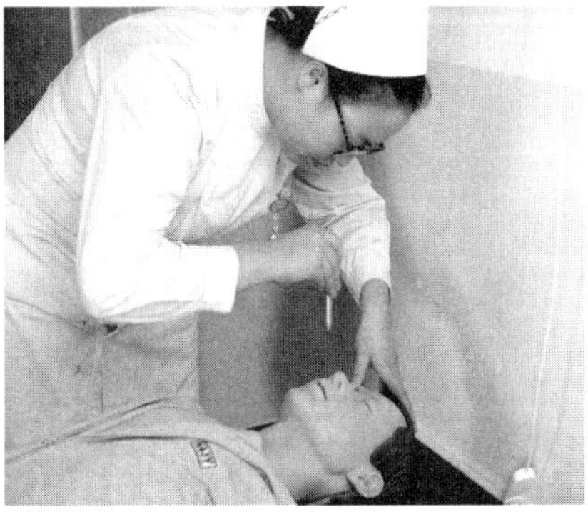 图 7-14　判断复苏效果
	整理洗手	整理床单位，分类处理用物，洗手	
操作评价	操作过程	动作规范、熟练、迅速	
	操作效果	判断正确、病人无损伤、复苏有效	

2. 操作关键点

(1) 就地抢救：病人平卧，立即抢救，避免因搬动而延误时机。

(2) 迅速判断：判断意识、心跳是否存在，应在10秒内完成，不可因反复判断而延误抢救时机。

(3) 按压要点：胸外按压时，应确保按压的频率和深度，用力要均匀，每次按压后应让胸廓充分回弹，尽可能持续不间断按压；按压者的肩、肘、腕在一条直线上，手掌根部不能离开病人胸壁。

(4) 保证气道通畅：人工呼吸前应清除病人口、鼻腔内泥、痰、呕吐物等，如有义齿应取出，以免义齿脱落坠入气管。

(5) 通气量合适：人工呼吸时通气量不宜过大，以免引起胃部胀气，成人每次通气量为500 ~ 600ml。

(6) 禁忌证：严重心、胸外伤者，禁忌胸外心脏按压。

3. 操作考评标准

程序		分值	考核评价要点	评分等级			得分	存在问题
				A	B	C		
护士准备		4	着装整洁、举止端庄	2	1	0		
			反应迅速、动作敏捷	2	1	0		
操作评估		8	判断意识、颈动脉搏动正确	4	2	1		
			检查颈部损伤、肋骨骨折情况准确	4	2	1		
操作准备	环境	2	符合操作要求	2	1	0		
	护士	3	急救意识强、判断准确	3	2	1		
	用物	3	准备齐全，放置合理	3	2	1		
操作过程	判断呼救	4	判断准确	2	1	0		
			呼救及时	2	1	0		
	安置体位	4	体位正确、利于复苏	4	3	2		
	胸外按压	20	按压部位准确	4	2	1		
			按压方法正确，力度、幅度合适	10	6	3		
			按压频率正确	6	4	2		
	开放气道	12	清除口鼻分泌物方法正确	3	2	1		
			判断颈部有无损伤准确	3	2	1		
			开放气道手法正确	6	4	2		
	人工呼吸	9	方法正确	3	2	1		
			吹气次数、通气量准确	4	2	1		
			按压与人工呼吸之比正确	2	1	0		
	判断效果	8	连续5个循环后判断	3	2	1		
			判断方法正确	3	2	1		
			判断结果准确	2	1	0		
	观察记录	9	观察有效	6	3	1		
			记录准确	3	2	1		
	整理洗手	4	分类处理用物正确	2	1	0		

续表

程序		分值	考核评价要点	评分等级			得分	存在问题
				A	B	C		
操作过程	整理洗手	4	洗手正确	2	1	0		
操作评价		10	动作敏捷、准确、安全、无损伤	3	2	1		
			关爱病人，操作有效	4	2	1		
			操作时间不超过 4 分钟	3	2	1		
关键缺陷			无人文关怀、无沟通、无安全意识、无急救意识、查对不严、发生事故等均不及格					
总分		100						

技能 4　简易呼吸气囊的使用

1. 操作流程

操作程序	简要流程	操作要点	图示
护士准备	素质要求	着装整洁、举止端庄、反应迅速、动作敏捷	
操作评估	病人病情	意识状态、呼吸情况、合作程度	
	局部情况	口鼻部情况、有无活动义齿	
	设备情况	呼吸气囊装置及性能是否完好	
操作准备	病人准备	了解操作目的、过程、注意事项及配合要点，去枕仰卧	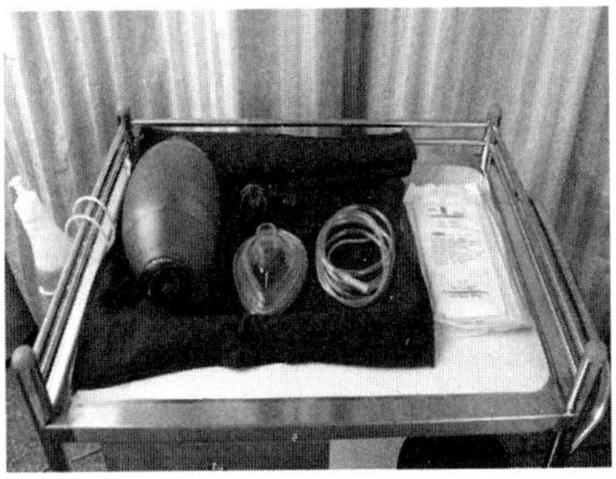
	环境准备	安静整洁、光线适宜、有氧源	
	护士准备	洗手、戴口罩	
	用物准备	治疗车上层：简易呼吸气囊（图 7-15）、手电筒、压舌板、听诊器、血压计，必要时准备张口器、牙垫、手消液，另备氧气装置	
		治疗车下层：医疗废物桶、生活垃圾桶	图 7-15　简易呼吸气囊
操作过程	核对解释	核对病人，解释并取得合作	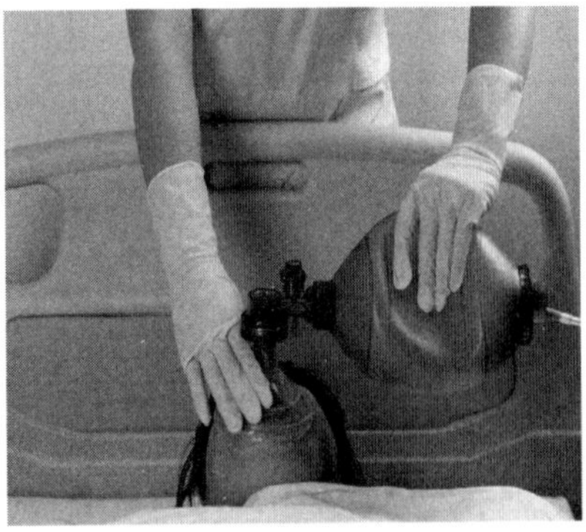
	安装检查	安装呼吸气囊，如有氧源连接氧气、调节氧流量为 8L/min，检查呼吸气囊，确保性能完好	
	开放气道	协助病人去枕平卧、头后仰，取出活动义齿，解开衣领扣、领带、腰带，清除呼吸道分泌物或呕吐物，站于病人头顶侧，托起其下颌	图 7-16　一人使用呼吸气囊法
	扣紧面罩	将面罩紧扣病人口鼻部，确保密闭不漏气，固定面罩	

续表

操作程序	简要流程	操作要点	图示
操作过程	挤压气囊	①挤压方法：一人法（图 7-16）：站于病人头顶侧，右手拇指和示指置于面罩顶部，其余三指置于下颌骨，适当用力按紧面罩并使头后仰；左手挤压气囊。两人法（图 7-17）：一人站于病人头顶侧，双手拇指和示指按住面罩边缘，双手其余手指置于下颌骨，适当用力按紧面罩并使头后仰；另一人挤压气囊 ②通气量：如连接氧气，400 ~ 600ml/ 次；未连接氧气，500 ~ 1000ml/ 次 ③挤压频率：与病人呼吸同步，12 ~ 16 次 / 分	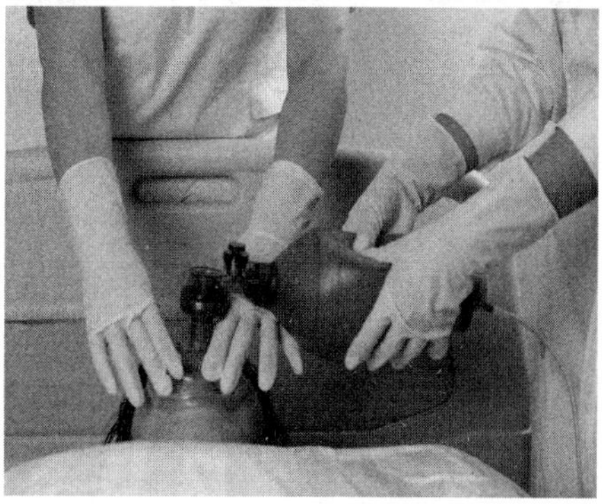 图 7-17　两人使用呼吸气囊法
	停用气囊	分离面罩，分离、关闭氧气，擦净面部	
	观察记录	观察效果：病人血氧饱和度升高，胸廓起伏，发绀减退，面色、甲床转红润为有效；若无效，应立即准备进行气管插管或气管切开。记录抢救情况	
	整理洗手	协助病人取舒适卧位，询问其感受及需要，整理床单位，分类处理用物，洗手，脱口罩	
操作评价	操作过程	操作规范、熟练、迅速	
	操作效果	面罩放置不漏气，挤压气囊方法、频率与通气量正确，病人呼吸得到改善，无不适反应	

2. 操作关键点

(1) 保持气道通畅：清除口腔内义齿与咽喉处可见异物，保持气道开放，必要时插入口咽通气管，防止舌咬伤和舌后坠。

(2) 面罩紧扣病人口鼻部手法正确，确保密闭不漏气。

(3) 病人有自主呼吸，自主呼吸应与人工呼吸同步，即病人吸气时顺势挤压呼吸气囊，达到一定潮气量便完全松开气囊，让病人自行完成呼气动作。

(4) 注意观察病人胸部起伏情况，血氧饱和度，面色、甲床等末梢循环情况。

3. 操作考评标准

程序		分值	考核评价要点	评分等级			得分	存在问题
				A	B	C		
护士准备		4	着装整洁、举止端庄	2	1	0		
			反应迅速、动作敏捷	2	1	0		
操作评估		8	观察意识、呼吸情况正确	3	2	1		
			观察口鼻部情况、有无活动义齿正确	3	2	1		
			检查呼吸气囊装置方法正确	2	1	0		
操作准备	病人	2	理解配合，仰卧	2	1	0		
	环境	2	符合操作要求，有氧源	2	1	0		
	护士	2	洗手、戴口罩正确	2	1	0		
	用物	2	准备齐全，放置合理	2	1	0		
操作过程	核对解释	4	核对病人正确	2	1	0		
			解释清楚，取得合作	2	1	0		
	安装检查	4	安装、检查呼吸气囊方法正确	2	1	0		
			如有氧源，氧气连接正确	2	1	0		
	开放气道	12	病人体位正确	2	1	0		
			清除口腔内义齿及异物正确	4	2	1		
			开放气道手法正确	4	2	1		
			护士站立位置正确	2	1	0		
	扣紧面罩	12	清除口鼻分泌物方法正确	3	2	1		
			判断颈部有无损伤准确	3	2	1		
			开放气道手法正确	6	4	2		
	挤压气囊	20	挤压方法正确	5	3	1		
			送气量准确	5	3	1		
			通气频率正确、与病人呼吸同步	5	3	1		
			通气时无漏气	5	3	1		
	停用气囊	6	分离面罩、分离氧气方法正确	4	2	0		
			擦净面部	2	1	0		
	观察记录	8	观察病人病情及有效指标正确	4	3	2		
			记录抢救情况正确	4	3	2		
	整理洗手	4	病人卧位舒适、床单位整洁	1	0	0		
			用物处理符合要求	2	1	0		
			洗手、脱口罩正确	1	0	0		
操作评价		10	动作敏捷、准确、安全、无损伤	3	2	1		
			关爱病人，操作有效	4	2	1		
			操作时间不超过4分钟	3	2	1		
关键缺陷			无人文关怀、无沟通、无安全意识、无效通气、查对不严、发生事故等均不及格					
总分		100						

三、改善通气

（一）情景与任务

1. 情景导入　病人收住重症监护病室后，查体：T 36.7℃，P 112 次 / 分，R 26 次 / 分，BP 110/60mmHg，SaO_2 82%，神志不清，呼吸急促，双肺呼吸音粗，叩诊清音，听诊可闻及痰鸣音及湿啰音。医嘱：氧气吸入、吸痰。

2. 工作任务　护士应立即为病人吸氧，按需进行经口鼻腔吸痰。

3. 任务分析　①通过供给氧气提高动脉血氧分压，增加动脉血的氧含量，纠正组织缺氧。根据病人年龄、病情、缺氧程度及医院设备条件等选择合适的供氧装置、吸氧方法和吸氧流量。②吸痰可以清除呼吸道分泌物，保持呼吸道通畅。吸痰负压：成人 40.0 ~ 53.3kPa，儿童＜ 40.0kPa；如病情允许，吸痰前后应给予短时间、高流量吸氧，以增加病人氧储备，减少吸痰过程中可能发生的低氧血症损害。

（二）计划与实施

技能 5　氧气吸入技术

1. 操作流程

操作程序	简要流程	操作要点	图示
护士准备	素质要求	着装整洁、举止端庄、表达清晰	
	核对签名	两人核对医嘱及执行单并签名	
操作评估	病人病情	意识状态、自主呼吸情况、缺氧程度、认知合作程度	
	局部情况	鼻中隔有无偏曲，鼻腔有无出血、是否通畅	
操作准备	病人准备	了解吸氧的目的、方法及注意事项，并愿意合作，卧位舒适	
	环境准备	安静整洁，光线适宜，无明火、无热源	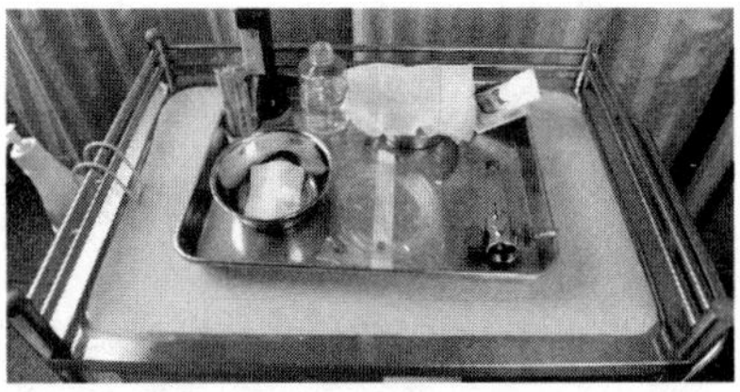
	护士准备	洗手、戴口罩	
	用物准备	治疗车上层：氧气表 1 套（流量表、湿化瓶内盛 1/2 ~ 2/3 蒸馏水）、一次性双腔鼻导管、纱布、棉签、治疗碗、清水、记录单、弯盘、手电筒、手消液（图 7-18）	图 7-18　吸氧用物
		治疗车下层：医疗废物桶、生活垃圾桶	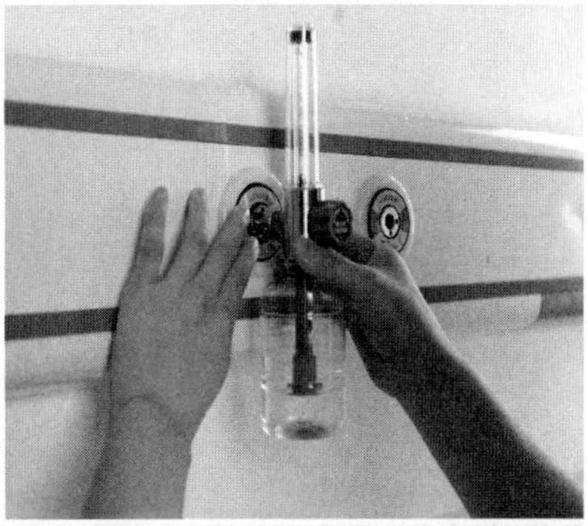
操作过程	核对解释	核对病人，解释并取得合作	
	安装氧表	将湿化瓶安装在氧气表上；检查、关闭流量开关，将氧气表安装在中心供氧装置上（当听到“咔嚓”声响时，说明接头已锁住）（图 7-19）	
	清洁鼻腔	取舒适卧位，用棉签蘸清水清洁鼻腔	图 7-19　安装氧气装置

续表

操作程序	简要流程	操作要点	图示
操作过程	供给氧气	检查一次性双腔鼻导管，并连接在氧气表上（图7-20）；遵医嘱调节氧流量（图7-21）；湿润鼻导管，并检查鼻导管通畅（图7-22）；将鼻导管轻轻插入病人鼻腔，并固定于耳后或颌下（图7-23）	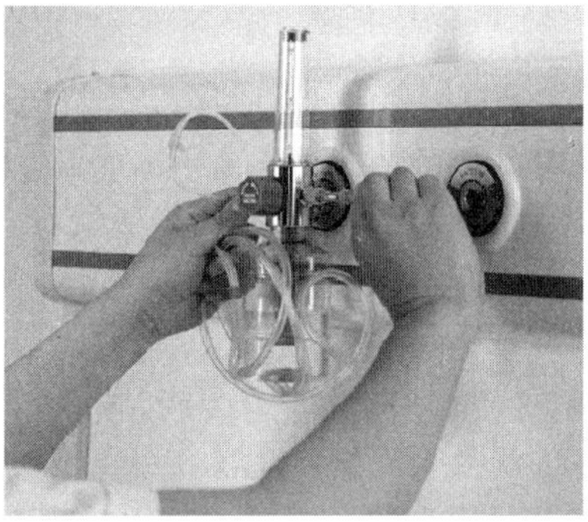 图7-20　连接鼻导管
	观察告知	密切观察病人病情及用氧效果，告知病人及家属安全用氧的注意事项	
	整理记录	协助病人取舒适卧位，整理床单位，用物分类处理，洗手，脱口罩，记录用氧时间及氧流量、签名	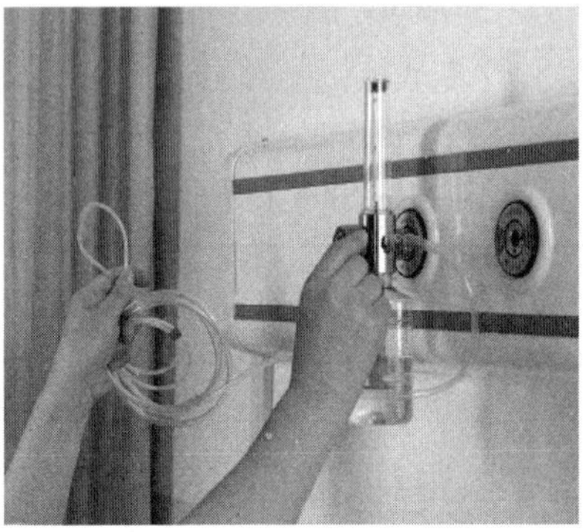 图7-21　调节氧流量
	停用氧气	遵医嘱停氧，向病人解释停止吸氧的原因，拔出鼻导管，清洁鼻部，关流量开关，分离鼻导管与湿化瓶，取下流量表及湿化瓶	
	整理洗手	协助病人取舒适卧位，整理床单位，分类处理用物，湿化瓶消毒备用，洗手，记录停氧时间、签名	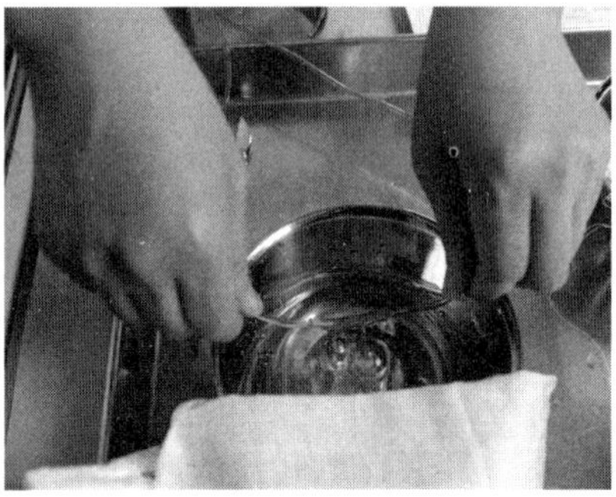 图7-22　检查鼻导管
操作评价	操作过程	动作规范、熟练、病人安全	
	操作效果	供氧流量准确，保证用氧安全，沟通有效，病人缺氧症状改善，无不适反应	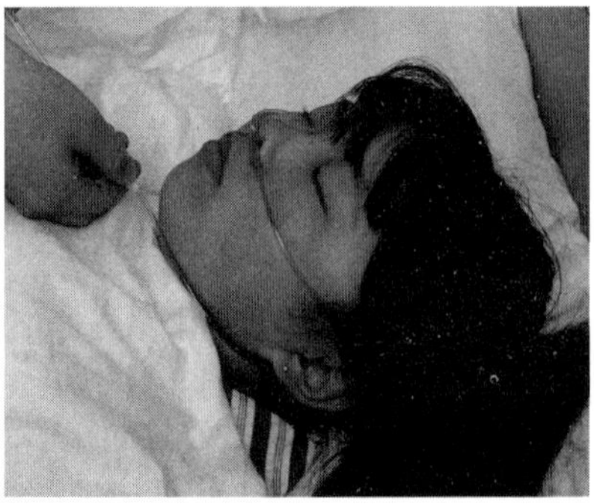 图7-23　安置鼻导管

2. 操作关键点

(1) 注意用氧安全：切实做好“四防”，即防震、防火、防热、防油。

(2) 正确调节氧流量：使用氧气时，应先调节好氧流量，再插入鼻导管；停用氧气时，应先拔出鼻导管，再关流量表；用氧中途需改变氧流量时，应先分离鼻导管，调节好流量再接上鼻导管，以免开错开关，大量氧气进入呼吸道而损伤肺组织。

(3) 吸氧护理：持续吸氧者应保持导管通畅，必要时进行更换；每天更换湿化瓶和蒸馏水。

3. 操作考评标准

程序		分值	考核评价要点	评分等级			得分	存在问题
				A	B	C		
护士准备		4	着装整洁、举止端庄、表达清晰	2	1	0		
			两人核对医嘱及执行单正确	2	1	0		
操作评估		8	掌握病人病情充分	4	2	1		
			检查鼻腔情况正确	4	2	1		
操作准备	病人	2	理解配合、仰卧舒适	2	1	0		
	环境	2	宽敞明亮、安全，无明火、无热源	2	1	0		
	护士	2	洗手、戴口罩正确	2	1	0		
	用物	2	准备齐全，放置合理	2	1	0		
操作过程	核对解释	4	核对病人准确	2	1	0		
			解释清楚、取得合作	2	1	0		
	安装氧表	8	安装氧气表方法正确	3	2	1		
			湿化瓶内盛放蒸馏水准确	2	1	0		
			安装湿化瓶方法正确	3	2	1		
	清洁鼻腔	6	病人体位正确	2	1	0		
			清洁鼻腔方法正确	4	2	1		
	供给氧气	17	根据医嘱调节氧流量准确	4	2	1		
			湿润鼻导管、检查鼻导管通畅方法正确	3	2	1		
			鼻导管插入病人鼻腔正确	6	4	2		
			固定鼻导管方法正确	4	2	1		
	观察告知	10	观察病人病情及用氧效果及时	5	3	1		
			告知病人及家属用氧注意事项正确	5	3	1		
	整理记录	6	病人卧位舒适、床单位整洁	1	0	0		
			用物处理符合要求	1	0	0		
			洗手、脱口罩正确	1	0	0		
			记录用氧时间、氧流量准确	3	2	1		
	停用氧气	14	核对解释正确	2	1	0		
			拔出鼻导管、清洁鼻部正确	4	2	1		

续表

程序		分值	考核评价要点	评分等级			得分	存在问题
				A	B	C		
操作过程	停用氧气	14	关流量表，分离鼻导管与湿化瓶正确	4	2	1		
			取下流量表及湿化瓶正确	4	2	1		
	整理洗手	5	病人卧位舒适	1	0	0		
			用物处理符合要求	2	1	0		
			记录停氧时间准确	2	1	0		
操作评价		10	动作轻巧、准确、安全	3	2	1		
			关爱病人、操作有效	4	2	1		
			操作时间不超过 8 分钟	3	2	1		
关键缺陷			无人文关怀、无沟通、无安全意识、查对不严、发生事故等均不及格					
总分		100						

附表 3　氧气筒供氧

操作程序	简要流程	操作要点	图示
护士准备	素质要求	着装整洁、举止端庄、表达清晰	
	核对签名	两人核对医嘱及执行单并签名	
操作评估	病人病情	意识状态、自主呼吸情况、缺氧程度、认知合作程度	
	局部情况	鼻中隔有无偏曲，鼻腔有无出血、是否通畅	
	设备情况	氧气筒内氧气充足	
操作准备	病人准备	了解吸氧的目的、方法及注意事项，并愿意合作	
	环境准备	安静整洁，光线适宜，无明火、无热源	
	护士准备	洗手，戴口罩	
	用物准备	治疗车上层：氧气表 1 套（流量表、湿化瓶内盛 1/2 ~ 2/3 蒸馏水）、一次性双腔鼻导管、纱布、棉签、治疗碗、清水、记录单、扳手、弯盘、手电筒、手消液；另备氧气筒	
		治疗车下层：医疗废物桶、生活垃圾桶	
操作过程	核对解释	核对病人，解释并取得合作	

续表

操作程序	简要流程	操作要点	图示
操作过程	吹尘装表	逆时针方向打开氧气筒总开关少许，清除气门上的灰尘后迅速关闭；将氧气表稍后倾，使其螺帽与氧气筒螺丝接头衔接，手动初步旋紧，再用扳手旋紧固定，使氧气表直立于氧气筒旁，连接湿化瓶（图 7-24）；关流量表开关，打开总开关，检查各衔接部分是否漏气	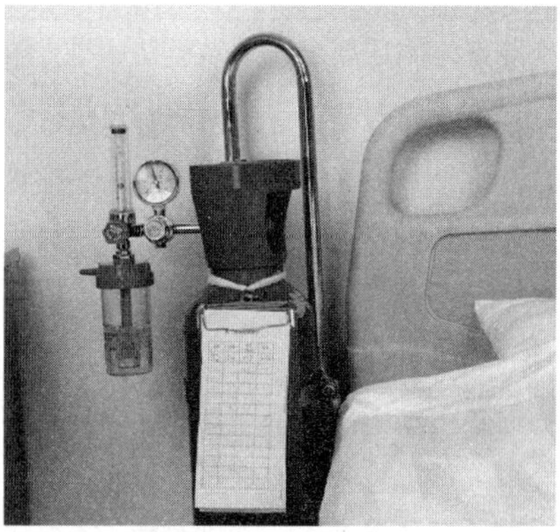 图 7-24　安装氧气装置
	清洁鼻腔	取舒适卧位，用棉签蘸清水清洁鼻腔	
	供给氧气	检查一次性双腔鼻导管，并连接在流量表上；遵医嘱调节氧流量（图 7-25）；湿润鼻导管，并检查鼻导管通畅；将鼻导管轻轻插入病人鼻腔，鼻导管固定于耳后或颌下	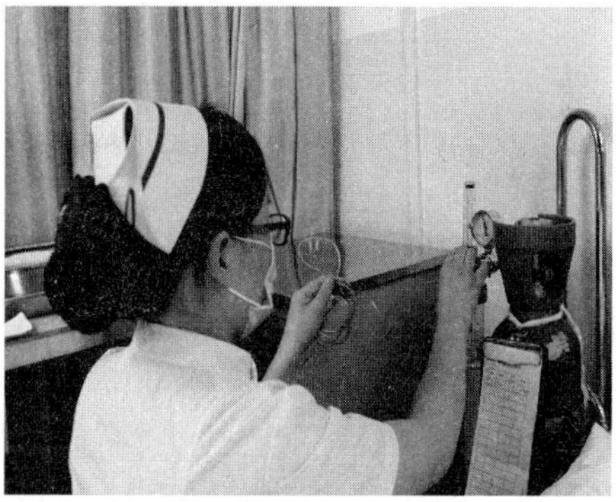 图 7-25　调节氧流量
	观察告知	密切观察病人病情及用氧效果，告知病人及家属安全用氧的注意事项	
	整理记录	协助病人取舒适卧位，整理床单位，用物分类处理，洗手，脱口罩，记录用氧时间及氧流量、签名	
	停氧卸表	遵医嘱停氧，向病人解释停止吸氧的原因，拔出鼻导管，关闭总开关，分离鼻导管，余氧放完，关流量开关，清洁鼻部；卸下湿化瓶，卸下氧气表	
	整理洗手	协助病人取舒适卧位，整理床单位，分类处理用物，湿化瓶消毒备用，洗手，记录停氧时间、签名	
操作评价	操作过程	动作规范、熟练、病人安全	
	操作效果	供氧流量准确，保证用氧安全，沟通有效，病人缺氧症状改善，无不适反应	

技能6　吸痰技术

1. 操作流程

操作程序	简要流程	操作要点	图示
护士准备	素质要求	着装整洁、举止端庄、表达清晰	
	核对签名	核对医嘱及执行单并签名	
操作评估	病人病情	意识状态、心理状态、认知合作程度	
	治疗情况	呼吸道分泌物的量、黏稠度、部位，听诊呼吸音、痰鸣音	
	局部情况	口腔、鼻腔情况，有无活动义齿	
操作准备	病人准备	了解吸痰的目的、方法及注意事项，并愿意合作	
	环境准备	安静整洁，光线适宜	
	护士准备	洗手，戴口罩	
	用物准备	治疗车上层：中心负压吸引装置1套，治疗盘内备一次性吸痰管、0.9%氯化钠溶液、治疗碗、镊子、纱布、一次性手套、弯盘、听诊器、手消液，必要时备压舌板、张口器	
		治疗车下层：医疗废物桶、生活垃圾桶	
操作过程	核对解释	核对病人，解释并取得合作	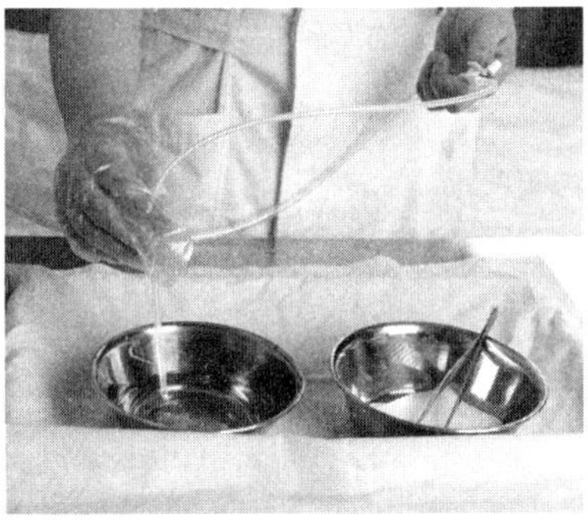
	安置吸氧	协助病人取舒适的体位，如有活动性义齿应取下，给予病人高流量吸氧1～2分钟	
	调节负压	安装中心负压吸引装置，检查各部件连接是否紧密，打开负压开关，调节负压为40.0～53.3kPa	
	接管检查	停止吸氧，戴手套，连接吸痰管，吸0.9%氯化钠溶液，检查吸痰管是否通畅（图7-26）	图7-26　检查吸痰管是否通畅
	吸净痰液	①经口腔吸痰：协助病人将头转向护士，嘱病人张口（昏迷病人用压舌板、张口器协助），关闭负压，将吸痰管由口腔经鼻咽部插入气管（图7-27），打开负压，一边旋转一边向上提拉吸痰管、自深部向上吸净痰液，吸痰时间不超过15秒，吸痰后，抽吸0.9%氯化钠溶液冲管 ②经鼻腔吸痰：关闭负压，将吸痰管由鼻腔前庭、下鼻道、后鼻孔、咽部插入气管（图7-28），同上法吸净痰液、冲管 ③弃去吸痰管，如需再次吸痰应更换吸痰管；关闭负压开关，擦净病人面部，脱手套，给予病人高流量吸氧1～2分钟后，恢复至吸痰前氧流量	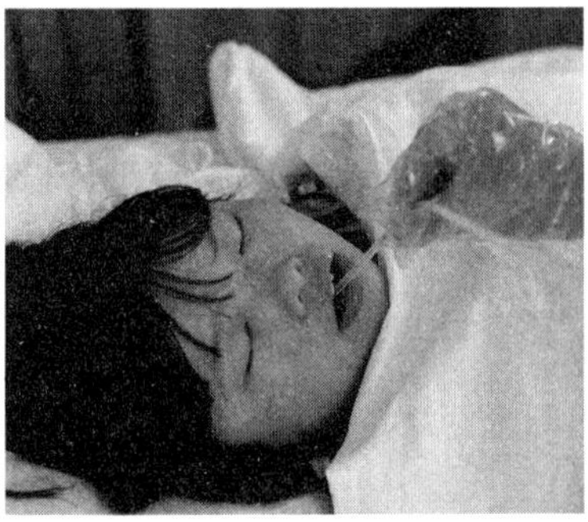 图7-27　经口腔吸痰

续表

操作程序	简要流程	操作要点	图示
操作过程	观察记录	观察病人病情及吸痰后反应，记录吸痰时间、吸痰次数及痰液性状、颜色和量	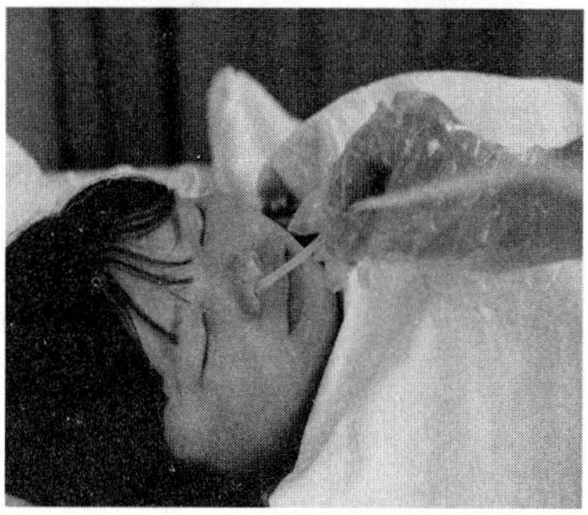 图 7-28　经鼻腔吸痰
	整理洗手	协助病人取舒适卧位，整理床单位，分类处理用物，负压装置连接导管消毒备用，及时倾倒储液瓶，洗手，脱口罩	
操作评价	操作过程	动作规范、熟练、病人安全	
	操作效果	吸痰方法、部位正确，呼吸道黏膜无损伤，吸净痰液，沟通有效	

2. 操作关键点

(1) 严格执行无菌操作，吸痰所用物品应每天更换 1 ～ 2 次，吸痰导管应每次更换，并作好口腔护理。

(2) 吸痰时负压调节应适宜，插管过程中，不可打开负压，且动作应轻柔，以免损伤呼吸道黏膜。每次吸痰时间应小于 15 秒，以免因吸痰造成缺氧。

(3) 如病人痰液黏稠，可协助病人变换体位，配合叩击、雾化吸入等方法，通过振动、稀释痰液，使之易于吸出。

(4) 密切观察病人，如出现发绀、心率下降等缺氧症状，应立即停止吸痰；注意观察痰液性状、颜色及量。

(5) 储液瓶内的吸出液不应超过瓶的 2/3，应及时倾倒。

3. 操作考评标准

程序		分值	考核评价要点	评分等级			得分	存在问题
				A	B	C		
护士准备		4	着装整洁、举止端庄	2	1	0		
			核对医嘱及执行单正确	2	1	0		
操作评估		8	掌握病人病情充分	4	2	1		
			观察痰液状况正确	2	1	0		
			检查口腔、鼻腔情况正确	2	1	0		
操作准备	病人	2	理解配合，取出活动义齿	2	1	0		
	环境	2	安静整洁、光线适宜	2	1	0		
	护士	2	洗手、戴口罩正确	2	1	0		
	用物	2	准备齐全，放置合理	2	1	0		
操作过程	核对解释	4	核对病人正确	2	1	0		
			解释清楚，取得合作	2	1	0		
	安置吸氧	8	病人卧位舒适	3	2	1		
			高流量吸氧方法正确	5	3	1		
	调节负压	12	安装中心负压吸引装置正确	2	1	0		
			检查各部件连接紧密	4	2	1		

续表

程序		分值	考核评价要点	评分等级			得分	存在问题
				A	B	C		
操作过程	调节负压	12	调节负压准确	6	4	2		
	接管检查	8	连接吸痰管、检查吸痰管是否通畅正确	8	4	2		
	吸净痰液	22	插入吸痰管方法正确、深度适宜	5	3	1		
			吸痰手法正确，吸痰时间适宜，吸净痰液	5	3	1		
			吸痰后冲管正确	4	2	1		
			吸痰管处理正确	4	2	1		
			高流量吸氧方法正确	4	2	1		
	观察记录	8	观察病人病情正确	4	2	1		
			记录准确	4	2	1		
	整理洗手	8	病人卧位舒适、床单位整洁	2	1	0		
			用物处理符合要求	4	2	1		
			洗手、脱口罩正确	2	1	0		
操作评价		10	动作轻巧、准确、安全、无污染	3	2	1		
			关爱病人，操作有效	4	2	1		
			操作时间不超过8分钟	3	2	1		
关键缺陷			无人文关怀、无沟通、无安全意识、查对不严、吸痰方法错误、损伤呼吸道黏膜等均不及格					
总分		100						

四、气道管理

（一）情景与任务

1. 情景导入 病人收住重症监护病室第2天，出现呼吸暂停，遵医嘱为病人行气管切开术、呼吸机辅助呼吸。术后医嘱：气管切开护理。

2. 工作任务 护士为病人进行气管切开护理。

3. 任务分析 气管切开护理包括吸痰和换药两个环节。经气管套管吸痰时应根据气管套管直径选择粗细、长短适宜的吸痰管，要求吸痰管小于气管套管内径的1/2，插入深度至套管内口为宜，为10 ~ 20cm。吸痰前后应给予短时间、高流量吸氧，机械通气者给予高流量正压吸氧1 ~ 2分钟，未行机械通气者，应用弯针头或氧气面罩给氧，不可将氧气导管直接插入气管套管内给氧。

严格无菌操作，每天更换切口纱布、消毒切口及周围皮肤1次，由内向外消毒切口、切口周围皮肤及气管套管；内套管每6 ~ 8小时更换1次；如气管内有干痂、痰液量多且黏稠、气管套管周围敷料被痰液或血液污染等，应及时更换。

（二）计划与实施

技能 7　气管切开护理

1. 操作流程

操作程序	简要流程	操作要点	图示
护士准备	素质要求	着装整洁、举止端庄、表达清晰、动作轻稳	
	核对签名	两人核对医嘱及执行单并签名	
操作评估	病人病情	意识状态、呼吸状态、心理状态、认知合作程度	
	治疗情况	缺氧情况、痰液的量及黏稠度	
	局部情况	气管切开套管及固定情况	
操作准备	病人准备	清醒者或家属了解气管切开护理的目的、方法、配合要点及注意事项，并愿意合作	
	环境准备	安静整洁，光线适宜，室内温度 22 ~ 24℃、湿度 50% ~ 60%	
	护士准备	洗手、戴口罩	
	用物准备	治疗车上层：无菌治疗盘（内置无菌气管内套管、0.9% 氯化钠溶液、无菌棉球、止血钳 2 把、无菌纱布、切口纱布），气管套管固定带、无菌手套、0.5% 碘伏、弯盘、手消液，另备吸氧及吸痰装置各 1 套、急救药品及物品 治疗车下层：医疗废物桶、生活垃圾桶	
操作过程	核对解释	核对病人，向病人或家属解释并取得合作	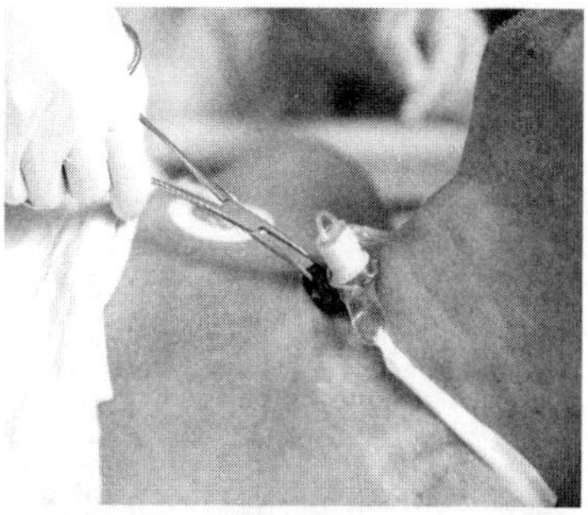 图 7-29　消毒切口及周围皮肤
	吸氧吸痰	病人取去枕仰卧位；面罩高流量给氧；戴手套，先吸净气道痰液，再吸口鼻腔内痰液	
	换内套管	左手将外套管两侧的拔板固定，右手将内套管开关逆时针方向旋转 90°，轻轻取出内套管；吸净外套管内痰液，戴无菌手套，将新备的无菌气管内套管插入外套管，将内套管开关顺时针方向旋转，固定在外套管上；观察病人呼吸是否通畅	
	切口换药	取下切口纱布，用 0.5% 碘伏棉球由内向外消毒切口及周围皮肤（图 7-29），再用 0.9% 氯化钠溶液棉球擦净气管套管及切口周围皮肤，切口周围用切口纱布包绕（图 7-30）；剪掉原有的颈部系带，重新用干净的固定带固定在颈部；用 0.9% 氯化钠溶液纱布轻盖于气管切口外，脱手套	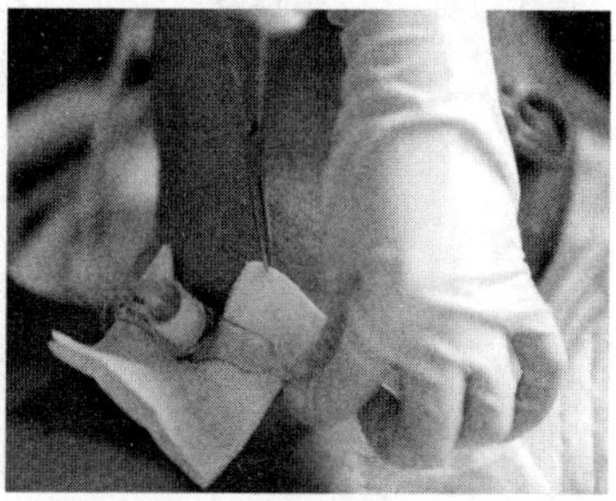 图 7-30　更换切口纱布

续表

操作程序	简要流程	操作要点	图示
操作过程	观察指导	观察病人情况，向病人及家属交代有关注意事项	
	整理记录	协助病人取舒适卧位，整理床单位，分类处理用物，洗手，脱口罩，记录痰液量、黏稠度以及气管切口情况、有无出血或结痂红肿等	
操作评价	操作过程	动作规范、熟练、病人安全	
	操作效果	吸净痰液，切口敷料清洁干燥	

2. 操作关键点

(1) 严格执行无菌操作原则。

(2) 及时更换切口纱布及内套管。

(3) 密切观察气管切口周围伤口是否有红、肿、异常分泌物、出血等，并观察询问病人是否发热、疼痛，如有上述情况，应通知医师，给予处理。

(4) 勿使被褥、衣物等盖住气管切口，以防发生窒息。

(5) 固定套管系带松紧适宜，以系带与颈部间可放入一指为宜；过松，咳嗽时套管容易脱出；过紧，可引起病人不适；应经常观察颈部皮肤受压情况。

3. 操作考评标准

程序		分值	考核评价要点	评分等级			得分	存在问题
				A	B	C		
护士准备		4	仪表着装规范、动作轻稳	2	1	0		
			两人核对医嘱及执行单正确	2	1	0		
操作评估		8	掌握病人病情充分	2	1	0		
			了解血氧饱和度及观察痰液情况全面	2	1	0		
			气管切开套管及固定情况良好	4	2	1		
操作准备	病人	2	理解配合，卧位舒适	2	1	0		
	环境	2	安静整洁、光线明亮、温湿度适宜	2	1	0		
	护士	2	洗手、戴口罩正确	2	1	0		
	用物	2	准备齐全、放置合理	2	1	0		
操作过程	核对解释	4	核对病人准确	2	1	0		
			解释清楚，取得合作	2	1	0		
	吸氧吸痰	6	病人卧位舒适，给氧正确	3	2	1		
			吸痰正确	3	2	1		
	换内套管	20	取出内套管方法正确	6	4	2		
			吸净外套管内痰液方法正确	4	2	1		
			戴无菌手套，更换、固定内套管方法正确	8	6	3		
			观察病人呼吸是否通畅正确	2	1	0		

续表

程序		分值	考核评价要点	评分等级			得分	存在问题
				A	B	C		
操作过程	切口换药	24	消毒顺序、方法正确	10	6	2		
			切口周围包绕纱布正确	4	2	1		
			系带固定位置准确、方法正确	6	4	2		
			气管切口外盖 0.9% 氯化钠溶液纱布正确	4	2	1		
	观察指导	8	观察病人反应正确	4	2	1		
			指导注意事项正确	4	2	1		
	整理记录	8	病人卧位舒适、床单位整洁	2	1	0		
			用物处理符合要求	2	1	0		
			记录内容准确	2	1	0		
			洗手、脱口罩正确	2	1	0		
操作评价		10	动作轻巧、准确、安全、无污染	3	2	1		
			关爱病人，操作有效	4	2	1		
			操作时间不超过 15 分钟	3	2	1		
关键缺陷			无人文关怀、无沟通、无安全意识、查对不严、吸痰管混用或反复使用等均不及格					
总分		100						

五、维持静脉输液

（一）情景与任务

1. 情景导入　病人收住重症监护病室后，处于浅昏迷、缺氧状态，长期医嘱：5%葡萄糖 300ml+ 脑苷肌肽 20ml 静脉滴注，每日一次，缓慢滴注 2ml/分；5%葡萄糖 250ml+ 维生素 C 3g+ 维生素 B_6 0.2g+10%KCl 5 ml 静脉滴注，每日一次；采用静脉留置针和输液泵。

2. 工作任务　护士为病人进行静脉留置针输液，并使用输液泵控制滴速。

3. 任务分析　静脉留置针输液可减少病人因反复穿刺而造成血管损伤和精神上的痛苦，并有利于长期维持静脉输液通畅。脑苷肌肽药物清除缓慢，要求缓慢静脉滴注 2ml/分；氯化钾对血管壁有刺激作用，输液时应充分稀释，并缓慢滴注，再加上病人有心脏病病史，故需应用输液泵严格控制输液速度，保证药物能够速度均匀、药量准确、安全地进入病人体内发挥作用。

（二）计划与实施

技能 8　静脉留置针输液

1. 操作流程

操作程序	简要流程	操作要点	图示
护士准备	素质要求	着装整洁、举止端庄、表达清晰、动作轻稳	

续表

操作程序	简要流程	操作要点	图示
护士准备	核对签名	两人核对医嘱及执行单并签名	
操作评估	病人病情	年龄、生命体征、血液循环情况、意识状态、心理状态、有无心肺疾病、认知合作程度	
	治疗情况	用药史、过敏史和目前用药情况	
	局部情况	局部皮肤有无化脓感染、瘢痕、硬结；血管充盈程度、管壁弹性；肢体活动能力	
操作准备	病人准备	了解静脉留置针输液目的、过程、注意事项及配合要点，愿意合作；体位舒适，大小便已排空	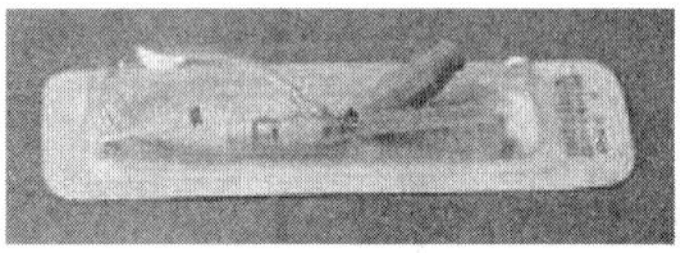 图 7-31　静脉留置针
	环境准备	安静整洁、光线适中、温湿度适宜	
	护士准备	洗手、戴口罩	
	用物准备	治疗车上层：治疗盘、按医嘱备药、静脉留置针 1 套（图 7-31）、无菌透明敷贴（图 7-32）、封管用物（2ml 注射器、5ml 注射器、封管液）、安尔碘、棉签、治疗碗、止血带、治疗巾、输液卡、输液瓶签、小垫枕、笔、表、手消液，必要时备无菌手套；另备输液架	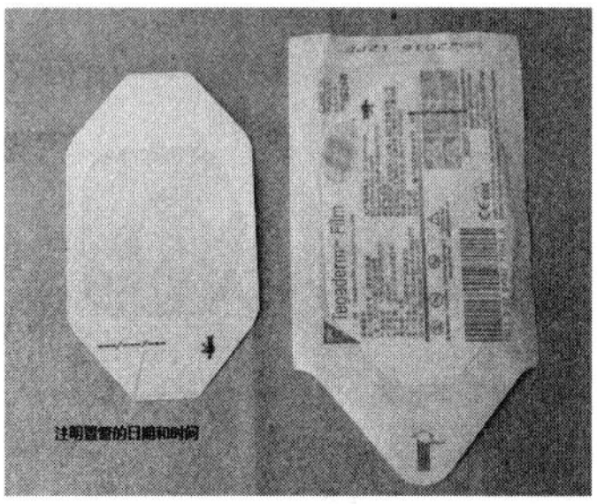 图 7-32　无菌透明敷贴
		治疗车下层：医疗废物桶、生活垃圾桶、锐器盒、剪刀	
操作过程	核对检查	两人核对医嘱、输液卡和瓶贴，核对药液标签，对光倒置检查药液质量，挤压瓶身无漏液，在药液标签旁倒贴瓶贴	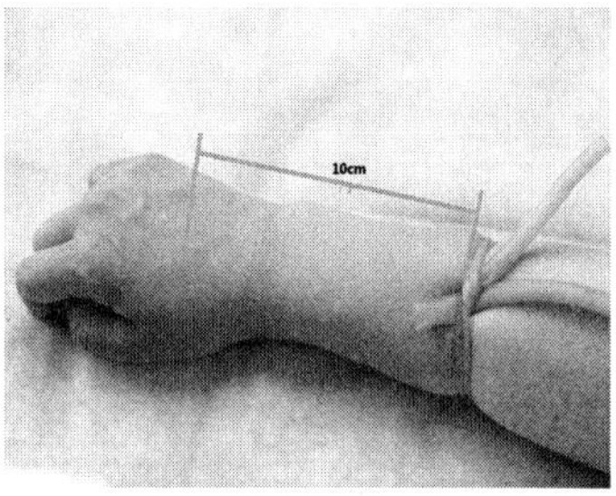 图 7-33　扎止血带
	准备药液	拉环启瓶盖，棉签蘸消毒液消毒瓶塞，按医嘱抽吸药液、加药；检查输液器包装、有效期与质量，打开输液器包装，取出输液器排气排液针头，将其插入瓶塞至根部，输液器袋套在药瓶上	
	核对解释	携用物至床旁，核对解释并取得合作	
	初步排气	查对药液，关闭调节夹，旋紧头皮针连接处，将输液瓶挂于输液架上，展开输液管，先将茂菲滴管倒置，抬高滴管下输液管，打开调节器，使液体流入滴管内，当达到 1/2 ~ 2/3 满时，迅速倒转滴管，液体缓缓下降，待液体流入头皮针管内即可关闭调节器，对光检查输液管内无气泡，将输液管放置妥当	
	备留置针 打开敷贴	检查静脉留置针、透明敷贴型号及有效期，确认包装完好；打开透明敷贴外包装，并在其中一条纸质胶布上注明置管日期和时间，另备胶布 2 条	
	选择静脉	选择粗直、弹性好的血管，避开关节及静脉瓣；在穿刺肢体下垫小枕及治疗巾；在穿刺点上方 10cm 处扎止血带（图 7-33），选好血管，松止血带	

续表

操作程序	简要流程	操作要点	图示
操作过程	皮肤消毒	消毒皮肤 2 次，消毒直径 8cm 以上（图 7-34），2 次消毒间扎好止血带	
	连接排气	取出留置针，将输液器上头皮针插入留置针的肝素帽内至针头根部；排尽空气，关闭调节器，检查针头及输液器内无气泡；取下留置针针套，旋转针芯（图 7-35），松动外套管，调整针头斜面，取下护针帽	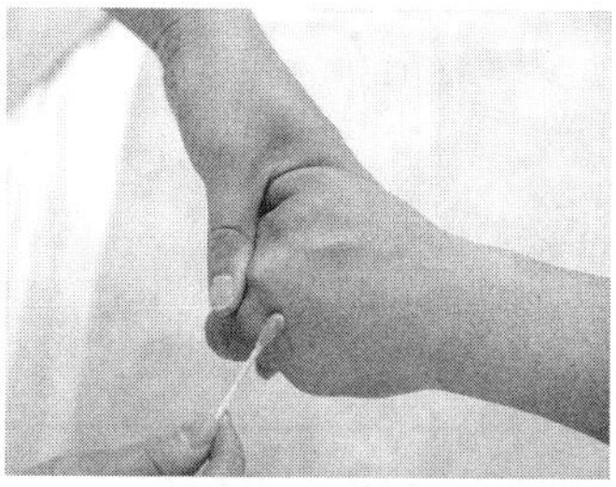 图 7-34　消毒皮肤
	静脉穿刺	病人握拳，一手绷紧静脉下端皮肤，另一手持针柄，针尖斜面向上，以 15° ~ 30° 的角度进针（图 7-36），进针见导管尾部有回血，降低进针角度，顺静脉方向再将穿刺针推进 0.2cm，固定留置针后撤出针芯 0.5cm，持针座，将套管全部送入静脉，再安全撤出针芯（图 7-37），一手固定针柄，另一手松开止血带，嘱病人松拳，松调节器	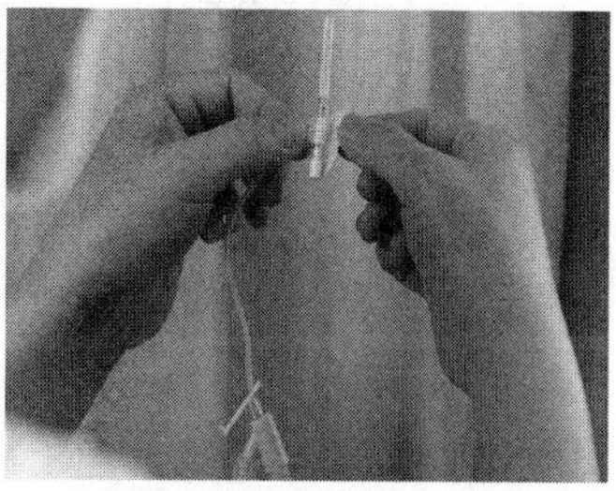 图 7-35　旋转针芯
	固定针头	待液体流入通畅、病人无不适、皮肤干燥后用透明敷贴密闭式固定留置针，以写有留置时间的胶布“U”形固定留置针延长管，使肝素帽高于外套管头端，再妥善固定头皮针（图 7-38），取出止血带和治疗巾	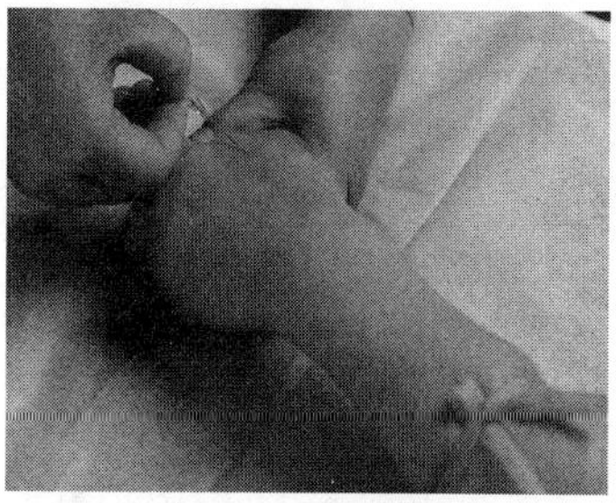 图 7-36　静脉穿刺
	调速记录	调节滴速，记录（输液卡上记录输液开始时间，药液名称、量、滴速及签名；输液瓶签上签名），再次核对，挂输液卡	
	观察指导	安置舒适卧位，询问病人感觉、观察局部及全身反应，交代注意事项，给予健康指导	
	整理巡视	整理床单位，用物分类处理，洗手，脱口罩，在护理记录单上记录静脉留置针的穿刺部位、日期及时间，每隔 15 ~ 30 分钟巡视病房 1 次	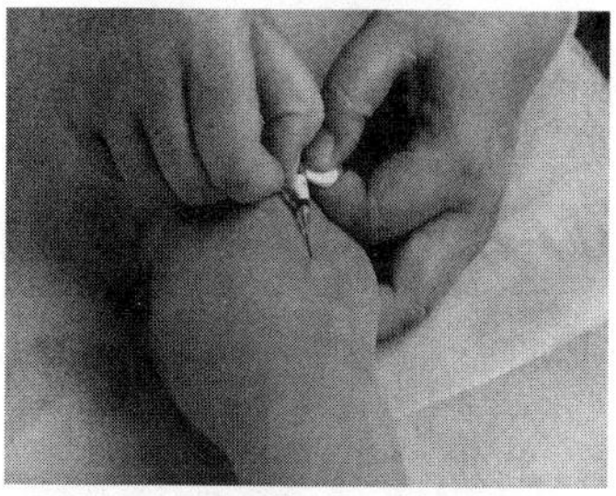 图 7-37　套管送入并撤出针芯
	注液封管	输液完毕，关闭调节器，将抽有封管液的注射器连接头皮针，先拔出部分针头，仅剩下针尖斜面留在肝素帽内，推液封管：①正压封管：缓慢向留置针导管内推注封管液（2 ~ 5ml）（图 7-39），剩 0.5 ~ 1 ml 时，用边推注边退针的方法，使留置针内充满封管液，并用小夹子在靠近静脉端卡住延长管后拔出针头 ②脉冲式封管：每推注 0.2ml 封管液，暂停 1 秒，再推注 0.2ml，如此反复完成封管	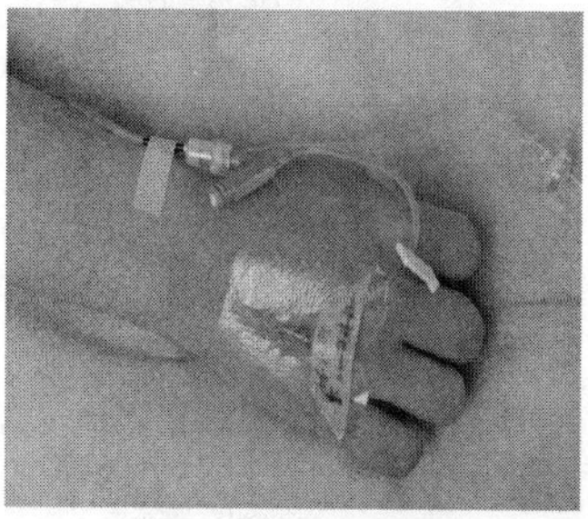 图 7-38　固定针头
	再次输液	消毒留置针肝素帽，将静脉输液针头插入肝素帽内即可	
	拔针按压	除去胶布和透明敷贴，关闭调节器；将无菌棉球放于穿刺点前方，快速拔出套管针；嘱病人按压 2 ~ 3 分钟至局部不出血	

续表

操作程序	简要流程	操作要点	图示
操作过程	整理洗手	协助病人取舒适卧位，取下输液卡和输液瓶，清理用物，洗手，脱口罩	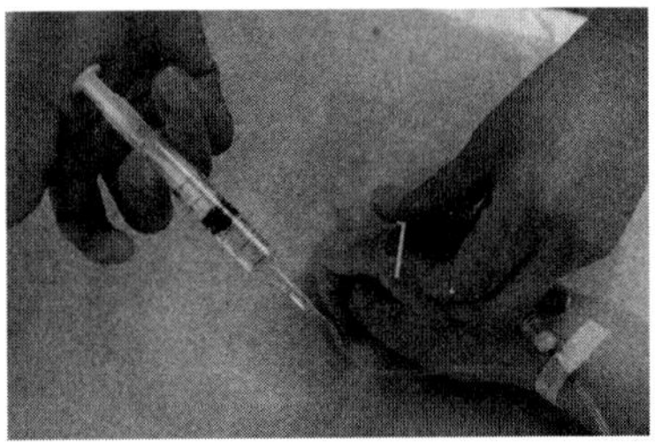 图 7-39　注液封管
操作评价	操作过程	动作规范、熟练，病人安全	
	操作效果	严格三查七对、遵循无菌原则，一次排气成功，一次静脉穿刺成功，滴速合适，沟通有效	

2. 操作关键点

(1) 严格执行无菌操作原则及查对制度。

(2) 合理选用静脉：根据病情及药物性质选择合适静脉，一般应选择粗直、弹性好的血管；能下床活动的病人，避免在下肢置管。

(3) 指导病人在输液过程中保护留置针的方法，减少留置针的脱落及局部渗漏、阻塞、静脉炎等发生。

(4) 每次输液后均应检查局部静脉有无红、肿、热、痛及硬结。询问病人有无不适，如有异常应及时拔针，做好局部护理。

3. 操作考评标准

程序		分值	考核评价要点	评分等级			得分	存在问题
				A	B	C		
护士准备		4	仪表着装规范、动作轻稳	2	1	0		
			两人核对医嘱及执行单正确	2	1	0		
操作评估		8	掌握病人病情充分	2	1	0		
			询问用药史、过敏史和目前用药状况正确	2	1	0		
			选择穿刺静脉正确	4	2	1		
操作准备	病人	2	理解配合，卧位舒适，大小便排空	2	1	0		
	环境	2	安静整洁、光线适中、温湿度适宜	2	1	0		
	护士	2	洗手、戴口罩正确	2	1	0		
	用物	2	准备齐全，放置合理	2	1	0		
操作过程	核对检查	4	两人核对医嘱及药物正确	2	1	0		
			检查药液质量、倒贴输液瓶签正确	2	1	0		
	准备药液	4	按医嘱加药、方法正确	2	1	0		
			检查输液器、插管过程正确无污染	2	1	0		
	核对解释	4	核对病人正确	2	1	0		
			解释清楚，取得合作	2	1	0		
	初步排气	4	挂输液瓶、展开输液管正确	1	0	0		
			排气方法正确、未浪费药液、一次排气成功，茂菲滴管内液面高度适宜	3	2	1		
	备留置针	2	检查静脉留置针、无菌透明敷贴正确	2	1	0		

续表

程序		分值	考核评价要点	评分等级			得分	存在问题
				A	B	C		
操作过程	打开敷贴	2	打开无菌透明敷贴外包装正确	1	0	0		
			准备胶布，注明置管日期、时间、签名正确	1	0	0		
	选择静脉	2	选择穿刺静脉适宜，扎止血带方法正确	2	1	0		
	皮肤消毒	2	消毒皮肤方法、范围正确	2	1	0		
	连接排气	4	连接套管针与输液器方法正确	2	1	0		
			再次排气方法正确、未浪费药液	2	1	0		
	静脉穿刺	10	进针手法、角度、深度适宜	4	2	1		
			静脉穿刺一次成功	2	1	0		
			拔除针芯方法正确	2	1	0		
			穿刺后松止血带、调节器、松拳及时	2	1	0		
	固定针头	4	敷贴固定方法正确，密封、牢固	2	1	0		
			针头固定方法正确	2	1	0		
	调速记录	5	调节滴速准确，符合病情及药物性质	3	2	1		
			输液卡记录正确	2	1	0		
	观察指导	4	观察局部及全身反应正确	2	1	0		
			交代注意事项、给予健康指导正确	2	1	0		
	整理巡视	4	整理床单位、清理用物正确	2	1	0		
			巡视时间符合要求	2	1	0		
	注液封管	5	关闭调节器及时，注射器连接头皮针正确	2	1	0		
			推注封管液方法正确，拔出针头及时	3	2	1		
	再次输液	4	消毒肝素帽正确	2	1	0		
			将头皮针插入肝素帽正确、无污染	2	1	0		
	拔针按压	2	除去胶布和透明敷贴正确	1	0	0		
			拔管方法、按压方法正确	1	0	0		
	整理洗手	4	病人卧位舒适、用物处理符合要求	2	1	0		
			洗手、脱口罩正确	2	1	0		
操作评价		10	无菌观念强、无污染、未跨越无菌区	3	2	1		
			关爱病人，沟通有效、安全舒适	4	2	1		
			操作熟练，时间不超过 15 分钟	3	2	1		
关键缺陷			无人文关怀、无沟通、无安全意识、查对不严、严重违反无菌原则、严重污染均不及格					
总分		100						

技能 9　输液泵的使用

1. 操作流程

操作程序	简要流程	操作要点	图示
护士准备	素质要求	着装整洁、举止端庄、表达清晰、动作轻稳	
	核对签名	两人核对医嘱及执行单并签名	
操作评估	病人病情	年龄、意识状态、心理状态、合作程度、对使用输液泵的认知和合作程度	
	治疗情况	当前静脉输液情况	
	局部情况	局部血管情况、血液循环状况	
操作准备	病人准备	了解使用输液泵的目的、方法、注意事项及配合要点，愿意合作；体位舒适，已排大小便	
	环境准备	安静整洁，光线适中，温湿度适宜	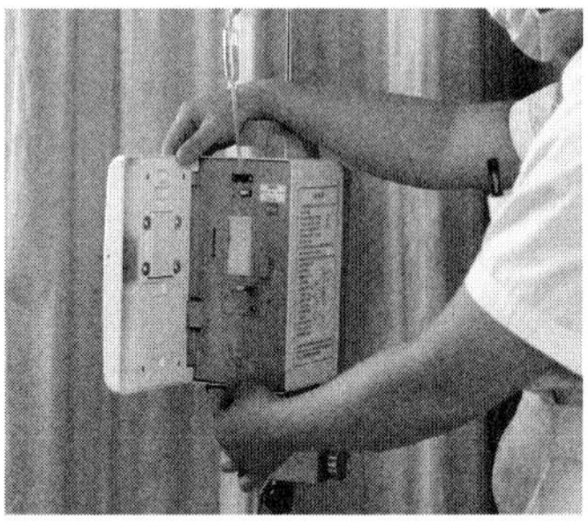
	护士准备	洗手，戴口罩	
	用物准备	治疗车上层：输液泵、电源线、输液泵管、遵医嘱备药、静脉穿刺用物、输液架	
		治疗车下层：医疗废物桶、生活垃圾桶、锐器盒	
操作过程	核对解释	携用物至床旁，核对病人，向病人解释并取得合作	图 7-40　置输液管
	装输液泵	利用托架将输液泵固定于输液架上	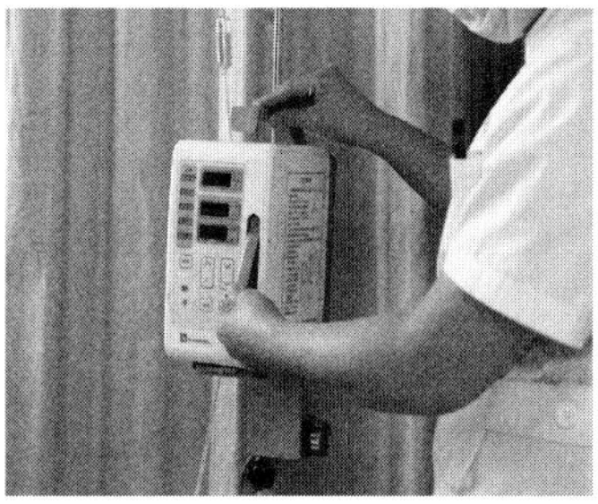
	置输液管	打开电源开关，接通电源；排尽输液管内气体；打开输液泵门，将与之相配套的输液管置入输液泵管道槽内（图 7-40），关闭输液泵门（图 7-41）	
	设定参数	遵医嘱设定输液量和输液速度（图 7-42）	图 7-41　关闭泵门
	启动输液	静脉穿刺成功后，按排气键再次排气，并将输液针与输液泵内输液管连接，确认设置无误后，按“开始 / 停止”键，启动输液	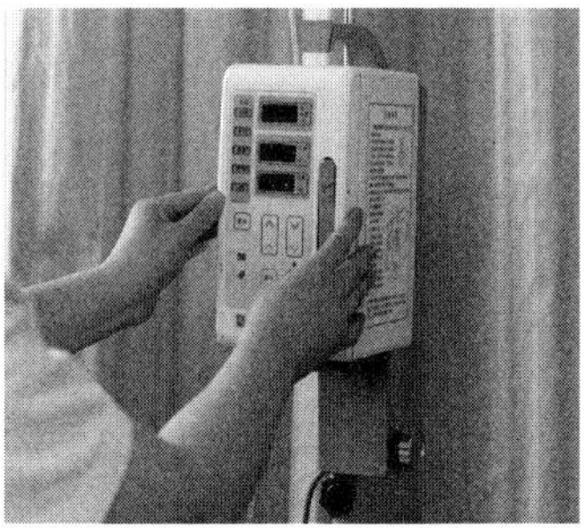
	观察记录	定期巡视、观察病人反应及输液泵运行情况，告知注意事项，记录药液名称、输液速度及量等	
	停输液泵	当输液量接近预先设定值时，输液量显示键闪烁，提示输液即将结束，按“开始 / 停止”键，关输液泵，打开输液泵门，取出输液管，遵医嘱更换液体或停止输液	图 7-42　设定参数

续表

操作程序	简要流程	操作要点	图示
操作过程	整理洗手	协助病人取舒适卧位，整理床单位，清理用物，洗手，脱口罩，记录	
操作评价	操作过程	动作规范、熟练、病人安全	
	操作效果	放置输液管正确、设置参数准确、符合要求，能正确处理报警	

2. 操作关键点

(1) 连接输液泵前注意彻底排尽输液泵管内的空气。

(2) 更换治疗作用不同的药液时，应根据病情变化重新设置输液速度。

(3) 应熟悉并正确处理各种报警，如输液管道堵塞、管道内有气泡、断电、液体滴尽等。

(4) 使用过程中，不能随意打开输液泵门，如确实需要打开输液泵门，务必先关闭输液泵管调节器，严防药物输入过快引起不良反应。

3. 操作考评标准

程序		分值	考核评价要点	评分等级			得分	存在问题
				A	B	C		
护士准备		4	衣帽整洁、仪表规范、动作轻稳	2	1	0		
			两人核对医嘱及执行单正确	2	1	0		
操作评估		8	掌握病人病情充分	2	1	0		
			了解治疗情况全面	2	1	0		
			观察局部血管正确	4	2	1		
操作准备	病人	2	理解配合，卧位舒适，大小便排空	2	1	0		
	环境	2	安静整洁、光线适中、温湿度适宜	2	1	0		
	护士	2	洗手、戴口罩正确	2	1	0		
	用物	2	准备齐全，放置合理	2	1	0		
操作过程	核对解释	4	核对病人无误	2	1	0		
			解释清楚并取得合作	2	1	0		
	装输液泵	6	输液泵安装于输液架上方法正确	4	2	1		
			输液泵固定牢靠	2	1	0		
	置输液管	12	打开电源开关正确	2	1	0		
			输液管排气、置入输液泵管道槽内正确	8	6	3		
			开、关输液泵门正确	2	1	0		
	设定参数	12	设置输液量准确	6	4	2		
			设置输液速度准确	6	4	2		

续表

程序		分值	考核评价要点	评分等级			得分	存在问题
				A	B	C		
操作过程	启动输液	12	静脉穿刺成功后，按排气键再次排气正确	4	2	1		
			输液针与输液泵内输液管连接正确	4	2	1		
			确认设置参数无误	2	1	0		
			按“开始 / 停止”键，启动输液正确	2	1	0		
	观察记录	8	定期巡视、观察正确	4	2	1		
			记录内容正确	4	2	1		
	停输液泵	8	关输液泵、取出输液管正确	4	2	1		
			更换液体或停止输液处理正确	4	2	1		
	整理洗手	8	病人卧位舒适、用物处理符合要求	4	2	1		
			洗手、脱口罩正确	4	2	1		
操作评价		10	无菌观念强、无污染、未跨越无菌区	3	2	1		
			关爱病人，沟通有效、安全舒适	4	2	1		
			操作时间不超过 3 分钟	3	2	1		
关键缺陷			无人文关怀、无沟通、无安全意识、查对不严、严重违反无菌原则、严重污染等均不及格					
总分		100						

单元拓展训练

案例 7-2

张先生，75 岁。既往患慢性阻塞性肺疾病 25 年，冠心病 10 年。3 天前因受凉感冒出现发热、咳嗽、咳脓痰，痰液黏稠不易咳出伴心悸、气促急诊入院。入院查体：神志清楚，口唇发绀，T 37.5℃，P 90 次 / 分，R 30 次 / 分，BP 130/70mmHg，两肺可闻及大量干湿啰音，心率 120 次 / 分，心律不齐。心电图示心房颤动。动脉血气分析：pH 7.08，PaO_2 80mmHg，$PaCO_2$ 50mmHg。遵医嘱给予持续低浓度低流量吸氧、吸痰、抗感染、强心、利尿等对症支持治疗，病情有所好转。2 小时前病人起床如厕时突发心搏骤停，心电图示心室颤动，立即行心肺复苏和电击除颤，5 分钟后心跳呼吸恢复，意识尚未恢复。急查血气分析：PaO_2 45mmHg，$PaCO_2$ 40mmHg，立即进行气管切开、呼吸机辅助呼吸，遵医嘱建立静脉通路，给予抗感染、平喘、止咳等对症治疗。

（一）讨论提纲

1. 病人入院后存在心肺功能衰竭，病情危重，须立即组织人力物力、争分夺秒地配合医师实施抢救，密切观察病情，并备急救仪器和药品。

2. 病人如厕时突发心搏骤停，心电图示心室颤动，应立即电击除颤和心肺复苏。

3. 病人心肺复苏成功后血气分析显示缺氧加重，应立即清除口鼻腔、呼吸道分泌物，并进行气管切开、呼吸机辅助呼吸，术后护士应做好气管切开术后的护理。

4. 病人病情较重，输液量较多，应使用静脉留置针输液，有利于实施抢救和用药，同时可以使用输液泵进行输液，以准确控制输液速度，保证用药的安全性。

（二）实训指导

1. 将全班同学分成若干小组，各小组根据上述案例、讨论提纲，进行小组讨论，设定情景和工作任务，制订实施计划。

2. 各小组成员分工合作，分别扮演护士、病人、家属、医师等不同角色，进行角色扮演模拟综合实训。

（杨　娜　杨淑静）

8 实训八　孕产期护理技能

学习目标

1. 熟练掌握胎心音监测、外阴擦洗、阴道冲洗等技能。

2. 学会会阴擦洗消毒、铺产台、接产及阴道子宫颈局部上药等技能。

3. 具有严谨的工作态度，注重人文关怀；具有观察、分析及解决问题的能力及团队合作精神。

案例 8-1

刘女士，30 岁。因“停经 9 月余，下腹部规律性疼痛 2 小时”就诊，诊断为“宫内妊娠 38^{+3} 周　G_1P_0　头位　临产”收住产科。刘女士因疼痛、担心胎儿能否顺利娩出，出现紧张、焦虑情绪。查体：T 36.5℃，P 80 次 / 分，R 22 次 / 分，BP 100/80mmHg，身高 162cm，体重 61kg。产科检查：宫高 33cm，腹围 95cm，胎方位为枕左前，规律宫缩（30 秒 /5 ~ 6 分钟）。胎心监护：缩宫素诱导试验阴性。骨盆内外测量各径线值正常。肛查：先露头平坐骨棘水平，宫口扩张 2cm，胎膜未破。入院后产程进展顺利，于 10 小时后顺娩一活男婴，1 分钟 Apgar 评分 10 分，体重 3000g，胎盘、胎膜自然娩出且剥离完整，阴道出血约 220ml，产房观察 2 小时无异常，送母婴病房。分娩当天，产妇一般情况良好，产科检查示：宫底平脐，子宫收缩良好、恶露鲜红色，量多、无臭味，会阴轻度水肿，给予 0.5% 聚维酮碘溶液外阴擦洗，1 天 2 次。产后 5 天遵医嘱出院。

产后 6 个月，因“近日白带增多，外阴瘙痒伴灼痛 1 周”来院就诊。妇科检查：阴道内可见多量灰白泡沫状分泌物，阴道壁散在红斑点。阴道分泌物悬滴检查示：阴道毛滴虫阳性，诊断为“滴虫性阴道炎”。经询问刘女士否认母乳喂养，给予甲硝唑口服，1%乳酸溶液阴道冲洗，甲硝唑片塞入阴道、每晚 1 次、7 次为 1 个疗程。

一、产前护理

（一）情景与任务

1. 情景导入　刘女士因“宫内妊娠 38^{+3} 周　G_1P_0　头位　临产”收住产科，又因疼痛、担心胎儿能否顺利娩出，出现紧张、焦虑情绪。

2. 工作任务　护士为孕妇实施胎心监测，观察产程进展，并做好心理护理。

3. 任务分析　胎心率反应胎儿在宫内的情况，是产程观察中重要的指标，因此为孕妇实施胎心监测是非常有必要的。同时，孕妇的精神心理因素是影响分娩的重要因素之一，故做好孕妇的心理护理也是产程顺利进展的保证。

（二）计划与实施

技能 1　胎心音监测

1. 操作流程

操作程序	简要流程	操作要点	图示
护士准备	素质要求	着装整洁、举止端庄	
操作评估	孕妇情况	年龄、孕产次、孕周、孕前产检情况、宫缩情况、心理状态、合作程度等	
	设备情况	检查胎心听诊器、多普勒胎心听诊仪、电子胎儿监护仪是否完好、有无故障	
操作准备	孕妇准备	了解本次检查目的、过程、注意事项，排空膀胱	
	环境准备	安静整洁，温湿度、光线适宜，屏风或床帘遮挡	
	护士准备	洗手，戴口罩	
	用物准备	治疗车上层：胎心听诊器、带秒针的表、多普勒胎心听诊仪、电子胎儿监护仪、耦合剂	
		治疗车下层：医疗废物桶、生活垃圾桶	
操作过程	核对解释	核对，解释并取得配合	
	安置体位	确认孕妇已排空膀胱，协助其上检查床，取平卧位，充分暴露腹部	
	胎心听诊	正常胎心音为 110 ~ 160 次 / 分，在靠近胎背上方的孕妇腹壁上听得最清楚。枕先露时，胎心音在脐右 (左) 下方；臀先露时，胎心音在脐右 (左) 上方；肩先露时，胎心音在靠近脐部听得最清楚。根据胎方位选择听诊部位 (图 8-1)：	
		①胎心听诊器听诊：根据胎方位选择听诊部位，将胎心听诊器置于听诊部位（图 8-2），计时 1 分钟，并计数 ②多普勒胎心听诊仪听诊：根据胎方位选择听诊部位，涂适量耦合剂，多普勒胎心听诊仪探头充分接触听诊部位（图 8-3），计时 1 分钟，并计数 ③电子胎儿监护仪（外监护）：打开设备，排除干扰，根据胎方位选择听诊部位，涂适量耦合剂，将探头放置在宫底部宫缩最强处并用腹带固定（图 8-4）；孕妇手握胎动监测手柄，于胎动时按胎动按钮，监护 20 ~ 40 分钟，打印或存档描记的胎心率与胎动、宫缩变化曲线图	

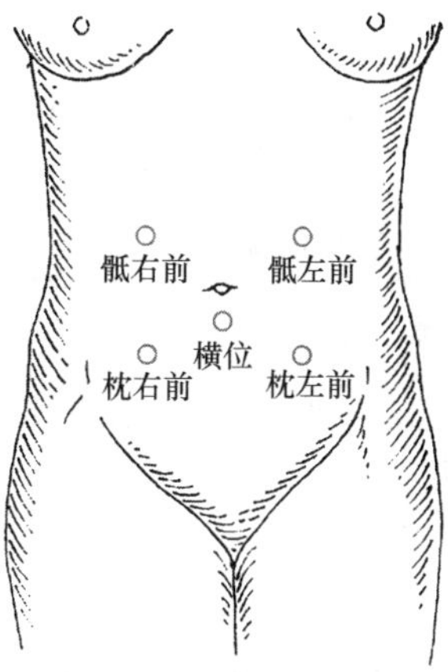

图 8-1　胎心听诊部位

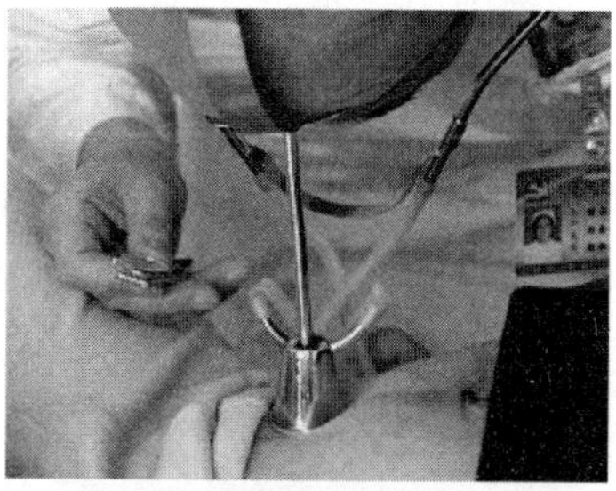
图 8-2　胎心听诊器听诊

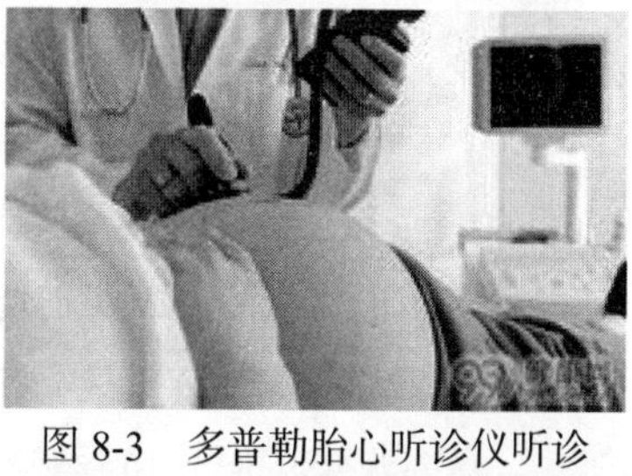
图 8-3　多普勒胎心听诊仪听诊

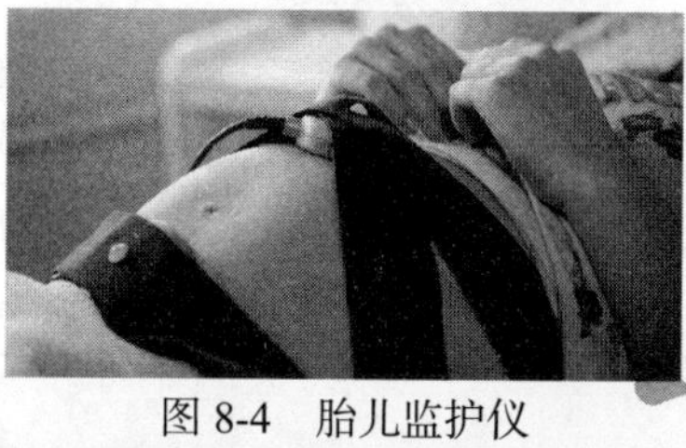
图 8-4　胎儿监护仪

续表

操作程序	简要流程	操作要点	图示
操作过程	观察告知	注意观察有无异常情况，告知检查结果	
	整理记录	协助孕妇拭净腹壁上的耦合剂、整理衣物，清洁探头，整理用物；洗手，脱口罩，记录	
操作评价	操作过程	动作规范、熟练	
	操作效果	听诊位置正确、听诊结果准确，孕妇满意	

2. 操作关键点

(1) 在听诊过程中注意观察有无异常，若胎心率小于110次/分或大于160次/分，应立即报告医师，同时测量孕妇脉搏，遵医嘱左侧卧位、氧气吸入。

(2) 胎心听诊于宫缩间歇期进行，时间持续1分钟以上。

(3) 使用胎心听诊器听诊时，避免手扶持胎心听诊器，以免影响声音传导。

3. 操作考评标准

程序		分值	考核评价要点	评分等级			得分	存在问题
				A	B	C		
护士准备		4	着装整洁、举止端庄	4	3	2		
操作评估		8	了解孕妇情况全面	8	6	4		
			检查设备正确	2	1	0		
操作准备	孕妇	2	有效配合、理解，排空膀胱	2	1	0		
	环境	2	符合产科检查操作要求	2	1	0		
	护士	2	洗手、戴口罩正确	2	1	0		
	用物	2	准备齐全，放置合理	2	1	0		
操作过程	核对解释	5	核对孕妇正确	2	1	0		
			解释清楚、取得合作	3	2	1		
	安置体位	5	确认孕妇已排空膀胱	2	1	0		
			协助孕妇上检查床、选择体位正确	3	2	1		
	胎心听诊	40	听诊位置正确	8	6	4		
			放置听诊探头正确、接触良好	8	6	4		
			听诊清晰	8	6	4		
			计时正确	8	6	4		
			计数正确	8	6	4		
	观察告知	10	观察、询问产妇正确	5	4	3		
			告知孕妇检查结果，交代注意事项正确	5	4	3		
	整理记录	10	协助孕妇拭净听诊部位腹壁耦合剂	4	3	2		
			协助孕妇整理衣物、离床正确	2	1	0		

续表

程序		分值	考核评价要点	评分等级			得分	存在问题
				A	B	C		
操作过程	整理记录	10	洗手，脱口罩正确	2	1	0		
			记录测量结果正确	2	1	0		
操作评价		10	规范、熟练，动作轻稳，整体计划性好	3	2	1		
			听诊部位、测量结果正确	3	2	1		
			关爱孕妇、有效沟通，舒适安全	2	1	0		
			操作时间不超过 8 分钟	2	1	0		
关键缺陷			沟通能力差，缺乏人文关怀，听诊方法错误，听诊结果不准确等均不及格					
总分		100						

二、产中配合

（一）情景与任务

1. 情景导入 刘女士入院后产程进展顺利，于 10 小时后顺娩一活男婴，1 分钟 Apgar 评分 10 分，体重 3000g，胎盘、胎膜自然娩出且剥离完整，阴道出血约 220ml，产房观察 2 小时无异常后，送母婴病房。

2. 工作任务 接产护士为产妇实施会阴擦洗消毒、铺产台、接产等处理，同时做好产时心理护理。

3. 任务分析 ①指导产妇屏气用力和适时的心理护理，可以使产妇积极参与、控制和配合分娩过程，有利于产程的顺利进展；②会阴擦洗消毒、铺产台可以确保无菌分娩环境，降低分娩过程中的感染概率；③规范正确的接产可使新生儿安全娩出，同时能有效避免产妇会阴严重撕裂；④正确处理新生儿，保证呼吸道通畅，是预防新生儿窒息的有效措施；⑤ 80% 的产后出血发生在产后 2 小时内，因此做好产后 2 小时的病情观察，是预防产后出血的重要措施；⑥帮助产妇接受新生儿，协助产妇与新生儿早接触、早吸吮，建立母婴情感。

（二）计划与实施

技能 2　会阴擦洗消毒、铺产台、接产

1. 操作流程

操作程序	简要流程	操作要点	图示
护士准备	素质要求	着装整洁、举止端庄	
操作评估	产妇情况	年龄、孕产次、孕周、产检情况、宫缩情况、合作程度、对经阴道分娩的心理准备等	
	环境情况	整洁安静，温湿度、光线是否适宜，是否进行空气消毒	
操作准备	产妇准备	了解分娩可能带来的不适及配合要点并愿意配合	
	环境准备	安静整洁，温湿度、光线适宜，已做空气消毒	
	护士准备	洗手，戴口罩、工作帽	

续表

操作程序	简要流程	操作要点	图示
操作准备	用物准备	一次性会阴垫巾 2 块，消毒弯盘 3 只，无菌卵圆钳或镊子 3 把，无菌干棉球、干纱布若干，肥皂水，冲洗壶（内盛 38 ～ 40℃温开水 1000ml），0.5% 聚维酮碘溶液，产包（图 8-5）	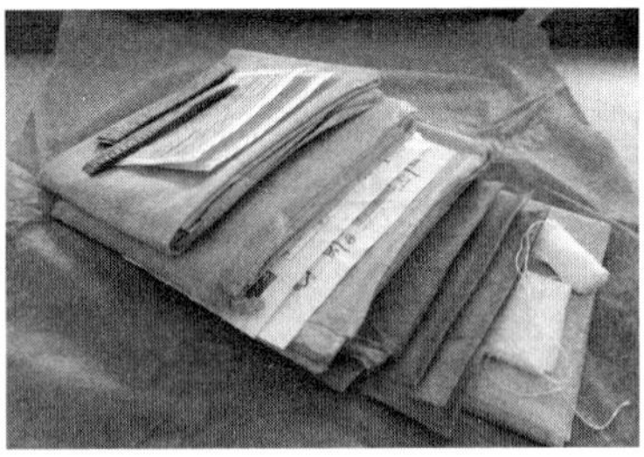 图 8-5　产包内物品
操作过程	核对解释	核对解释，取得配合	
	安置体位	协助产妇上产床，取截石位，充分暴露外阴部，臀下垫一次性会阴垫巾	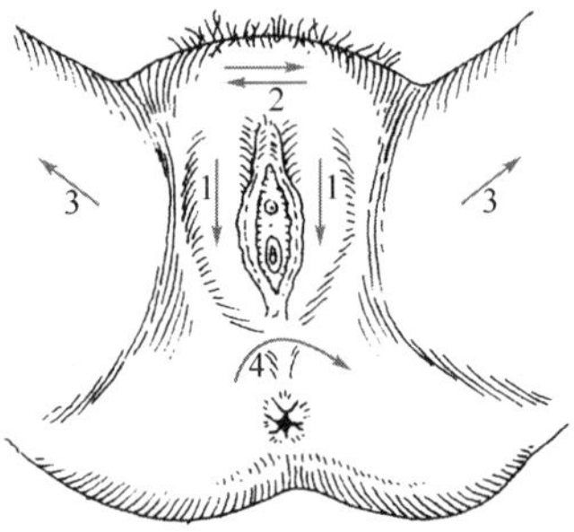 图 8-6　会阴消毒顺序
	准备工作	预热复苏台，检查新生儿吸痰机，检查产包是否在有效期内	
	清洁双手	七步洗手	
	指导用力	宫口开全后，指导产妇正确使用腹压	
	会阴消毒	消毒范围：前起阴阜，后至肛门，两侧至两大腿内侧上 1/3	
		①肥皂水擦洗：护士右手持无菌卵圆钳夹取无菌肥皂水棉球擦洗会阴，顺序为大阴唇→小阴唇→阴阜→大腿内上 1/3（由内向外）→会阴→肛周→肛门（图 8-6） ②温开水冲洗：护士右手持无菌卵圆钳夹取无菌干纱布或较大棉球堵于阴道口，左手持冲洗壶冲洗外阴（从中央向两侧），顺序为阴阜→大腿内上 1/3（由外向内）→大阴唇→小阴唇→会阴→肛周→肛门，移去堵在阴道口的纱布或棉球 ③消毒液擦洗：先用消毒干纱布擦干外阴后，用 0.5% 聚维酮碘溶液消毒外阴，顺序同肥皂水擦洗	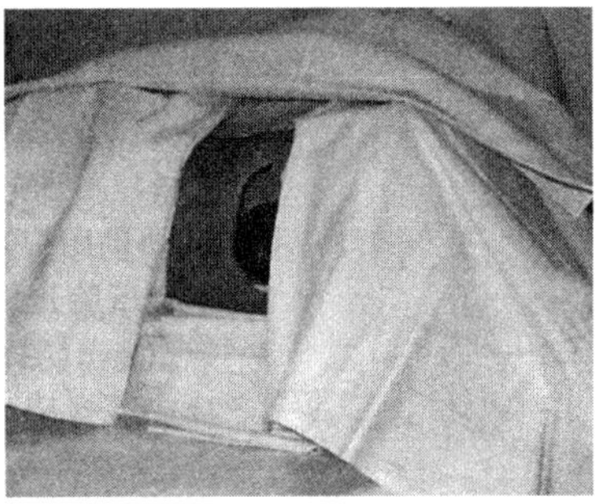 图 8-7　铺产台 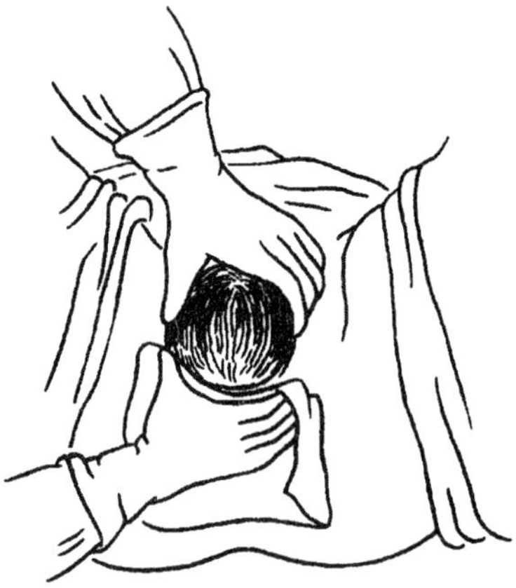 图 8-8　保护会阴协助胎头俯屈
	检查产包	嘱产妇抬高臀部，换上清洁会阴垫；检查产包有无破损，是否在消毒有效期内，打开外包布	
	消毒双手	按外科刷手法进行常规刷手	

续表

操作程序	简要流程	操作要点	图示
操作过程	穿衣铺巾	助手打开内包布，并协助接产者穿好手术衣，接产者戴无菌手套，依次铺臀巾（不低于产妇腰部）、腿套，耻骨联合上及肛门会阴部铺无菌巾，露出外阴部（图 8-7），铺单原则是从近到远、由内向外	
	评估会阴	接产者若估计分娩时会阴撕裂不可避免，或母婴有病理情况需缩短第二产程时，应及时行会阴切开术	
	接产步骤	①接产者站在产妇右侧，当胎头拨露会阴较紧张时，在会阴部盖消毒巾，接产者右肘支撑在产床上，拇指与其余四指分开，利用右手大鱼际肌顶住会阴部，宫缩时向上、向内托住，同时左手轻轻下压胎头枕部，协助胎头俯屈和使胎头缓慢下降，宫缩间歇时保护会阴的手稍放松（图 8-8） ②当胎头枕骨到达耻骨弓下时，协助抬头仰伸（图 8-9）。宫缩强时，嘱产妇哈气，在宫缩间歇期嘱产妇屏气，使胎头缓慢娩出。右手仍注意保护会阴，左手拇指自胎儿鼻根向下颏挤压，挤出口鼻内的羊水和黏液 ③协助胎头复位及外旋转，左手向下轻压胎儿颈部，协助前肩娩出（图 8-10），再上托胎颈，使后肩娩出（图 8-11）。保护会阴的右手放松，双手协助胎体及下肢相继以侧位娩出 ④将弯盘置于阴道口下方，接取阴道流血，记录胎儿娩出时间	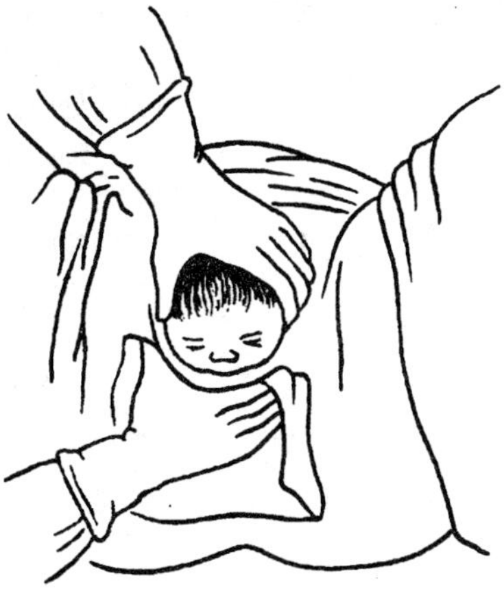 图 8-9 协助胎头仰伸 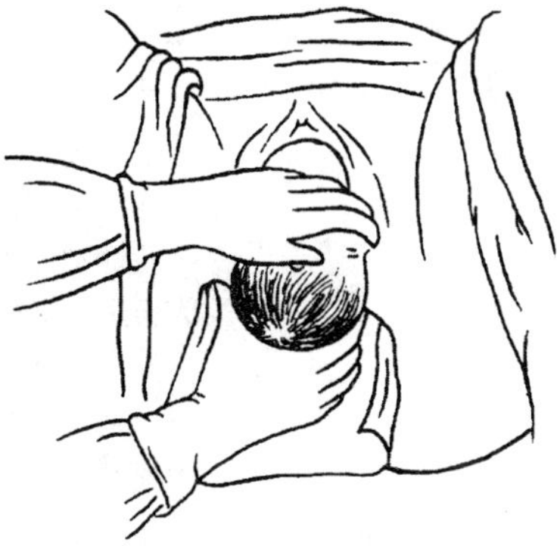 图 8-10 协助前肩娩出 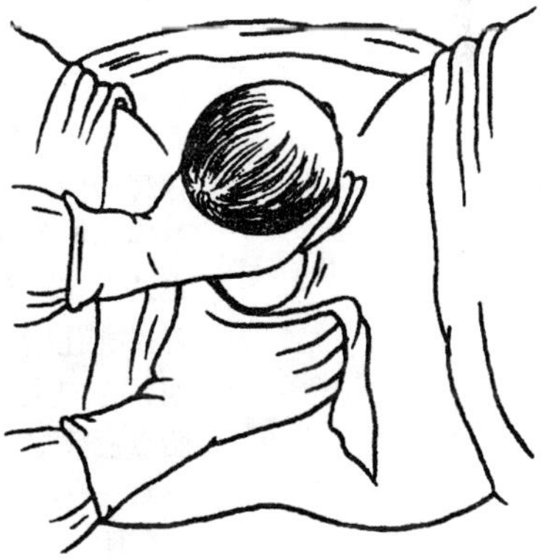 图 8-11 协助后肩娩出
	新生儿处理	①清理呼吸道：用吸痰管或吸耳球轻轻吸出新生儿口、鼻腔黏液及羊水，当确认呼吸道通畅但新生儿未啼哭时，按摩新生儿背部、腰骶部、大腿外侧，轻弹足底刺激啼哭	

续表

操作程序	简要流程	操作要点	图示
操作过程	新生儿处理	②新生儿 Apgar 评分：分别在出生后 1、5、10 分钟时评分 ③脐带处理：用两把血管钳在距脐轮部 10 ~ 15cm 处夹住脐带，于两钳之间剪断脐带。用 75% 酒精棉签消毒脐带根部及脐轮周围，之后用一止血钳套上气门芯，距脐根 0.5cm 处钳夹脐带，在钳夹远端 0.5cm 处剪去脐带，牵引气门芯上短线，套于止血钳下的脐带上，松开止血钳，消毒包扎脐带残端	
		④一般护理：接产者擦干新生儿身上的羊水和血迹，检查新生儿体表有无畸形，一手托住新生儿头颈，一手握住双足，让产妇确认性别；将新生儿放置辐射台上，台下人员在新生儿记录单上摁新生儿足印和母亲拇指印；测量身长、体重。在新生儿左手腕上系标有母亲姓名、床号、住院号、新生儿性别、体重、出生时间的腕带；为新生儿穿好衣服、包裹于襁褓之中，其外系上标有母亲姓名、床号、住院号、新生儿性别、体重、出生时间的小标牌；并注意新生儿保暖	
	助娩胎盘	确认胎盘已完全剥离时，左手在产妇腹壁握持宫底并轻轻按揉，右手牵拉脐带（图 8-12A），嘱产妇屏气用力加腹压，当胎盘娩出至阴道口时，接产者双手捧住胎盘，朝一个方向旋转并缓慢向外牵拉，协助胎盘胎膜完整娩出（图 8-12B）。胎膜娩出过程中若发现胎膜有部分撕裂，可用血管钳夹住断裂上端的胎膜，再继续朝原方向旋转，直至胎膜完全娩出。胎盘胎膜娩出后，仍继续按揉宫底以刺激子宫收缩减少出血，同时用弯盘收集阴道流血并记录出血量	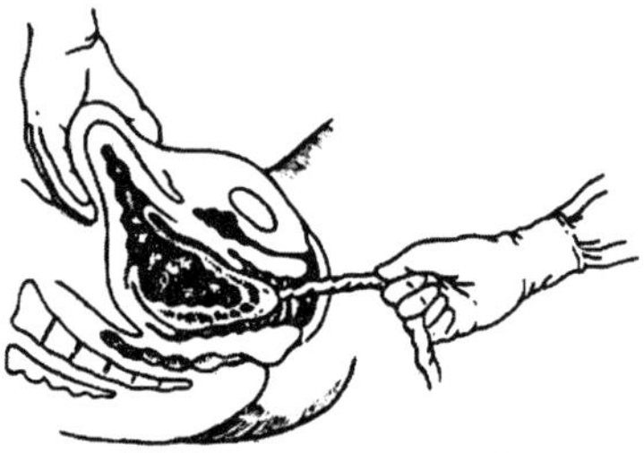 图 8-12A　协助胎盘、胎膜娩出 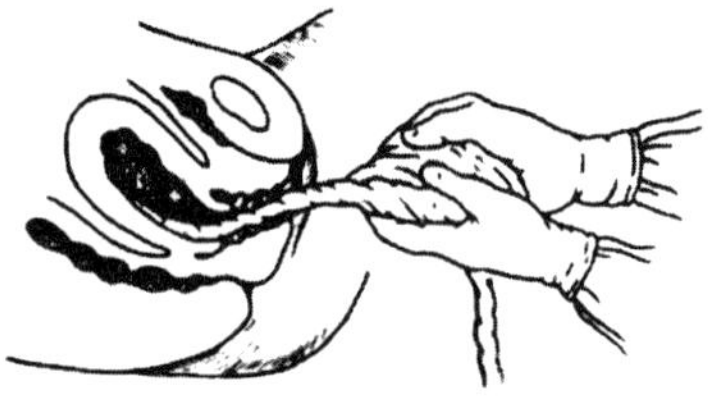 图 8-12B　协助胎盘、胎膜娩出
	检查胎盘、胎膜	将胎盘平铺在接生台上，母体面朝上，检查胎盘小叶有无缺损，提起脐带，检查胎膜是否完整；再检查胎儿面边缘有无断裂血管，有无副胎盘；最后测量脐带长度及胎盘大小与厚度，并记录	
	查软产道	检查会阴、小阴唇内侧、尿道口周围、阴道及子宫颈有无裂伤，若有裂伤或会阴侧切应立即缝合	

续表

操作程序	简要流程	操作要点	图示
操作过程	整理记录	协助产妇躺好，将新生儿抱至产妇手中；清点器械、整理用物，脱去手术衣、洗手、脱口罩，记录	
	观察指导	留产妇在产房观察 2 小时，分别在第 15 分钟、30 分钟、60 分钟、120 分钟监测血压、脉搏、子宫收缩情况、宫底高度、阴道流血量、膀胱充盈程度、会阴缝合处有无血肿等；产后 30 分钟内，协助母婴早接触、早吸吮，观察无异常，早吸吮成功，送产妇及新生儿至母婴室	
操作评价	操作过程	无菌观念强，动作规范、熟练	
	操作效果	沟通有效，指导正确，产妇疼痛减轻、安全、无软产道损伤，新生儿无产伤、窒息，能成功进行早吸吮	

2. 操作关键点

(1) 严格遵守查对制度；严格执行无菌技术操作原则；做好个人防护。

(2) 指导产妇正确运用产力，胎头着冠前宫缩时屏气、间歇时哈气，胎头着冠后宫缩时哈气、间歇时屏气。

(3) 各项操作轻柔、无误，避免产妇软产道损伤及新生儿产伤、窒息等。

(4) 注重人文关怀，保护产妇隐私。

3. 操作考评标准

程序		分值	考核评价要点	评分等级			得分	存在问题
				A	B	C		
护士准备		2	着装整洁、举止端庄	2	1	0		
操作评估		2	了解产妇情况全面	1	0	0		
			检查设备正确	1	0	0		
操作准备	产妇	2	有效配合、有自然分娩的信心	2	1	0		
	环境	2	符合产房接产要求	2	1	0		
	护士	2	洗手、戴口罩、戴帽子正确	2	1	0		
	用物	2	准备齐全，放置合理	2	1	0		
操作过程	核对解释	1	核对产妇正确，解释清楚，取得合作	1	0	0		
	安置体位	1	协助产妇上产床、体位正确	1	0	0		
	准备工作	2	预热复苏台、检查产包及吸痰装置正确	2	1	0		
	清洁双手	1	七步洗手方法正确	1	0	0		
	指导用力	1	指导产妇使用腹压正确	1	0	0		
	会阴消毒	6	肥皂水擦洗会阴部方法、顺序正确	2	1	0		
			温开水冲洗会阴部方法、顺序正确	2	1	0		
			消毒液擦洗会阴部方法、顺序正确	2	1	0		

续表

程序		分值	考核评价要点	评分等级			得分	存在问题
				A	B	C		
操作过程	检查产包	4	抬高臀部、换清洁会阴垫正确	2	1	0		
			检查产包、打开外包布正确	2	1	0		
	消毒双手	2	外科洗手正确	2	1	0		
	穿衣铺巾	6	助手打开内包布正确	2	1	0		
			穿手术衣、戴无菌手套正确	2	1	0		
			依次铺臀巾、腿套、无菌巾正确	2	1	0		
	评估会阴	2	评估会阴条件正确，必要时会阴切开正确	2	1	0		
	接产步骤	24	摆放用物正确，开始保护会阴时机正确	2	1	0		
			协助胎头俯屈、仰伸正确	3	2	1		
			宫缩强时、宫缩间歇期指导产妇正确	2	1	0		
			挤出新生儿口鼻内羊水和黏液正确	2	1	0		
			协助胎头复位及外旋转正确	2	1	0		
			协助双肩娩出正确	3	2	1		
			停止保护会阴时机正确	2	1	0		
			协助胎体及下肢娩出手法正确	2	1	0		
			接取产妇阴道流血方法正确	2	1	0		
			记录新生儿娩出时间和出血量正确	2	1	0		
			新生儿保暖正确	2	1	0		
	新生儿处理	10	清理呼吸道正确	2	1	0		
			新生儿 Apgar 评分正确	2	1	0		
			处理脐带正确	2	1	0		
			一般护理正确	2	1	0		
			与产妇确认新生儿性别正确	2	1	0		
	助娩胎盘	4	确认胎盘剥离征象正确	2	1	0		
			协助胎盘、胎膜完整娩出正确	2	1	0		
	检查胎盘胎膜	3	检查胎盘、胎膜完整性正确	3	2	1		
	查软产道	3	检查软产道方法正确	2	1	0		
			如有伤口，缝合及时、方法正确	1	0	0		
	整理记录	4	产妇体位舒适，接纳新生儿正确	2	1	0		
			清理用物、记录正确	2	1	0		
	观察指导	4	观察指导正确	2	1	0		
			指导、协助早吸吮正确	2	1	0		

续表

程序	分值	考核评价要点	评分等级 A	B	C	得分	存在问题
操作评价	10	无菌观念强，全程无污染	2	1	0		
		操作规范、熟练，整体计划性好	3	2	1		
		关爱产妇及新生儿，有效沟通	3	2	1		
		操作时间不超过 20 分钟	2	1	0		
关键缺陷		无人文关怀、无沟通、无安全意识，无菌观念差，操作方法错误，发生事故等均不及格					
总分	100						

三、产后护理

（一）情景与任务

1. 情景导入　刘女士，产后当天，一般情况良好，产科检查示：宫底平脐，子宫收缩良好，恶露鲜红色，量多、无臭味，会阴轻度水肿。给予 0.5% 聚维酮碘溶液外阴擦洗，1 天 2 次。

2. 工作任务　护士为产妇实施外阴擦洗，并做好心理护理。

3. 任务分析　产妇产后 1 天，恶露鲜红色、量多，会阴轻度水肿，外阴擦洗既可以保持外阴局部清洁干燥，又可以达到预防感染的目的。产后恶露的量、颜色、气味及子宫复旧情况是护士观察产妇有无产褥感染的可靠标志，产后要注意在每日同一时间观察恶露及子宫复旧情况，如有异常，应及时报告医师。

（二）计划与实施

技能 3　外阴擦洗

1. 操作流程

操作程序	简要流程	操作要点	图示
护士准备	素质要求	着装整洁、举止端庄	
操作评估	产妇情况	年龄、生命体征、心理状态、对外阴擦洗认知与合作程度	
	局部情况	询问产时、产后阴道流血情况；会阴有无侧切、裂伤；局部皮肤有无红肿、感染、硬结	
操作准备	产妇准备	了解外阴擦洗目的、过程、注意事项、配合要点，愿意配合；排空膀胱	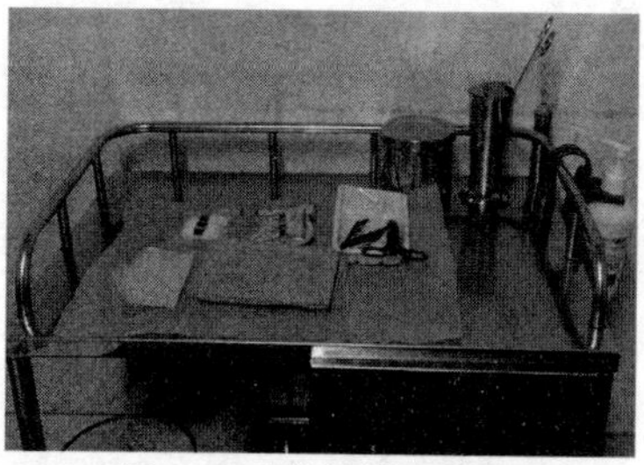 图 8-13　外阴擦洗用物
	环境准备	清洁安静，温湿度、光线适宜，屏风或床帘遮挡	
	护士准备	洗手，戴口罩	
	用物准备	治疗车上层：一次性会阴垫巾，一次性治疗巾，一次性手套，消毒弯盘 2 个，无菌镊子或无菌卵圆钳 2 把，无菌干纱布或消毒干棉球若干，0.5% 聚维酮碘棉球若干，手消毒液（图 8-13） 治疗车下层：医疗废物桶、生活垃圾桶	

续表

操作程序	简要流程	操作要点	图示
操作过程	核对解释	核对，解释，取得配合	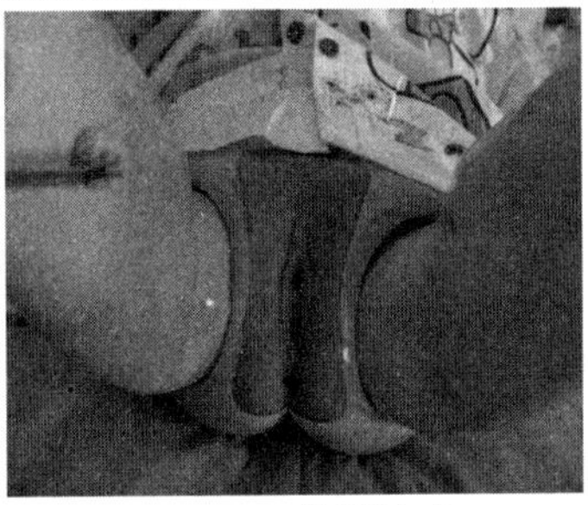 图 8-14　外阴擦洗
	安置体位	协助产妇取仰卧位，脱去对侧裤腿，屈膝仰卧位暴露外阴，臀下垫一次性会阴垫巾	
	外阴擦洗	护士戴一次性手套，用一把镊子或卵圆钳夹取消毒液棉球，另一把镊子或卵圆钳从下方传递夹取棉球进行擦洗。一般擦洗 3 遍（图 8-14） ①第 1 遍：自上而下、自外向内，即阴阜→大腿内侧上 1/3 →大阴唇→小阴唇→会阴→肛周→肛门，初步擦净会阴部的污垢、分泌物及血迹等 ②第 2 遍：自上而下，由内向外，以伤口、阴道口为中心，顺序为大阴唇→小阴唇→阴阜→大腿内侧上 1/3 →会阴→肛周→肛门 ③第 3 遍：顺序同第 2 遍。原则上一个棉球限用一次，直至擦洗干净，最后用干棉球或干纱布擦干	
	观察指导	观察产妇表现，听取其感受，指导其注意外阴部卫生	
	整理记录	撤去一次性垫单，协助产妇在外阴部放置卫生巾，穿好裤子，整理用物，洗手、脱口罩，记录	
操作评价	操作过程	动作规范、熟练	
	操作效果	符合无菌操作原则，外阴部清洁干燥，沟通有效，指导正确	

2. 操作关键点

(1) 严格遵守查对制度及无菌技术操作原则，做好个人防护。

(2) 外阴擦洗时，应注意观察外阴部及会阴伤口周围组织有无红肿、分泌物和伤口愈合情况，发现异常及时记录并向医师汇报，配合处理。

(3) 对有留置导尿管者，应保持导尿管通畅，避免脱落或扭曲。

3. 操作考评标准

程序		分值	考核评价要点	评分等级			得分	存在问题
				A	B	C		
护士准备		4	着装整洁、举止端庄	4	3	2		
操作评估		8	了解病人病情充分	4	3	2		
			询问、观察局部情况全面	4	3	2		
操作准备	产妇	2	有效配合，体位舒适，排空膀胱	2	1	0		
	环境	2	安静整洁，温湿度、光线适宜，隐蔽性好	2	1	0		
	护士	2	洗手、戴口罩正确	2	1	0		
	用物	2	准备齐全，放置合理	2	1	0		
操作过程	核对解释	5	核对产妇正确	2	1	0		

续表

程序		分值	考核评价要点	评分等级			得分	存在问题
				A	B	C		
操作过程	核对解释	5	解释清楚、取得合作	3	2	1		
	安置体位	5	安置体位正确，注意保暖	2	1	0		
			放置一次性会阴垫正确	3	2	1		
	外阴擦洗	40	手持镊子、卵圆钳方法正确	2	1	0		
			拧干棉球方法正确	4	3	2		
			第 1 遍擦洗方法、顺序正确	9	7	5		
			第 2 遍擦洗方法、顺序正确	9	7	5		
			第 3 遍擦洗方法、顺序正确	9	7	5		
			及时更换棉球正确	2	1	0		
			擦干外阴部方法、顺序正确	5	4	3		
	观察指导	10	观察、询问产妇正确	5	4	3		
			给予健康指导正确	5	4	3		
	整理记录	10	撤去一次性垫单正确	2	1	0		
			协助产妇放置卫生巾、穿好裤子正确	2	1	0		
			用物分类处理正确	2	1	0		
			洗手，脱口罩正确	2	1	0		
			记录结果正确	2	1	0		
操作评价		10	无菌观念强、无污染	2	1	0		
			关爱产妇、产妇舒适安全、沟通有效	3	2	1		
			动作规范、熟练，整体计划性好	3	2	1		
			操作时间不超过 8 分钟	2	1	0		
关键缺陷			无人文关怀、无沟通、无安全意识，擦洗方法、顺序不正确，局部污染严重等均不及格					
总分		100						

四、妇科护理

（一）情景与任务

1. 情景导入　刘女士，产后6个月，因“近日白带增多，外阴瘙痒伴灼痛1周”来院就诊。妇科检查：阴道内大量灰白色泡沫状分泌物，阴道壁散在红斑点；阴道分泌物悬滴检查：阴道毛滴虫阳性，诊断为“滴虫性阴道炎”，经询问刘女士否认哺乳。给予甲硝唑口服，1%乳酸溶液阴道冲洗，甲硝唑片塞入阴道，每晚 1 次，7 次为 1 个疗程。

2. 工作任务　护士为病人实施阴道冲洗，阴道、子宫颈上药，并做好心理护理。

3. 任务分析　阴道冲洗具有清洁、收敛、消炎和热疗作用，可促进阴道血液循环，减轻局部组织充血，减少阴道分泌物，有利于炎症的消散。阴道及子宫颈上药使药物直接作用于局部炎性病变组织，促进局部炎症消退及伤口愈合。两者配合常用于妇科某些炎症的治疗。

（二）计划与实施

技能 4　阴道冲洗

1. 操作流程

操作程序	简要流程	操作要点	图示
护士准备	素质要求	着装整洁、举止端庄	
操作评估	病人情况	年龄，既往有无妇科疾病、手术史与诊疗情况等，分娩方式、有无难产史、有无阴道流血等情况，对阴道冲洗的认知与合作程度	
	局部情况	外阴部发育情况，有无炎症、赘生物或肿块等异常；阴道壁黏膜色泽，有无水肿、溃疡、赘生物、囊肿等；白带量、色泽、性状、气味	
操作准备	病人准备	了解本次操作目的、过程、注意事项、配合要点，愿意合作，排空膀胱	
	环境准备	安静整洁，温湿度、光线适宜，屏风或床帘遮挡	
	护士准备	洗手，戴口罩、手套	
	用物准备	治疗车上层：一次性会阴垫巾、一次性手套、一次性灌洗袋或消毒灌洗筒连接130cm长的橡胶管和带调节阀的冲洗头、弯盘、窥阴器、卵圆钳、无菌干纱布若干、便盆、输液架、遵医嘱备药	
		治疗车下层：医疗废物桶、生活垃圾桶	
操作过程	核对解释	核对解释、取得配合	
	安置体位	协助病人脱去一侧裤腿，取膀胱截石位暴露外阴，臀下铺一次性会阴垫，再放置便盆	
	阴道冲洗	①准备：按需要配制 41 ~ 43℃的冲洗液 500 ~ 1000ml，将灌洗袋（筒）挂于距床沿 60 ~ 70cm 的输液架上。排去管内空气，试好水温后备用	
		②冲洗：护士戴一次性手套，右手持冲洗头，先冲洗外阴，然后用左手分开小阴唇，将冲洗头沿阴道后壁纵行插入至阴道后穹隆处，边冲洗边在阴道内左右上下移动冲洗头。或用窥阴器暴露子宫颈后再冲洗，冲洗时转动窥阴器，以使整个阴道穹隆及阴道各个壁冲洗干净（图 8-15），最后将窥阴器向下按压，以便阴道内残留的液体完全流出。当冲洗液剩下约 100ml 时，夹住皮管取出冲洗头及窥阴器，再用余液冲洗 1 次外阴部	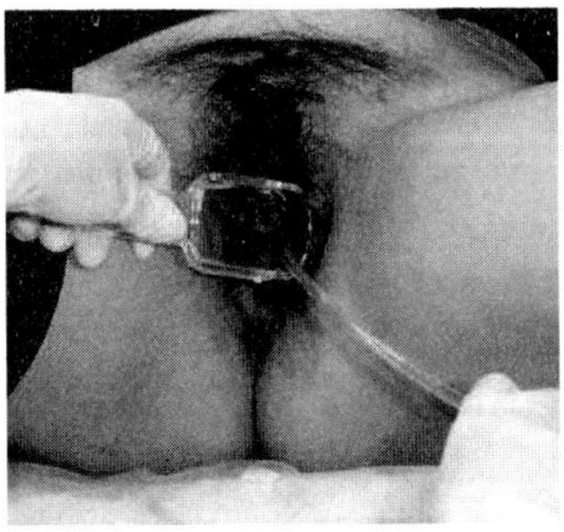 图 8-15　冲洗阴道
		③冲洗后：扶病人坐于便盆上，使阴道内存留的液体流出。撤离便盆，用无菌干纱布擦干外阴及臀部，协助病人穿好裤子并采取舒适体位	

续表

操作程序	简要流程	操作要点	图示
操作过程	观察指导	观察病人表现，指导其注意外阴卫生	
	整理记录	整理用物，洗手，脱口罩，记录	
操作评价	操作过程	操作规范、熟练、动作轻稳	
	操作效果	阴道内冲洗干净，病人无不适感，沟通有效，指导正确	

2. 操作关键点

(1) 可根据病人病情选用冲洗溶液，如滴虫性阴道炎可用酸性溶液冲洗，外阴阴道假丝酵母菌病可用碱性溶液冲洗。

(2) 宫颈癌病人有活动性出血、月经期、产后10日或人工流产术后宫口未闭者、阴道不规则流血者均应禁止冲洗。未婚女性可用导尿管冲洗，不可使用窥阴器。

(3) 冲洗筒与床沿的距离不超过70cm，以免压力过大，冲洗液在局部停留时间过短；同时可防止污物进入宫腔而造成逆行感染。

3. 操作考评标准

程序		分值	考核评价要点	评分等级			得分	存在问题
				A	B	C		
护士准备		4	着装整洁、举止端庄	4	3	2		
操作评估		8	了解病人病情充分	4	3	2		
			询问、观察局部情况全面	4	3	2		
操作准备	病人	2	理解、配合，排空膀胱	2	1	0		
	环境	2	符合操作要求，环境温暖，隐蔽性好	2	1	0		
	护士	2	洗手、戴口罩、戴手套正确	2	1	0		
	用物	2	准备齐全，放置合理	2	1	0		
操作过程	核对解释	5	核对病人正确	2	1	0		
			解释清楚、取得合作	3	2	1		
	安置体位	5	安置体位正确，注意保暖	2	1	0		
			臀下垫一次性会阴垫、放置便盆正确	3	2	1		
	阴道冲洗	40	准备冲洗液正确	5	4	3		
			阴道冲洗方法、顺序正确	20	15	10		
			阴道冲洗后擦干处理正确	10	8	6		
			未污染病人衣裤	5	4	3		
	观察指导	10	观察、询问病人正确	5	4	3		
			健康指导正确	5	4	3		
	整理记录	10	用物分类处理正确	3	2	1		
			洗手、脱口罩正确	3	2	1		
			记录结果正确	4	3	2		
操作评价		10	无菌观念强、无污染	2	1	0		

续表

程序	分值	考核评价要点	评分等级			得分	存在问题
			A	B	C		
操作评价		关爱病人、沟通有效，病人舒适安全	3	2	1		
		动作规范、轻柔、熟练	3	2	1		
		操作时间不超过 10 分钟	2	1	0		
关键缺陷		无人文关怀、无沟通、无安全意识，冲洗方法、顺序不正确，局部污染等均不及格					
总分	100						

技能 5　阴道、子宫颈局部上药

1. 操作流程

操作程序	简要流程	操作要点	图示
护士准备	素质要求	着装整洁、举止端庄	
	核对签名	核对医嘱单及执行单，签名	
操作评估	病人情况	年龄、生命体征、意识状态、心理状态，对阴道、子宫颈上药的认知与合作程度	
	局部情况	外阴清洁度及皮肤情况，阴道有无红肿、感染、流血，子宫颈有无糜烂、充血、接触性出血等	
操作准备	病人准备	了解上药的目的、方法、注意事项及配合要点，愿意合作，排空膀胱	
	环境准备	安静整洁，温湿度、光线适宜，屏风或床帘遮挡	
	护士准备	洗手，戴口罩、手套	
	用物准备	治疗车上层：一次性会阴垫巾、一次性手套、一次性灌洗袋或消毒灌洗筒连接 130cm 长的橡胶管和带调节阀的冲洗头、弯盘、窥阴器、卵圆钳、无菌干纱布若干、消毒长棉签、喷雾器、长镊子、消毒干棉球、带尾线的棉球、便盆、输液架，遵医嘱备药	
		治疗车下层：医疗废物桶、生活垃圾桶	
操作过程	核对解释	核对解释、取得配合	
	安置体位	协助病人脱去一侧裤腿，取膀胱截石位暴露外阴，臀下铺一次性会阴垫，再放置便盆	
	阴道准备	先进行阴道冲洗	
	正确上药	根据病人病情及药物剂型采取不同的方法上药： ①涂擦法：用长棉签蘸药液，均匀涂于子宫颈或阴道病变处，一般适用于液体或软膏状药物	

续表

操作程序	简要流程	操作要点	图示
操作过程	正确上药	②喷洒法：用喷雾器直接将药物均匀喷洒于子宫颈或阴道炎性组织表面上，一般适用于粉末状药物 ③纳入法：可用长镊子夹取药物直接放于阴道后穹隆处。也可指导病人自行放置，于临睡前洗净双手，右手示指戴清洁指套，将药物向阴道后壁推送直至示指完全伸入为止，适用于片剂、丸剂、栓剂或胶囊状药物	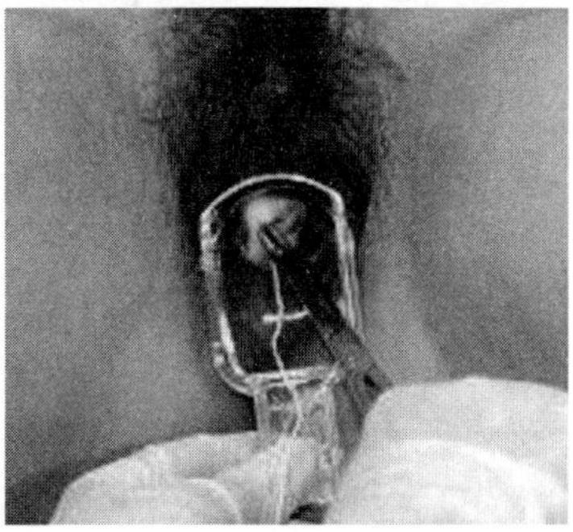
		④子宫颈棉球上药：用长镊子将带尾线蘸有药液的无菌棉球塞至子宫颈处（图8-16），按压片刻后轻轻退出窥阴器，再取出长镊子，将尾线露于阴道口外。嘱病人放药12～24小时后，自行牵引尾线取出棉球。常用药物有止血粉剂或抗生素药液	图8-16　子宫颈棉球上药
	观察指导	观察病人表现，听取其感受。如药物为栓剂、片剂、丸剂，进一步指导病人自行局部上药	
	整理记录	协助病人穿好裤子并采取舒适体位，整理用物，洗手，脱口罩，记录	
操作评价	操作过程	操作规范、熟练、动作轻稳	
	操作效果	阴道内冲洗干净，阴道、子宫颈安全上药，病人无不适感，沟通有效，指导正确	

2. 操作关键点

(1) 上非腐蚀性药物时应转动窥阴器，以便阴道四壁均能涂布药物。

(2) 涂擦具有腐蚀性药物时，要特别注意保护阴道壁及正常子宫颈组织。上药前应将小棉球垫于阴道后壁和后穹隆部，避免药液流下致正常组织灼伤。药物涂好后用棉球吸干，并应准确如数取出所垫的棉球。

(3) 给未婚女性病人上药时不能使用窥阴器，可用长棉签涂抹或放药。

(4) 月经期或阴道出血时不宜采用阴道给药，避免上行感染。上药期间禁止性生活。

(5) 阴道片剂或栓剂最好晚上睡前使用，以免起床后脱出，影响疗效。

3. 操作考评标准

程序		分值	考核评价要点	评分等级			得分	存在问题
				A	B	C		
护士准备		4	着装整洁、举止端庄	4	3	2		
操作评估		8	了解病人病情充分	4	3	2		
			询问、观察外阴、阴道情况正确	4	3	2		
操作准备	病人	2	理解，配合，排空膀胱	2	1	0		
	环境	2	符合操作要求，环境温暖，隐蔽性好	2	1	0		
	护士	2	洗手、戴口罩、戴手套正确	2	1	0		

续表

程序		分值	考核评价要点	评分等级			得分	存在问题
				A	B	C		
操作准备	用物	2	准备齐全，放置合理	2	1	0		
操作过程	核对解释	5	核对病人正确	2	1	0		
			解释清楚、取得合作	3	2	1		
	安置体位	5	安置体位正确，注意保暖	2	1	0		
			放置一次性会阴垫正确	3	2	1		
	阴道冲洗	20	准备冲洗液正确	8	6	4		
			阴道冲洗方法、顺序正确	12	10	8		
	正确上药	20	根据药物剂型选择上药方法正确	10	8	6		
			上药方法正确	10	8	6		
	观察指导	10	观察、询问正确	5	4	3		
			给予健康指导正确	5	4	3		
	整理记录	10	协助病人穿好裤子正确	2	1	0		
			用物分类处理正确	3	2	1		
			洗手，脱口罩正确	2	1	0		
			记录结果正确	3	2	1		
操作评价		10	无菌观念强、无污染	2	1	0		
			关爱病人、沟通有效，病人舒适安全	3	2	1		
			动作规范、轻柔、熟练	3	2	1		
			操作时间不超过 12 分钟	2	1	0		
关键缺陷			无人文关怀、无沟通、无安全意识，上药方法不准确，局部污染等均不及格					
总分		100						

单元拓展训练

案例 8-2

张女士，28 岁。因“停经 9 月余，阵发性腹痛 5 小时”就诊，以“宫内妊娠 40 周 G_1P_0 头位 临产”收住产科。孕期定期产检，无特殊不适。查体：T 36.0℃，P 78 次 / 分，R 18 次 / 分，BP 108/76mmHg，身高 160cm，体重 58kg。心、肺检查未见明显异常。产科检查示：宫高 34cm，腹围 96cm，胎方位为枕左前，宫缩 30 ~ 40 秒 /3 ~ 6 分钟。胎心监护示 CST 阴性。骨盆内外测量各径线值正常。肛查：先露头，坐骨棘下 1cm，宫口开大 4cm，前羊膜膨隆。B 超检查：宫内孕单活胎，枕左前，羊水指数 12cm，胎盘成熟度Ⅲ级。于当晚 20 时宫口开全，1 小时后经阴道顺娩一足月活男婴，1 分钟 Apgar 评分 9 分，外观无畸形，体重 3100g，胎盘、胎膜于 10 分钟后完整娩出。阴道出血约 240ml。产后在产房观察 2 小时，未见异常，转入母婴病房。查体：生命体征平稳，宫底平脐，子宫收缩好，恶露鲜红色、量不多、无臭味，会阴轻度水肿。医嘱：外阴擦洗，每天 2 次。4 天后遵医嘱出院。

产后8个月，因“外阴瘙痒难忍2天”来院就诊。妇科检查：外阴潮红，有抓痕，阴道内多量豆腐渣样分泌物，阴道壁附着白色块状物。阴道分泌物悬滴检查示：假菌丝、孢子阳性，诊断为“外阴、阴道假丝酵母菌病”。遵医嘱睡前给予2%～4%碳酸氢钠溶液冲洗外阴、阴道，克霉唑栓剂1枚塞入阴道，每晚1次，7次为1个疗程。

（一）讨论提纲

1. 张女士因“停经9月余，阵发性腹痛5小时”就诊，以“宫内妊娠40周　G_1P_0　头位　临产”收住产科。工作任务提示：胎心音监测并做好心理护理。

2. 随着产程的进展，该产妇于当晚20时宫口开全，护士遂将其转入产房，准备接生。护士指导其配合宫缩正确使用腹压，同时做好接产准备工作。工作任务提示：会阴擦洗消毒、铺产台、接产、产程观察及护理。

3. 产妇宫口开全1小时后经阴道顺娩一足月活男婴，1分钟Apgar评分9分，体重3100g，胎盘、胎膜于10分钟后完整娩出，阴道出血约240ml。断脐后，给予新生儿常规护理。产后在产房观察2小时，未见异常，转入母婴病房。查体：生命体征平稳，宫底平脐，子宫收缩好，恶露鲜红色、量不多、无臭味，会阴轻度水肿。医嘱：外阴擦洗，每天2次。工作任务提示：外阴擦洗。

4. 该产妇产后8个月，因“外阴瘙痒难忍2天”来院就诊。完善相关检查后诊断为“外阴、阴道假丝酵母菌病”。遵医嘱睡前给予2%～4%碳酸氢钠溶液冲洗外阴、阴道，克霉唑栓剂1枚塞入阴道、每晚1次、7次为1个疗程。工作任务提示：阴道冲洗，阴道、子宫颈上药，并做好健康教育。

（二）实训指导

1. 将全班同学分成若干小组，各小组根据上述案例、讨论提纲，进行小组讨论，设定情景和工作任务，制订实施计划。

2. 各小组成员分工合作，分别扮演护士、产妇、家属、医师等不同角色，进行角色扮演模拟综合实训。

（危祝平）

9 实训九 新生儿及婴幼儿护理技能

学习目标

1. 掌握婴儿体重、身长（高）测量，新生儿沐浴与脐部护理，婴幼儿盆浴，婴儿更换尿布，婴儿乳瓶喂乳，新生儿抚触，婴儿口服喂药，母乳喂养指导等技能。

2. 学会光疗箱的应用技能。

3. 具有严格的无菌观念、严谨的工作态度、安全及保暖意识，具有观察、分析、解决问题的能力及良好的沟通能力和团队合作精神。

案例 9-1

患儿，女，9 天。出生第 2 天，家长发现患儿皮肤黄染，未予就医。昨日因皮肤黄染加重、吃奶较差来院就诊，收住新生儿科。患儿为 G_1P_1，足月顺产，出生时 Apgar 评分 1、5、10 分钟评分均为 10 分，无产伤及窒息抢救史，出生体重 3500g，身长 51cm，母乳不足混合喂养。

入院后查体：T 36.3℃，P 128 次 / 分，R 38 次 / 分，BP 78/50mmHg；足月新生儿貌，营养中等，精神反应好，哭声较响亮。巩膜及全身皮肤中度黄染、无皮疹，大便颜色黄。心肺听诊正常，脐带已脱，脐轮红肿、脐窝潮湿；腹软，肝脾肋下未触及，四肢末梢温，无青紫。肌张力正常，吸吮反射、吞咽反射、拥抱反射正常。实验室检查：血清总胆红素测定值为 280μmol/L（16.5mg/dl）。入院后诊断：①新生儿高胆红素血症；②新生儿脐炎。给予新生儿护理常规、母乳或配方乳喂养、光照疗法、口服药物等处理。

一、一般护理

（一）情景与任务

1. 情景导入 患儿出生 9 天，生后第 2 天出现皮肤黄染，第 9 天黄染加重，吃奶较差，收住新生儿科。完善各项检查后确诊为：①新生儿高胆红素血症；②新生儿脐炎，给予新生儿护理常规、母乳或配方乳喂养、光照疗法、口服药物等处理。

2. 工作任务 护士为患儿进行体重、身长测量，沐浴及脐部护理，尿布更换，乳瓶喂乳等，待患儿病情稳定后给予全身抚触。

3. 任务分析

(1) 体重、身高（长）测量：是评价小儿体格发育和营养状况以及了解病情变化的重要指标。新生儿采用婴儿体重测量法和卧位身长测量法，年长儿则采用幼儿以上小儿体重测量法和立位身高测量法（见附表 4）。

(2) 沐浴与脐部护理：一般情况脐带未脱落者暂不沐浴，每天给予脐部护理 2 次。需蓝光照射治疗的患儿，为保证照射效果，照射前给予沐浴。通过沐浴与脐部护理，使新生儿皮肤清洁、舒适，预防感染；帮助新生儿活动肌肉和肢体，促进血液循环；保持脐部清洁干燥，促进炎症消散；观察皮肤及全身情况。

(3) 尿布更换：保持新生儿臀部皮肤清洁、舒适，预防尿布皮炎。

(4) 乳瓶喂乳：患儿因母乳不足，必须添加牛乳或配方乳喂养，以提供足够的热量和液体，满足其生长发育的需要。

(5) 新生儿抚触：可促进新生儿神经系统发育及体格的生长发育，提高免疫力，同时促进情感交流。一般于沐浴后或喂乳后 1 小时进行，如新生儿正在睡觉或哭闹，或皮肤有破损，身体有不适如发热、腹泻、黄疸等现象，应暂不予抚触，待其病情稳定后再实施。

（二）计划与实施

技能 1　婴儿体重、身长测量

1. 操作流程

操作程序	简要流程	操作要点	图示
护士准备	素质要求	仪表端庄、着装整洁、语言柔和、动作轻柔	
操作评估	婴儿情况	日龄、生命体征、意识状态、出生体重、营养情况、进食情况	
	用物情况	磅秤是否准确，测量床（或板）是否清洁平整	
操作准备	婴儿准备	空腹排尿后，或进食后 2 小时	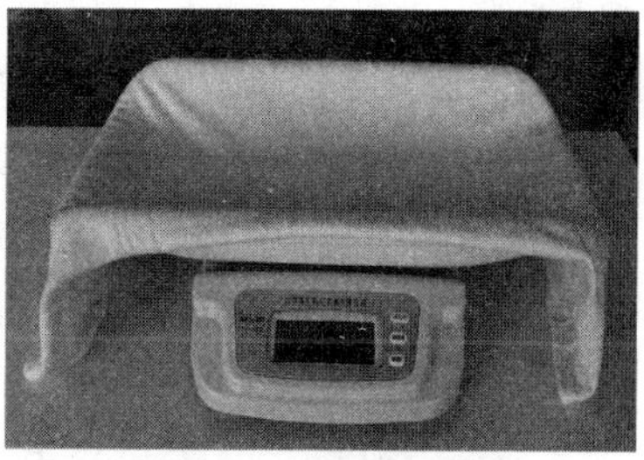
	环境准备	温湿度适宜，光线柔和，环境安全	
	护士准备	洗手，戴口罩	
	用物准备	盘式磅秤、卧式身长测量床或板、清洁衣服、尿布、包被、清洁布、污物筐、记录本	
操作过程	核对解释	核对婴儿床号、姓名、性别，向家长做好解释并取得配合	图 9-1　磅秤调至零点
	测量体重	①铺巾调秤：将清洁布铺在磅秤秤盘上，调节磅秤刻度至零点（图 9-1） ②脱衣称重：脱去婴儿衣服及尿布，或于沐浴后将婴儿裸放于秤盘上（图 9-2） ③观察重量，准确读数	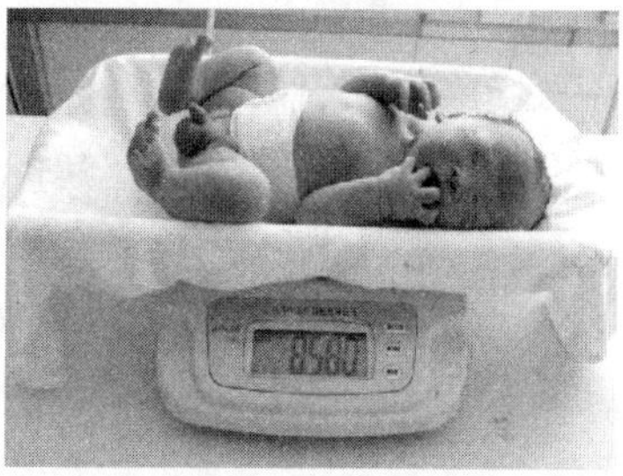 图 9-2　婴儿体重测量
	测量身长	①铺巾平卧：将清洁布铺在身长测量床上（图 9-3），将婴儿仰卧，轻放于测量床的中线上 ②固定测长：助手固定婴儿头部，使其头顶轻贴测量床的顶板，护士一手轻压婴儿双膝使腿展平，另一手轻轻推动滑板至双足底（图 9-4） ③观察长度，准确读数	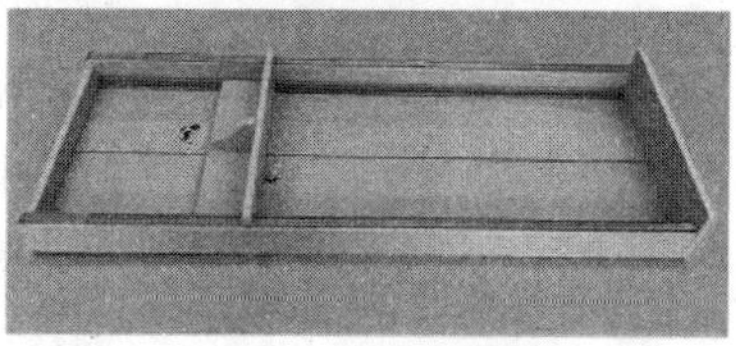
	整理告知	垫上尿布，穿好衣服，包被包裹，妥善安置婴儿，告知家长测量结果，给予解释	图 9-3　身长测量床

续表

操作程序	简要流程	操作要点	图示
操作过程	洗手记录	洗手、脱口罩，记录体重、身长测量结果，签名	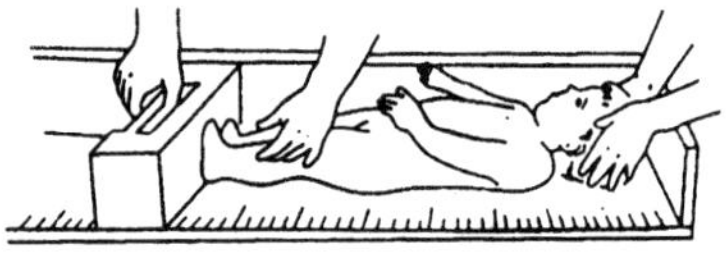 图 9-4　婴儿身长测量
操作评价	操作过程	婴儿安全、舒适，哭闹较少，无损伤	
	操作效果	严格查对无差错，动作轻柔，测量方法正确，结果读取正确	

2. 操作关键点

(1) 测量体重：①测量体重前，磅秤必须矫正至零点，婴儿测量准确读数至 10g；②每次测量应在同一磅秤、同一时间进行，以晨起空腹排尿后或进食后 2 小时为佳；③体重测得数值与前次差异较大时，应重新测量核对，如体重变化较大应报告医师。

(2) 测量身长：①测量身长时，要保证头顶轻贴测量板顶端，身正、腰平、腿直，滑测板应与足底成 90° 角；②读数时，眼睛要与滑测板在同一个水平面上，准确读数至小数点后一位数。

3. 操作测评标准

程序		分值	考核评价要点	评分等级 A	评分等级 B	评分等级 C	得分	存在问题
护士准备		4	仪表着装规范	2	1	0		
			语言柔和、动作轻柔	2	1	0		
操作评估		8	了解婴儿情况全面	4	3	2		
			检查磅秤、测量床正确	4	3	2		
操作准备	婴儿	2	空腹排尿后，或进食后 2 小时	2	1	0		
	环境	1	温暖舒适，光线、湿度适宜，安全	1	0	0		
	护士	2	洗手、戴口罩正确	2	1	0		
	用物	3	准备齐全、准确，放置合理	3	2	0		
操作过程	核对解释	4	核对婴儿床号、姓名、性别	2	1	0		
			解释清晰到位，家长理解配合	2	1	0		
	测量体重	28	磅秤上铺清洁布	5	3	1		
			调整磅秤至零点	8	6	4		
			脱去婴儿衣服、尿布	4	3	2		
			将婴儿放于磅秤上	6	4	2		
			读数准确	5	3	1		
	测量身长	28	测量床上铺清洁布	5	3	1		
			婴儿平卧于测量床中线上	6	4	2		
			助手固定婴儿头部正确	4	3	2		
			测量身长方法正确	8	6	4		
			读数准确	5	3	1		
	整理告知	6	垫尿布、穿衣、包裹正确，婴儿安置妥当	2	1	0		

续表

程序		分值	考核评价要点	评分等级			得分	存在问题
				A	B	C		
操作过程	整理告知	6	清理用物正确	2	1	0		
			告知测量结果，解释清楚	2	1	0		
	洗手记录	4	洗手、脱口罩正确	2	1	0		
			记录正确、签名	2	1	0		
操作评价		10	关爱婴儿，动作轻巧、舒适安全	4	3	2		
			操作熟练、准确、整体计划性好	4	3	2		
			操作时间不超过 5 分钟	2	1	0		
关键缺陷			未体现人文关怀、无沟通，查对不严，未调整磅秤至零点，致婴儿损伤等均不及格					
总分		100						

附表 4　年长儿体重、身高测量

操作程序	简要流程	操作要点	图示
护士准备	素质要求	仪表端庄、着装整洁、语言柔和、表达清晰	
操作评估	小儿情况	年龄、生命体征、营养状况、进食情况、合作程度	
	用物情况	磅秤是否准确	
操作准备	小儿准备	空腹排尿后或进食后 2 小时	
	环境准备	安静整洁，温湿度适宜，光线适中，安全	
	护士准备	洗手，戴口罩	
	用物准备	磅秤（坐式或站式）、立位测量器、记录本	
操作过程	核对解释	核对小儿姓名、性别，向家长做好解释并取得配合	
	测量体重	①调秤：调整磅秤至零点 ②脱衣：脱去小儿外衣、鞋、袜、帽 ③体位：1 ~ 3 岁可坐位测量，小儿在磅秤上坐稳；3 岁以上可站式测量，小儿站立于站板中央，两手自然下垂，站稳（图 9-5） ④观察重量，准确读数，向家长报告测量结果	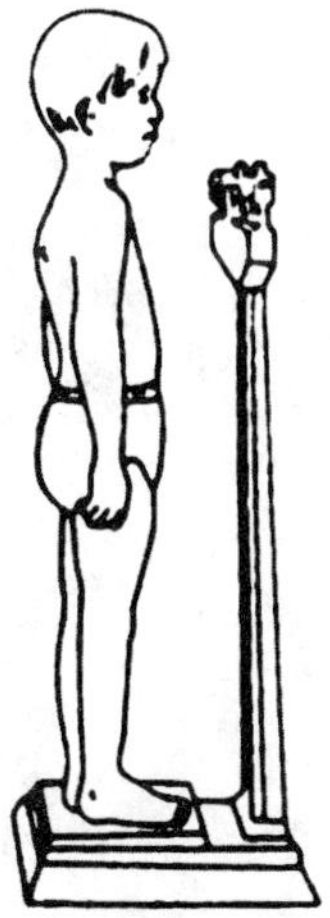 图 9-5　站式体重测量
	测量身高	①体位：小儿取立正姿势，站在立位测量器上，双眼平视前方，两手自然下垂，足跟靠拢，足尖分开约 60° ②测长：将推板轻轻拉至头顶（图 9-6） ③观察高度，准确读数，向家长报告测量结果	

续表

操作程序	简要流程	操作要点	图示
操作过程	整理记录	协助小儿穿上衣服鞋袜；洗手、脱口罩；记录体重、身长，签名	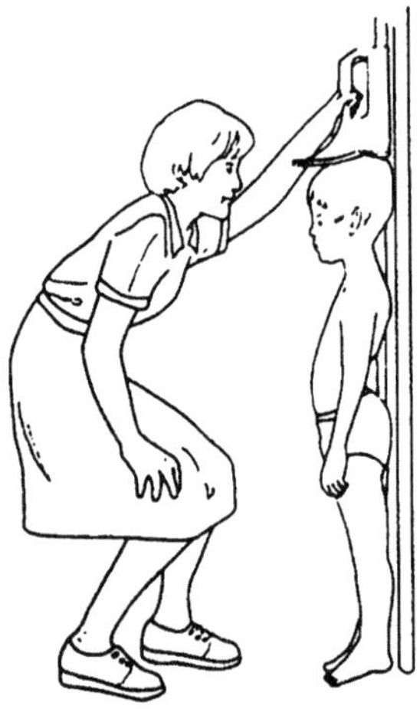 图 9-6　站式身高测量
操作评价	操作过程	规范熟练，动作轻巧	
	操作效果	测量结果准确，安全无损伤，沟通亲切自然，患儿及家长满意	

注：操作关键点如下。①测量体重：测量体重前，磅秤必须矫正至零点；1 ~ 3 岁小儿体重测量读数至 50g，3 岁以上小儿体重测量读数至 100g；不合作或病重幼儿，由成人抱上一起称重，称后减去衣物及成人体重，即得出小儿体重。②测量身高：小儿身体站直的标准是将足跟、臀部、两肩胛、枕骨粗隆均同时紧贴测量杆；推板应与测量杆成 90° 角。

技能 2　新生儿沐浴及脐部护理

1. 操作流程

操作程序	简要流程	操作要点	图示
护士准备	素质要求	着装整洁、举止端庄、语言柔和、动作轻柔	
操作评估	新生儿情况	日龄、生命体征、意识状态、喂乳情况、全身皮肤及脐部情况	
	环境情况	是否安静整洁、温湿度适宜，沐浴设施是否安全、清洁、完好	
操作准备	新生儿准备	喂乳前或喂乳后 1 小时	
	环境准备	安静整洁、温湿度适宜，沐浴装置清洁完好	
	护士准备	洗手，戴口罩	
	用物准备	温热水、水温计、浴巾、毛巾、婴儿浴液、婴儿爽身粉、清洁衣服、尿布、包被、3% 过氧化氢溶液、0.5% 聚维酮碘、5% 鞣酸软膏或护臀霜、棉签、脐贴、脐带布、磅秤、记录单、笔，必要时备指甲刀	
操作过程	解释核对	仔细核对新生儿床号、姓名，向家长做好解释取得配合	

续表

操作程序	简要流程	操作要点	图示
操作过程	脱衣沐浴	①脱衣：将新生儿抱至沐浴台上，脱去衣服，保留尿布，用浴巾包裹新生儿 ②调温预热：热水器水温调至 38 ~ 42℃，温热沐浴床垫 ③洗脸：左手托住新生儿枕部，左臂及腋下夹住其臀部和下肢（图 9-7），用小毛巾由内眦向外眦擦洗双眼（图 9-8），再擦洗耳、面部 ④洗头：左手拇指和中指轻压新生儿双耳郭以盖住外耳道口，用婴儿浴液清洗头部，流水冲净（图 9-9），擦干 ⑤洗躯干、四肢：打开浴巾，取下尿布，左手托住新生儿头颈部，右手托住双足或托住臀部（右手掌及四指置于臀部下，右手拇指置于大腿上），轻稳放于沐浴床垫上。用婴儿沐浴液，换毛巾依次清洗颈、腋下、上肢、胸腹部（保持脐部干燥）、腹股沟、会阴部、下肢，最后清洗背部（图 9-10）和臀部，流水冲净 ⑥扑粉：迅速将新生儿抱至沐浴台上，用浴巾包裹全身并吸干水分，在皮肤皱褶处（颈下、腋窝、腹股沟）扑少许婴儿爽身粉	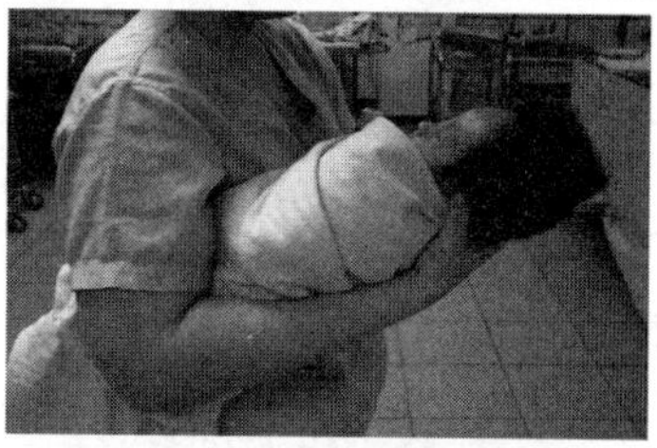 图 9-7　新生儿沐浴抱姿 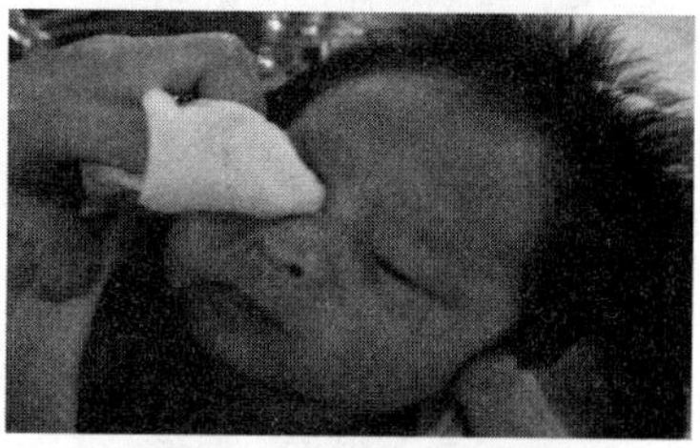 图 9-8　擦洗双眼 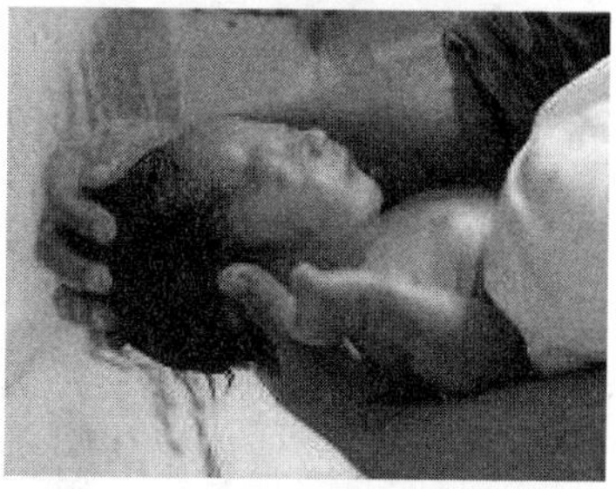 图 9-9　清洗头部 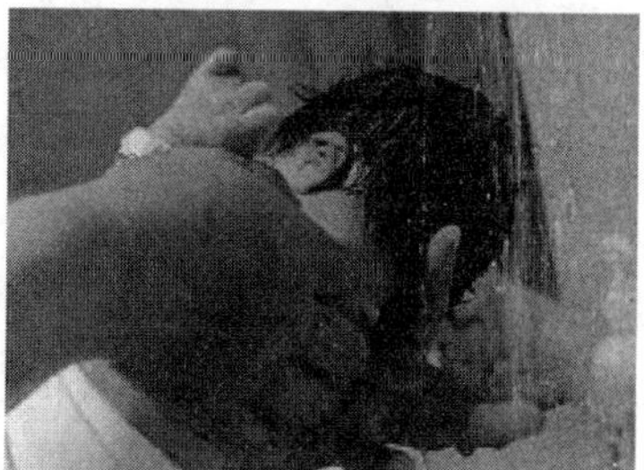 图 9-10　清洗背部
	脐部护理	①暴露脐根：左手拇指、示指绷紧脐轮周围皮肤，或轻提脐带结扎线暴露脐根部 ②清洁消毒：脐带未脱落用 0.5% 聚维酮消毒 2 次待干即可。如脐窝有脓性分泌物渗出则以棉签蘸取 3% 过氧化氢溶液由脐根部环形擦拭数次（每次使用一根棉签），直至脐窝清洁无分泌物，再用干棉签搌干脐部，然后以 0.5% 聚维酮消毒 2 次待干（图 9-11）。必要时可用脐贴保护脐部	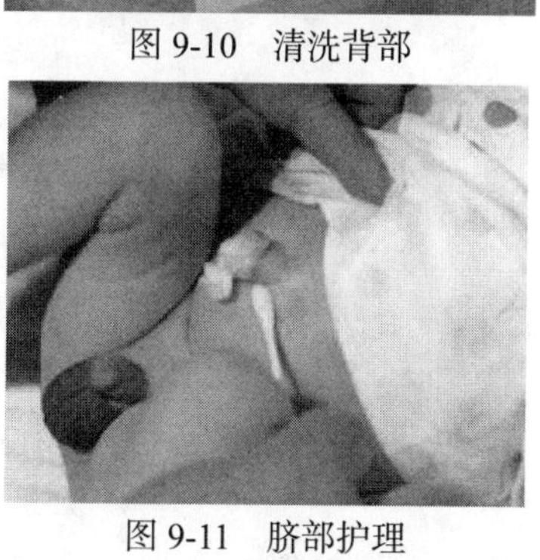 图 9-11　脐部护理
	臀部护理	涂 5% 鞣酸软膏或护臀霜	
	称重观察	称体重，观察新生儿皮肤及全身情况	
	整理记录	垫尿布，穿衣服，妥善安置新生儿；清理用物，洗手，脱口罩；记录沐浴时间、体重、皮肤及脐部情况，签名	

续表

操作程序	简要流程	操作要点	图示
操作评价	操作过程	方法正确，动作轻柔	
	操作效果	皮肤清洁、脐部无分泌物，新生儿安静无哭闹、舒适、表情愉悦	

2. 操作关键点

(1) 保暖、安全：①防止受凉、烫伤、摔伤等意外情况发生，一人一套用具以避免交叉感染；②沐浴液不可直接倒于新生儿皮肤上；③流水沐浴时，水压不可过大，不可直接对着新生儿皮肤冲洗，温水可通过护士手臂传送；④避免水进入新生儿口、鼻、耳、眼内，注意保持脐部干燥；⑤不可用力清洗头顶部皮脂结痂处，可涂液体石蜡浸润，待次日再予以清洗；⑥颈下扑粉时，需用手遮盖新生儿口鼻，防止粉末吸入呼吸道。

(2) 观察新生儿全身皮肤、肢体活动、面色、呼吸等情况，发现异常及时处理。

3. 操作考评标准

程序		分值	考核评价要点	评分等级			得分	存在问题
				A	B	C		
护士准备		4	仪表着装规范	2	1	0		
			语言柔和、动作轻柔	2	1	0		
操作评估		8	了解新生儿情况全面	5	3	1		
			观察环境、检查沐浴装置正确	3	2	1		
操作准备	新生儿	2	喂乳前或喂乳后 1 小时	2	1	0		
	环境	1	符合操作要求，沐浴装置清洁完好	1	0	0		
	护士	2	洗手、戴口罩正确	2	1	0		
	用物	3	准备齐全、准确，放置合理	3	2	1		
操作过程	核对解释	4	核对新生儿床号、姓名	2	0	0		
			解释清晰到位，家长理解配合	2	1	0		
	脱衣沐浴	36	抱新生儿于沐浴台上	2	1	0		
			脱衣服、包裹方法正确	4	3	1		
			调试水温，预热沐浴床垫方法正确	6	4	2		
			清洗眼、耳和面部顺序、方法正确	6	4	2		
			清洗头部方法正确	6	4	2		
			清洗躯干和四肢顺序、方法正确	6	4	2		
			皮肤皱褶处扑爽身粉正确	6	4	2		
	脐部护理	10	脐部护理方法正确	5	3	1		
			脐部感染处理正确	5	3	1		
	臀部护理	6	臀部护理方法正确	6	4	2		
	称重观察	6	称体重正确	2	1	0		
			观察新生儿皮肤及全身情况正确	4	3	2		
	整理记录	8	垫尿布，新生儿安置妥当	2	1	0		

续表

程序		分值	考核评价要点	评分等级			得分	存在问题
				A	B	C		
操作过程	整理记录	8	清理用物正确	2	1	0		
			洗手、脱口罩正确	2	1	0		
			记录正确，签名	2	1	0		
操作评价		10	关爱新生儿，动作轻巧、舒适安全	3	2	1		
			操作熟练、准确	3	2	1		
			整体计划性好	2	1	0		
			操作时间不超过 10 分钟	2	1	0		
关键缺陷			未体现人文关怀、无沟通、查对不严、操作程序混乱、致婴儿损伤等均不及格					
总分		100						

附表 5　婴幼儿盆浴

操作程序	简要流程	操作要点	图示
护士准备	素质要求	着装整洁、举止端庄、语言柔和、动作轻柔	
操作评估	婴幼儿情况	年龄（月龄）、皮肤清洁程度及有无破损	
	环境情况	是否安静整洁、温湿度适宜，沐浴装置是否清洁、完好	
操作准备	婴幼儿准备	喂乳前或喂乳后 1 小时	
	环境准备	安静整洁，温湿度适宜，沐浴装置清洁完好	
	护士准备	洗手，戴口罩	
	用物准备	浴盆（底部垫浴巾）、水温计、温热水、浴巾、毛巾、婴儿洗发液、婴儿浴液、婴儿爽身粉、清洁衣服、尿布、棉签、记录纸、笔，必要时备指甲剪	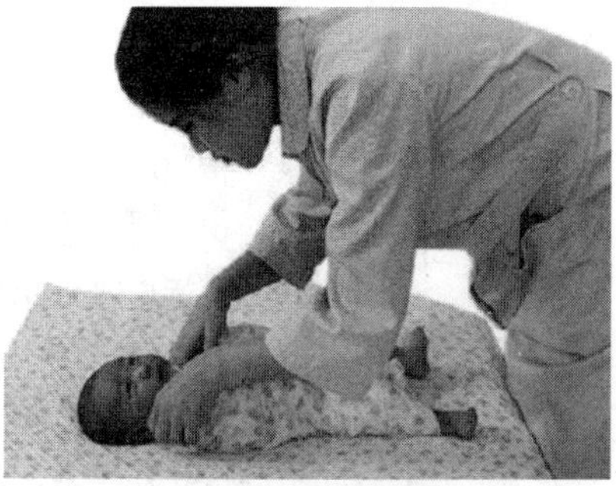 图 9-12　浴巾包裹婴幼儿
操作过程	核对解释	仔细核对婴幼儿床号、姓名，向家长做好解释取得配合	
	备水调温	浴盆内盛热水至 2/3 满，用水温计或手腕测试水温	
	脱衣包裹	脱去衣物，保留尿布，用浴巾包裹婴幼儿（图 9-12），抱至浴盆旁	
	清洗面部	用小毛巾由内眦向外眦擦洗双眼；按照前额、鼻梁、口周顺序擦拭一侧面部，更换小毛巾同法擦拭另一侧；用棉签清洁鼻孔	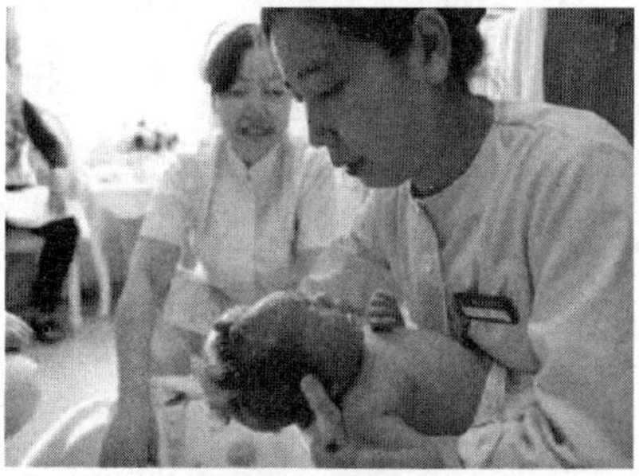 图 9-13　清洗头部

续表

操作程序	简要流程	操作要点	图示
操作过程	清洗头部	抱起婴幼儿，左手托住枕部，右手涂婴儿洗发液，清洗头部（图9-13）、耳后，再用小毛巾带水清洗，拧干毛巾擦干头发	
	放入浴盆	打开浴巾，取下尿布，左手环抱婴幼儿外侧肩背部及腋下，使其头颈部枕于手腕处；右手握住婴幼儿外侧大腿近腹股沟处，使其臀部位于手掌上，右前臂托住双腿；将婴幼儿轻轻放入浴盆水中（图9-14）	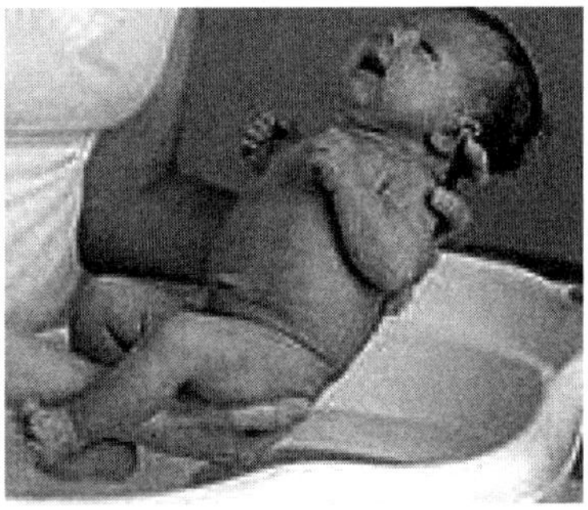 图9-14　出入浴盆握持法
	清洗身体	保持左手握持姿势，右手涂抹婴儿浴液，按顺序清洗颈下、胸、腹、腋下、上肢、手、会阴、下肢、足；右手从婴幼儿前方握住其左肩及腋窝处，使其翻身，头颈、上胸部俯于护士右前臂上；左手涂抹婴儿浴液清洗后颈部、背部（图9-15）、臀部，边洗边用水冲净浴液	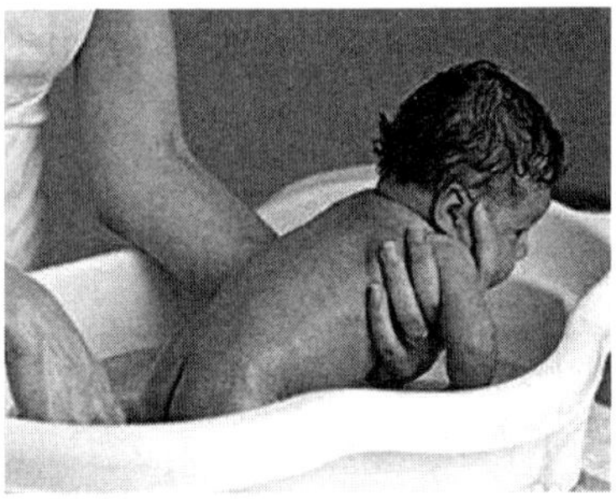 图9-15　清洗背部
	抱出浴盆	按入浴盆的方法抱出婴幼儿，迅速用浴巾包裹擦干水分	
	观察扑粉	观察婴幼儿皮肤及全身情况，在颈下、腋窝、腹股沟等皮肤皱褶处扑少许婴儿爽身粉	
	穿衣安置	垫尿布，穿好清洁衣服，必要时修剪指甲，妥善安置婴幼儿，向家长交代注意事项	
	整理记录	清理用物；洗手、脱口罩；记录盆浴时间、皮肤情况，签名	
操作评价	操作过程	方法正确，动作轻柔，无损伤	
	操作效果	严格执行查对制度，婴幼儿皮肤清洁，家长满意	

注：操作关键点如下。①动作轻柔、敏捷，尽量减少暴露，防止受凉。②避免水和爽身粉进入婴幼儿眼、鼻、耳内；脐带未脱落者避免脐部被水浸泡，可用脐贴保护脐部。

技能3　婴儿尿布更换

1. 操作流程

操作程序	简要流程	操作要点	图示
护士准备	素质要求	着装整洁、举止端庄、语言柔和、动作轻柔	
操作评估	婴儿情况	年龄、生命体征、意识状态、喂乳情况、臀部皮肤情况	

续表

操作程序	简要流程	操作要点	图示
操作评估	环境情况	是否安静整洁、温湿度适宜，门窗是否关闭	
操作准备	婴儿准备	喂乳前或睡觉前	
	环境准备	安静整洁，温湿度适宜，关闭门窗	
	护士准备	洗手、戴口罩	
	用物准备	尿布、尿布桶、湿纸巾，必要时备小盆及温水，按臀部皮肤情况备护臀霜、鞣酸软膏或其他软膏，棉签，记录纸及笔	
操作过程	核对解释	核对婴儿床号、姓名，向家长做好解释取得配合	
	解开盖被	轻轻解开盖被下端，暴露婴儿下半身（图 9-16）	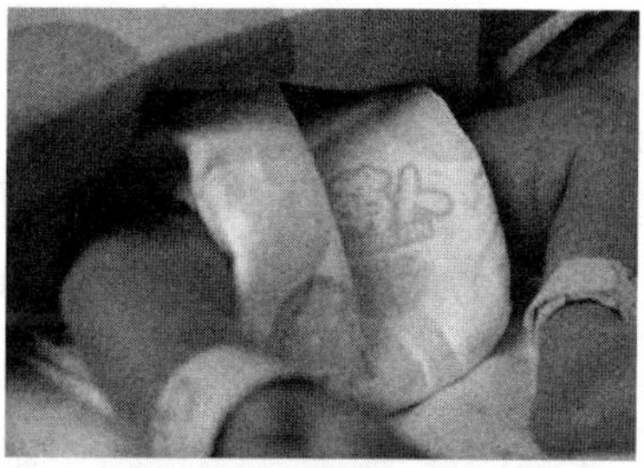 图 9-16 暴露婴儿下半身
	解污尿布	解开尿布粘贴处，一手握住婴儿两脚轻轻提起（图 9-17），露出臀部，另一手用污尿布尚洁净的上端由前向后轻轻擦净会阴部及臀部，同时观察尿液、大便性状及量，对折尿布将污湿部分盖上并垫于臀下	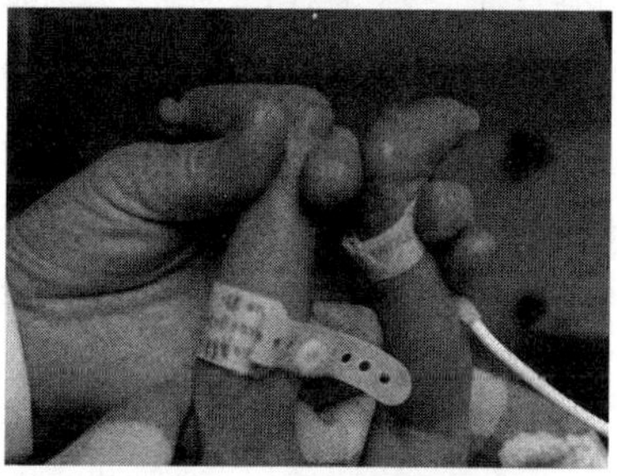 图 9-17 提起婴儿双脚
	清洗臀部	用湿纸巾由前向后擦净会阴及臀部，必要时用温水擦洗，用软毛巾吸干水分	
	更换尿布	取出污湿尿布，卷折放入尿布桶内；握住并轻轻提起婴儿两脚，使臀部抬高，垫清洁尿布或一次性尿布于臀下；涂护臀霜，必要时涂软膏；放下双脚，将尿布两端拉平、上折、粘贴，兜好尿布（图 9-18），松紧以插入一指为宜（图 9-19）	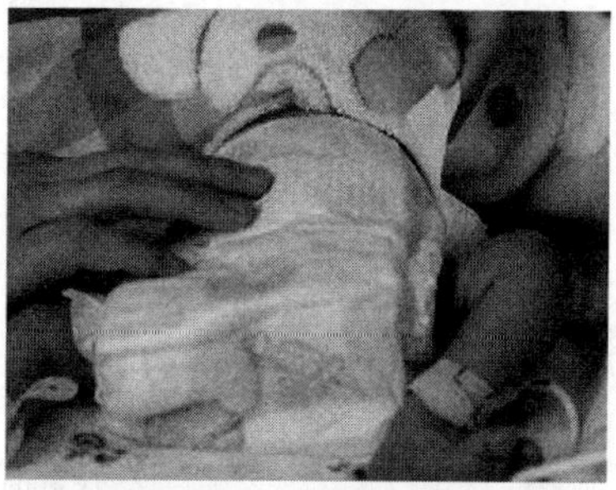 图 9-18 兜好尿布
	盖被安置	拉平婴儿衣服，包好包被，妥善安置婴儿，向家长说明注意事项	
	整理记录	清理用物；洗手、脱口罩；记录排泄物量、颜色及性状等情况，签名	
操作评价	操作过程	操作方法轻柔、熟练	
	操作效果	认真核对无差错；会阴及臀部清洁、干燥；充分体现人文关怀，婴儿安静、无哭闹、舒适，家长满意	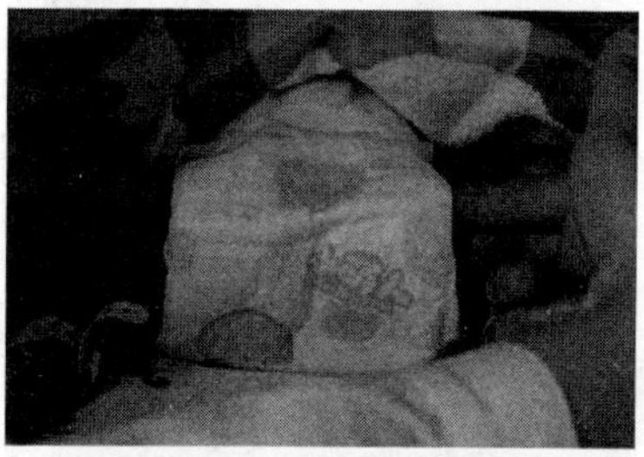 图 9-19 尿布松紧适宜

2. 操作关键点

(1) 尿布要求：选择质地柔软、透气性好、吸水性强的棉质尿布或一次性尿布，避免对臀部皮肤的刺激；尿布包扎应松紧适宜，放置过紧影响婴儿活动或擦伤外生殖器，过松则造成大便外溢。

(2) 注意保暖：操作敏捷，尽量减少暴露，避免着凉。

(3) 若婴儿有尿布皮炎，可用0.05%高锰酸钾溶液擦洗臀部。

3. 操作考评标准

程序		分值	考核评价要点	评分等级			得分	存在问题
				A	B	C		
护士准备		4	着装整洁，举止端庄	2	1	0		
			语言柔和、动作轻柔	2	1	0		
操作评估		8	了解患儿情况全面	5	3	1		
			观察环境正确	3	2	1		
操作准备	婴儿	2	喂乳前或睡觉前	2	1	0		
	环境	2	符合操作要求	2	1	0		
	护士	2	洗手、戴口罩正确	2	1	0		
	用物	2	准备齐全、准确，放置合理	2	1	0		
操作过程	核对解释	4	核对患儿床号、姓名	2	1	0		
			解释清晰到位，家长理解配合	2	1	0		
	解开盖被	4	解开盖被下端、暴露婴儿下半身正确	4	3	2		
	解污尿布	18	解开尿布、提起双脚方法正确，注意保暖	6	4	2		
			尿布洁净端轻擦会阴及臀部顺序正确	6	4	2		
			观察尿液、大便的性状、量正确	2	1	0		
			对折尿布将污湿部分盖住并垫于臀下	4	3	2		
	清洗臀部	14	擦洗会阴及臀部方法正确	8	6	4		
			选用护臀霜或软膏正确，涂抹方法正确	6	4	2		
	更换尿布	20	取出污湿尿布，卷折放入尿布桶内	4	3	2		
			放置清洁尿布方法、位置正确	10	8	6		
			尿布包扎松紧适宜	6	4	2		
	盖被安放	4	拉平衣服，包好包被，婴儿放置妥当	4	3	2		
	整理记录	6	清理用物正确	2	1	0		
			洗手、脱口罩正确	2	1	0		
			记录正确，签名	2	1	0		

续表

程序	分值	考核评价要点	评分等级			得分	存在问题
			A	B	C		
操作评价	10	关爱患儿、动作轻巧、舒适安全	3	2	1		
		臀部皮肤清洁、干燥，家长满意	3	2	1		
		操作熟练、准确、整体计划性好	2	1	0		
		操作时间不超过 5 分钟	2	1	0		
关键缺陷		未体现人文关怀、无沟通，查对不严；操作不当致使患儿损伤等均为不及格					
总分	100						

技能 4　婴儿乳瓶喂乳

1. 操作流程

操作程序	简要流程	操作要点	图示
护士准备	素质要求	着装整洁、举止端庄、语言柔和、动作轻柔	
	核对签名	两人核对医嘱及执行单，签名	
操作评估	婴儿情况	月龄、意识状态、营养状况、进食情况、吸吮及吞咽情况、腹部情况	
	用物情况	乳瓶、奶嘴是否消毒	
操作准备	婴儿准备	已更换清洁尿布	
	环境准备	安静整洁、温湿度适宜、光线适中	
	护士准备	洗手，戴口罩	
	用物准备	冷藏保存的母乳或婴儿配方奶粉，消毒过的乳瓶、奶嘴、乳瓶盖，干净小毛巾，无菌镊子，记录单，温开水（40 ~ 45℃）	
操作过程	核对解释	核对婴儿床号、姓名与乳瓶、乳单是否相符，向家长做好解释并取得合作	
	配备乳液	①温热母乳：检查挤出母乳的时间，将适量母乳倒入乳瓶内，选择大小合适的奶嘴，用正确方法套于乳瓶口，旋紧，轻轻摇匀乳液，置温水中温热至 38 ~ 39℃，多余母乳冷藏保存 ②调配方乳：检查婴儿配方奶粉质量；按比例先在无菌乳瓶中加入温开水，再取奶粉倒入乳瓶；选择大小合适的奶嘴，用正确方法套于乳瓶口，旋紧，轻轻摇匀乳液	
	合适体位	抱起婴儿，将小毛巾围于颈部，护士坐在凳上，使婴儿头、肩枕于左臂肘弯呈半卧位；不宜抱起者，使婴儿侧卧位，头部抬高，以防溢乳呛入气管	

续表

操作程序	简要流程	操作要点	图示
操作过程	测试乳温	滴1～2滴乳液于手腕内侧试温（图9-20），以不烫手为宜	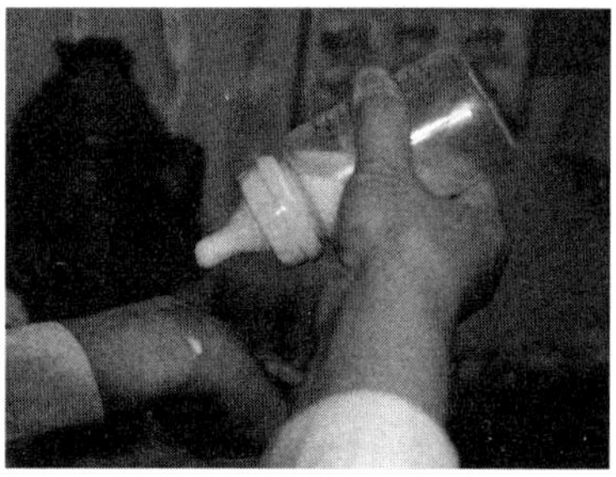 图9-20 测试奶温
	喂乳观察	轻触婴儿一侧面颊，刺激其觅乳反射（图9-21），使其含住奶嘴；倾斜乳瓶，使乳液充满整个奶嘴（图9-22）；及时用小毛巾擦拭嘴边溢出的乳液	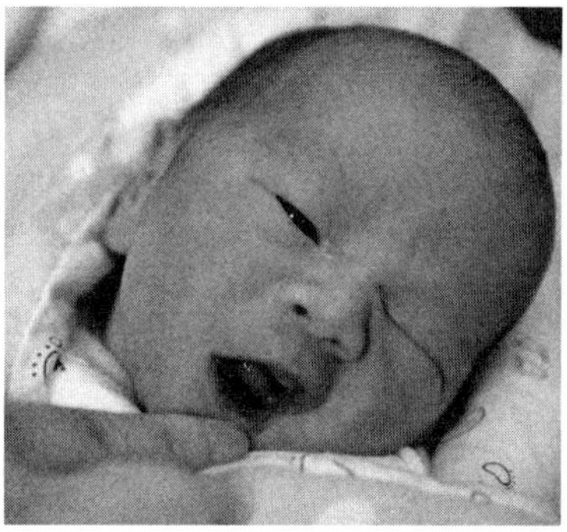 图9-21 刺激觅乳反射
	拍背驱气	喂乳完毕，将婴儿抱起伏于肩上，用手掌轻拍背部，排出咽下的气体（图9-23）	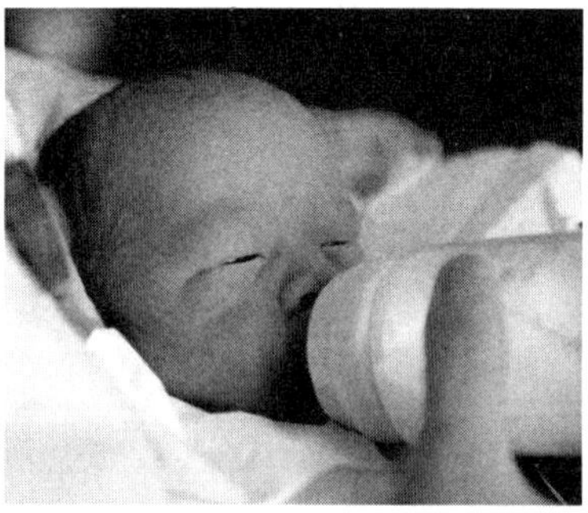 图9-22 乳瓶喂乳
	整理记录	将婴儿放回床上，取头高右侧卧位，以防溢乳造成窒息，向家属交代注意事项；清理用物；洗手、脱口罩；记录喂乳量及婴儿反应，签名	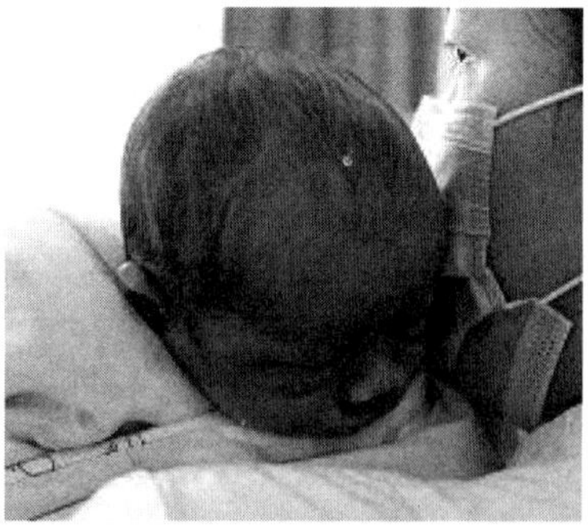 图9-23 拍背驱气
操作评价	操作过程	严格执行查对制度，操作规范、熟练	
	操作效果	婴儿喂饱、安静或入睡，情感交流有效	

2. 操作关键点

(1) 配制乳液时，切勿上下摇动，以免产生大量气泡；喂乳时乳液必须始终充满奶嘴，避免吸入过多气体引起腹胀或溢乳。

(2) 喂乳过程中，注意观察婴儿吸吮及进乳情况。乳瓶颈不可压于婴儿唇上，以免妨碍吸吮；当婴儿吸吮过急有呛咳时，应暂停喂哺，轻拍后背，稍休息后再喂；同时注意观察面色和呼吸情况。

3. 操作测评标准

程序		分值	考核评价要点	评分等级			得分	存在问题
				A	B	C		
护士准备		4	仪表着装规范，动作轻柔	2	1	0		
			两人核对医嘱及执行单正确	2	1	0		
操作评估		8	了解婴儿情况全面	5	3	1		
			检查乳瓶、奶嘴正确	3	2	1		
操作准备	婴儿	2	已更换清洁尿布	2	1	0		
	环境	1	符合操作要求	1	0	0		
	护士	2	洗手、戴口罩正确	2	1	0		
	用物	3	准备齐全、准确，放置合理	3	2	1		
操作过程	核对解释	4	核对婴儿床号、姓名与乳瓶、乳单相符	2	1	0		
			解释清晰到位，家长理解配合	2	1	0		
	配备乳液	15	检查冷藏母乳的时间或配方奶粉的质量	3	2	1		
			温热母乳方法或配备配方乳方法正确	6	4	2		
			奶嘴选择大小合适，套于瓶口、旋紧正确	6	4	2		
	合适体位	8	围小毛巾部位、方法正确	4	3	2		
			安置婴儿体位正确	4	3	2		
	测试乳温	5	测试乳温方法正确	5	3	1		
	喂乳观察	18	喂乳方法正确	6	4	2		
			喂哺过程中观察婴儿面色、呼吸正确	6	4	2		
			喂哺过程中与婴儿情感交流正确	6	4	2		
	拍背驱气	10	喂乳后将婴儿竖起直抱	5	3	1		
			手掌轻拍背部正确	5	3	1		
	整理记录	10	将婴儿置于头高右侧卧位，交代注意事项全面	4	3	2		
			清理用物正确	2	1	0		
			洗手、脱口罩正确	2	1	0		
			记录正确，签名	2	1	0		

续表

程序	分值	考核评价要点	评分等级 A	B	C	得分	存在问题
操作评价	10	关爱婴儿、动作轻巧、舒适安全	3	2	1		
		操作熟练、准确	3	2	1		
		整体计划性好	2	1	0		
		操作时间不超过 10 分钟	2	1	0		
关键缺陷		未体现人文关怀、无沟通，查对不严、执行医嘱错误，操作程序混乱、婴儿溢乳、致婴儿损伤等均不及格					
总分	100						

技能 5　新生儿抚触

1. 操作流程

操作程序	简要流程	操作要点	图示
护士准备	素质要求	着装整洁、举止端庄、语言柔和、动作轻柔	
操作评估	新生儿情况	生命体征、意识状况、喂乳情况、黄疸程度、全身皮肤情况等	
	环境情况	是否安静整洁、温湿度适宜，门窗是否关闭，操作台是否清洁、安全	
操作准备	新生儿准备	沐浴后或喂乳 1 小时后	
	环境准备	安静整洁、温湿度适宜，关闭门窗，操作台清洁、安全	
	护士准备	洗手，戴口罩	
	用物准备	平整的操作台、润肤油、清洁衣服、尿布、包被、记录纸及笔	
操作过程	核对解释	核对新生儿床号、姓名，向家长做好解释并取得配合	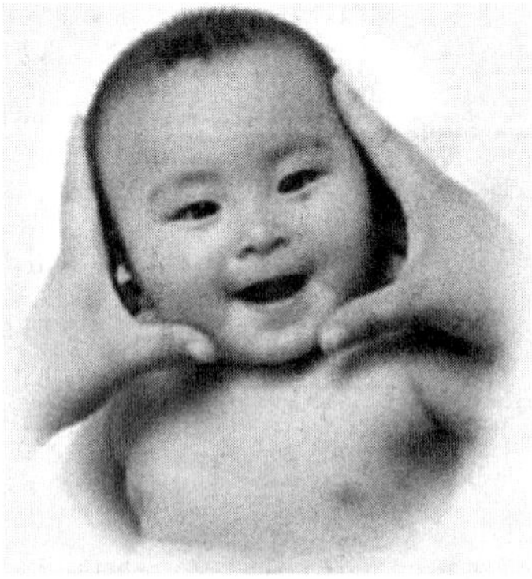 图 9-24　头面部抚触
	放置脱衣	新生儿置于操作台上，松解包被、衣服，按抚触顺序依次暴露按摩部位	
	倒润滑油	将少量润肤油倒于掌心，两手掌轻轻摩擦，温暖双手	
	头面抚触	抚触顺序：前额、下颌、头部（图 9-24） ①前额：两拇指指腹从眉宇间滑向两侧至发际 ②下颌：两拇指从下颌中央向外上滑动至耳前，使新生儿呈“微笑”状 ③头部：一手轻托新生儿头部，另一手指腹从新生儿一侧前额发际抚向枕后，避开囟门，中指停在耳后乳突处轻压；换手，同法抚触另一侧	

续表

操作程序	简要流程	操作要点	图示
操作过程	胸部抚触	两手掌分别从胸部的外下方、向对侧的外上方滑动至肩部，交替进行，在胸部形成一个大的交叉（图9-25）	
	腹部抚触	用四指指腹依次从右下腹至上腹向左下腹移动，呈顺时针方向画半圆（图 9-26），避开脐部和膀胱部位	
	四肢抚触	两手呈半圆形交替握住新生儿一侧上臂，边挤边滑向腕部，然后从上到下搓揉（图 9-27）；同法抚触对侧和双下肢	
	手足抚触	两手拇指指腹，从新生儿一侧手掌心向手指方向推进，并从手指两侧轻轻提拉每个手指（图 9-28）；同方抚触对侧和双足	
	背部抚触	使新生儿呈俯卧位，两手掌分别于脊柱两侧由中央向两侧滑动，自上而下，遍及整个背部（图 9-29A）；再将双手交替横放在新生儿背部上方，自上而下交替滑动至臀部（图 9-29B）	
	穿衣安置	垫尿布，穿好清洁衣服，妥善安置新生儿	
	观察交流	抚触过程中注意观察新生儿面色及全身情况，与新生儿有语言和情感交流	
	整理记录	清理用物；洗手、脱口罩；记录抚触时间及新生儿反应，签名	
操作评价	操作过程	严格执行查对制度，抚触动作规范、熟练	
	操作效果	新生儿安静无哭闹、舒适、表情愉悦，语言和情感交流有效	

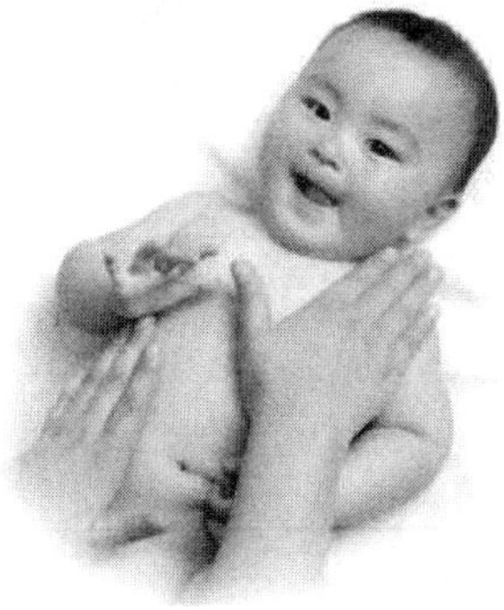

图 9-25　胸部抚触

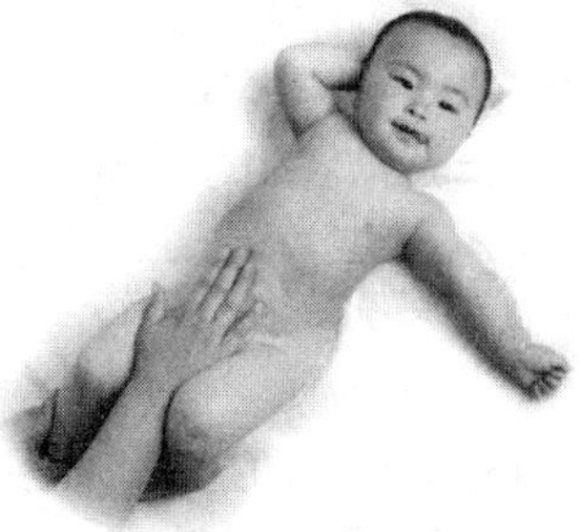

图 9-26　腹部抚触

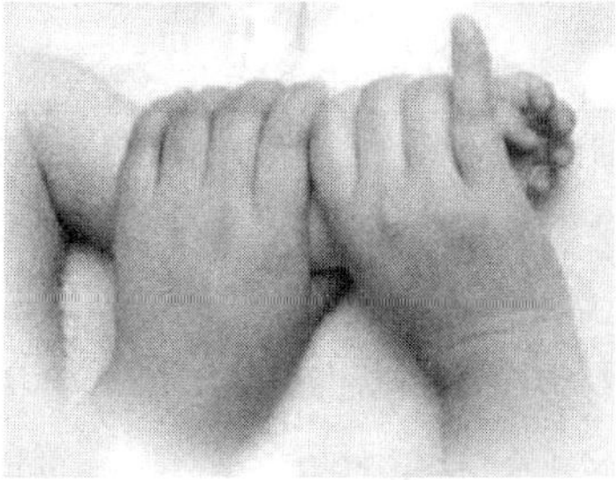

图 9-27　上肢抚触

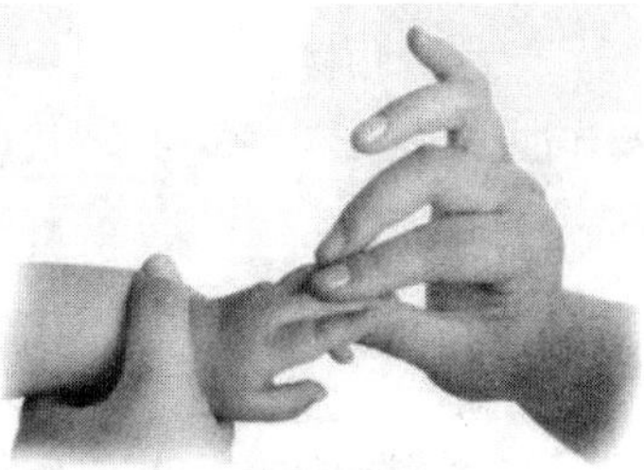

图 9-28　手指抚触

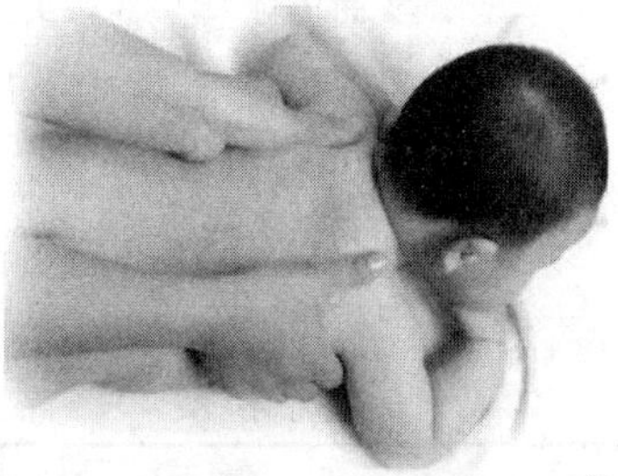

图 9-29A　背部抚触

续表

操作程序	简要流程	操作要点	图示
			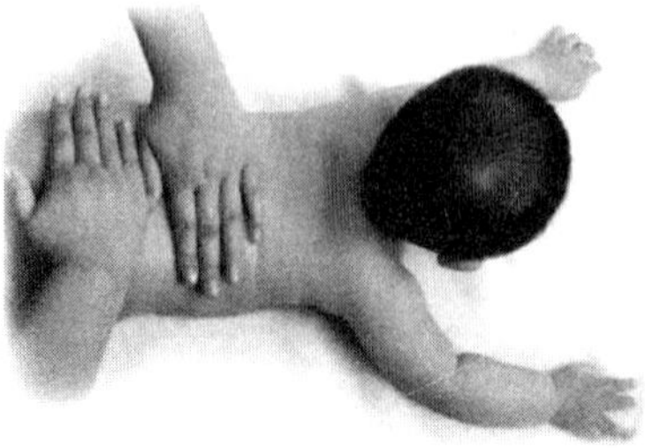 图 9-29B　背部抚触

2. 操作关键点

(1) 注意保暖、安全：新生儿抚触时，室温调节在 28℃左右，减少暴露，防止受凉；按摩前护士须温暖双手，将婴儿润滑油倒在掌心，不可直接倒在宝宝身上；抚触手法开始要轻柔，逐渐增加力量，每个部位抚触动作重复 4 ～ 6 次。

(2) 抚触过程中注意观察新生儿的肤色变化及全身情况，若出现呕吐、哭闹等异常，应停止抚触。

(3) 抚触时，护士应面带微笑，与新生儿进行语言和情感交流，可播放舒缓的轻音乐，使新生儿有愉悦的感受。

3. 操作测评标准

程序		分值	考核评价要点	评分等级			得分	存在问题
				A	B	C		
护士准备		4	仪表端庄，服装整洁	4	3	2		
操作评估		8	了解新生儿情况全面	5	3	1		
			观察环境、检查操作台正确	3	2	1		
操作准备	新生儿	2	沐浴后或喂乳后 1 小时	2	1	0		
	环境	2	符合操作要求，操作台清洁	2	1	0		
	护士	2	洗手、戴口罩正确	2	1	0		
	用物	2	用物准备齐全，放置合理	2	1	0		
操作过程	核对解释	4	核对新生儿床号、姓名	2	1	0		
			解释清晰到位，家长理解配合	2	1	0		
	放置脱衣	4	将新生儿置于操作台上	2	1	0		
			解开包被、脱去衣物方法正确	2	1	0		
	倒润滑油	2	倒润滑油，手温适宜	2	1	0		
	头面抚触	8	头面抚触顺序、手法正确	8	6	4		
	胸部抚触	8	胸部抚触顺序、手法正确	8	6	4		
	腹部抚触	8	腹部抚触顺序、手法正确	8	6	4		
	四肢抚触	8	四肢抚触顺序、手法正确	8	6	4		
	手足抚触	8	手足抚触顺序、手法正确	8	6	4		
	背部抚触	8	背部抚触顺序、手法正确	8	6	4		

续表

程序		分值	考核评价要点	评分等级			得分	存在问题
				A	B	C		
操作过程	穿衣安置	3	垫尿布、穿衣方法正确	2	1	0		
			新生儿安置妥当	1	0	0		
	观察交流	4	抚触过程中观察新生儿正确	2	1	0		
			抚触过程中与新生儿有语言、情感交流	2	1	0		
	整理记录	5	清理用物正确	1	0	0		
			洗手、脱口罩正确	2	1	0		
			记录正确，签名	2	1	0		
操作评价		10	关爱新生儿、动作轻巧、舒适安全	3	2	1		
			操作熟练、准确	3	2	1		
			整体计划性好	2	1	0		
			操作时间不超过 20 分钟	2	1	0		
关键缺陷			未体现人文关怀、无沟通，查对不严、操作程序混乱，致新生儿损伤等均不及格					
总分		100						

二、治疗配合

（一）情景与任务

1. 情景导入　患儿巩膜及全身皮肤中度黄染，血清总胆红素测定 280μmol/L（16.5mg/dl）。在接受一般护理的同时，还需接受光照疗法和药物疗法以积极治疗新生儿高胆红素血症。医嘱：光照治疗 24 小时，布拉酵母菌散剂 0.25g 口服 1 次 / 日。

2. 工作任务　护士为患儿进行光照治疗，并给予口服喂药。

3. 任务分析

(1) 光照疗法：通过蓝光照射，使新生儿体内未结合胆红素转变成水溶性异构体，随胆汁、尿液排出体外，从而降低血清胆红素的浓度。蓝光箱一般采用波长 425 ~ 475nm 的蓝色荧光灯，以 160 ~ 320W 为宜，一般持续或间断照射 12 ~ 24 小时才能使血清胆红素下降，光疗总时间按医嘱执行。血清总胆红素小于 171μmol/L（10mg/dl）时可停止光疗。

(2) 口服喂药：建立肠道正常菌群，减少胆红素的肠肝循环。

（二）计划与实施

技能 6 光照疗法

1. 操作流程

操作程序	简要流程	操作要点	图示
护士准备	素质要求	着装整洁、举止端庄	
	核对签名	核对医嘱及执行单，签名	
操作评估	患儿病情	生命体征、意识状况、诊断、日龄、体重、黄疸的程度及范围、血清胆红素检查结果	
	局部情况	皮肤黄染情况	
	设备情况	光疗箱性能是否完好	
操作准备	患儿准备	入箱前沐浴，禁忌在皮肤上涂粉和油类，剪短指甲，防止抓破皮肤	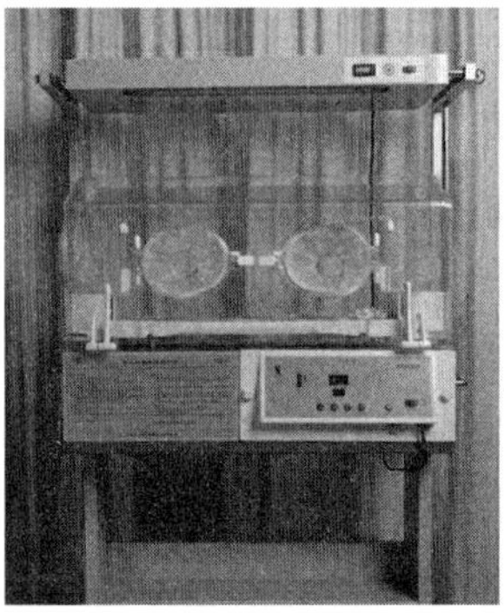 图 9-30 光疗箱
	环境准备	安静整洁，室温调节在 24 ～ 26℃	
	护士准备	洗手、戴口罩、戴墨镜	
	用物准备	光疗箱（图 9-30）、灭菌注射用水、遮光眼罩、记录单、笔、表	
操作过程	备蓝光箱	①放置：光疗箱放置在清洁、温湿度变化小、无阳光直射处 ②清洁：特别注意清除灯管及反射板的灰尘 ③加水：箱内水槽加灭菌注射用水至水位指示线 ④检查、预热：接通电源，检查线路及灯管亮度，箱温预热至 30 ～ 32℃，相对湿度达 55% ～ 65%	
	核对解释	两人核对患儿姓名、床号，向家长做好解释工作以取得合作	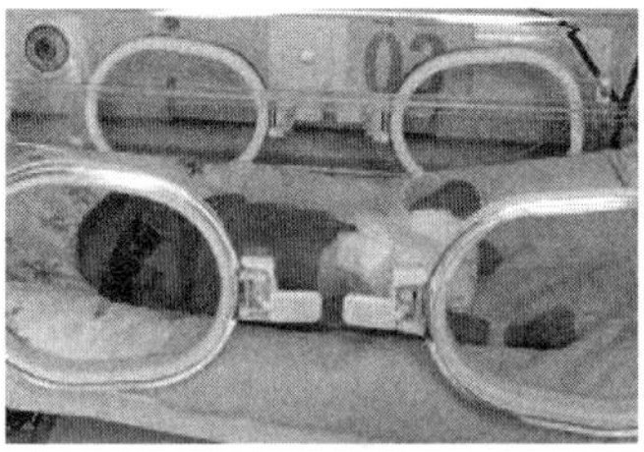 图 9-31 戴遮光眼罩、裹尿布
	入箱操作	将患儿全身裸露，用尿布遮盖会阴、肛门部，男婴注意保护阴囊，佩戴遮光眼罩（图 9-31）；将患儿放入已预热好的光疗箱中，灯管距离患儿皮肤 33 ～ 55cm（图 9-32），开启蓝光灯；记录入箱开始照射时间	
	光疗照射	①皮肤均匀受光：尽量广泛照射身体（图 9-33），若使用单面光疗箱，应每 2 小时更换体位 1 次（仰卧、侧卧、俯卧交替照射） ②监测体温变化：每 2 ～ 4 小时测量体温 1 次或根据病情及体温情况随时测量，使体温保持在 36 ～ 37℃；如体温超过 37.8℃或低于 35℃，应暂停光疗，待体温恢复正常后再继续照射 ③严密观察病情：观察患儿的精神、反应、呼吸、脉搏、皮肤颜色和完整性、大小便、黄疸程度变化等 ④保证水分和营养：按需喂奶，在 2 次喂奶之间喂水	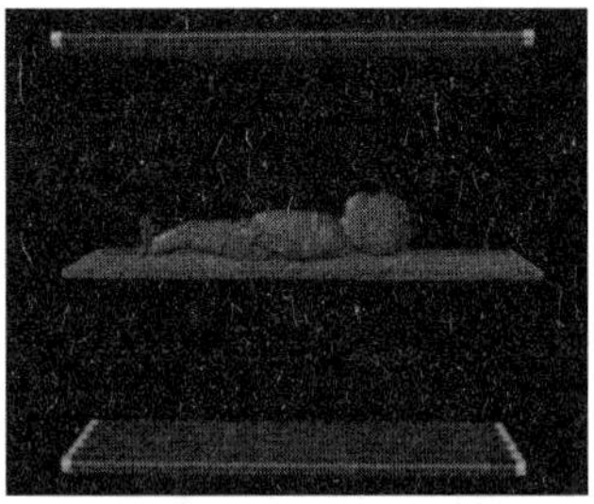 图 9-32 灯管与患儿皮肤距离
	出光疗箱	遵医嘱停止光疗，出箱前将衣物预热，给患儿穿好，抱出光疗箱，除去遮光眼罩，妥善安置；关闭电源开关	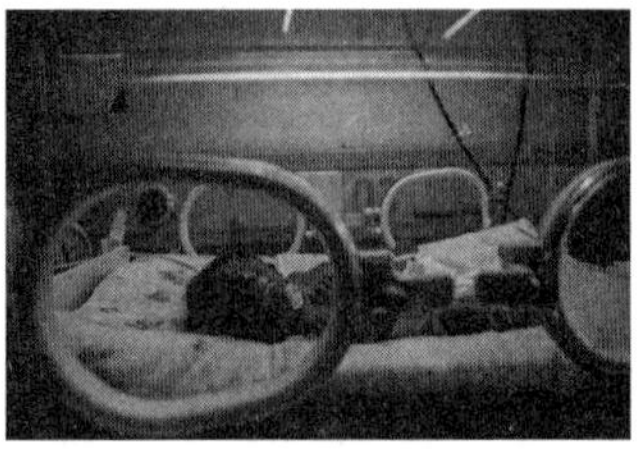 图 9-33 皮肤均匀受光
	整理记录	清理用物，光疗箱终末处理；洗手、脱口罩，取下墨镜；记录出箱时间、灯管使用时间、患儿生命体征等，签名	

续表

操作程序	简要流程	操作要点	图示
操作评价	操作过程	操作方法正确，动作轻柔，无损伤	
	操作效果	患儿生命体征平稳，无不良反应；血清胆红素浓度降低；情感交流有效	

2. 操作关键点

(1) 入箱前做好患儿皮肤准备工作：①为患儿沐浴，禁忌在皮肤上涂粉和油类；②修剪指甲，防止抓破皮肤；③关键部位遮盖保护，如眼睛、会阴、肛门、阴囊等，随时观察遮盖物有无脱落。

(2) 光疗过程中严密监测患儿体温及血清胆红素的变化，注意观察患儿的精神、反应、黄疸程度变化；观察大小便颜色与性状；检查皮肤有无发红、干燥、皮疹，如有异常及时报告医师。

(3) 光疗箱每天清洁，保持灯管及反射板清洁，防止灰尘影响光照强度；灯管使用时间达 1000 小时必须及时更换。

3. 操作测评标准

程序		分值	考核评价要点	评分等级			得分	存在问题
				A	B	C		
护士准备		4	仪表着装符合要求	2	1	0		
			核对医嘱及执行单正确	2	1	0		
操作评估		8	了解患儿病情全面	4	3	2		
			检查光疗箱性能方法正确	4	3	2		
操作准备	患儿	2	已沐浴，修剪指甲	2	1	0		
	环境	2	符合操作要求	2	1	0		
	护士	2	洗手、戴口罩、戴墨镜正确	2	1	0		
	用物	2	准备齐全、准确，放置合理	2	1	0		
操作过程	备光疗箱	12	放置位置合理、安全	2	1	0		
			光疗箱清洁	2	1	0		
			湿化器水槽内加蒸馏水至水位指示线	4	3	2		
			检查灯管性能、预热光疗箱方法正确	4	3	2		
	核对解释	4	核对患儿床号、姓名正确	2	1	0		
			解释清晰到位，家长理解配合	2	1	0		
	入箱操作	16	患儿全身裸露，尿布遮盖会阴、肛门部	4	3	2		
			遮光眼罩固定，完全遮眼，不影响呼吸	4	3	2		
			放入患儿正确，灯管距患儿皮肤距离适当	4	3	2		

续表

程序		分值	考核评价要点	评分等级 A	B	C	得分	存在问题
操作过程	入箱操作	16	开启光疗灯，记录光疗开始时间正确	4	3	2		
	光疗照射	22	皮肤均匀受光，单面照射定时更换体位	6	4	2		
			监测体温及时	6	4	2		
			正确观察并处理照射中出现的情况	6	4	2		
			保证水分和营养供给	4	3	2		
	出光疗箱	8	符合出光疗箱标准	2	1	0		
			出箱前衣服预热，给患儿穿好	2	1	0		
			抱患儿出光疗箱，除去眼罩、安置妥当	2	1	0		
			关闭电源开关正确	2	1	0		
	整理记录	8	清理用物正确	2	1	0		
			光疗箱终末处理正确	2	1	0		
			洗手、脱口罩方法正确	2	1	0		
			记录方法准确、签名	2	1	0		
操作评价		10	关爱患儿、动作轻巧、舒适安全	3	2	1		
			操作熟练、准确	3	2	1		
			整体计划性好	2	1	0		
			操作时间不超过 10 分钟	2	1	0		
关键缺陷			未体现人文关怀、无沟通、无安全意识、查对不严、未使患儿皮肤均匀受光、致患儿损伤等均为不及格					
总分		100						

技能 7　婴儿口服喂药

1. 操作流程

操作程序	简要流程	操作要点	图示
护士准备	素质要求	着装整洁、举止端庄、语言柔和、动作轻柔	
	核对签名	两人核对医嘱及执行单，签名	
操作评估	患儿病情	年龄、意识状况、进食情况、口腔黏膜情况等	

续表

操作程序	简要流程	操作要点	图示
操作评估	治疗情况	用药史、药物过敏史、家族史	
操作准备	患儿准备	喂乳前或 2 次喂乳之间	
	环境准备	安静整洁，温湿度适宜，光线适中	
	护士准备	洗手，戴口罩	
	用物准备	发药车、口服药、服药卡、药杯、药匙、小毛巾、水壶内盛温开水、记录单、笔	
操作过程	摆放药物	查对药名、剂量、浓度、有效期，检查药物有无变质，将药物倒入药杯内加少量温开水溶化	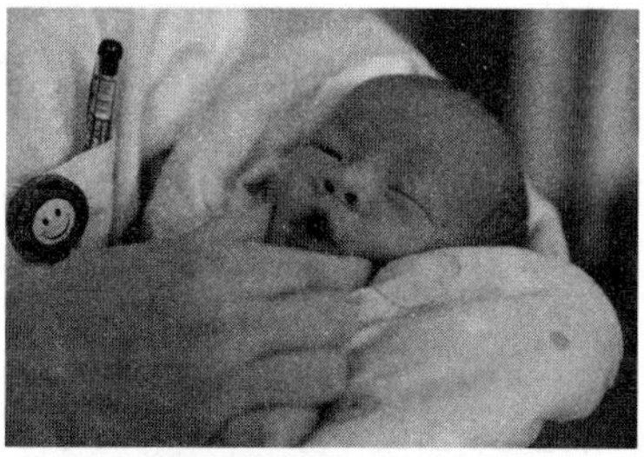 图 9-34　抱起喂药时轻捏双颊
	核对解释	核对患儿姓名、床号，向家长做好解释以取得合作	
	合适体位	①助手抱起患儿，以一侧手臂固定患儿双臂及头部；不宜抱起者，使患儿侧卧位，头部抬高 ②小毛巾围于患儿颈部及前胸	
	喂服药物	①抱起喂药：助手一手轻捏病儿双颊（图 9-34），使其张口；护士用药匙盛药，顺口角放入口中舌上，缓慢倒入药液，药匙在患儿口中停留片刻（图 9-35），直至其咽下药物，必要时喂服少量温开水 ②卧位喂药：护士左手固定患儿前额并轻捏其双颊（图 9-36），使其张口，右手持药杯从患儿口角顺口颊方向慢慢倒入，待其咽下后移开药杯，必要时喂服少量温开水	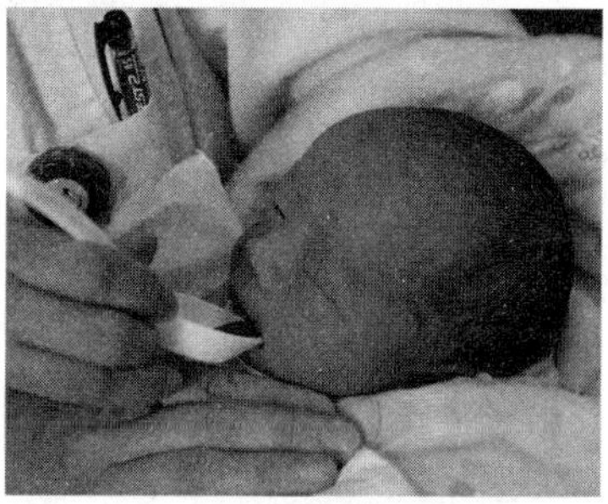 图 9-35　抱起缓慢喂药 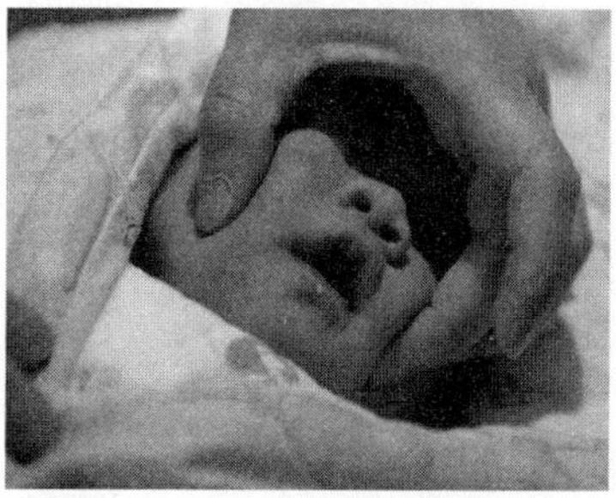 图 9-36　卧位喂药时轻捏双颊
	核对观察	再次核对，观察服药后反应	
	整理记录	置患儿于右侧卧位，或平卧头偏向一侧；清理用物；洗手、脱口罩；记录服药时间，签名	
操作评价	操作过程	操作熟练，动作轻巧	
	操作效果	严格执行查对制度，患儿无呛咳、无溢药，情感交流有效	

2. 操作关键点

(1) 严格执行查对制度和药疗原则，保证用药剂量准确无误。

(2) 严禁捏住鼻孔强行灌药，以防药液吸入呼吸道造成呛咳、窒息。可用拇指与示指轻轻捏住双颊，使之吞咽后再松手。

(3) 密切观察药效及药物不良反应。

3. 操作测评标准

程序		分值	考核评价要点	评分等级			得分	存在问题
				A	B	C		
护士准备		4	仪表着装符合要求	2	1	0		
			核对医嘱及执行单正确	2	1	0		
操作评估		8	了解患儿病情全面	4	3	2		
			询问用药史、过敏史正确	4	3	2		
操作准备	患儿	2	喂乳前或2次喂乳之间	2	1	0		
	环境	2	符合操作要求	2	1	0		
	护士	2	洗手、戴口罩正确	2	1	0		
	用物	2	准备齐全、准确，摆放合理	2	1	0		
操作过程	摆放药物	18	核对药物正确	5	4	3		
			检查药物质量正确	5	4	3		
			倒取药物方法、剂量正确	8	6	4		
	核对解释	4	核对患儿正确	2	1	0		
			解释清晰到位，家长理解配合	2	1	0		
	合适体位	6	患儿体位安置正确	4	3	2		
			围小毛巾部位、方法正确	2	1	0		
	喂服药物	26	固定前额、轻捏双颊方法正确	8	6	4		
			喂药方法、动作正确	8	6	4		
			药匙和药杯停留、移开时机合适	8	6	4		
			必要时喂服少许温开水	2	1	0		
	核对观察	6	再次核对正确	3	2	1		
			观察服药后反应	3	2	1		
	整理记录	10	安置患儿卧位正确	4	3	2		
			清理用物正确	2	1	0		
			洗手、脱口罩正确	2	1	0		
			记录正确，签名	2	1	0		
操作评价		10	关爱患儿，动作轻巧、舒适安全	3	2	1		
			操作熟练、准确、规范	3	2	1		
			整体计划性好	2	1	0		
			操作时间不超过5分钟	2	1	0		
关键缺陷			未体现人文关怀、无沟通、查对不严、用药前未询问过敏史、致患儿损伤等均为不及格					
总分		100						

附表 6　母乳喂养指导

1. 操作流程

操作程序	简要流程	操作要点	图示
护士准备	素质要求	着装整洁、举止端庄	
操作评估	新生儿情况	年龄、意识状态、营养状况、喂乳情况、吸吮及吞咽情况	
	产妇情况	年龄，健康状况，抱婴体位，乳汁分泌、乳管通畅情况，对母乳喂养认知及合作程度	
操作准备	新生儿准备	更换清洁尿布	
	产妇准备	清洁双手，按摩并毛巾热敷双侧乳房及乳头	
	环境准备	安静整洁，温湿度适宜，光线适中	
	护士准备	洗手	
	用物准备	尿布、尿布桶、小凳子、清洁小毛巾，必要时屏风或床帘遮挡	
操作过程	核对解释	核对新生儿姓名、床号，做好解释工作取得合作	
	喂养体位	摇篮式：指导产妇坐在椅子上，背后可垫一软枕或垫子，母亲将新生儿抱在怀里，使其头、肩枕于母亲哺乳侧肘弯，头、颈、背呈一直线，面对乳房，鼻头对乳头（图 9-37）	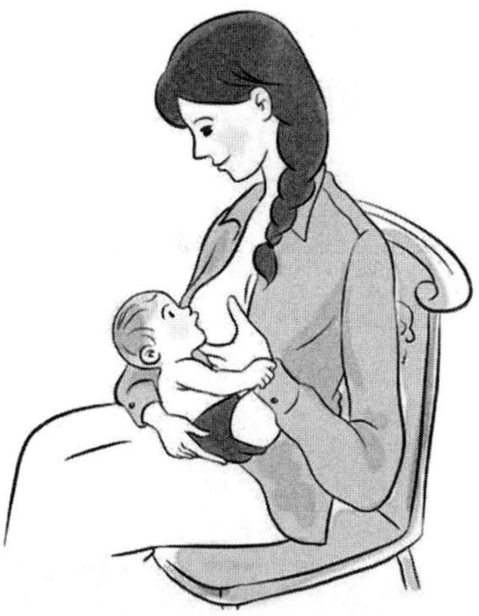 图 9-37　摇篮式哺乳体位
	托起乳房	指导产妇另一手大拇指放在乳房上方，指示支撑着乳房基底部，其余手指靠在乳房下的胸壁上，呈“C”字形托起乳房	
	含接乳头	指导产妇用乳头轻触新生儿口唇，刺激其吸吮反射，待新生儿张大嘴时迅速将全部乳头及大部分乳晕送进新生儿口中（图 9-38）	
	有效吸吮	新生儿慢而深的吸吮，能听到咽乳的声音，吸空一侧乳房再吸另一侧	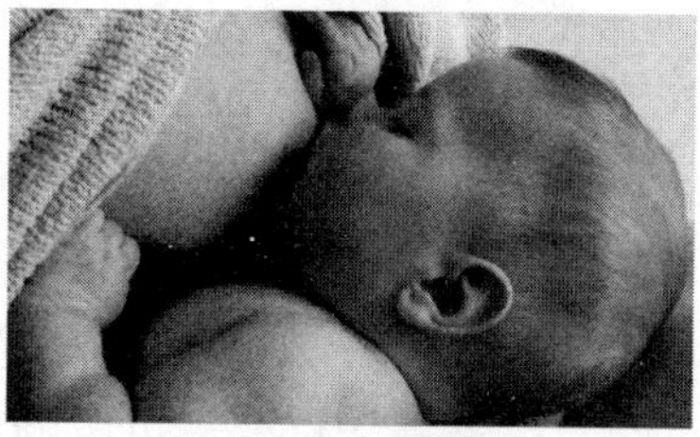 图 9-38　含乳姿势
	滑出乳头	哺乳完毕，指导产妇用示指轻压新生儿下颌，将乳头轻轻拔出（图 9-39）；用小毛巾擦拭嘴边溢出的乳液	
	拍背驱气	指导产妇将新生儿竖起直抱，头部靠于母亲肩上，用手掌轻拍背部，排出咽下的气体	

续表

操作程序	简要流程	操作要点	图示
	安置交代	指导产妇将新生儿置于右侧卧位，以防溢乳造成窒息，向产妇交代注意事项	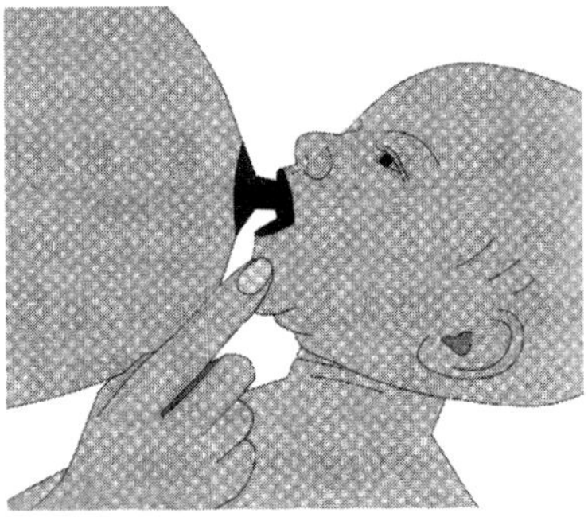 图 9-39　拔出乳头
	整理记录	妥善清理用物；记录喂养时间、全身情况，签名	
操作评价	操作过程	指导操作规范、熟练	
	操作效果	新生儿舒适、安静入睡、无哭闹；产妇安全、舒适、愉悦；沟通有效、指导正确、母乳喂养成功	

2. 操作关键点

(1) 每次哺乳时间不超过 20 分钟，两侧乳房轮流排空，先吸空一侧，再吸另一侧，下次则先吸上次未排空的一侧。

(2) 注意安全：哺乳时应防止乳房阻塞新生儿鼻部导致窒息；防止产妇发生乳头破裂或乳腺炎，如有乳房硬块或胀痛，应及早局部热敷或轻轻按摩将其软化，并于哺乳后用吸奶器将乳汁吸尽，防止乳腺炎；如患乳腺炎，应停止母乳喂养，若暂不哺乳，应及时吸出乳汁。

(3) 哺乳过程中指导母亲与新生儿进行语言及情感交流，使新生儿有愉悦的感受。

3. 操作考评标准

程序		分值	考核评价要点	评分等级			得分	存在问题
				A	B	C		
护士准备		4	仪表着装规范	2	1	0		
			语言表达清晰	2	1	0		
操作评估		6	了解新生儿情况全面	3	2	1		
			了解产妇情况充分	3	2	1		
操作准备	新生儿	2	已更换清洁尿布	2	1	0		
	产妇	3	已洗手，已擦拭乳房及乳头	3	2	1		
	护士	2	沟通技巧，相关知识准备充分	2	1	0		
	用物	2	准备齐全、准确、放置合理	2	1	0		
	环境	1	符合操作要求	1	0	0		
操作过程	核对解释	4	核对新生儿正确	2	1	0		
			宣教、解释清晰到位，产妇理解配合	2	1	0		
	喂养体位	10	指导安置产妇喂养体位正确	5	3	1		
			指导产妇抱新生儿姿势正确	5	3	1		
	托起乳房	5	指导产妇托起乳房方法正确	5	3	1		
	含接乳头	16	指导产妇利用觅乳反应正确	5	3	1		

续表

程序	分值	考核评价要点	评分等级 A	B	C	得分	存在问题
		婴儿含住大部分乳晕及乳头	5	3	1		
		婴儿能自由用鼻呼吸	6	4	2		
有效吸吮	10	告知产妇判断有效吸吮方法正确	5	3	1		
		指导双乳轮流哺乳	5	3	1		
滑出乳头	5	指导产妇拔出乳头方法正确	5	3	1		
拍背驱气	10	指导产妇哺乳后将新生儿竖起直抱	5	3	1		
		手掌轻拍背部，排出气体	5	3	1		
安置交代	6	协助产妇将新生儿置于右侧卧位	3	2	1		
		交代注意事项全面	3	2	1		
整理记录	4	清理用物正确	2	1	0		
		记录正确	2	1	0		
操作评价	10	关爱母婴，动作轻巧，舒适安全	3	2	1		
		操作熟练、准确	3	2	1		
		整体计划性好	2	1	0		
操作评价	10	操作时间不超过10分钟	2	1	0		
关键缺陷		未体现人文关怀、无沟通，查对不严，新生儿呕吐，致新生儿损伤等均不及格					
总分	100						

单元拓展训练

案例 9-2

患儿，女，13天。出生第2天皮肤黄染，第6天消退；第10天皮肤再次出现黄染，并逐渐遍及全身，精神委靡，吃奶差，来院就诊，为明确诊断，收住儿科病房。患儿系 G_1P_1，足月顺产，无窒息、产伤史，出生体重3500g，生后母乳喂养。

入院体格检查：足月新生儿貌，体重3850g，巩膜黄染，全身皮肤中度黄染、无皮疹，脐部残端有脓性分泌物渗出，心肺呼吸音（-），肝脾无肿大，神经系统（-）。查血清胆红素290μmol/L；血常规 WBC 17×10^9/L，N 0.68，L 0.32。入院诊断：新生儿高胆红素血症、新生儿脐炎。入院后给予新生儿护理常规、光照疗法、抗感染治疗、脐部护理等处理。经治疗护理5天后，患儿皮肤黄染消退，脐部干燥，精神、食欲好，复查血清总胆红素

64μmol/L，痊愈出院。

（一）讨论提纲

1. 患儿出生第2天皮肤黄染，第6天消退；第10天皮肤再次出现黄染，并逐渐遍及全身，血清胆红素290μmol/L，入院诊断：新生儿高胆红素血症、新生儿脐炎。工作任务提示：新生儿护理常规、光照治疗。

2. 患儿脐部残端有脓性分泌物渗出，血常规：WBC 17×10^9 /L，N 0.68，L 0.32。入院诊断：新生儿脐炎。处理：脐部护理、抗感染治疗。任务提示：新生儿沐浴和脐部护理、口服抗生素控制感染。

3. 患儿接受治疗护理5天后，皮肤黄染消退，脐部干燥，精神、食欲好，复查血清总胆红素64μmol/L，医嘱出院。工作任务提示：护士对患儿母亲进行婴儿盆浴和母乳喂养的指导。

（二）实训指导

1. 将全班学生分成若干小组，针对案例进行小组讨论，要求书面列出护理诊断 / 护理问题，并初步制订护理计划。

2. 各小组成员分工合作，按工作情景与任务分别扮演护士、病人、家属、医师等不同角色，进行角色扮演模拟综合实训。

（陈　捷）

教 学 大 纲

一、课程性质和课程任务

《护理技术综合实训》是中等卫生职业教育护理、助产等专业一门重要的专业技能课程。本课程的主要内容包括基础护理技术操作和专科护理技术操作。本课程的任务是紧密结合临床实际，加强实训，培养“贴近社会、贴近岗位、贴近病人”的高素质实用型、技能型护理人才。

二、课程教学目标

（一）职业素养目标

1. 有互相帮助、互相学习的团队协作精神。

2. 具备勤于思考、刻苦钻研、勇于探索的良好作风。

3. 能在各种实际操作中，体现护士应有的素质，具有良好的礼仪、仪表、语言、应变能力、口头表达能力等，注重人文关怀。

（二）专业知识和技能

1. 独立完成大纲规定的护理技能操作。

2. 能对实训技能进行概括性表述。

3. 能熟练掌握基本操作技能，具有观察、分析及解决问题的能力。

4. 能对临床案例进行分析与讨论。

5. 通过典型案例讨论、护理工作任务分析，掌握对常见健康问题的评估，并初步制订护理措施。

三、教学内容和要求

教学内容	教学要求		教学活动参考
	学会	掌握	
一、病人入院和出院护理			
（一）入院前护理			
技能 1　暂空床准备		√	示教
（二）入院时护理			
技能 2　病人入院护理	√		回示教

续表

教学内容	教学要求		教学活动参考
	学会	掌握	
技能 3　生命体征测量		√	练习
附表:体温单的绘制		√	见习
(三)入院后护理			
技能 4　麻醉床准备		√	角色扮演
技能 5　病人搬运	√		
(四)出院护理			
技能 6　病人出院护理	√		多媒体演示
技能 7　备用床准备		√	个案护理
二、外伤病人的护理			
(一)门诊手术治疗			
技能 1　卫生洗手		√	示教
技能 2　无菌技术基本操作		√	回示教
技能 3　隔离技术基本操作		√	练习
技能 4　基本止血与包扎技术	√		见习
(二)门诊破伤风抗毒素注射			
技能 5　皮内注射		√	角色扮演
技能 6　肌内注射		√	多媒体演示
(三)门诊伤口护理			
技能 7　伤口换药	√		个案护理
三、长期卧床病人的护理			
(一)卧位安置			
技能 1　卧位安置、协助病人移向床头		√	示教
技能 2　协助病人翻身		√	回示教
(二)生活支持护理			
技能 3　床上洗发	√		练习
技能 4　床上擦浴	√		见习
技能 5　卧有病人床更换床单		√	角色扮演
(三)预防并发症			
技能 6　压疮预防		√	多媒体演示
技能 7　雾化吸入		√	个案护理
技能 8　体位引流及拍背排痰	√		示教
技能 9　被动性关节活动范围练习	√		回示教
四、高热病人的护理			
(一)静脉输液治疗			
技能 1　青霉素过敏试验		√	练习
技能 2　周围静脉输液		√	见习

续表

教学内容	教学要求		教学活动参考
	学会	掌握	
(二)降温			
技能3 温水/乙醇拭浴		√	角色扮演
(三)常规标本采集			
技能4 血标本采集	√		多媒体演示
技能5 痰标本采集	√		个案护理
技能6 尿标本采集	√		示教
技能7 粪便标本采集	√		回示教
(四)营养支持及清洁护理			
技能8 鼻饲护理		√	练习
技能9 口腔护理		√	见习
附表:昏迷病人口腔护理		√	角色扮演
五、手术病人的护理			
(一)术前护理			
技能1 手术区皮肤准备		√	多媒体演示
技能2 大量不保留灌肠术		√	个案护理
技能3 导尿管留置术		√	示教
(二)术中配合			
技能4 外科手消毒、穿无菌手术衣	√		回示教
技能5 消毒铺巾配合、器械台管理	√		练习
(三)术后护理			
技能6 胃肠减压护理	√		见习
技能7 胸腔闭式引流护理	√		角色扮演
技能8 膀胱冲洗护理	√		多媒体演示
六、重症病人的护理			
(一)协助诊断及病情检测			
技能1 心电图测量	√		示教
技能2 床边心电监护和血氧饱和度监测	√		回示教
(二)用药护理			
技能3 皮下注射		√	练习
技能4 静脉注射		√	见习
(三)安全防护与健康指导			
技能5 保护具的应用		√	角色扮演
技能6 糖尿病足预防	√		多媒体演示
技能7 跌倒的预防		√	个案护理
技能8 末梢血糖监测	√		个案护理
七、急危重症病人的抢救与护理			

续表

教学内容	教学要求		教学活动参考
	学会	掌握	
(一)紧急救治			
技能1 洗胃技术		√	示教
(二)现场复苏			
技能2 电击除颤技术	√		回示教
技能3 心肺复苏术		√	练习
技能4 简易呼吸气囊的使用	√		见习
(三)改善通气			
技能5 氧气吸入技术		√	角色扮演
附表:氧气筒供氧		√	多媒体演示
技能6 吸痰技术		√	个案护理
(四)气道管理			
技能7 气管切开护理	√		示教
(五)维持静脉输液			
技能8 静脉留置针输液	√		回示教
技能9 输液泵的使用	√		练习
八、孕产期护理技能			
(一)产前护理			
技能1 胎心音监测		√	见习
(二)产中配合			
技能2 会阴擦洗消毒、铺产台、接产	√		角色扮演
(三)产后护理			
技能3 外阴擦洗		√	多媒体演示
(四)妇科护理			
技能4 阴道冲洗		√	示教
技能5 阴道、子宫颈局部上药	√		回示教
九、新生儿及婴幼儿护理技能			
(一)一般护理			
技能1 婴儿体重、身长测量		√	练习
附表1 年长儿体重、身高测量		√	见习
技能2 新生儿沐浴及脐部护理		√	角色扮演
附表2 婴幼儿盆浴		√	多媒体演示
技能3 婴儿尿布更换		√	个案护理
技能4 婴儿乳瓶喂乳		√	示教
技能5 新生儿抚触		√	回示教
(二)治疗配合			
技能6 光照疗法	√		见习
技能7 婴儿口服喂药		√	角色扮演
附表3 母乳喂养指导		√	多媒体演示

四、学时分配建议（90 学时）

教学内容	学时数		
	理论	实践	合计
一、病人入院和出院护理		12	
二、外伤病人的护理		12	
三、长期卧床病人的护理		8	
四、高热病人的护理		12	
五、手术病人的护理		10	
六、重症病人的护理		10	
七、急危重症病人的抢救与护理		12	
八、孕产期护理技能		6	
九、新生儿及婴幼儿护理技能		6	
机动		2	
合计		90	

五、教学大纲说明

（一）适用对象与参考学时

本教学大纲主要供中等卫生职业教育护理、助产、医学检验、药剂等专业教学使用，第 4 学期开设，总学时为 90 学时，全部为实践教学。

（二）教学要求

1. 本课程应在完成护理学基础、健康评估及内、外、妇、儿等专科护理课程的学习后开设，目的在于强化学生进入临床实习前动手能力及其他综合能力的培养。

2. 本课程重点突出以能力为本位、发展技能为核心的教学理念，在实践技能方面分为熟练掌握、学会 2 个层次。熟练掌握：指能解决病人的健康问题，独立、规范地完成护理常用的技术操作。学会：指在教师的指导下能正确、规范地完成护理常用的技术操作。

（三）教学建议

1. 加强实训基地建设，建立模拟病区，营造仿真环境，开放实训室，让学生反复进行模拟练习。

2. 选择部分典型临床案例，开展丰富多彩的情境教学，使学生在临床护理情境中掌握所学知识，培养学生观察、分析、解决问题的能力，引导学生综合运用所学知识独立解决实际问题。

3. 本课程重点强调对学生专业能力和专业素质的测试。评价方法可采用必考与随机抽查相结合、回示教与仿真操作相结合等方式，加强对学生整体素质的考核，在操作考核中还应注重礼仪、仪表、语言、应变能力、口头表达能力的考核，培养学生具备良好的职业道德和基本的职业能力，通过融会贯通形成系统化的能力体系。

参 考 文 献

陈照坤，付能荣 . 2012. 护理技术 . 北京：科学出版社
程少贵 . 2016. 2016 护士执业资格考试辅导讲义 . 北京：人民卫生出版社
付能荣 . 2014. 护理技术 . 北京：科学出版社
傅一明 . 2002. 急救护理技术 . 北京：人民卫生出版社
高凤，张宝琴 . 2015. 儿科护理 . 第 3 版；北京：人民卫生出版社
广西壮族自治区卫生厅 . 2010. 55 项临床护理技术操作标准 . 南宁：广西人民出版社
郭蔚 . 2014. 基础护理实训 . 南昌：江西科学技术出版社
胡敏，朱京慈 . 2011. 儿科护理技术 . 北京：人民卫生出版社
黄惠清，高晓梅 . 2015. 护理技术综合实训 . 北京：人民卫生出版社
贾丽萍，宫春梓 . 2015. 基础护理学 . 北京：人民卫生出版社
姜安丽 . 2012. 新编护理学基础 . 北京：人民卫生出版社
姜小鹰 . 2012. 护理学综合实验 . 北京：人民卫生出版社
黎梅 . 2011. 妇产科护理 . 第 2 版；北京：科学出版社
李君，卢敬梅 . 2014. 内科护理查房手册 . 北京：化学工业出版社
李小寒，尚少梅 . 2013. 基础护理学 . 北京：人民卫生出版社
林梅英，朱启华 . 2014. 内科护理 . 北京：人民卫生出版社
马树平，李少芬 . 2010. 护理专业技术实训 . 第 2 版 . 北京：科学出版社
熊莉娟，吴丽芬，李力 . 2015. 儿科护理操作规程及评分标准 . 武汉：长江出版传媒、湖北科学技术出版社
严鹏霄，王玉升 . 2008. 外科护理 . 北京：人民卫生出版社
虞玲丽，李丽 . 2014. 急危重症护理查房手册 . 北京：化学工业出版社
张红，黄伦芳 . 2014. 外科护理查房手册 . 北京：化学工业出版社
张美琴 . 2014. 护理技能临床案例分析 . 上海：复旦大学出版社
张美琴，邢爱红 . 2014. 护理综合实训 . 北京：人民卫生出版社
中华医学会 . 2005. 临床技术操作规范 . 护理分册 . 北京：人民军医出版社

彩　插

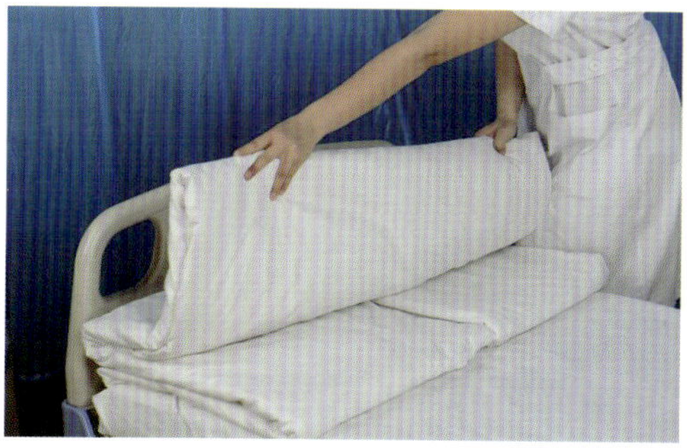

图 1-1　折叠盖被

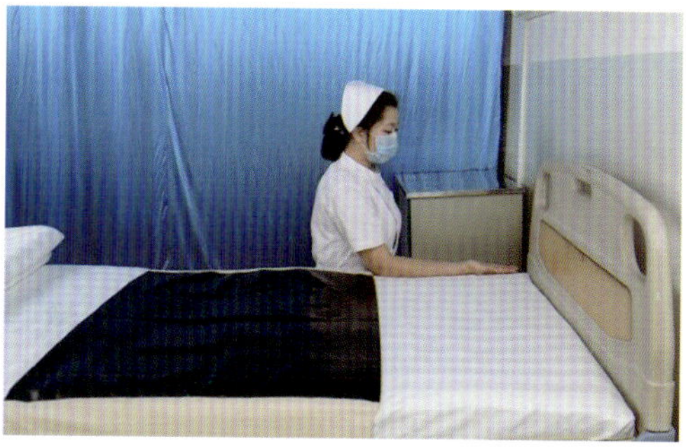

图 1-2　铺橡胶单位置

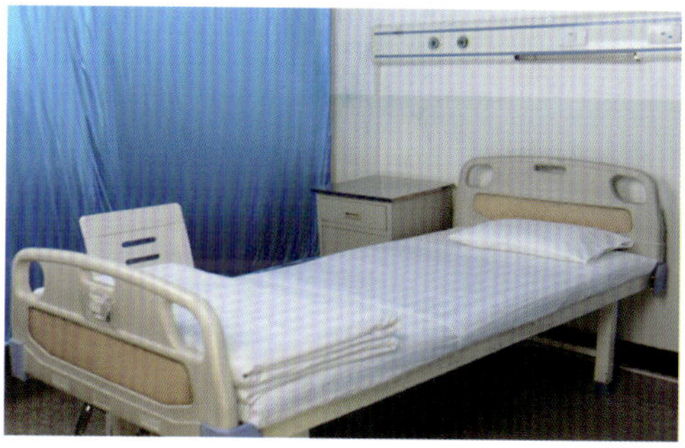

图 1-3　暂空床

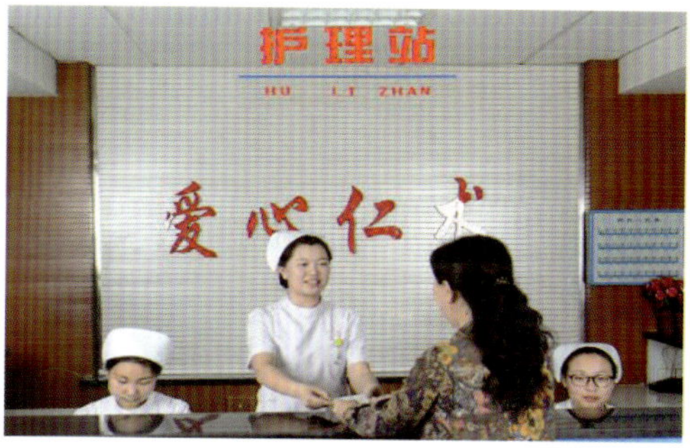

图 1-4　迎接病人

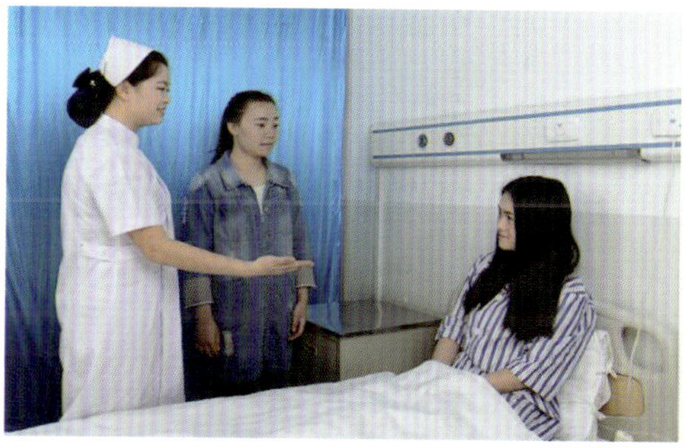

图 1-5　介绍设施

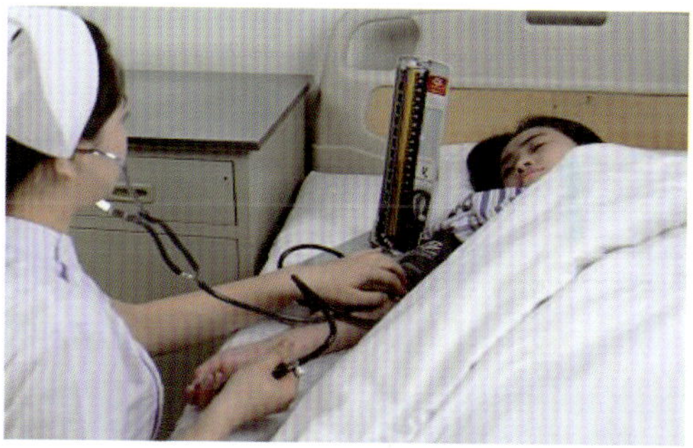

图 1-6　首次测量

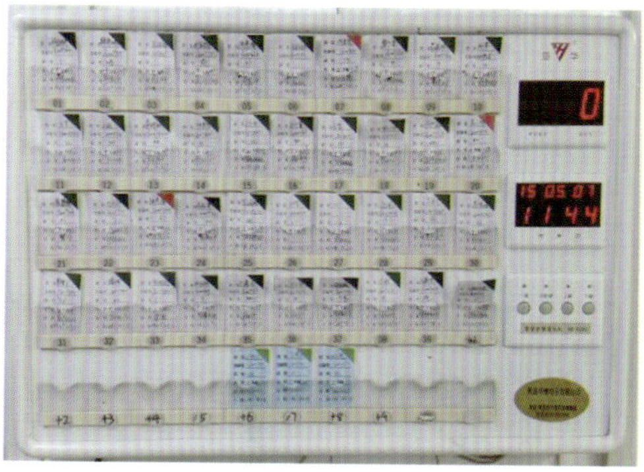

图 1-7　一览表诊断小卡

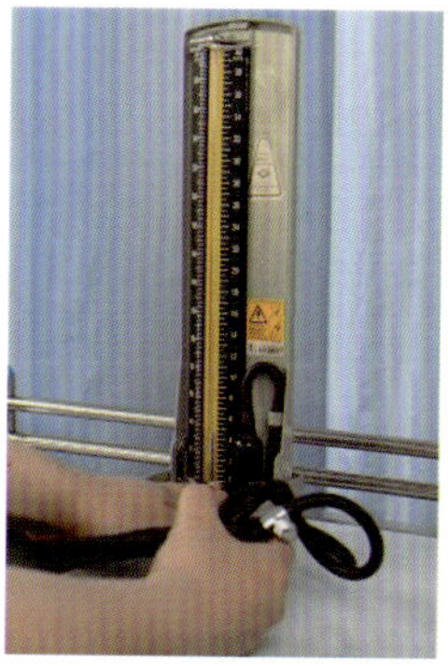

图 1-8　检查血压计

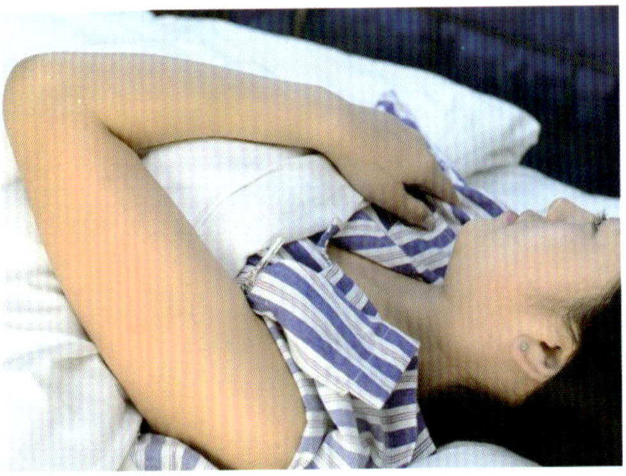

图 1-9　夹紧体温计

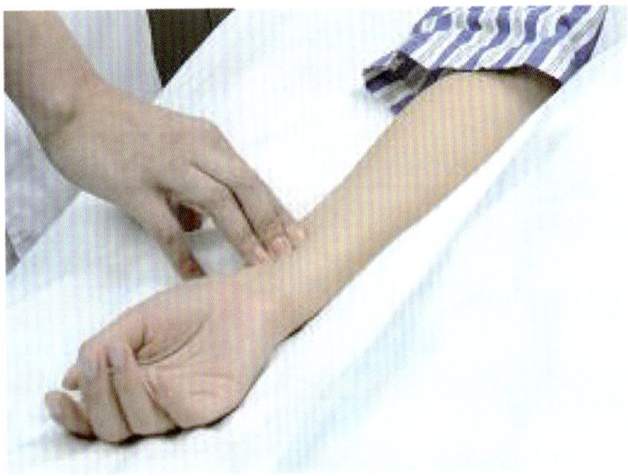

图 1-10　测量脉搏

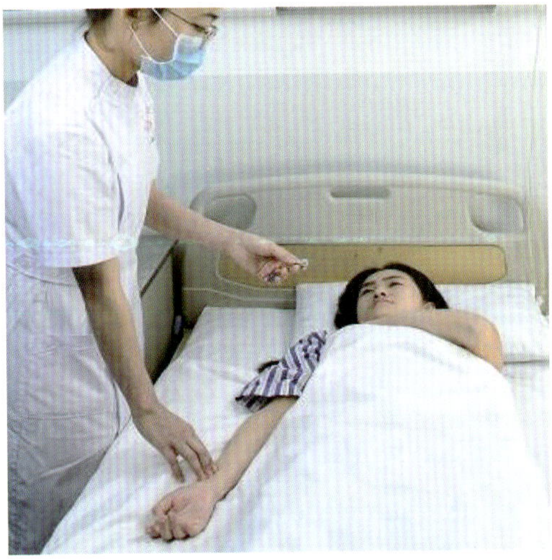

图 1-11　测量呼吸

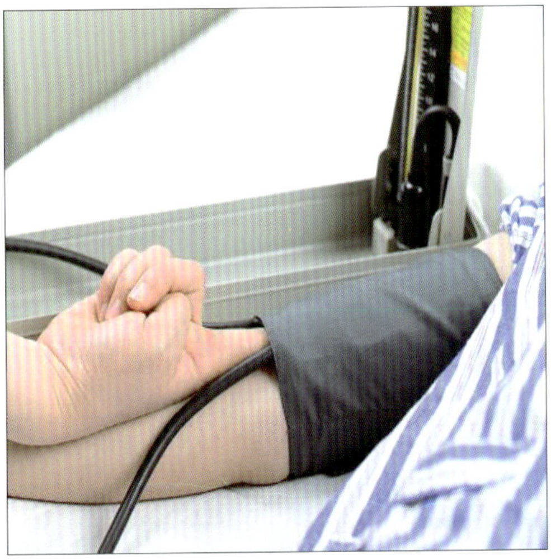

图 1-12　缠绕袖带

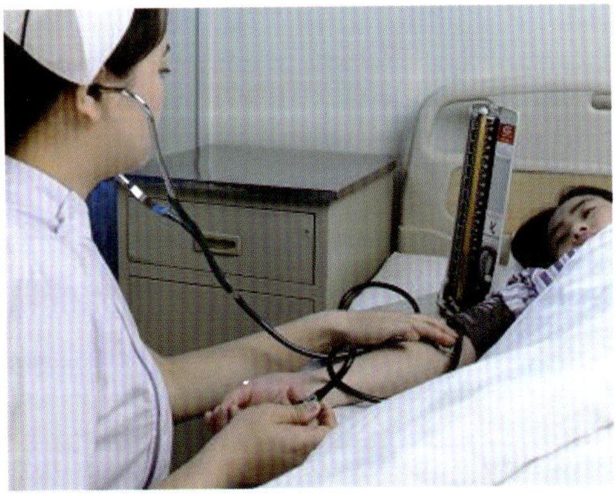

图 1-13　测量血压

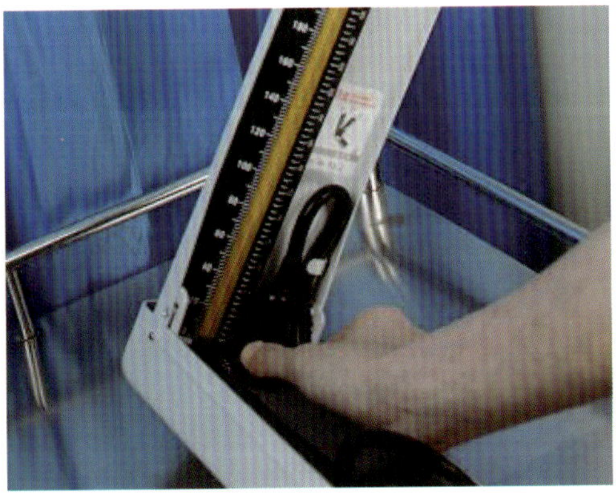

图 1-14　关水银槽开关

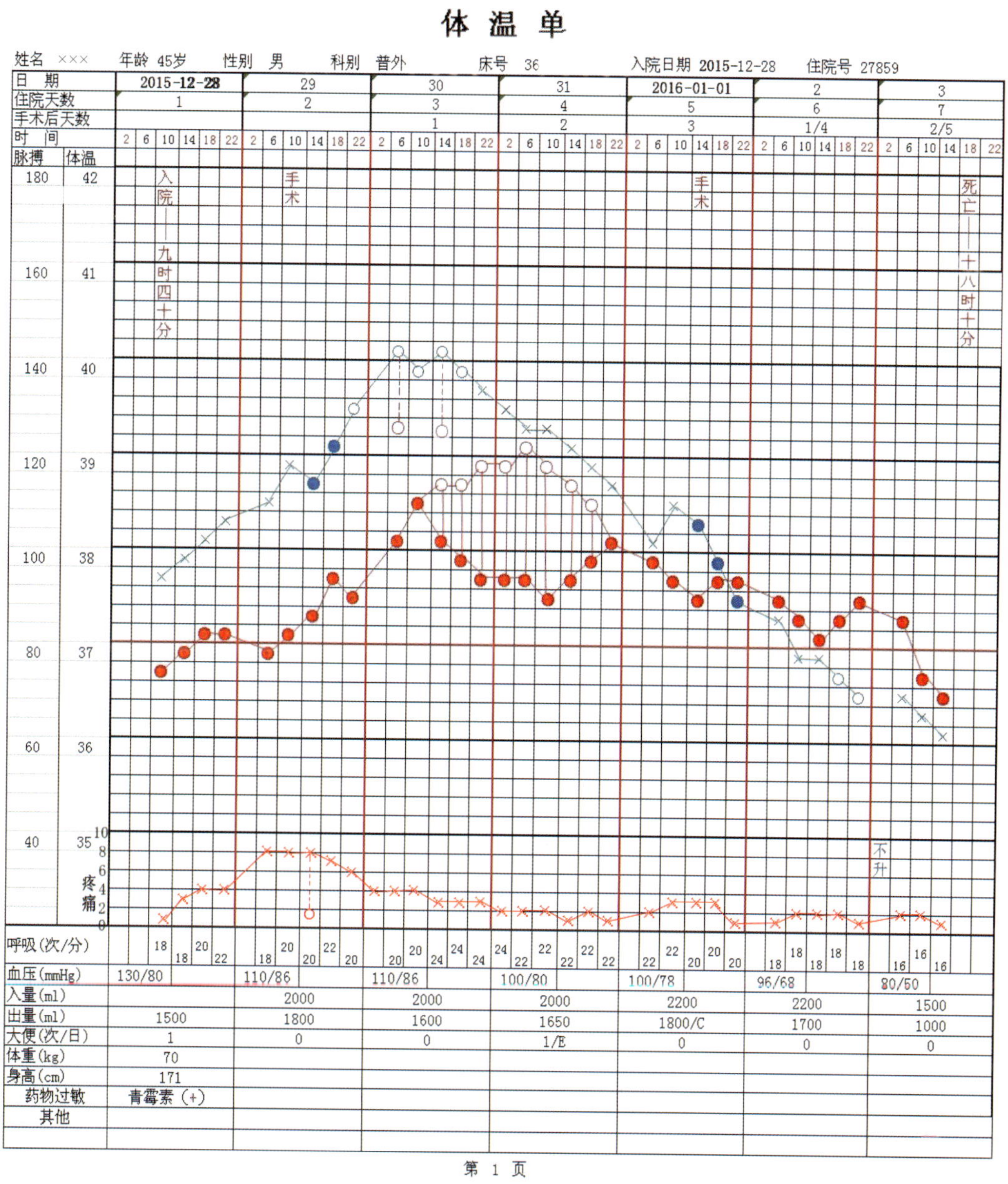

图 1-15　体温单的绘制

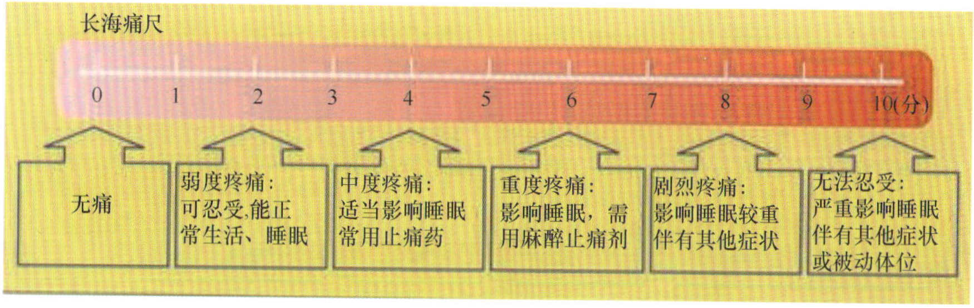

图 1-16　疼痛评估表

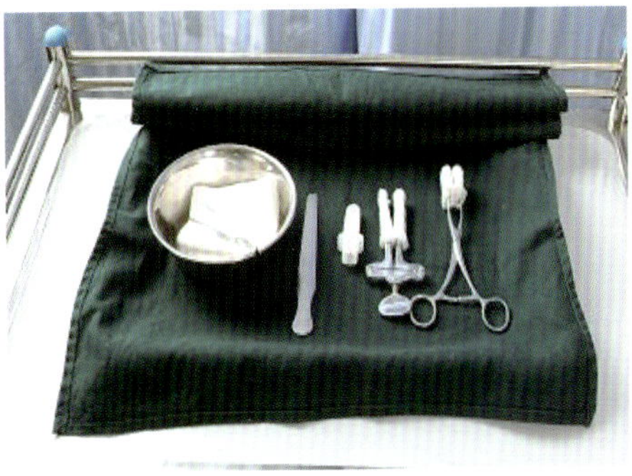

图 1-17　麻醉护理盘用物

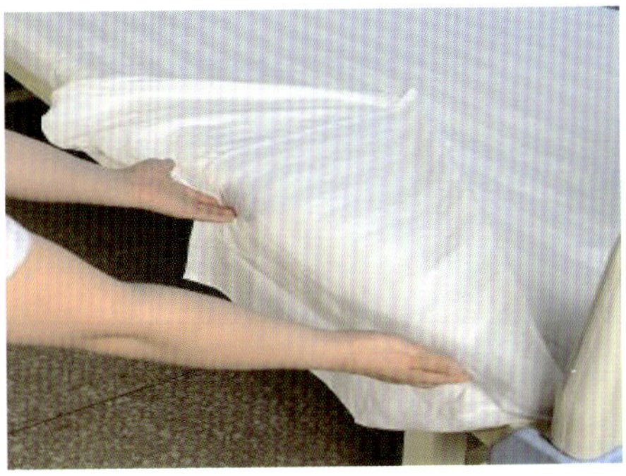

图 1-18　铺床角

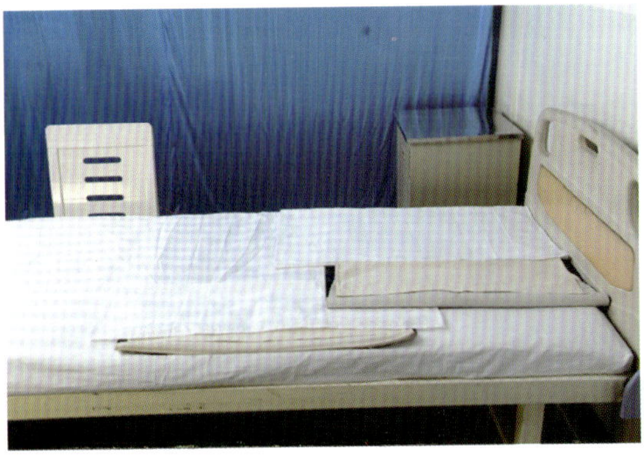

图 1-19　橡胶单和中单位置

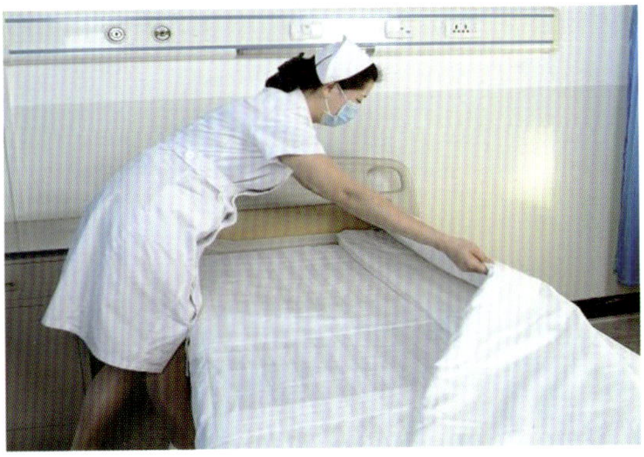

图 1-20　折叠盖被

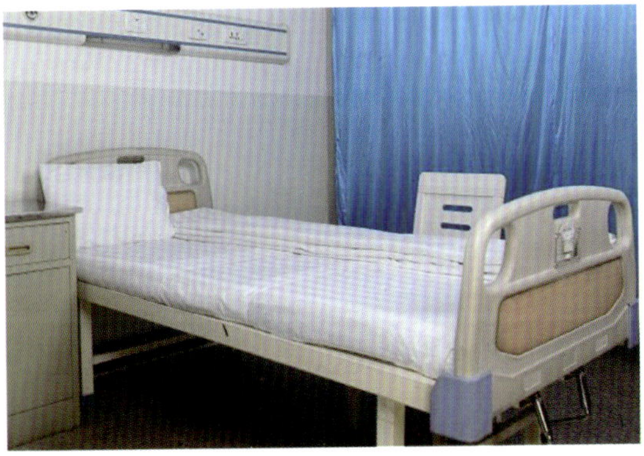

图 1-21　麻醉床

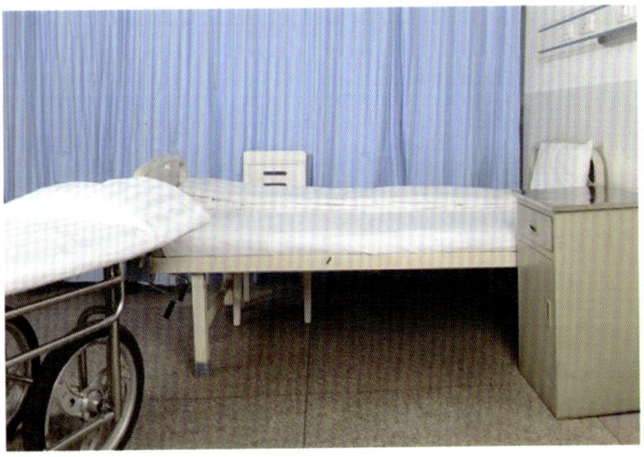

图 1-22　平车与床尾成钝角

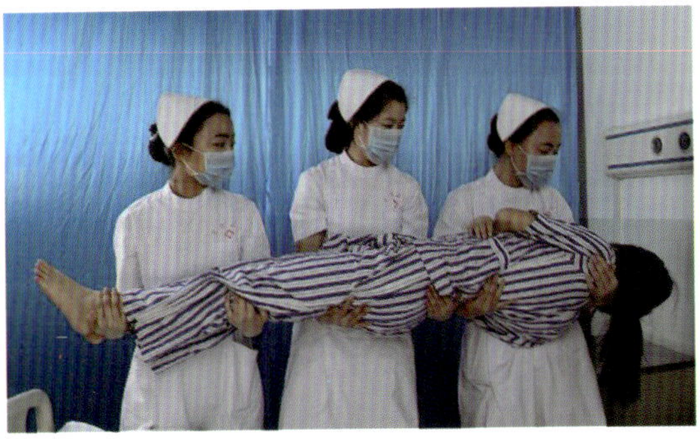

图 1-23　三人搬运法

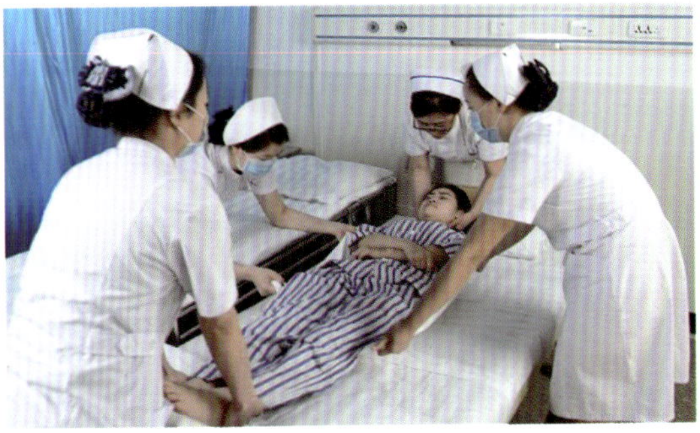

图 1-24　四人搬运法

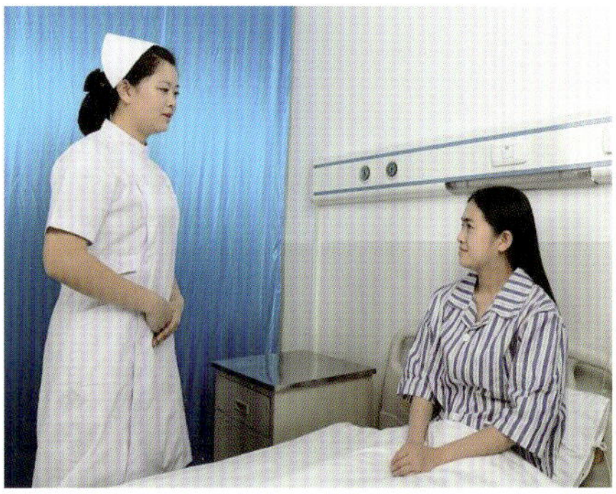

图 1-25　健康教育

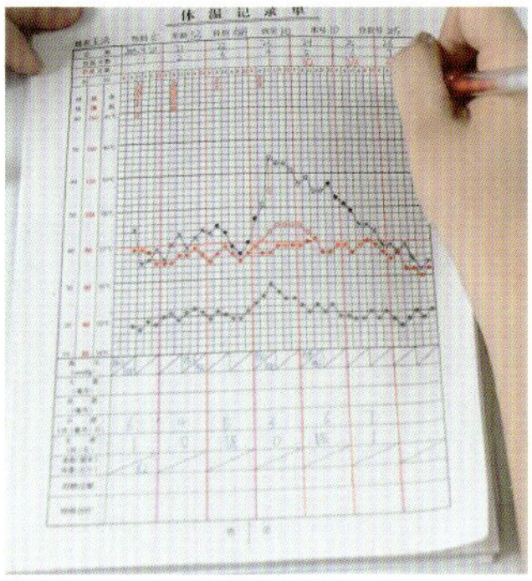

图 1-26　填写出院时间

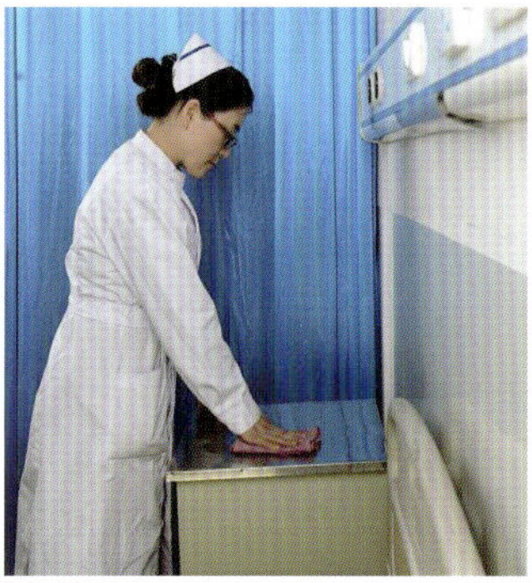

图 1-27　擦拭消毒

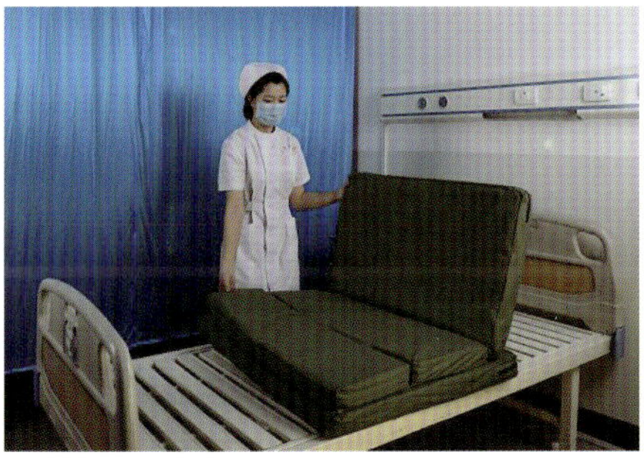

图 1-28　翻转床垫

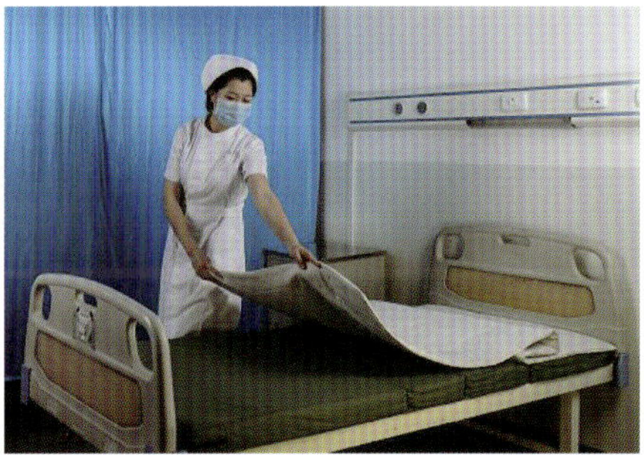

图 1-29　铺床褥

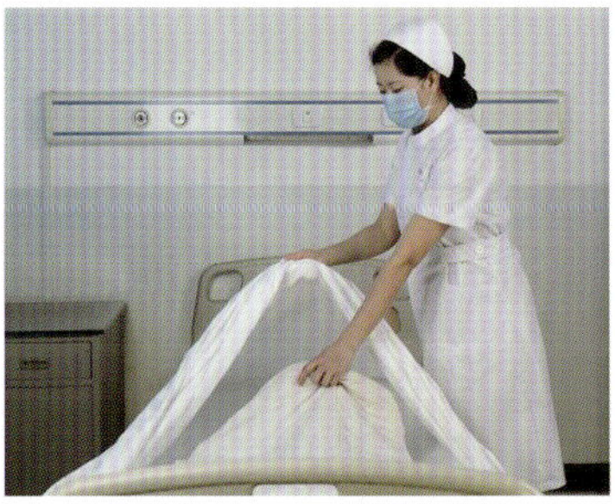

图 1-30　套被套

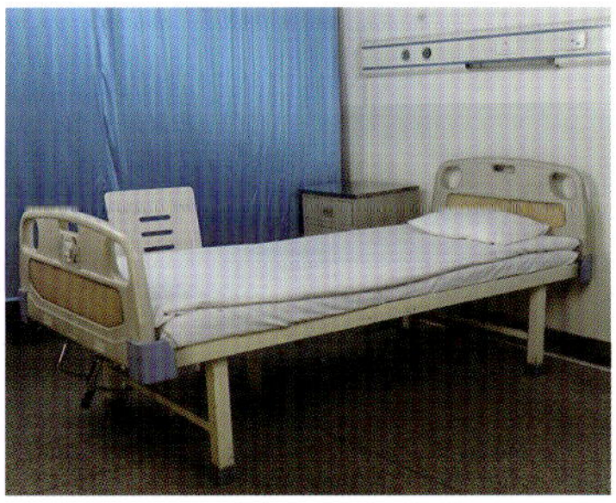

图 1-31　备用床

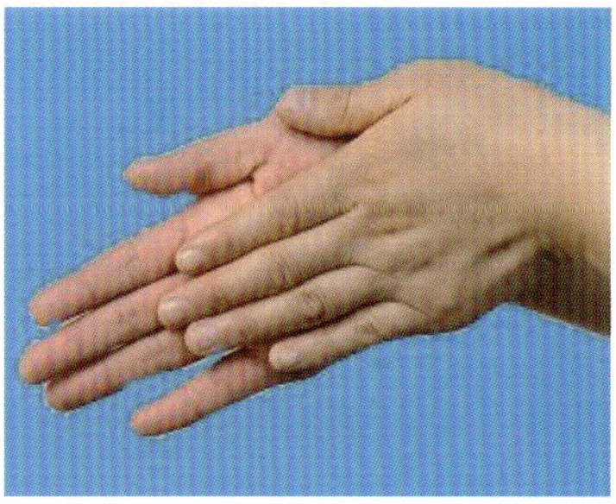

图 2-1　洗手掌

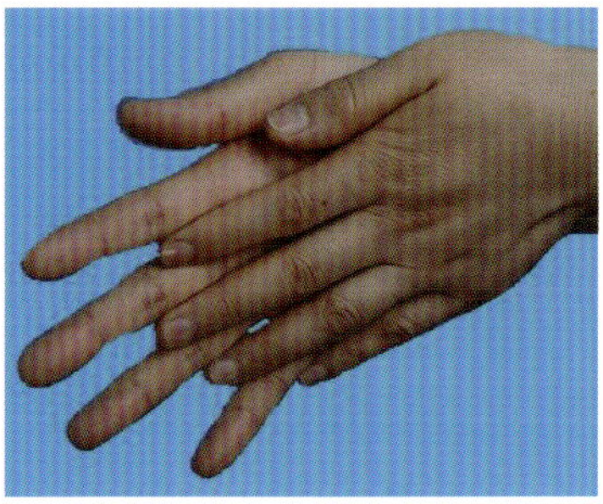

图 2-2　洗掌侧指缝

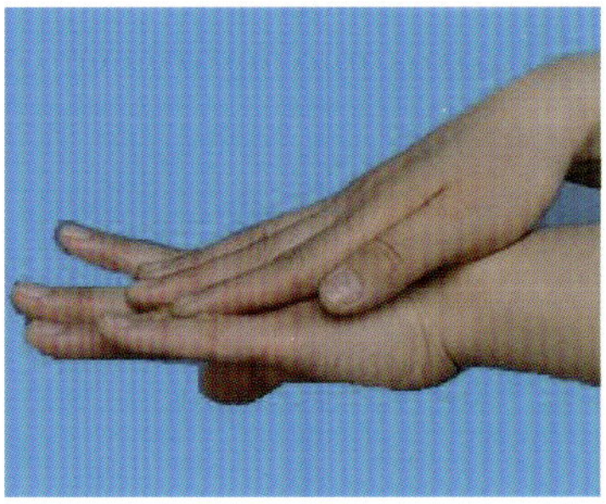

图 2-3　洗背侧指缝

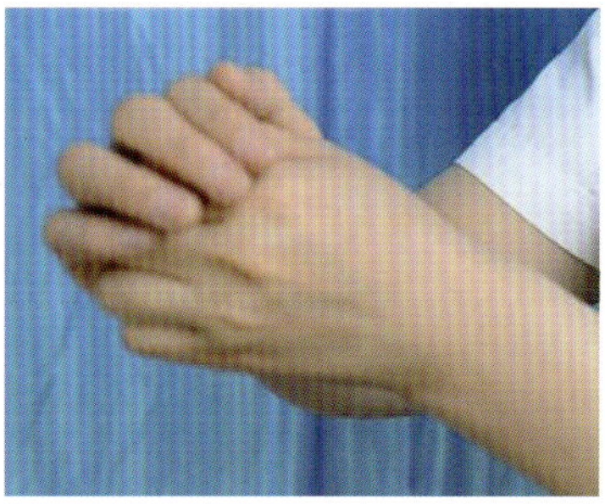

图 2-4　洗指背

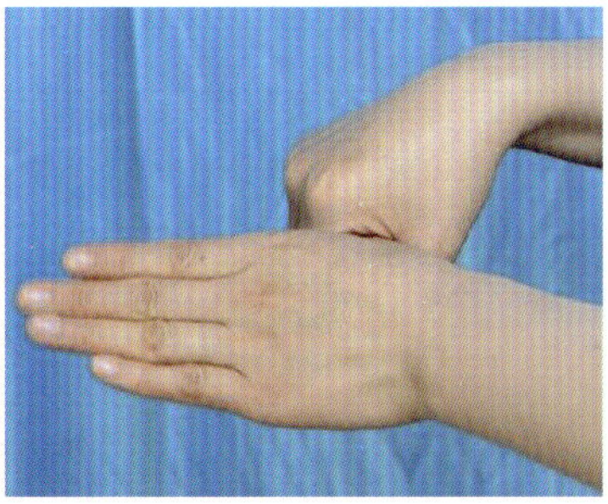

图 2-5　洗拇指

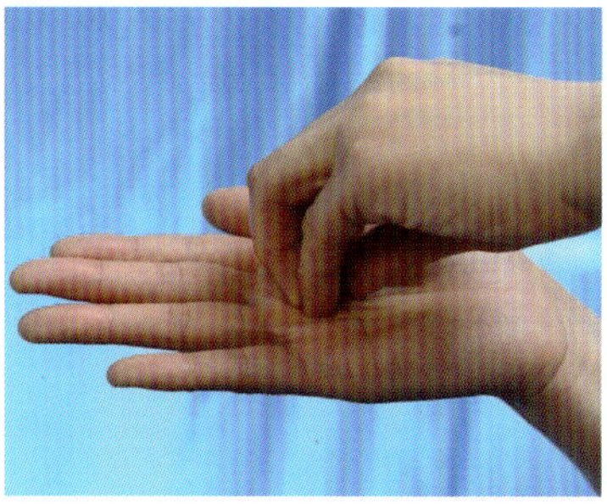

图 2-6　洗指尖

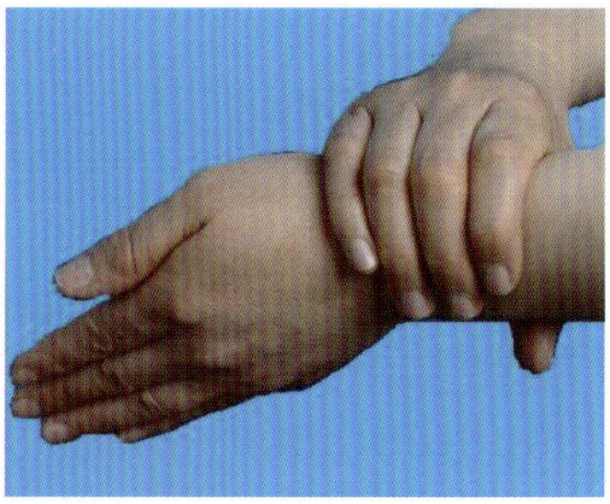

图 2-7　洗手腕

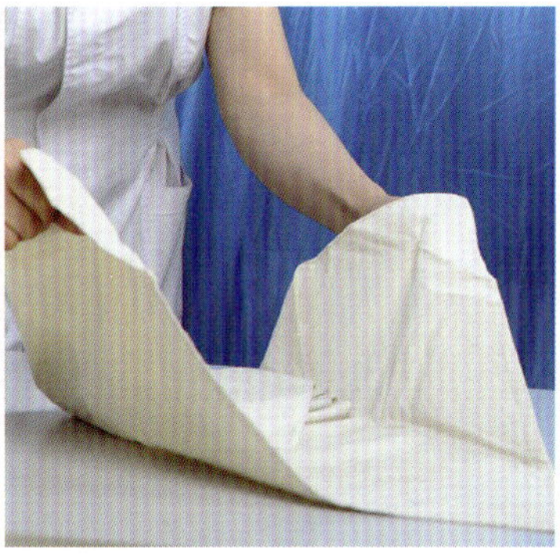

图 2-8　打开无菌包

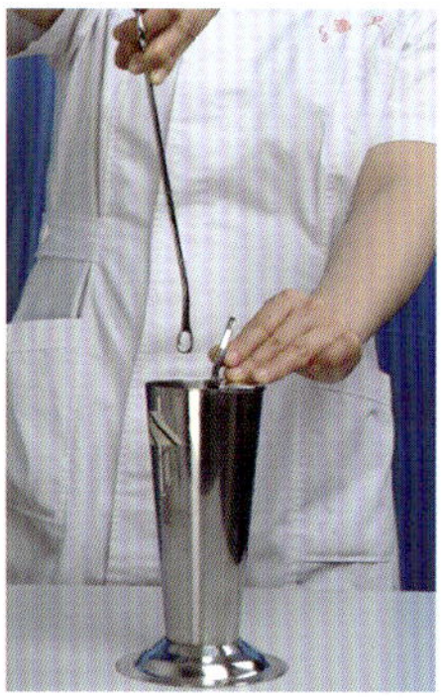

图 2-9　使用无菌持物钳

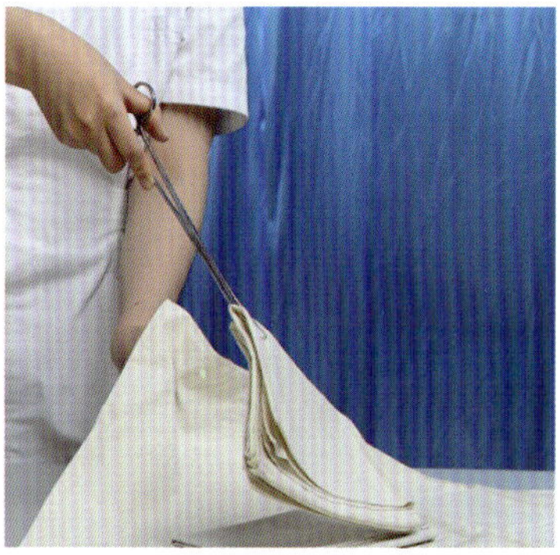

图 2-10　夹取治疗巾

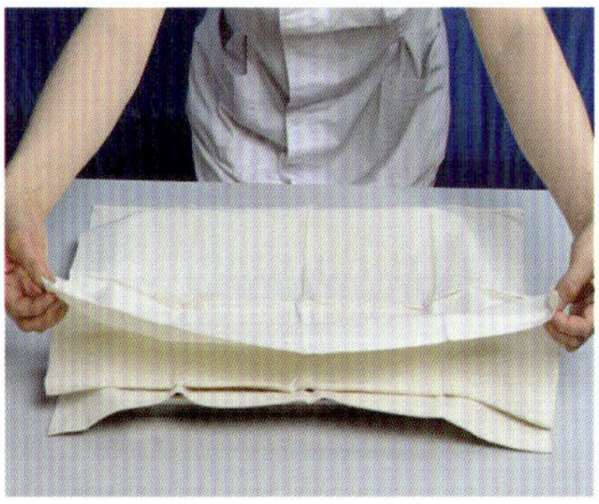

图 2-11　铺无菌盘

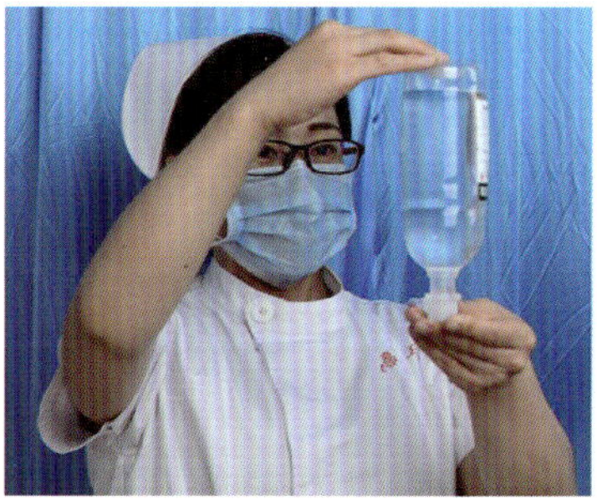

图 2-12　检查无菌溶液

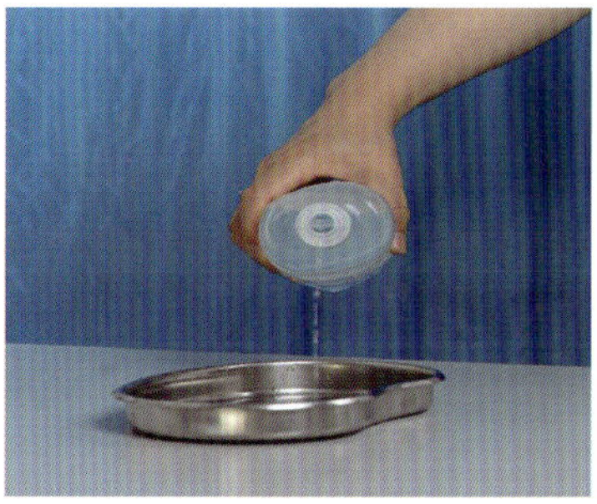

图 2-13　冲洗瓶口

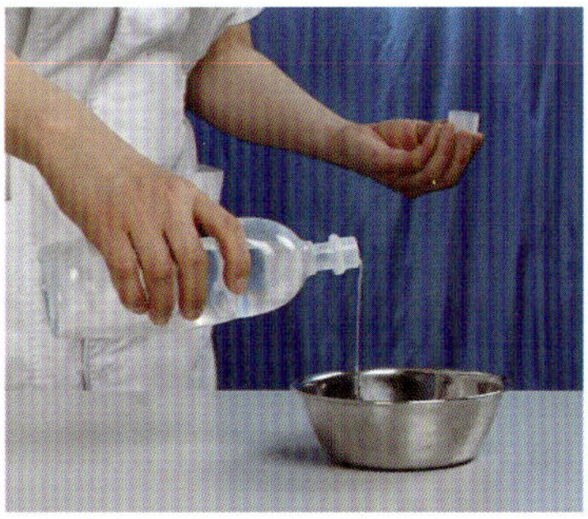

图 2-14　倒无菌溶液

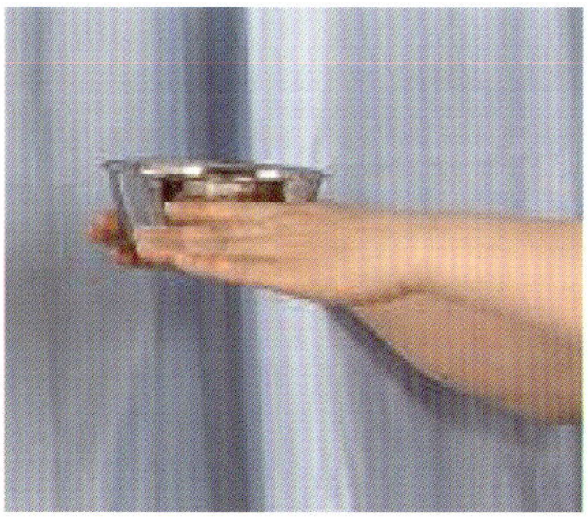

图 2-15　持无菌容器

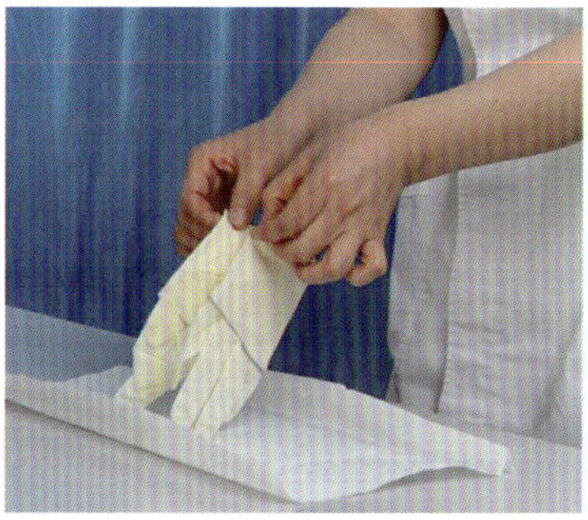

图 2-16A　戴无菌手套

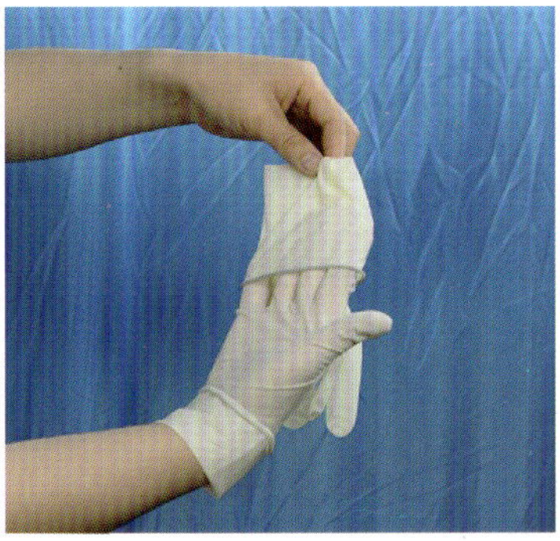

图 2-16B　戴无菌手套

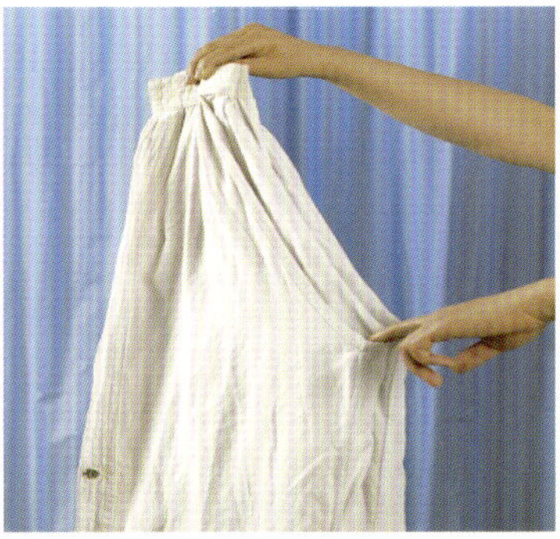

图 2-17　取隔离衣

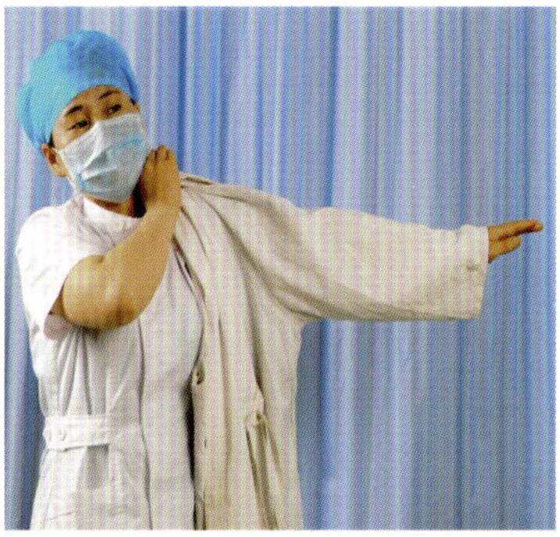

图 2-18　穿衣袖

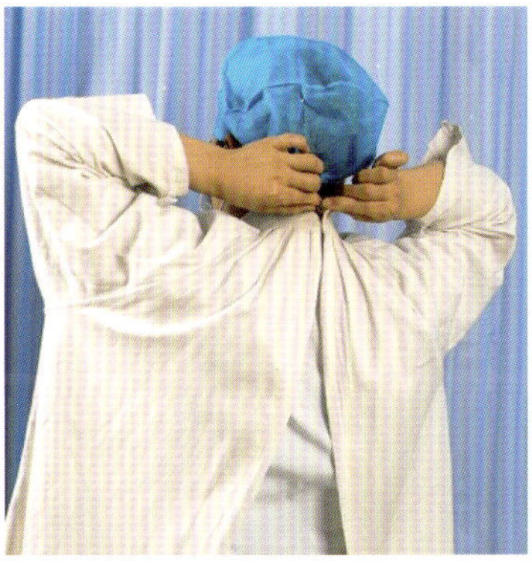

图 2-19　系领扣

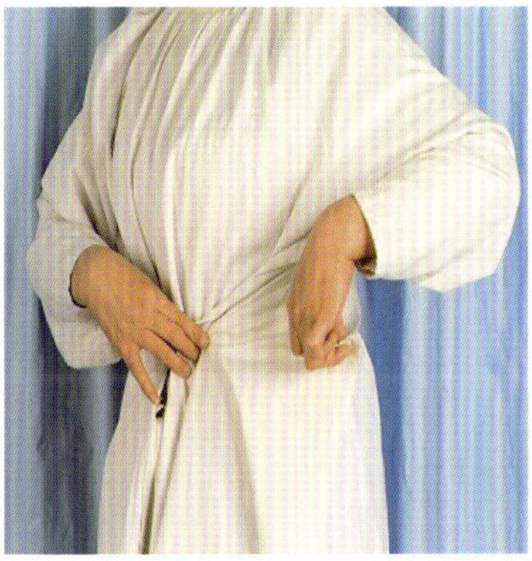

图 2-20　捏衣边

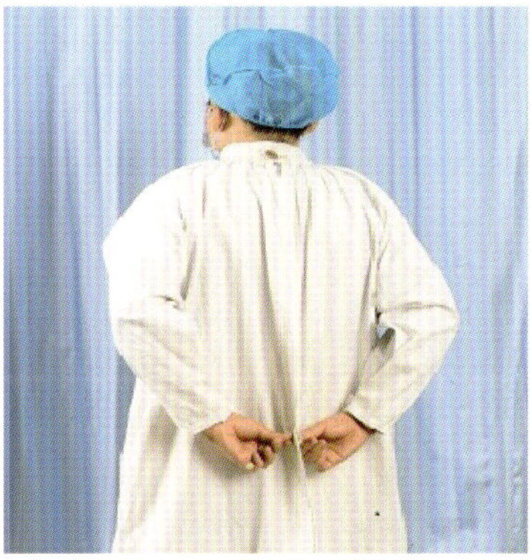

图 2-21　对齐衣边

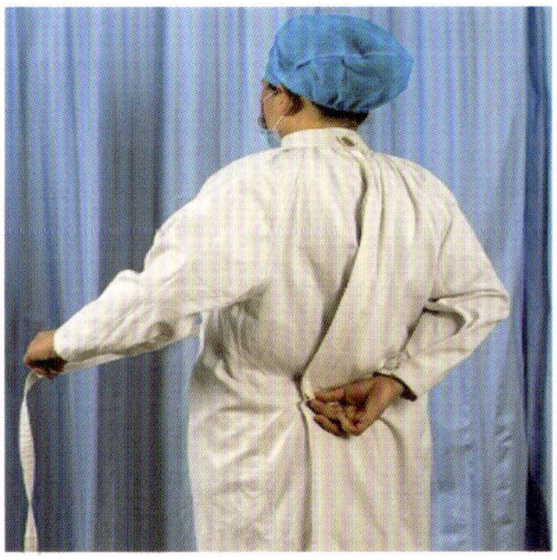

图 2-22　身后折叠

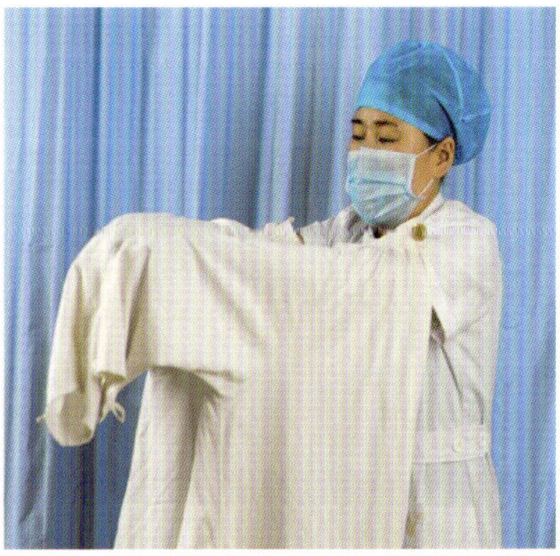

图 2-23　脱隔离衣

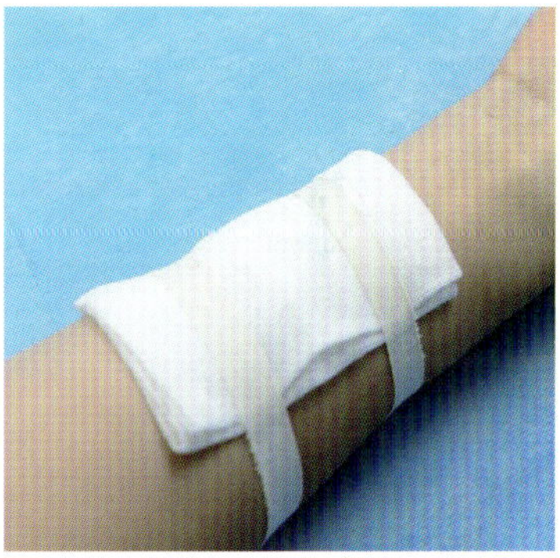

图 2-24　覆盖伤口

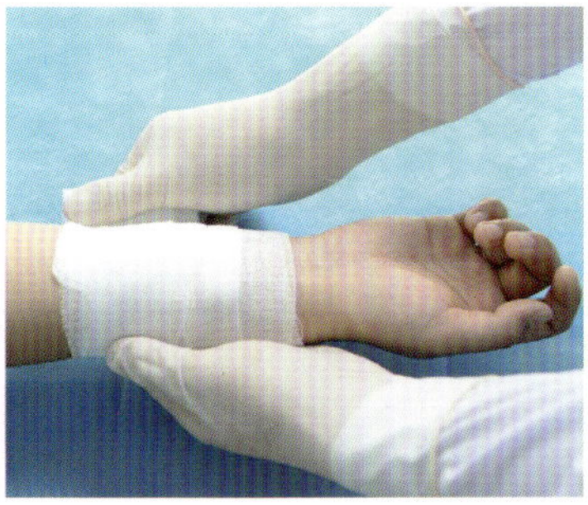

图 2-25　环形包扎

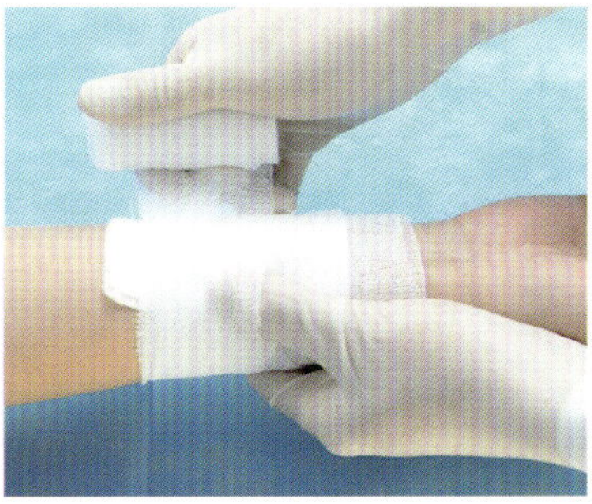

图 2-26A　螺旋反折包扎

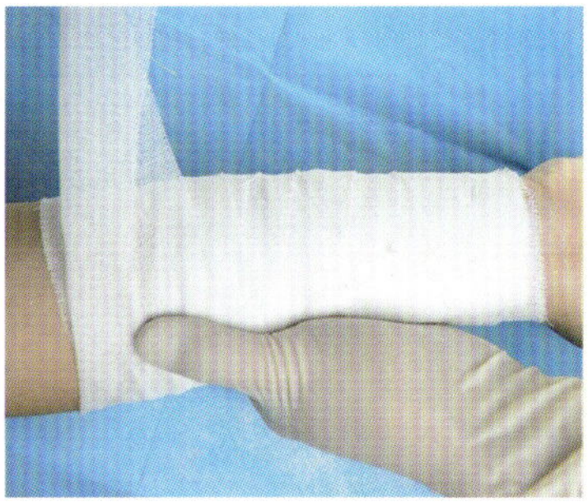

图 2-26B　螺旋反折包扎

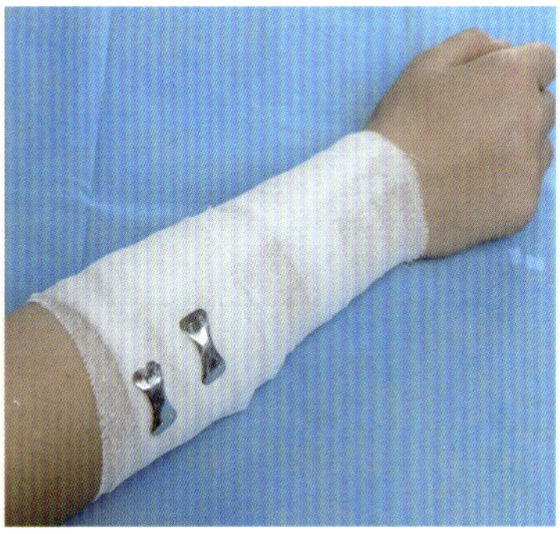

图 2-27　固定

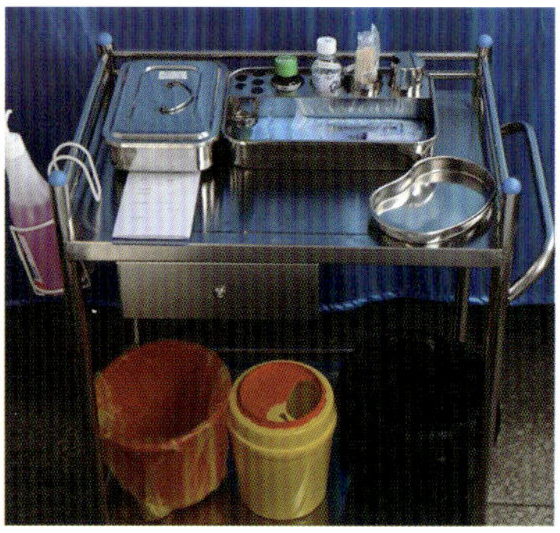

图 2-28　皮内注射用物

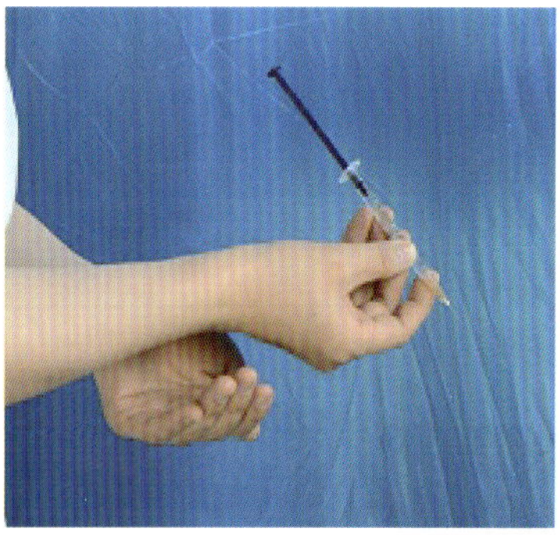

图 2-29　摇匀药液

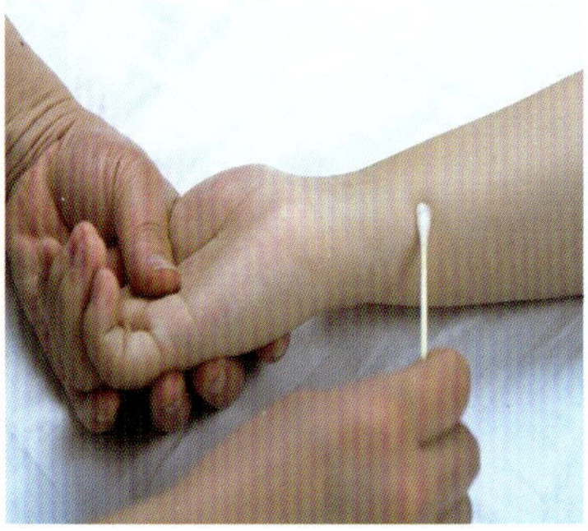

图 2-30　定位消毒

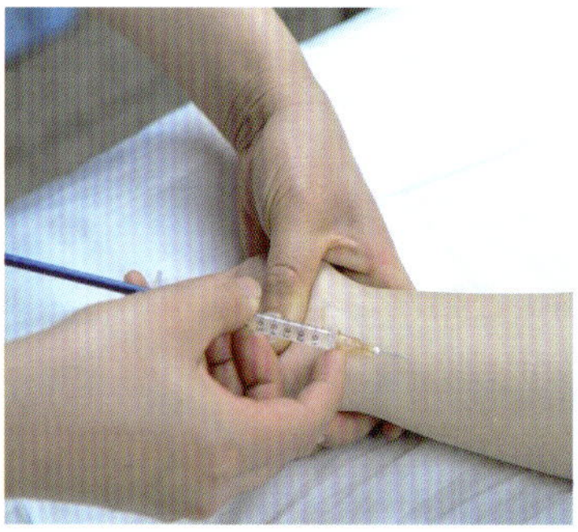

图 2-31　进针

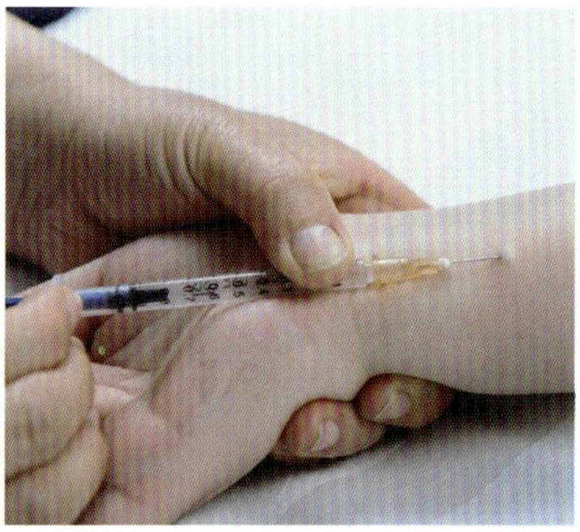

图 2-32　推药

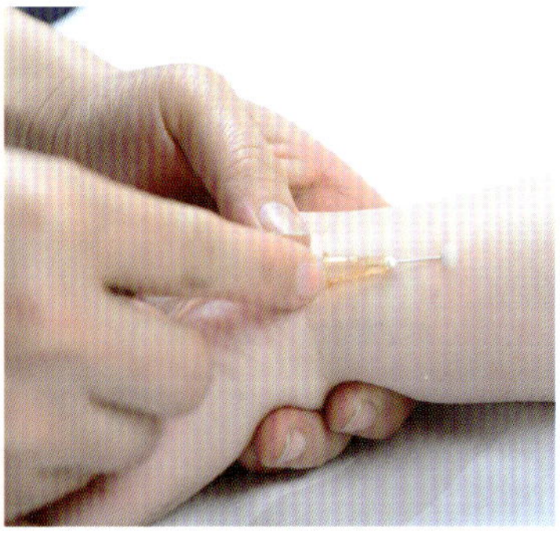

图 2-33　拔针

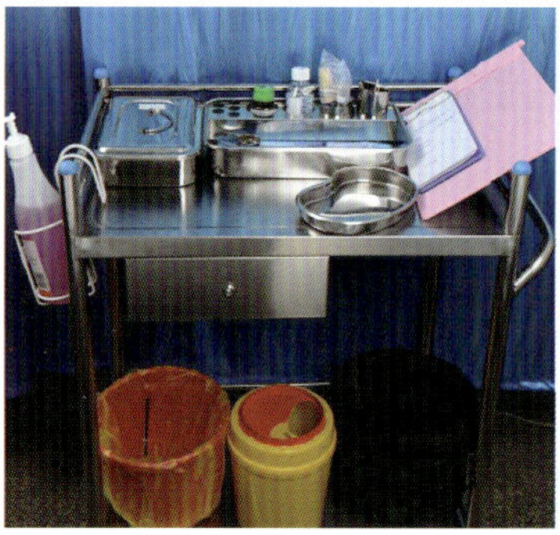

图 2-34　肌内注射用物

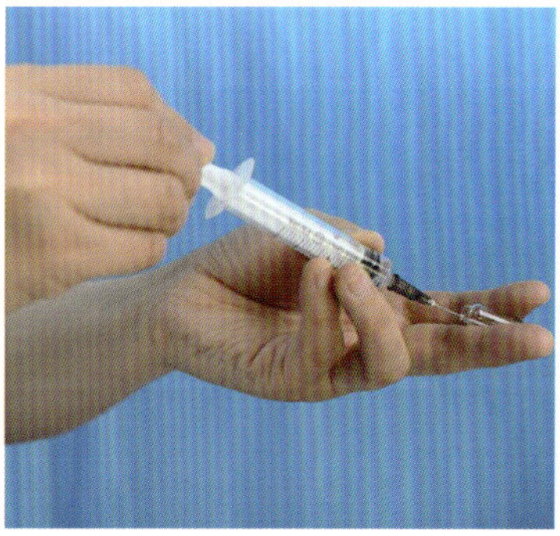

图 2-35　抽吸药液

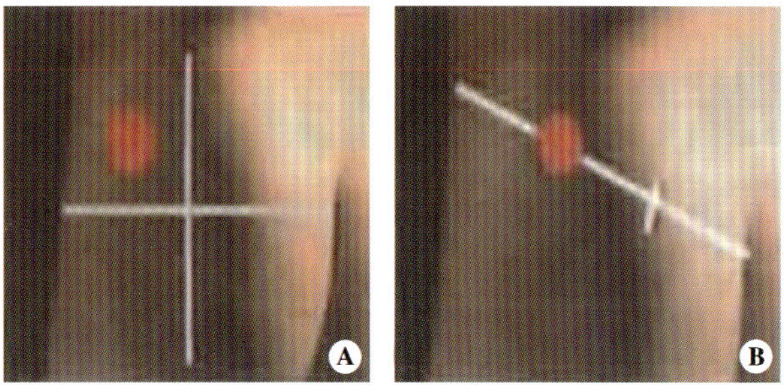

图 2-36　臀大肌定位

A. 十字法；B. 连线法

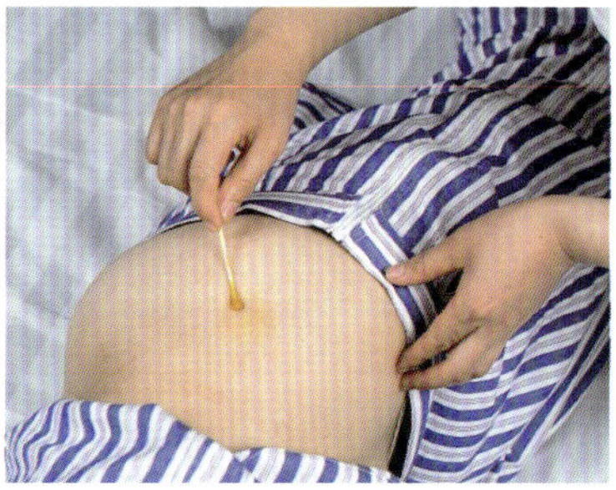

图 2-37　消毒皮肤

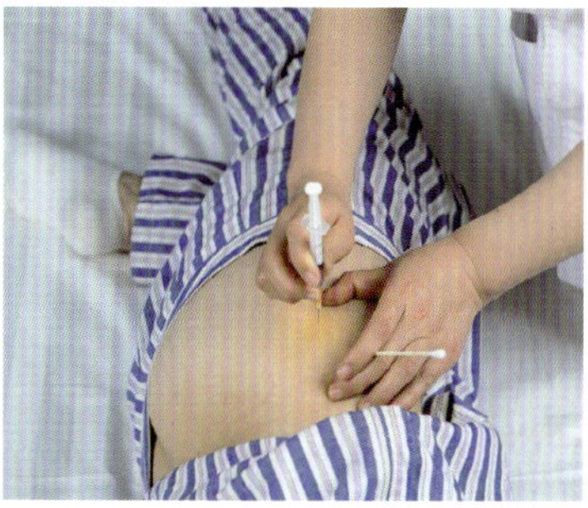

图 2-38　进针

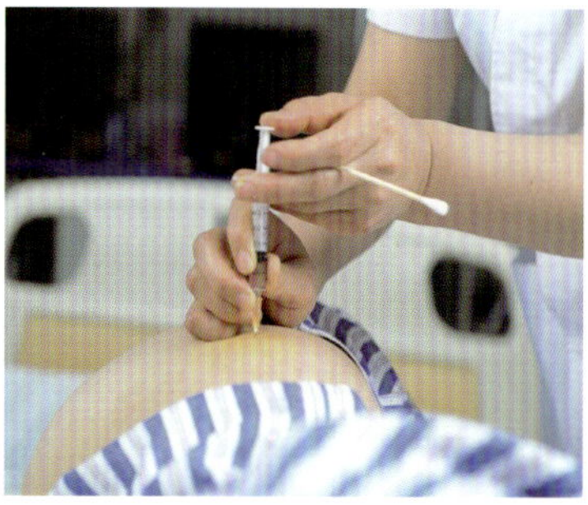

图 2-39　推药

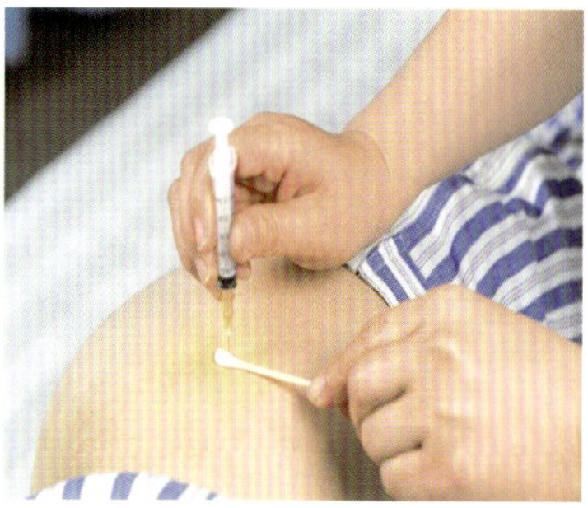

图 2-40　拔针

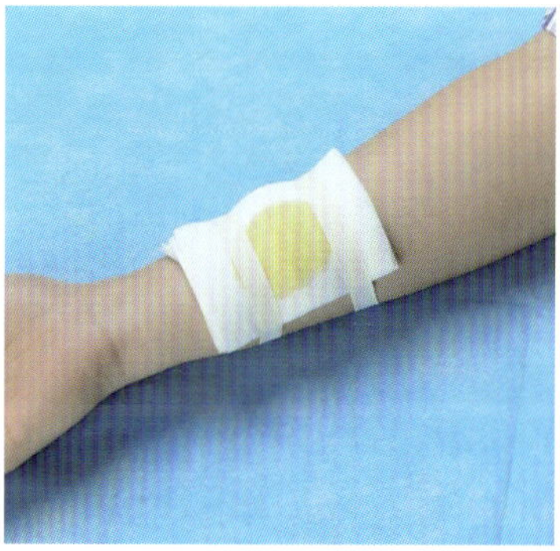

图 2-41　暴露伤口

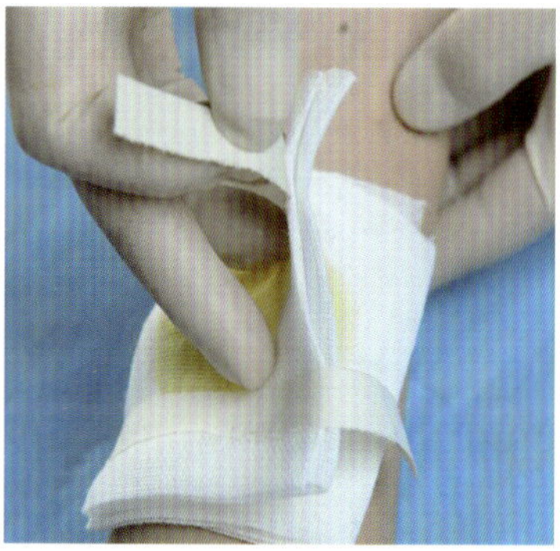

图 2-42　揭除胶布

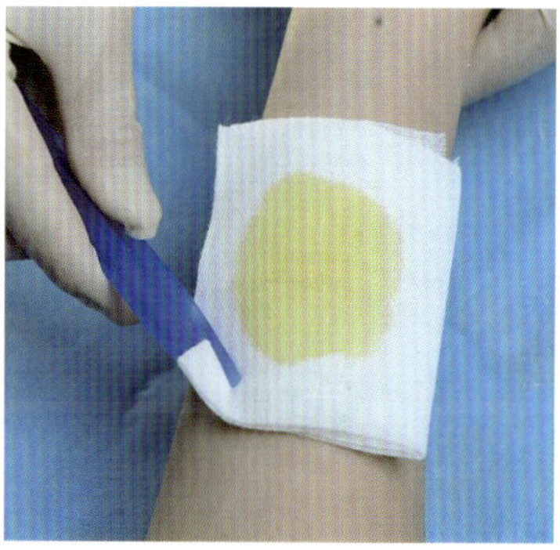

图 2-43　揭取内层敷料

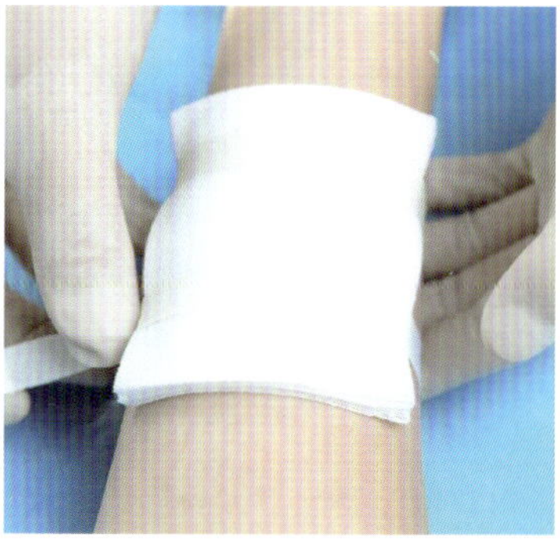

图 2-44　更换敷料

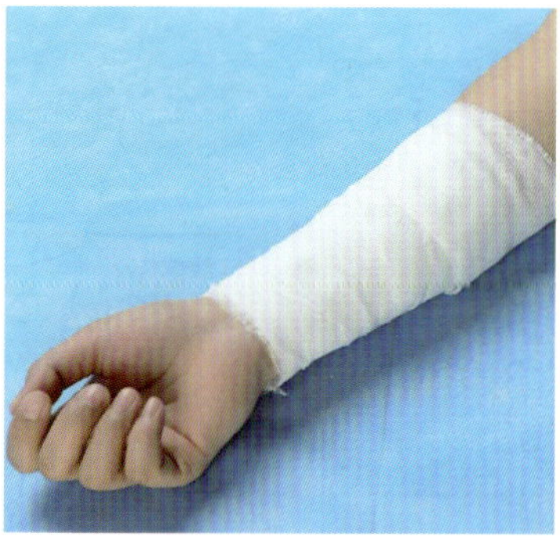

图 2-45　固定

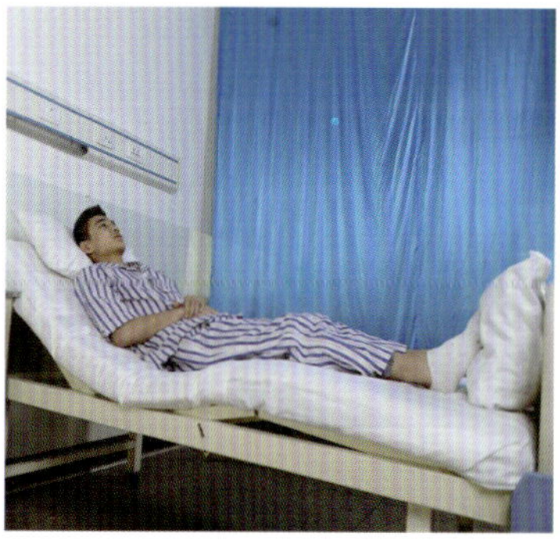

图 3-1　安置半卧位

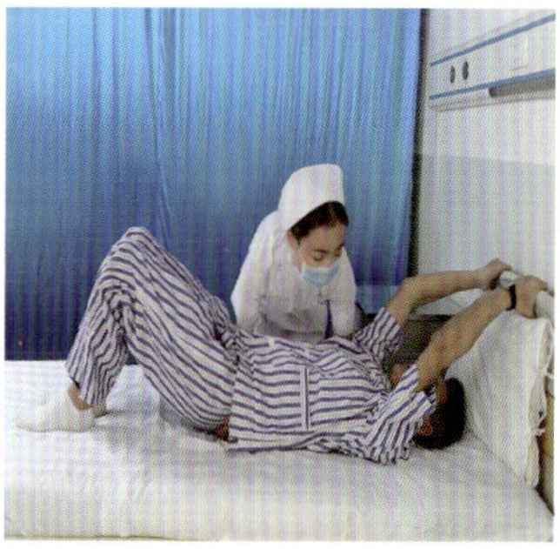

图 3-2　一人协助病人移向床头

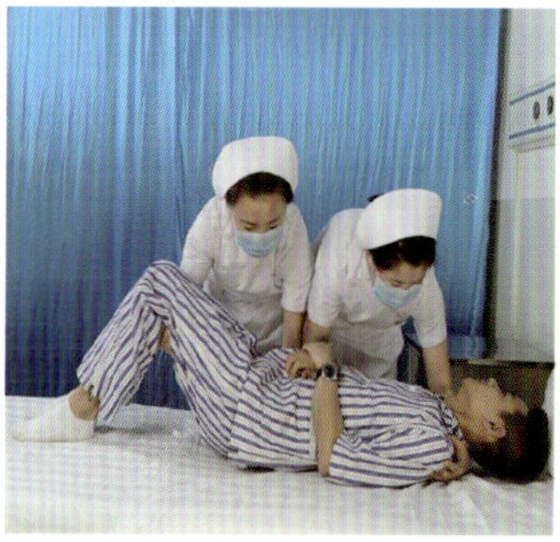

图 3-3A　两人协助病人移向床头

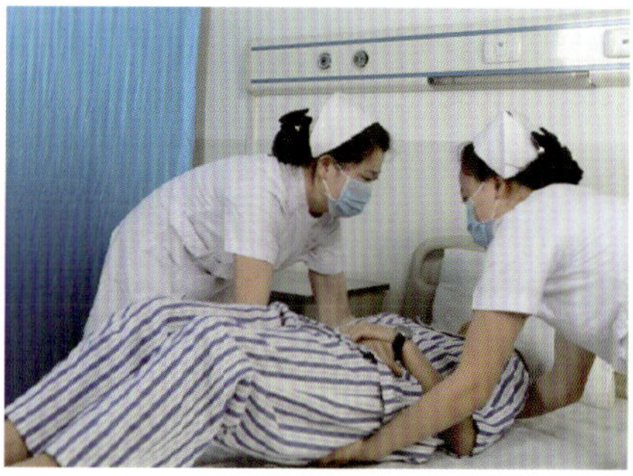

图 3-3B　两人协助病人移向床头

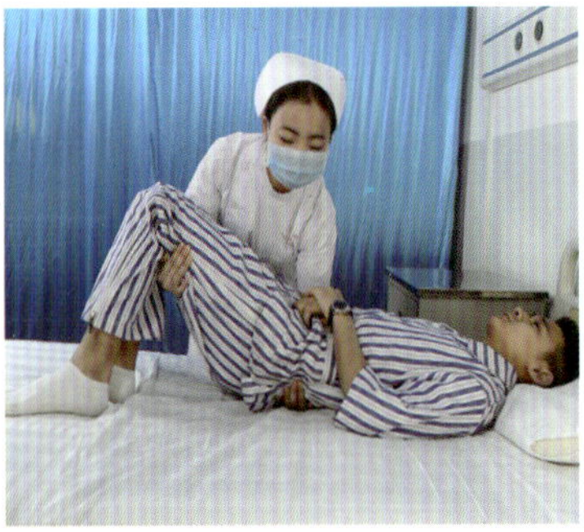

图 3-4A　一人协助病人翻身侧卧

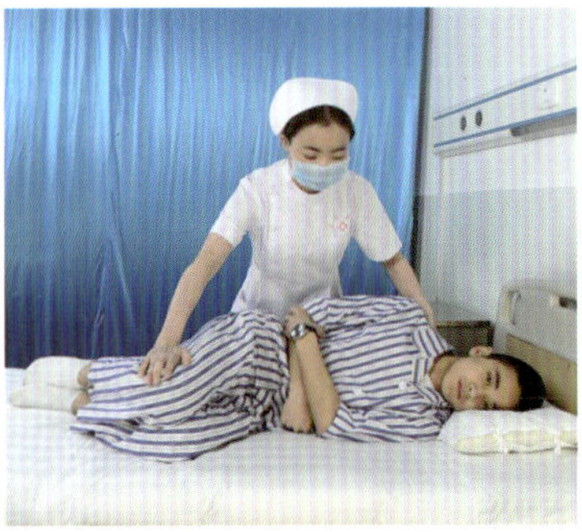

图 3-4B　一人协助病人翻身侧卧

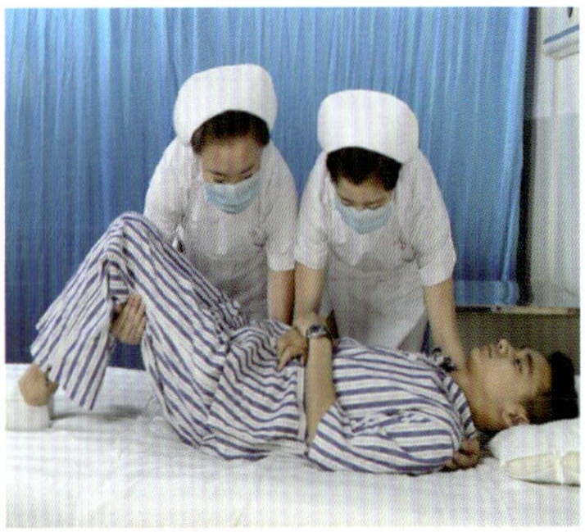

图 3-5A　两人协助病人翻身侧卧

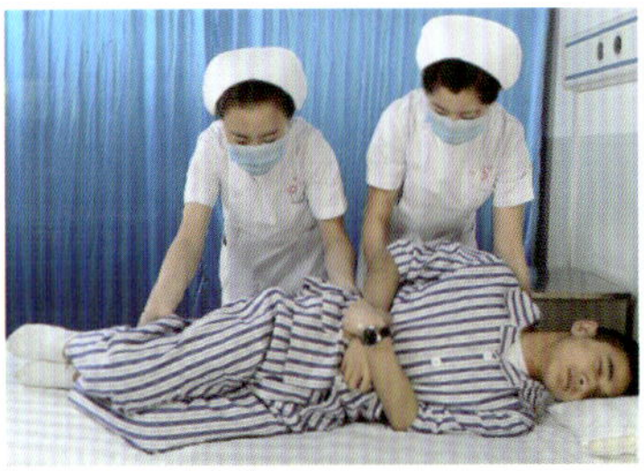

图 3-5B　两人协助病人翻身侧卧

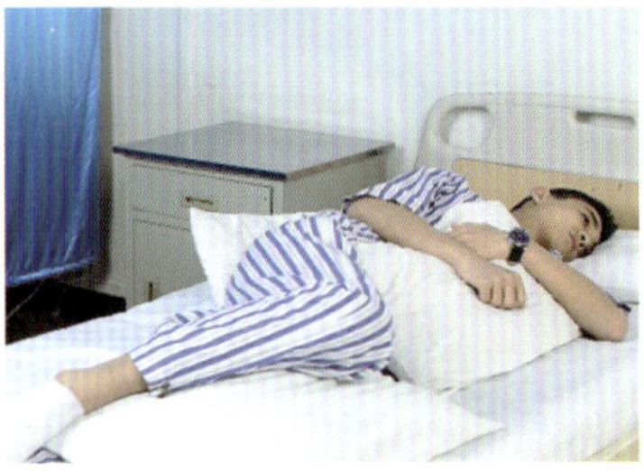

图 3-6　翻身后肢体摆放及垫软枕

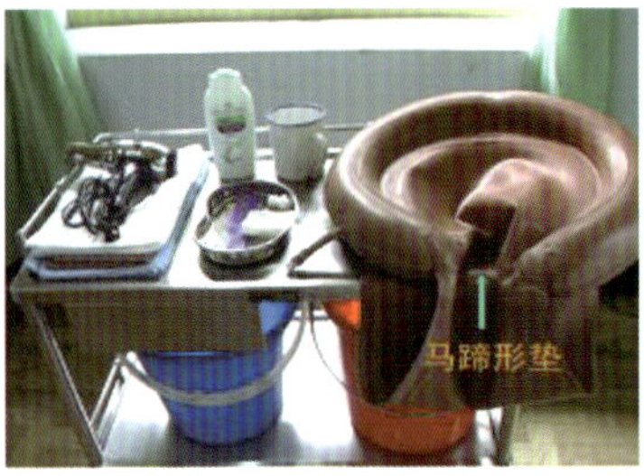

图 3-7　马蹄形垫

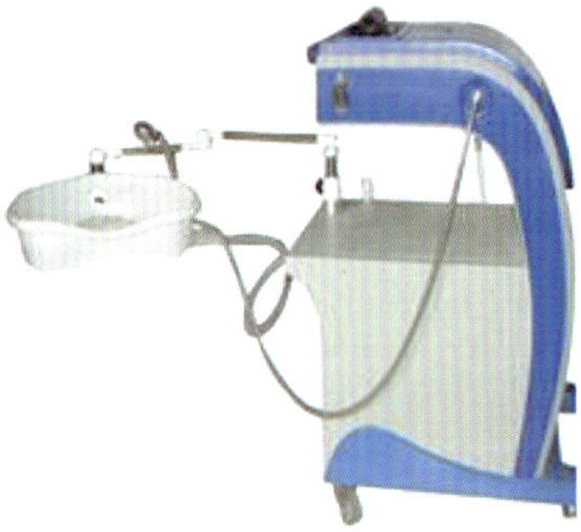

图 3-9　洗头车

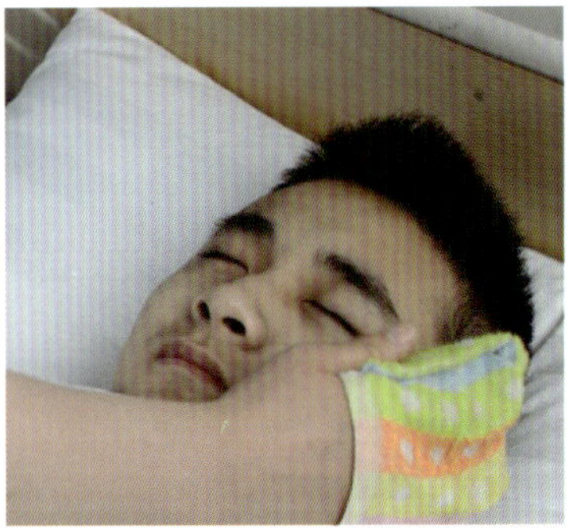

图 3-13　擦洗面部

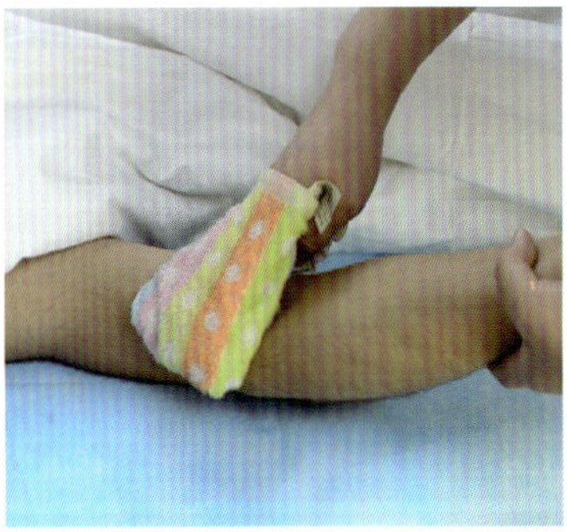

图 3-14　擦洗上肢

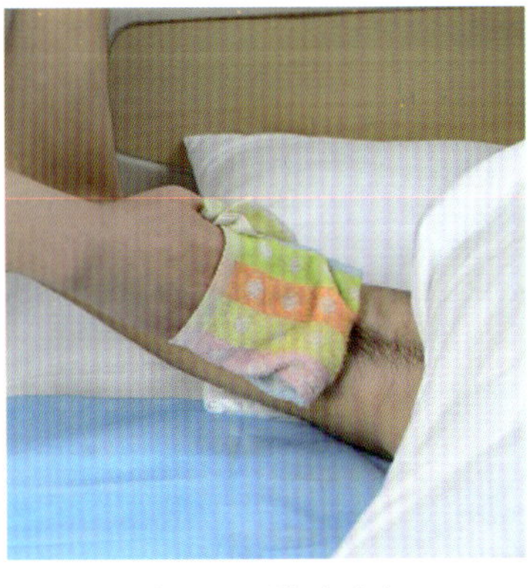

图 3-15　擦洗腋窝

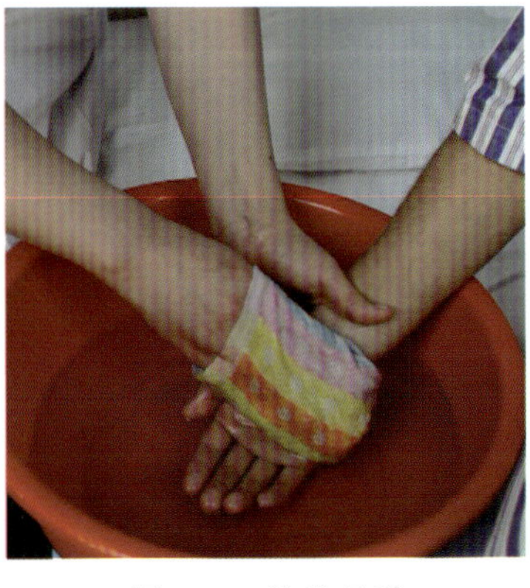

图 3-16　泡洗双手

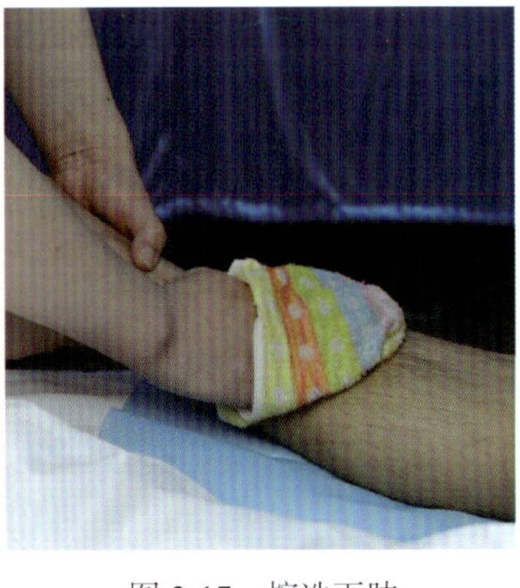

图 3-17　擦洗下肢

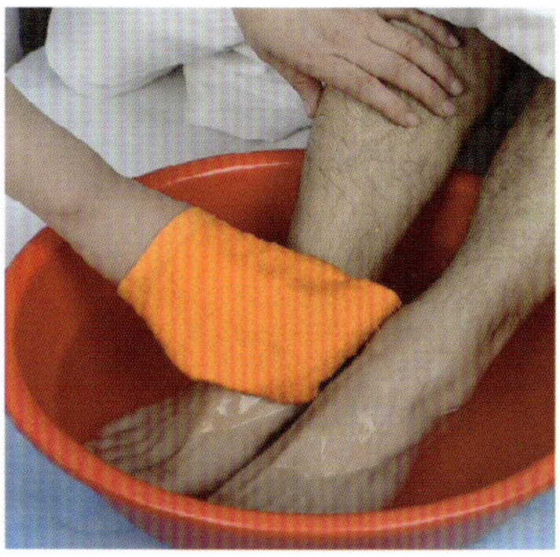
图 3-18　泡洗双脚

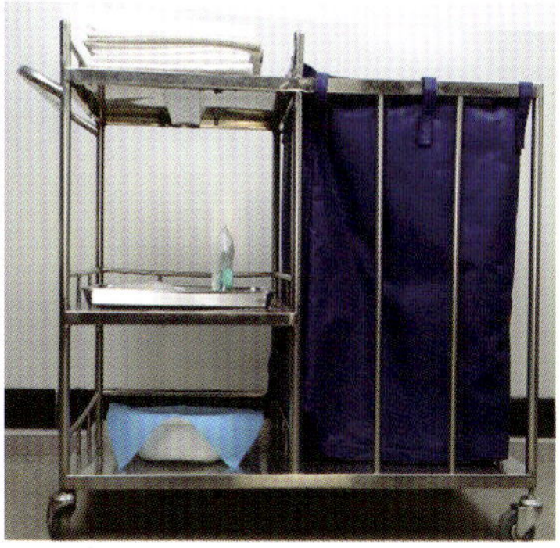
图 3-19　更换床单用物

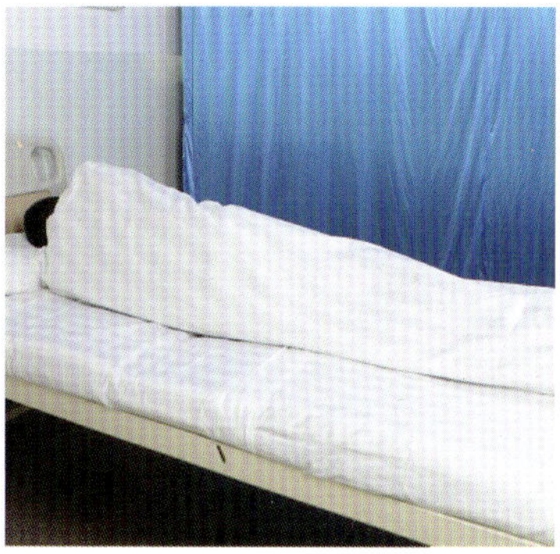
图 3-20　安置侧卧位

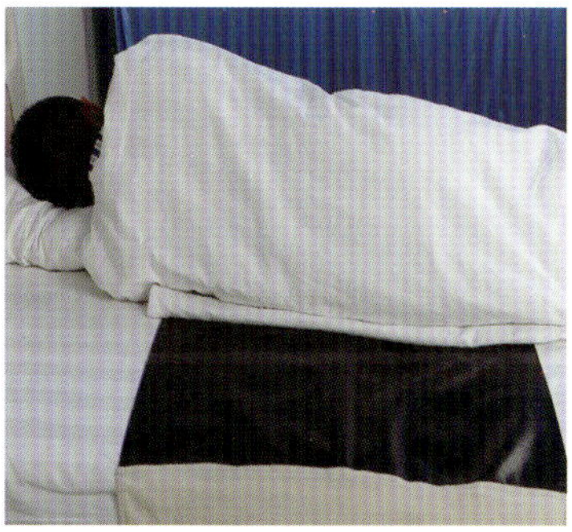
图 3-21　污中单卷入病人身下

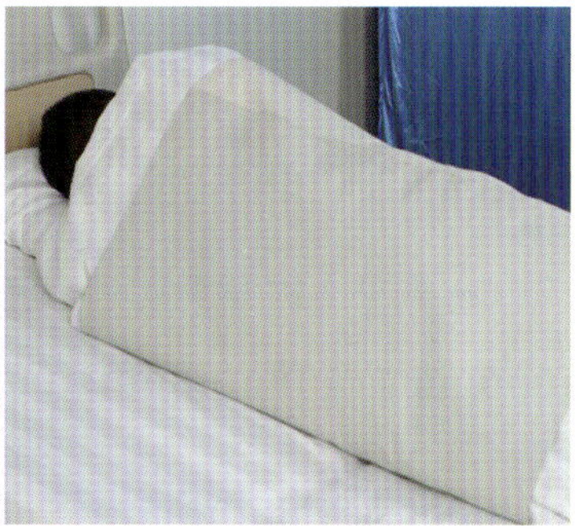
图 3-22　橡胶单搭在病人身上

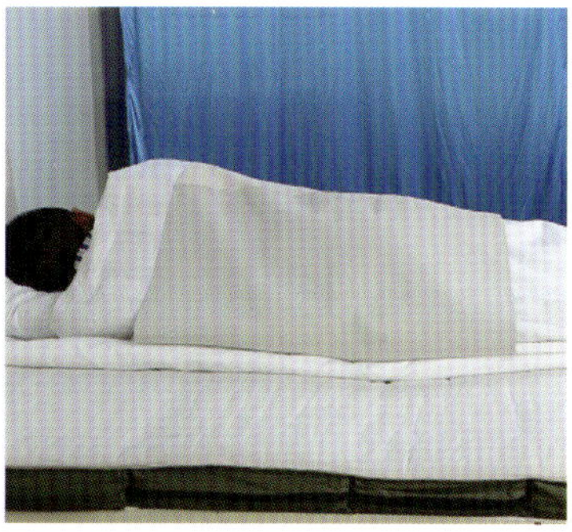
图 3-23　污大单卷入病人身下

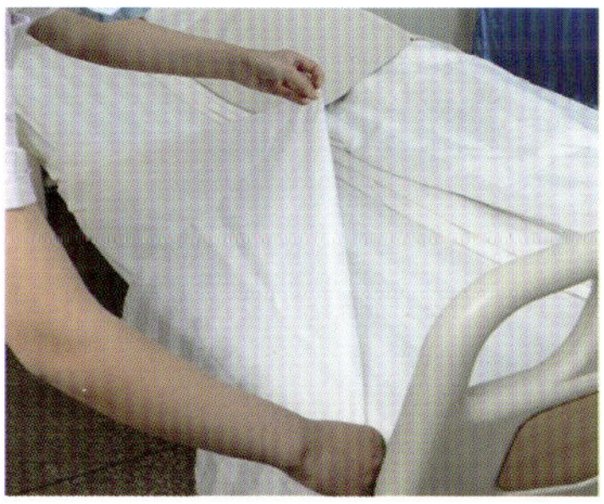
图 3-24　更换大单

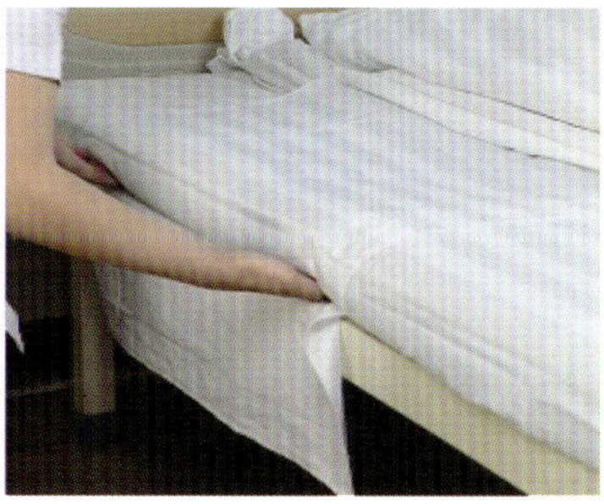
图 3-25　更换中单

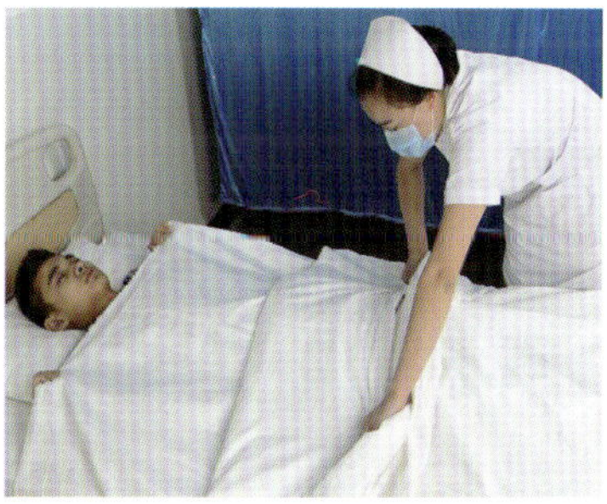
图 3-26　更换被套

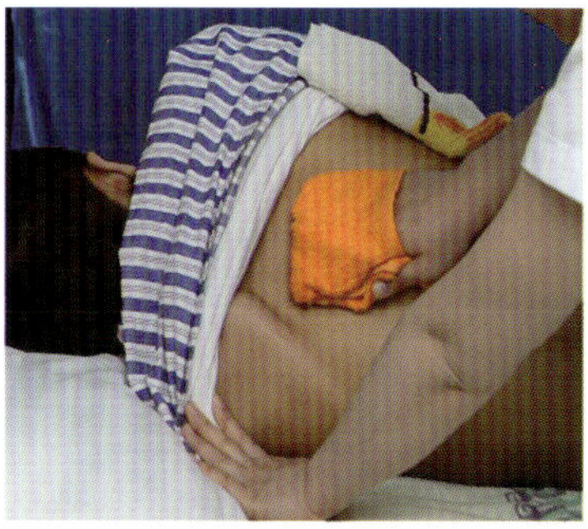
图 3-27　清洁背部

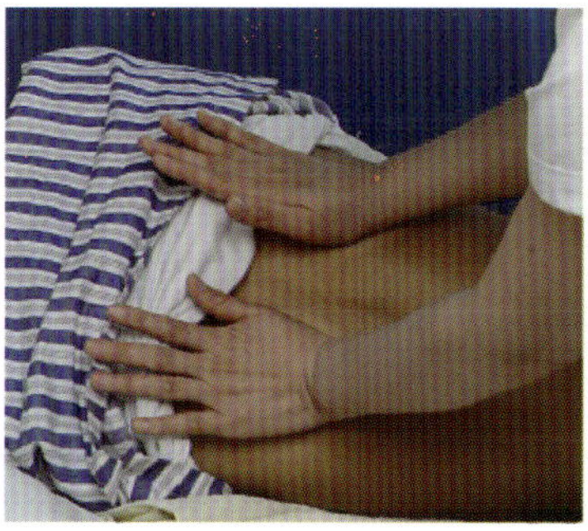
图 3-28　全背按摩

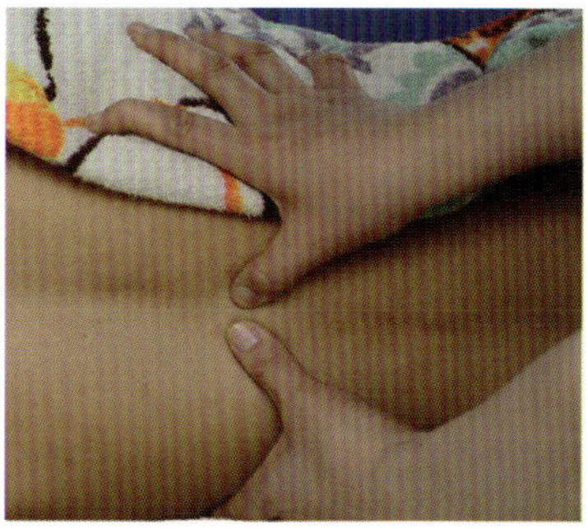
图 3-29　脊柱按摩

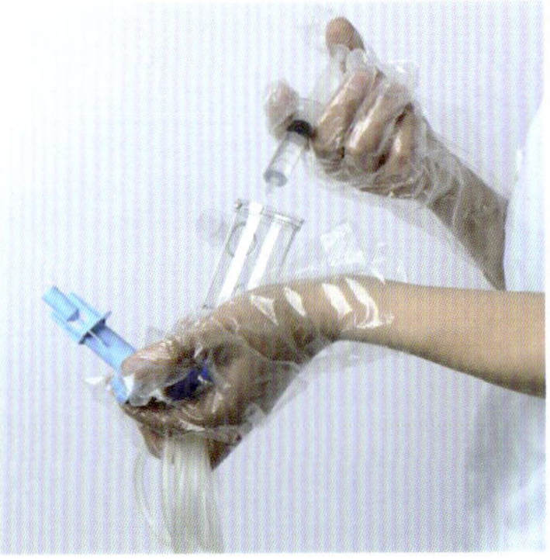

图 3-30　药液注入雾化吸入器内

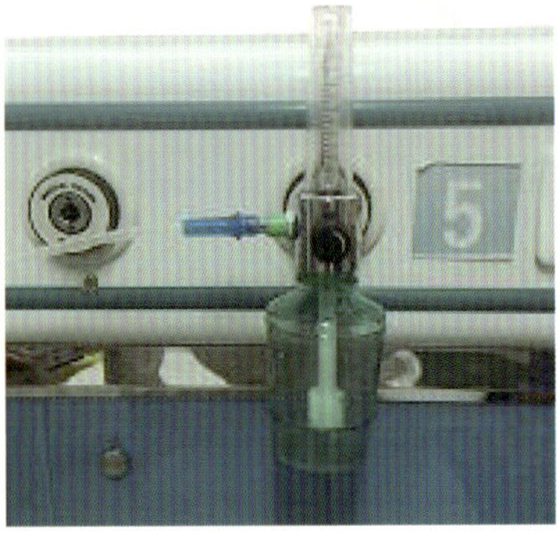

图 3-31　连接雾化器与氧气装置

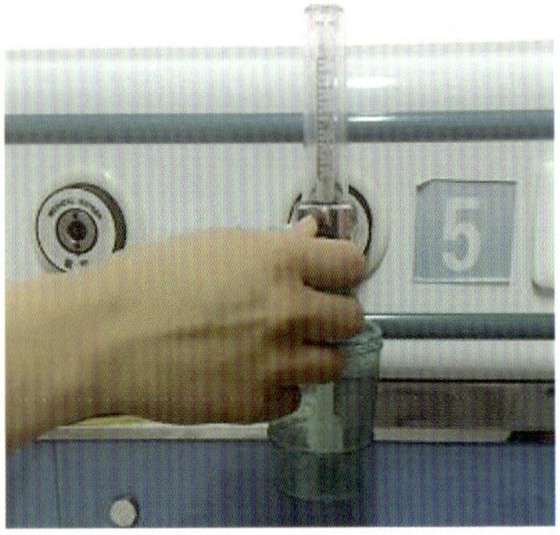

图 3-32　调氧流量

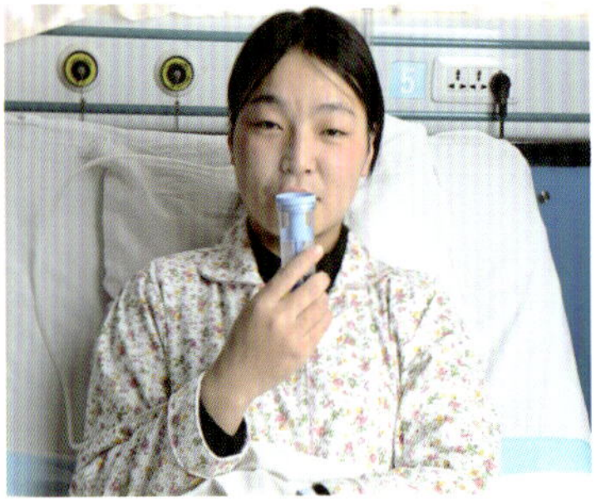

图 3-33　含口含嘴

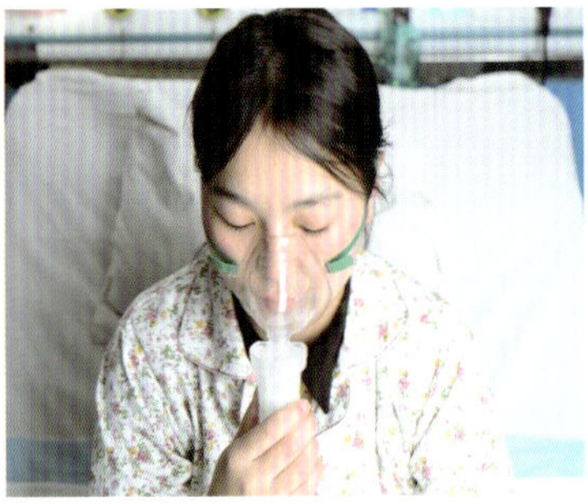

图 3-34　使用面罩

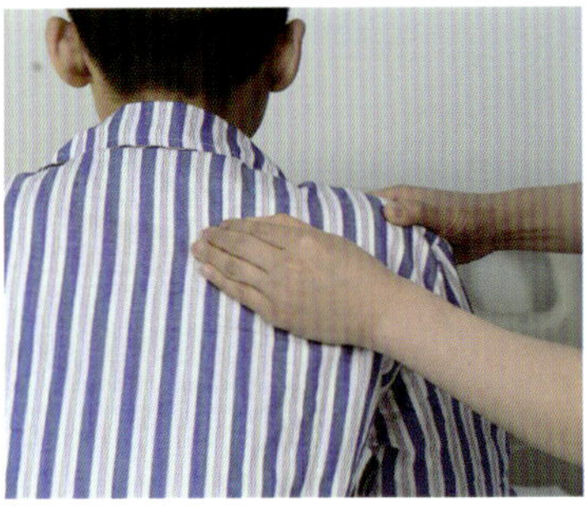

图 3-38　空杯状叩击

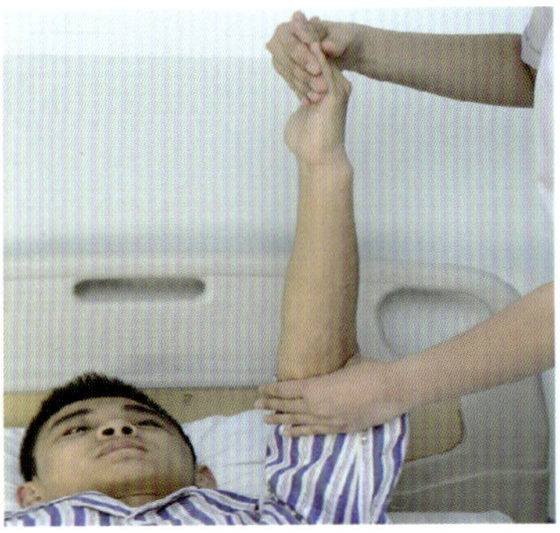

图 3-39　肩关节活动

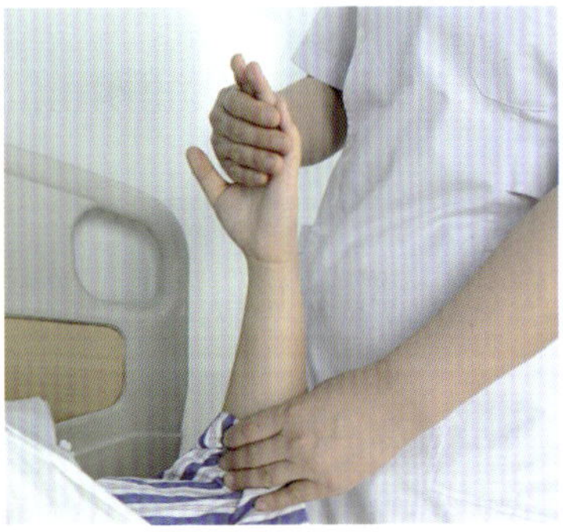

图 3-40　肘关节活动

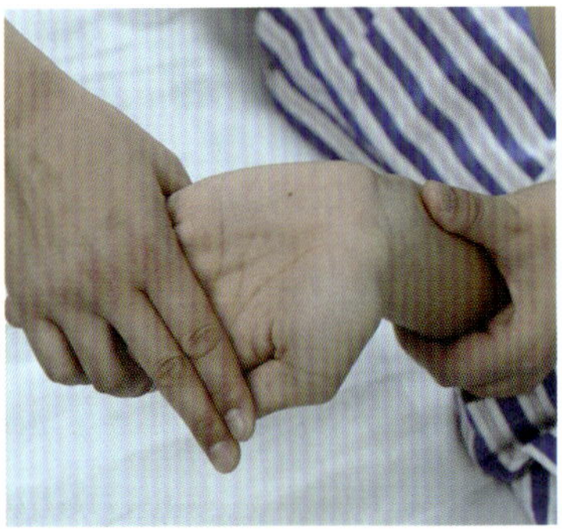

图 3-41　腕关节活动

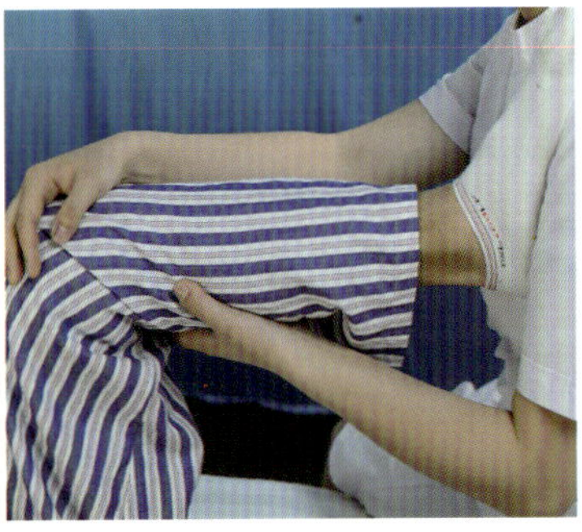

图 3-42　膝关节活动

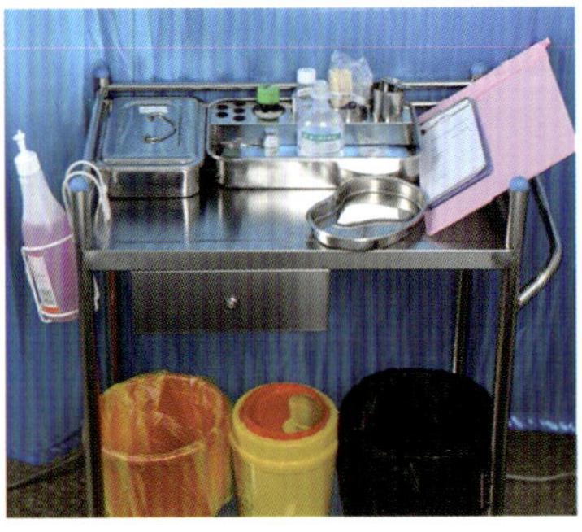

图 4-1　注射用物

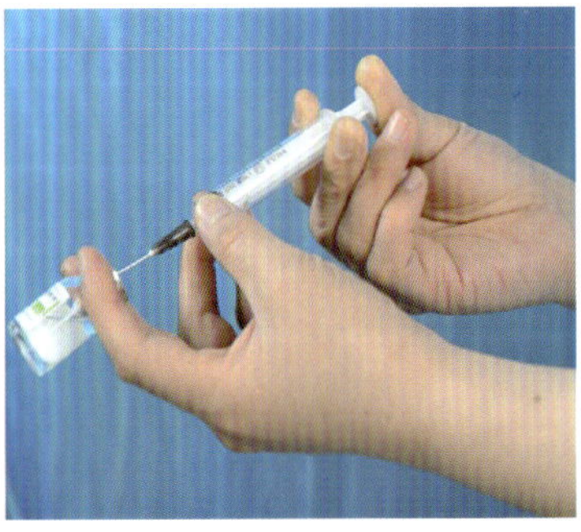

图 4-2A　皮试液配置

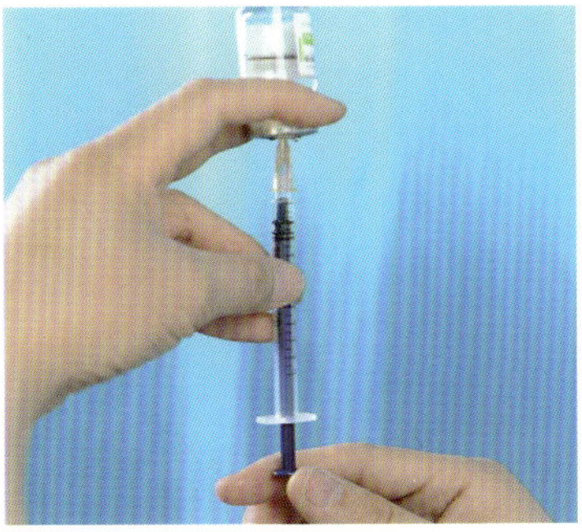

图 4-2B　皮试液配置

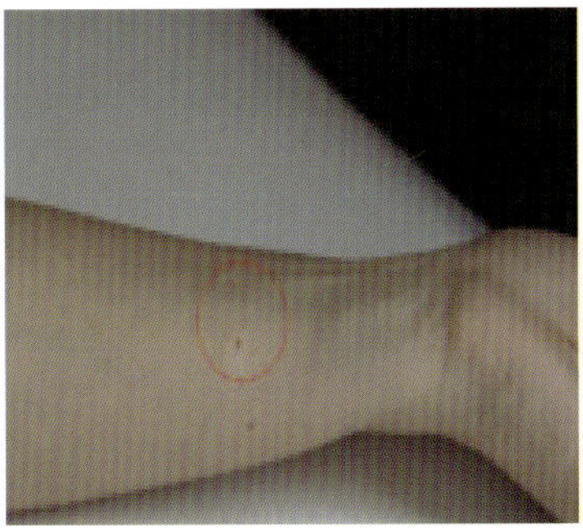

图 4-3A　阴性结果

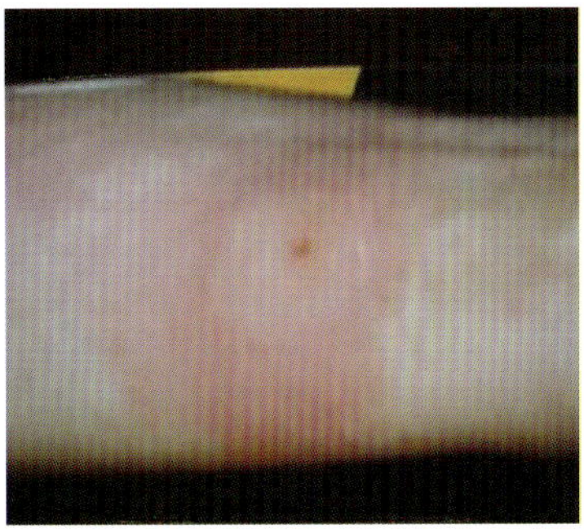

图 4-3B　阳性结果

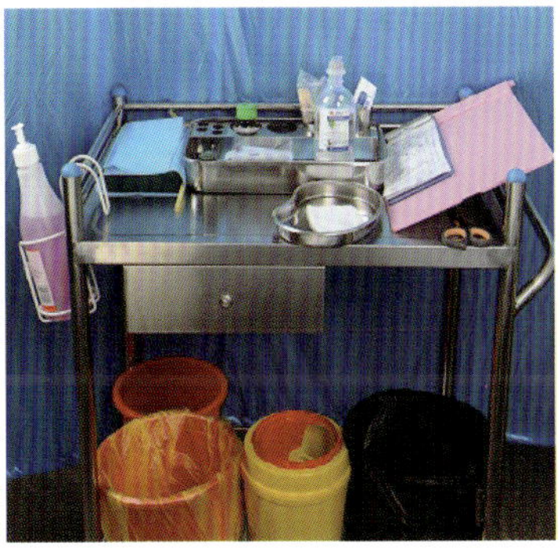

图 4-4　静脉输液用物

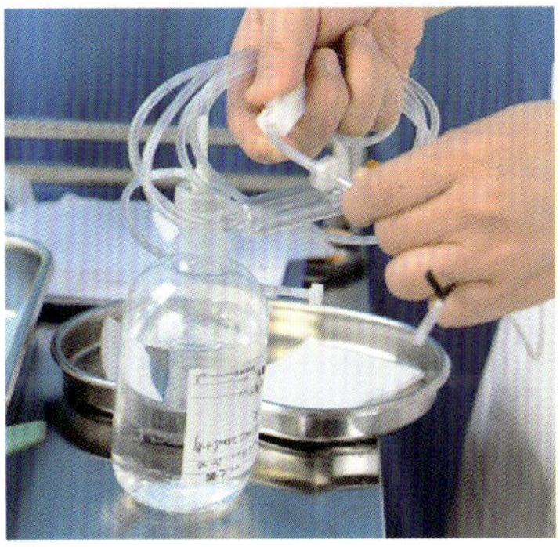

图 4-5　排气前准备

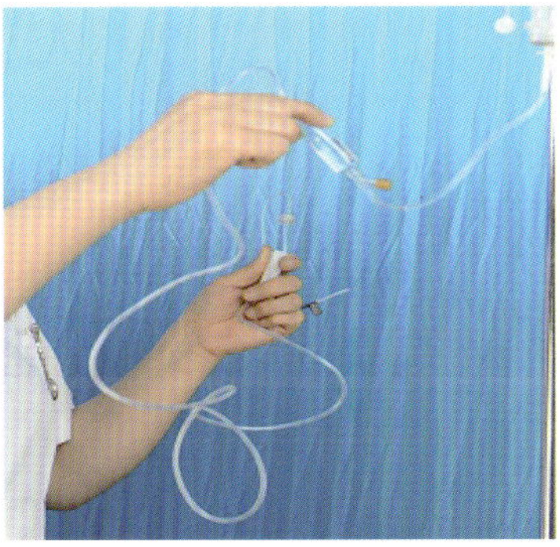

图 4-6　排气

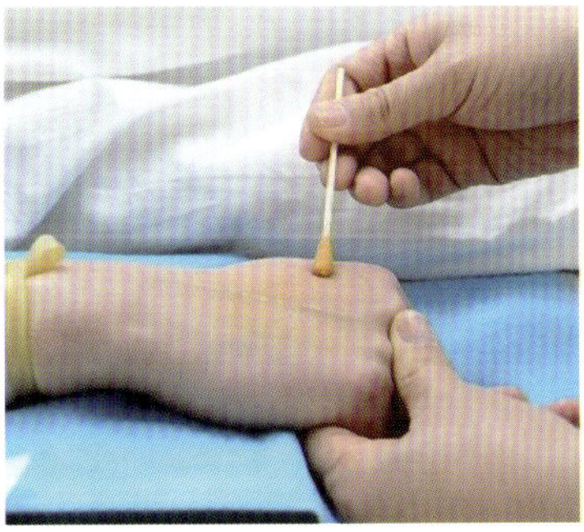

图 4-7　消毒皮肤

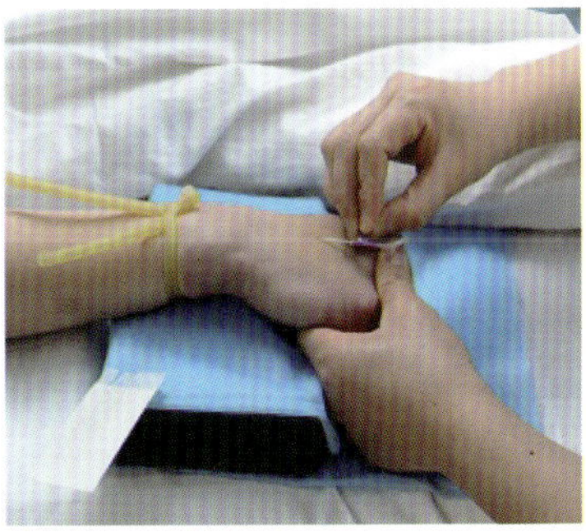

图 4-8　静脉穿刺

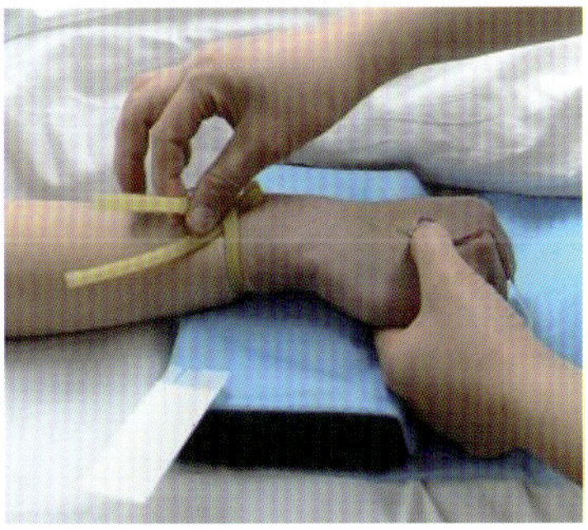

图 4-9　松止血带

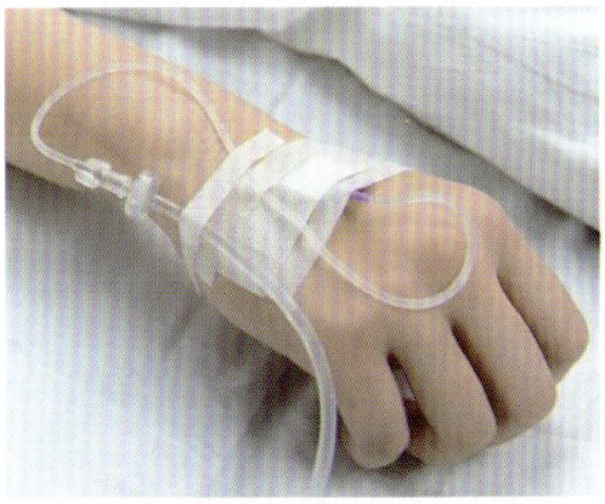

图 4-10　固定针头

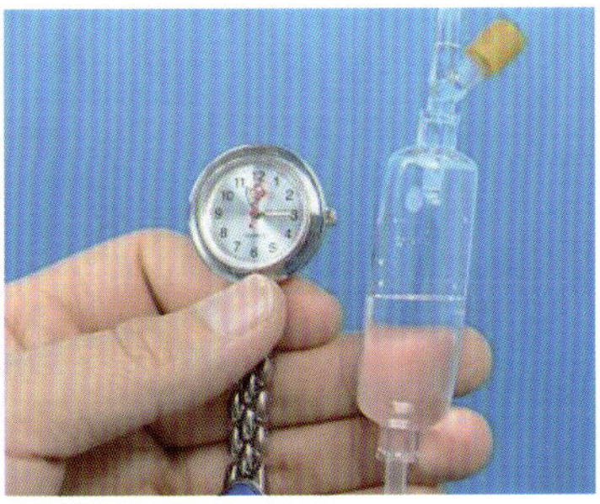

图 4-11　调节滴速

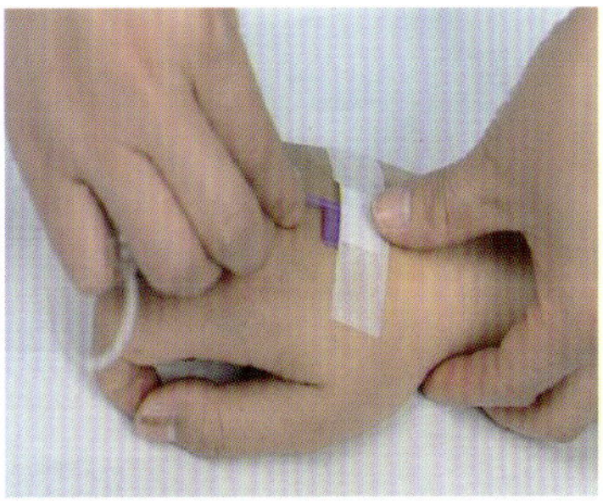

图 4-12　拔针按压

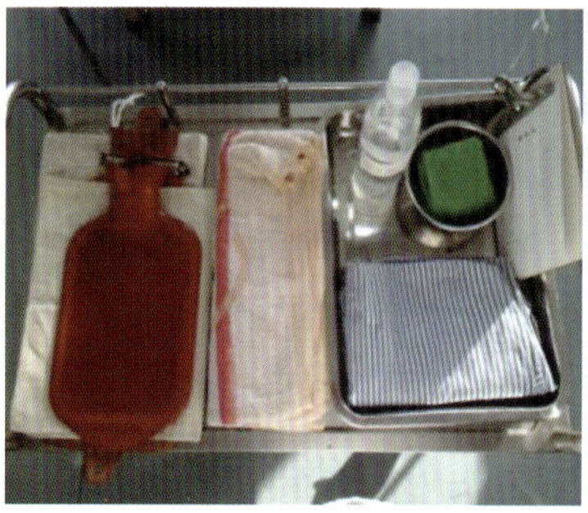
图 4-13　乙醇拭浴用物

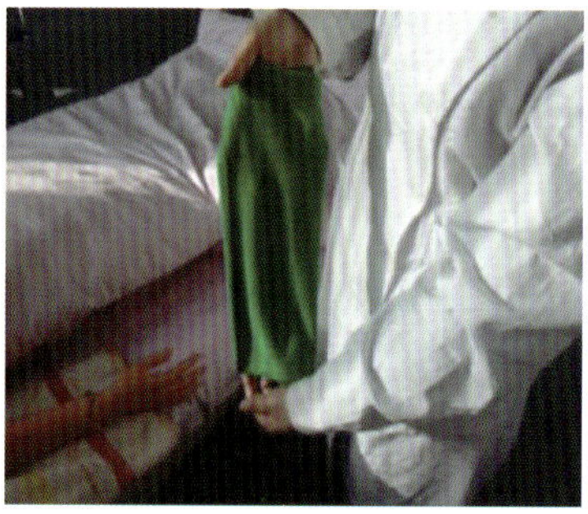
图 4-14A　毛巾缠成手套状

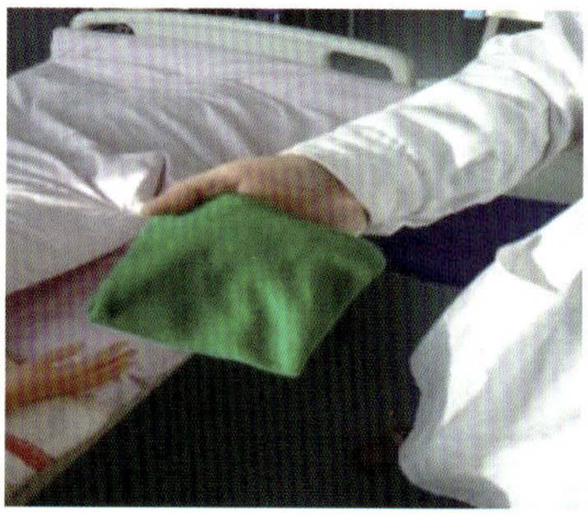
图 4-14B　毛巾缠成手套状

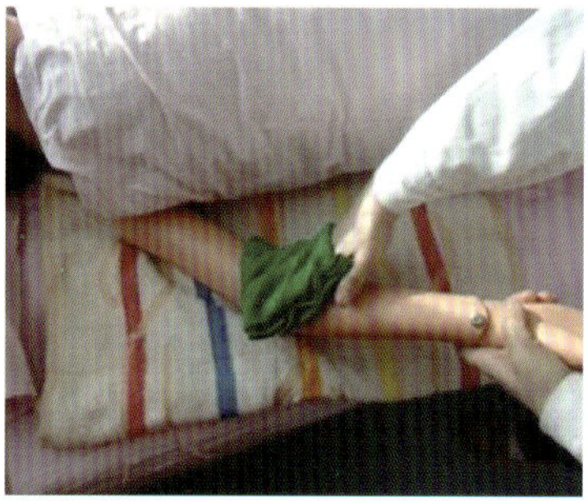
图 4-15　拍拭上肢

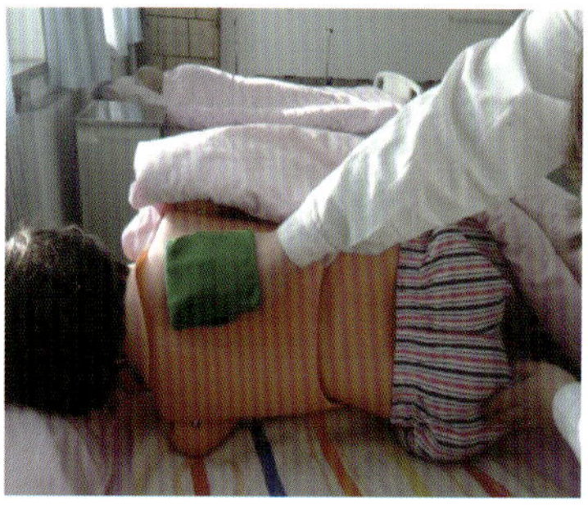
图 4-16　拍拭背部

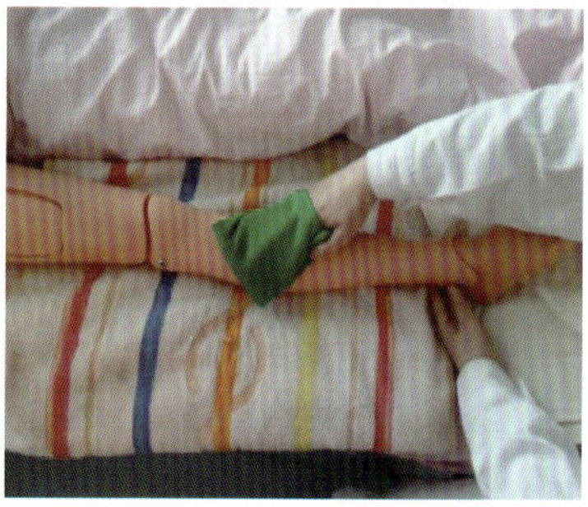
图 4-17　拍拭下肢

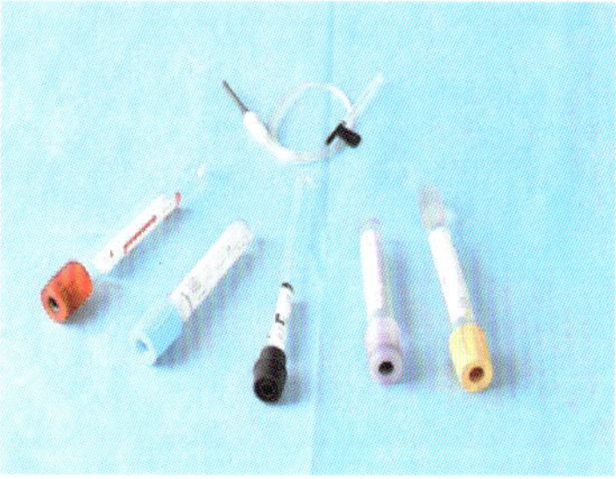
图 4-18　真空采血针及采血管

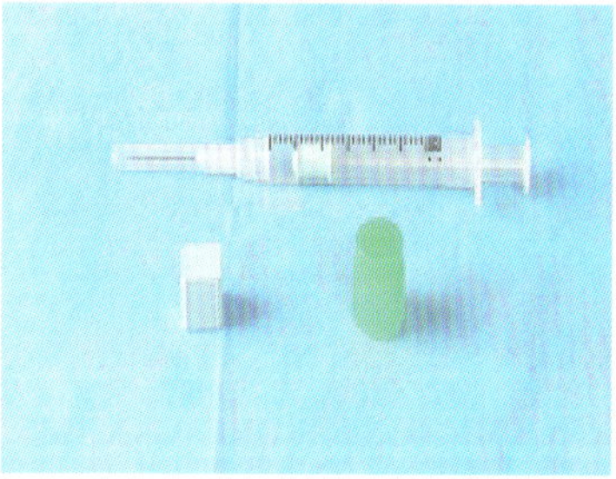
图 4-19　一次性动脉血气针及针座帽

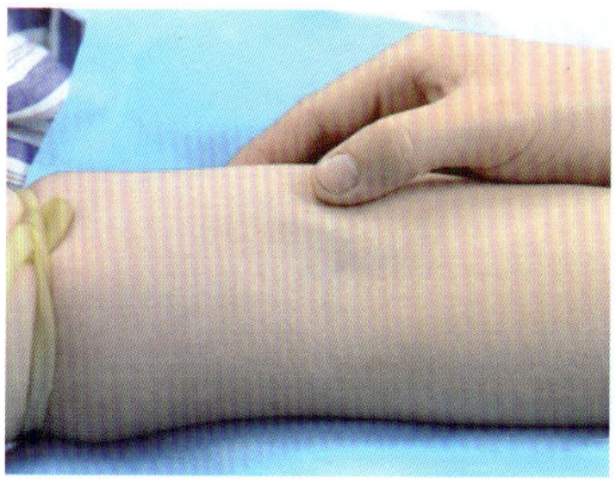
图 4-20　选择静脉

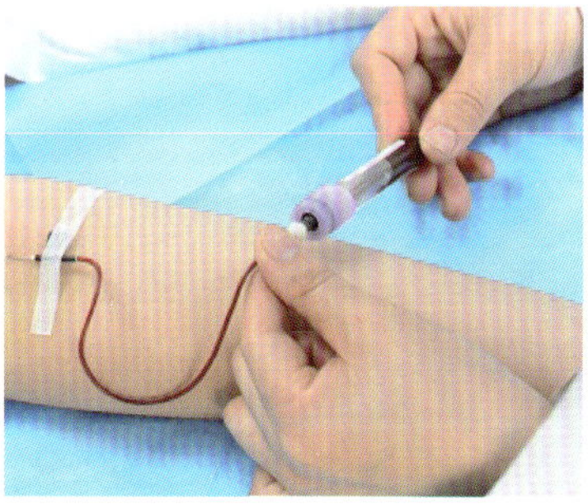
图 4-21　采血针采静脉血

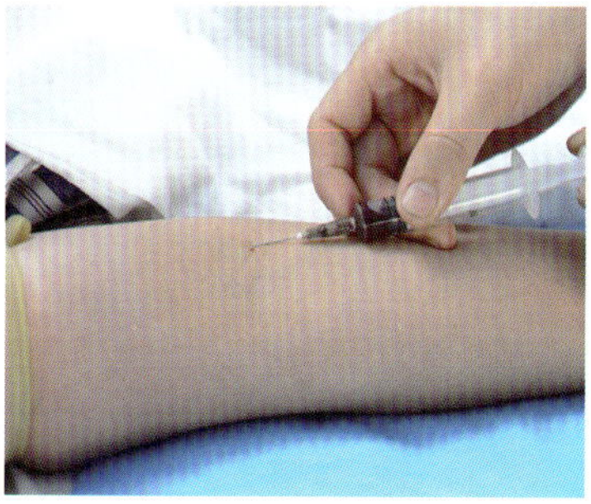
图 4-22　注射器采静脉血

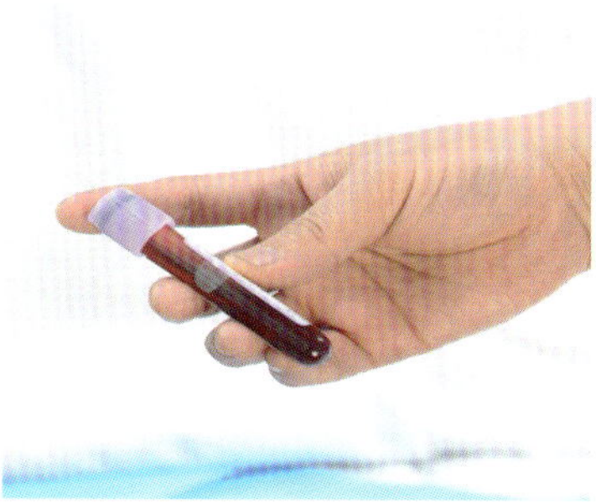
图 4-23　倒置采血管摇匀

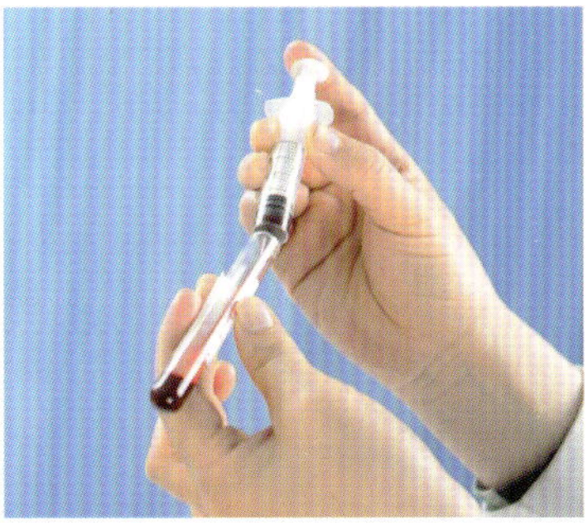
图 4-24　血液注入试管

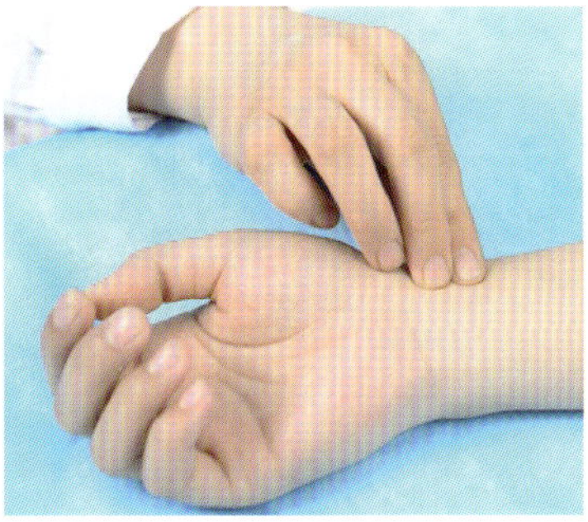
图 4-25　选择动脉

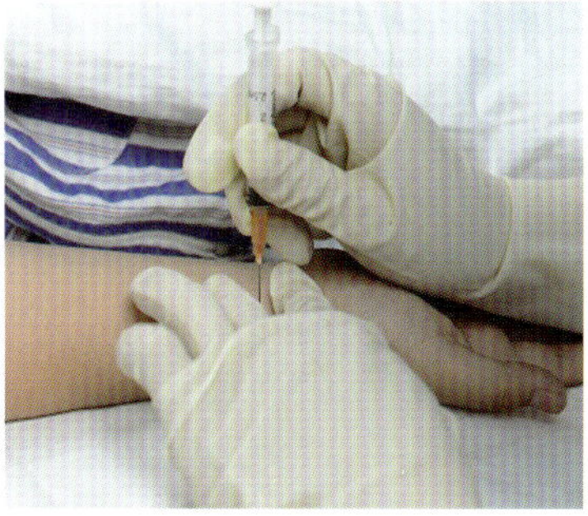
图 4-26　采动脉血

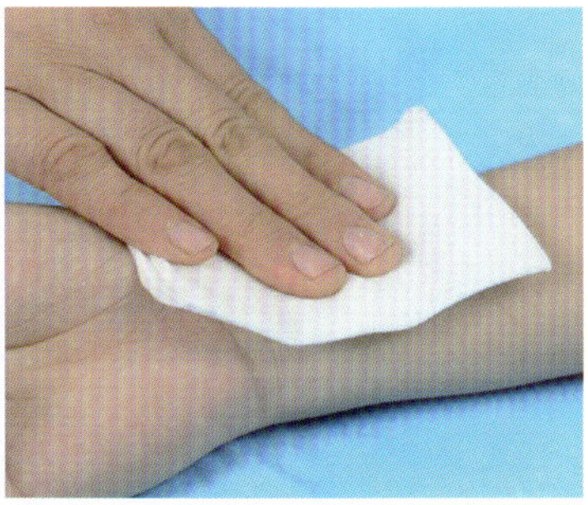
图 4-27　按压动脉穿刺点

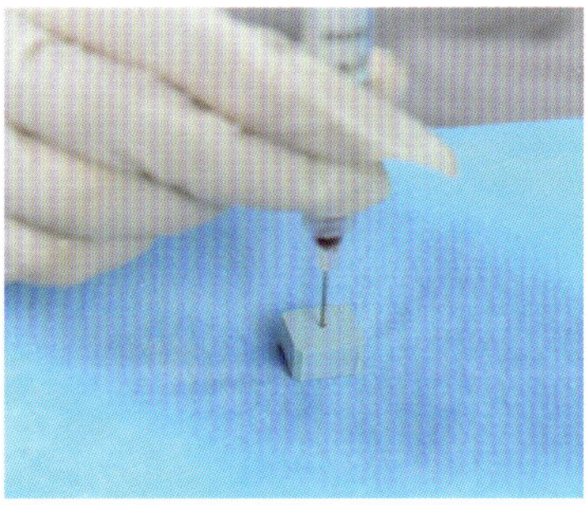
图 4-28　针头刺入无菌软木塞

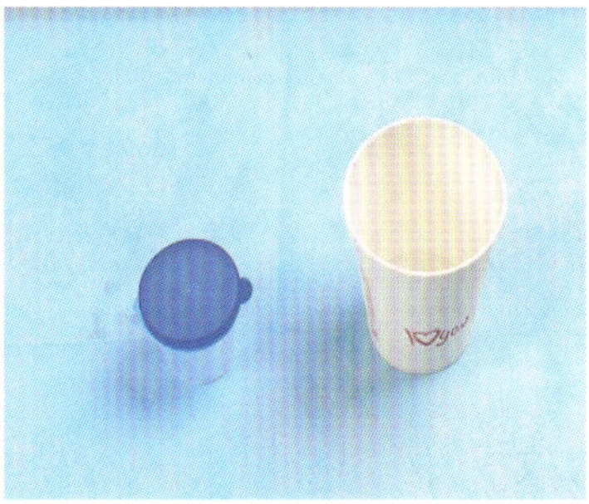
图 4-29　采集痰培养标本用物

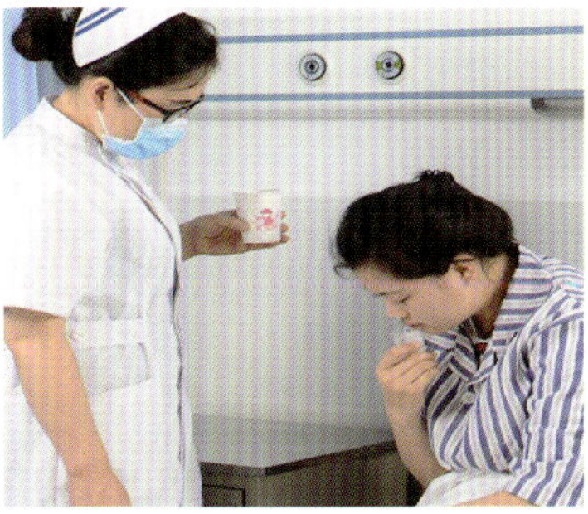
图 4-30　自行排痰者采集法

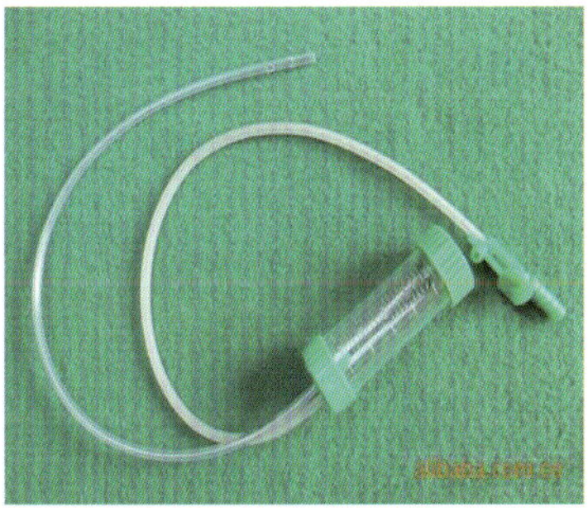
图 4-31　痰培养标本集痰器

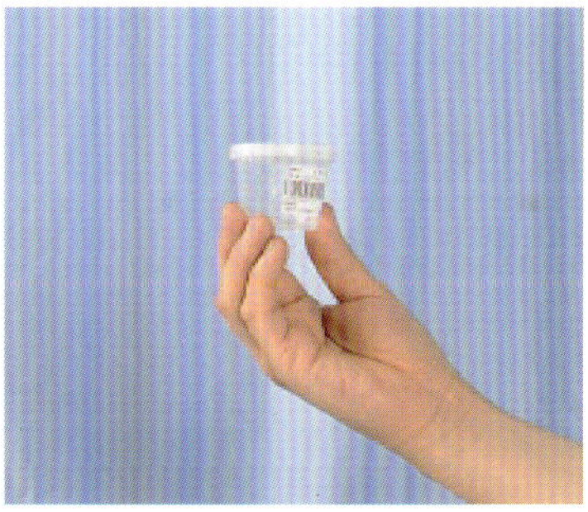
图 4-32　痰培养标本

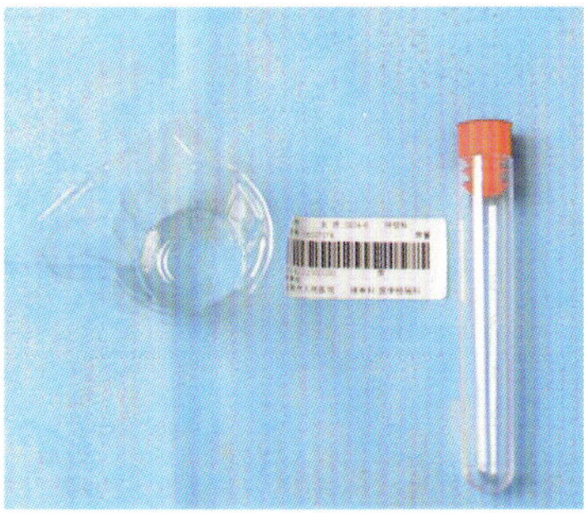
图 4-33　尿常规标本用物

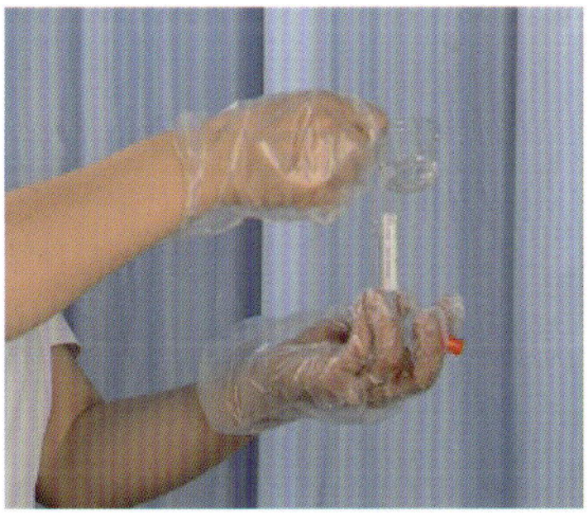
图 4-34　采集尿常规标本

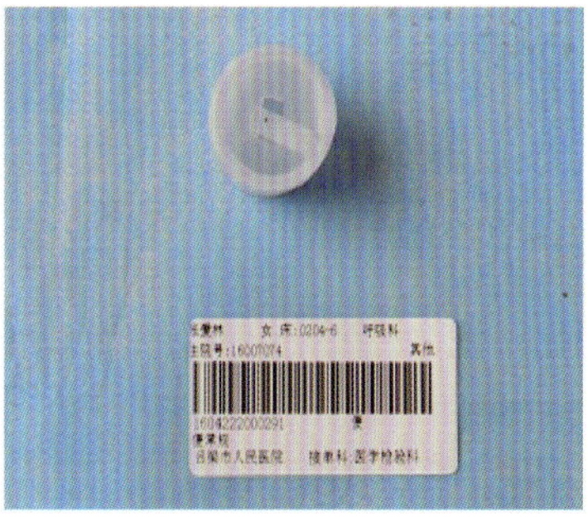
图 4-35　粪便常规标本用物

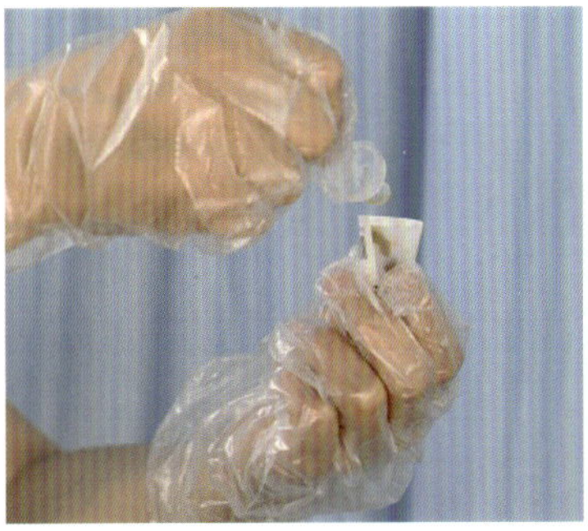

图 4-36　粪便常规标本

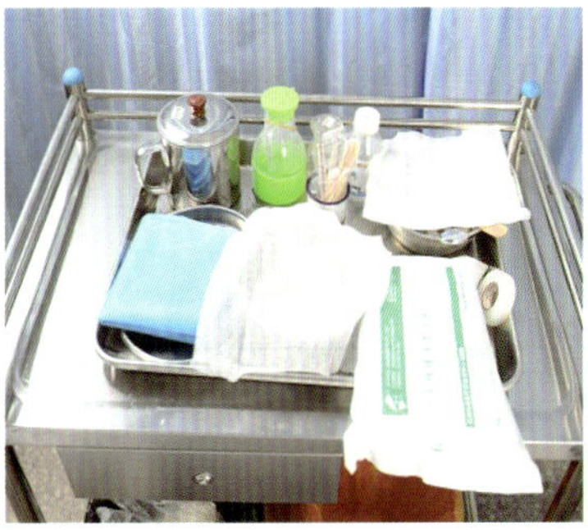

图 4-37　鼻饲插管用物

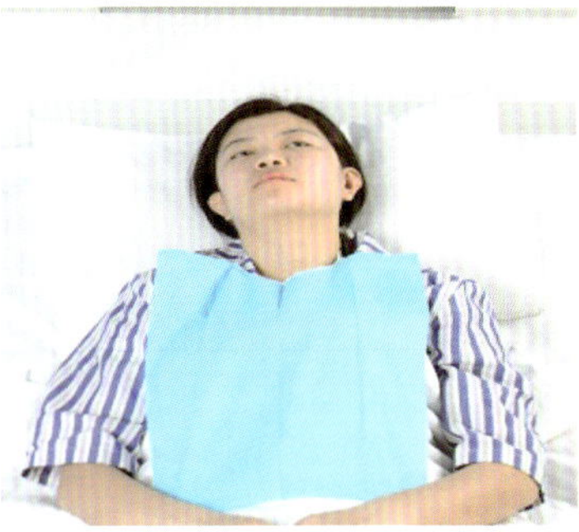

图 4-38　清醒病人体位

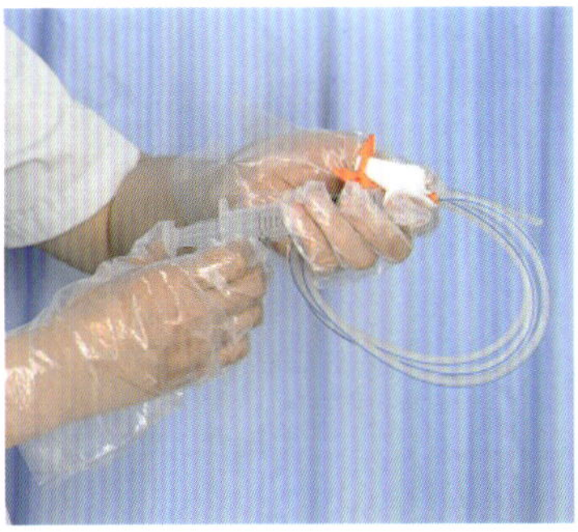

图 4-39　检查胃管

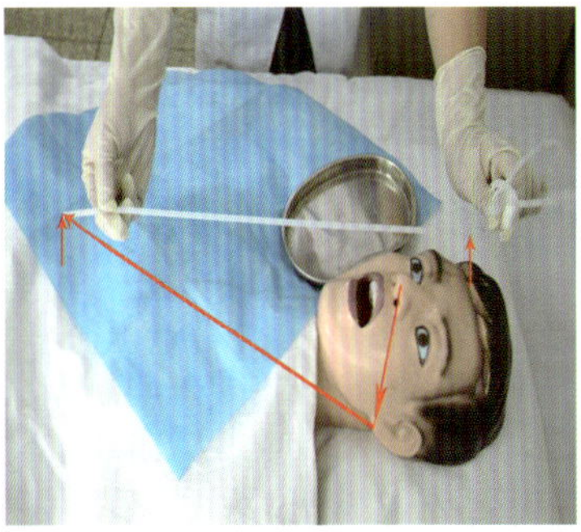

图 4-40　测量胃管插入长度

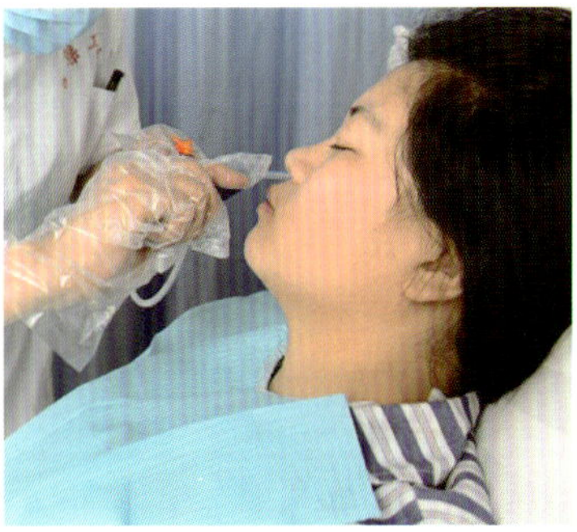

图 4-41　清醒病人插胃管法

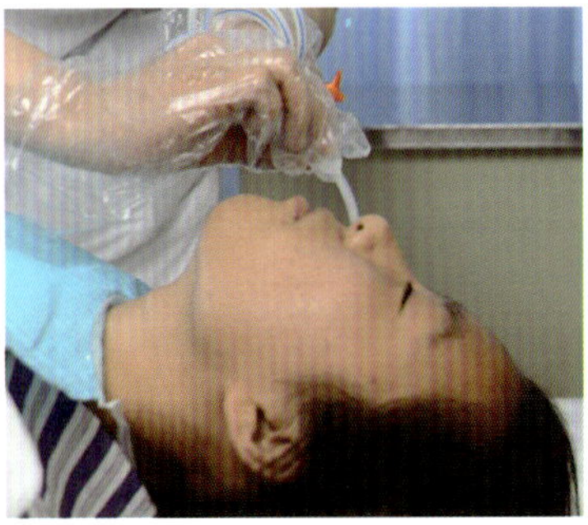

图 4-42A　昏迷病人插胃管法

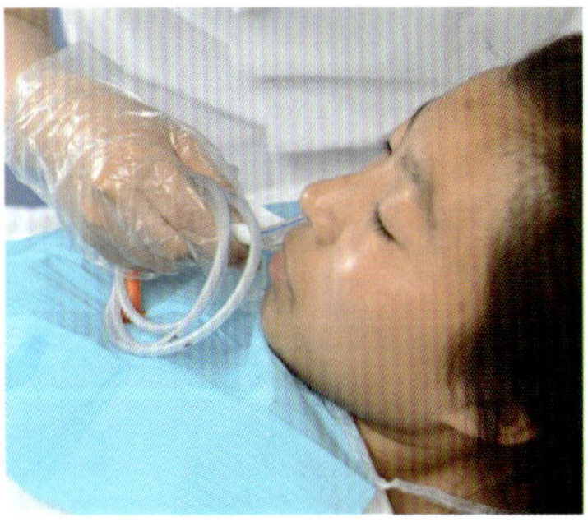

图 4-42B　昏迷病人插胃管法

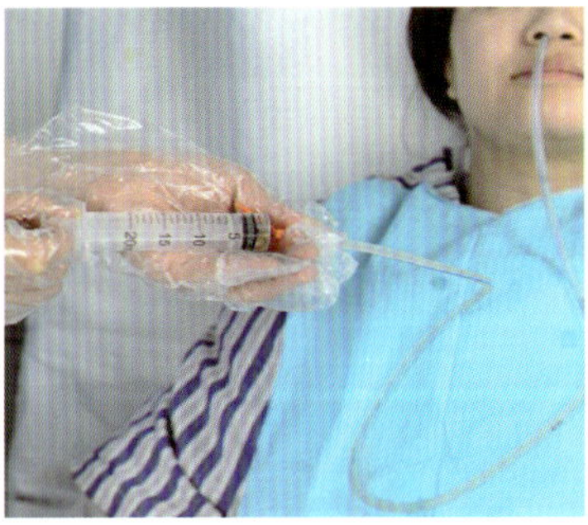

图 4-43A　确认胃管在胃内的方法

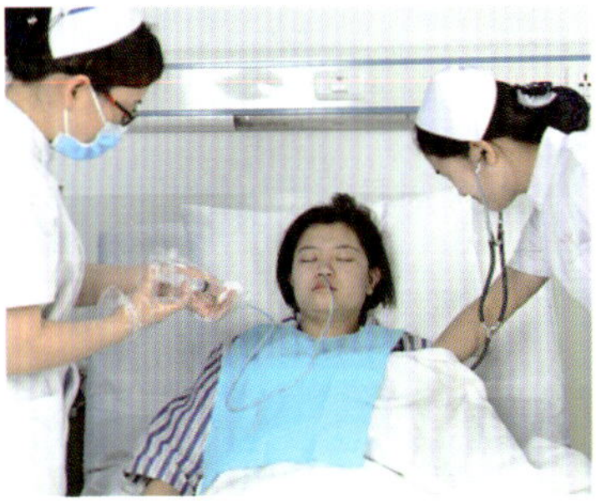

图 4-43B　确认胃管在胃内的方法

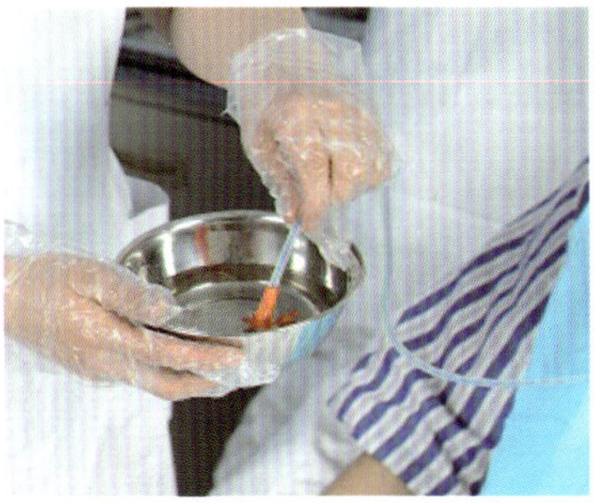

图 4-43C　确认胃管在胃内的方法

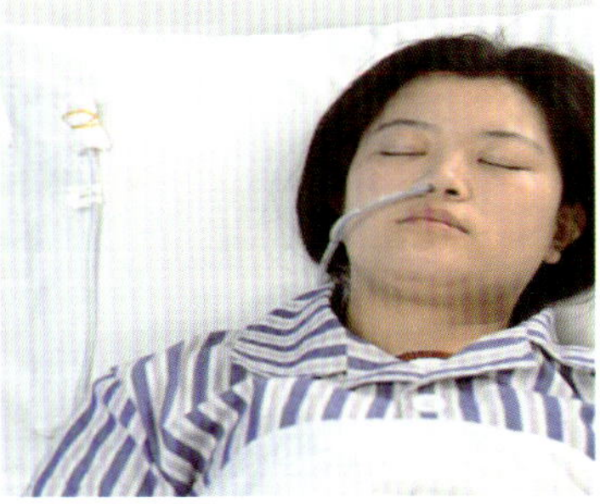

图 4-44　安置胃管

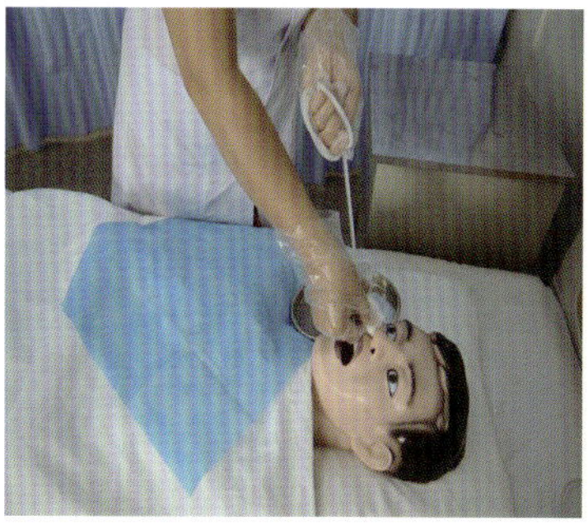

图 4-45　拔出胃管

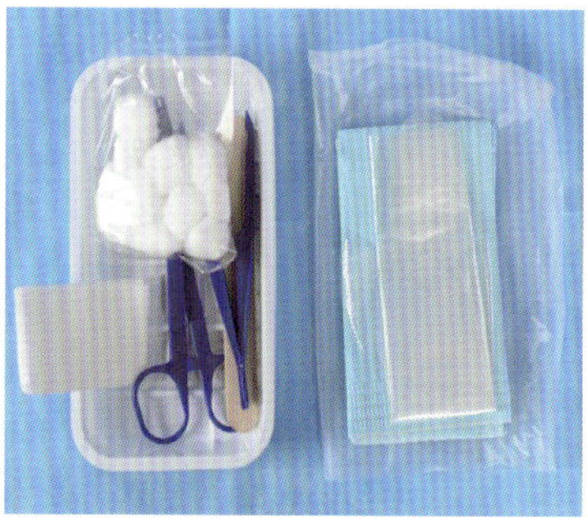

图 4-46　一次性口腔护理包

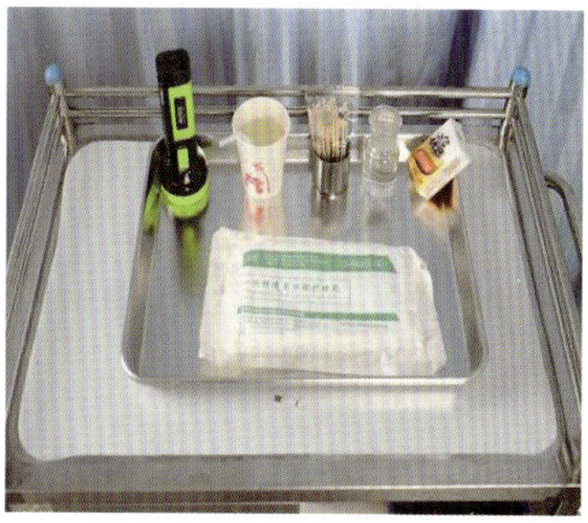

图 4-47　清醒病人口腔护理用物

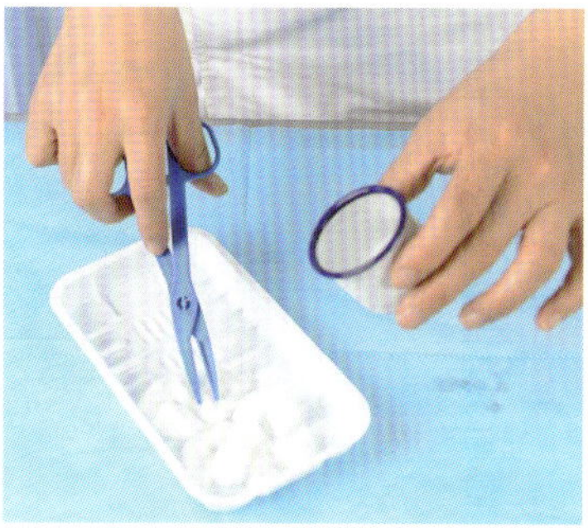

图 4-48　湿润并清点棉球

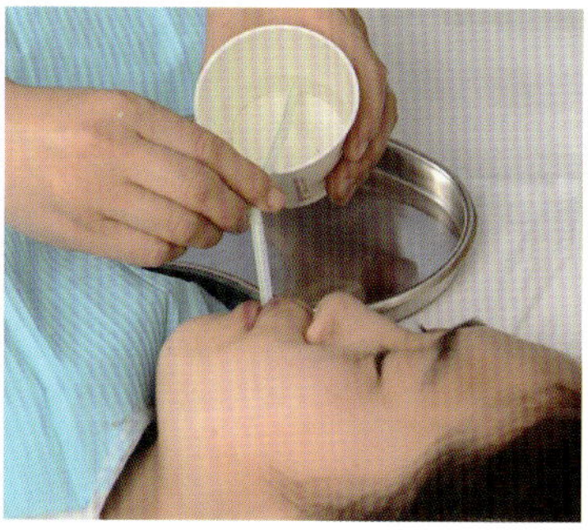

图 4-49　协助病人漱口

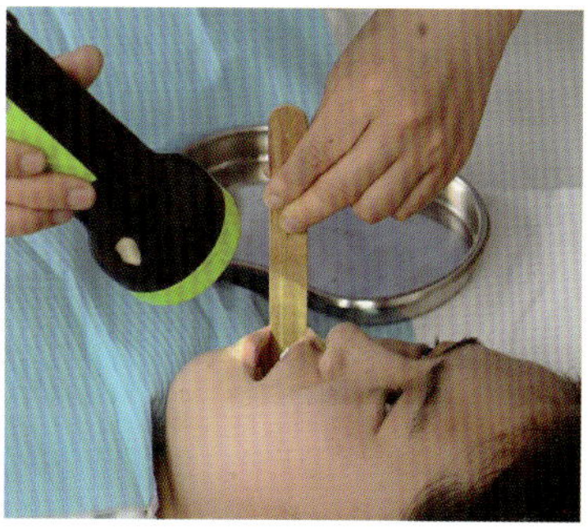

图 4-50　检查口腔

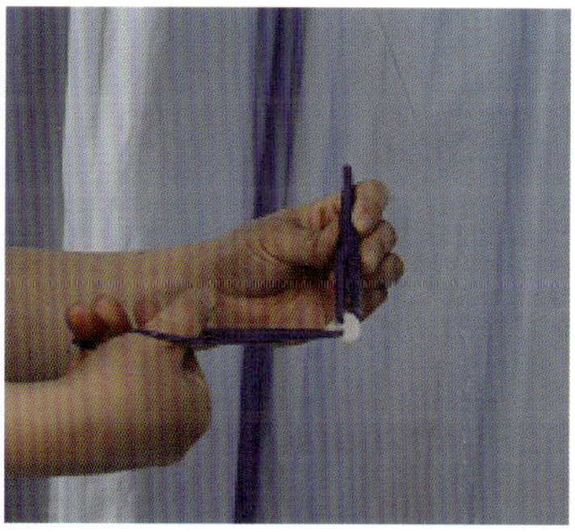

图 4-51　夹取棉球

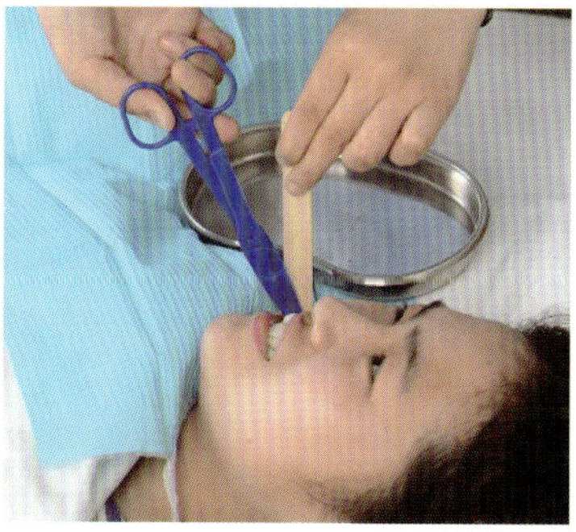

图 4-52　擦洗牙齿外侧面

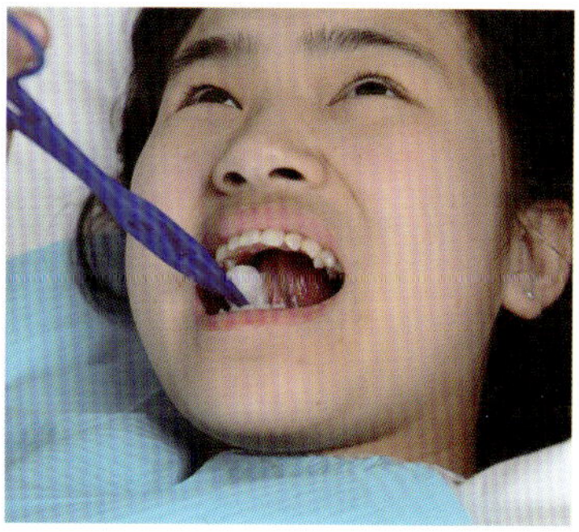

图 4-53　擦洗舌下

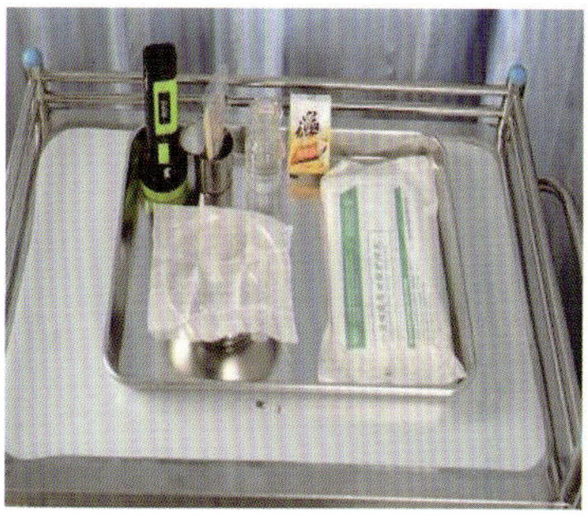

图 4-54　昏迷病人口腔护理用物

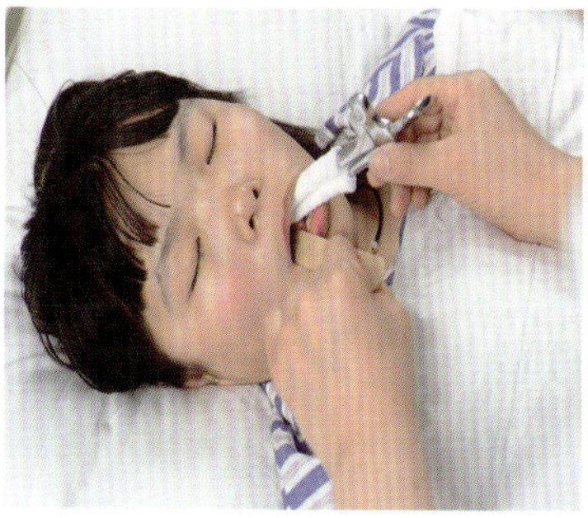

图 4-55　昏迷病人张口法

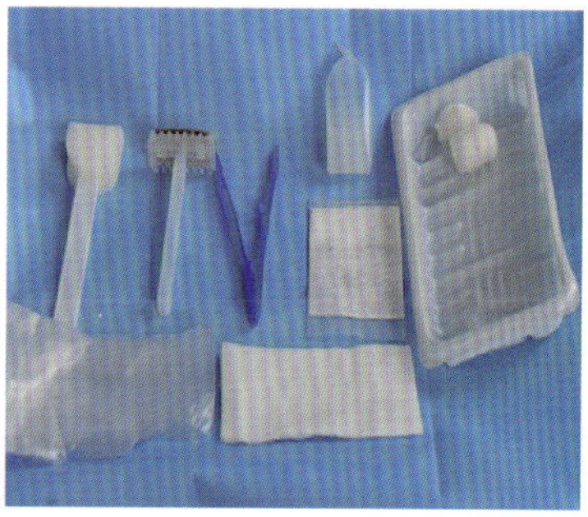

图 5-1　备皮用物

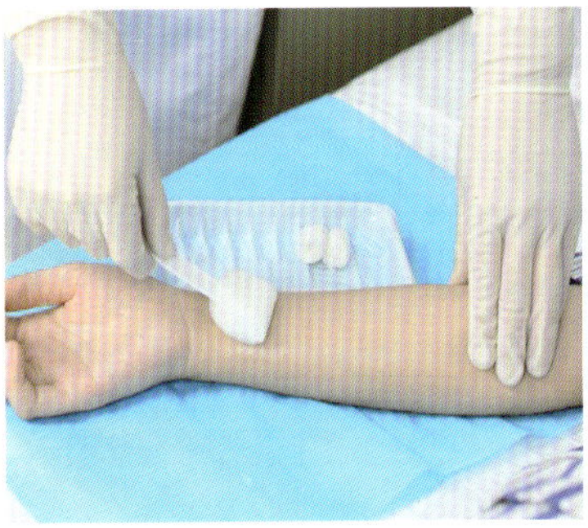

图 5-2　涂备皮液

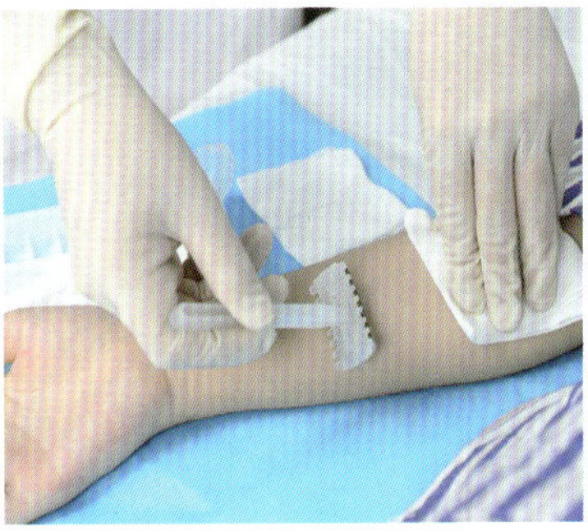

图 5-3　备皮手法

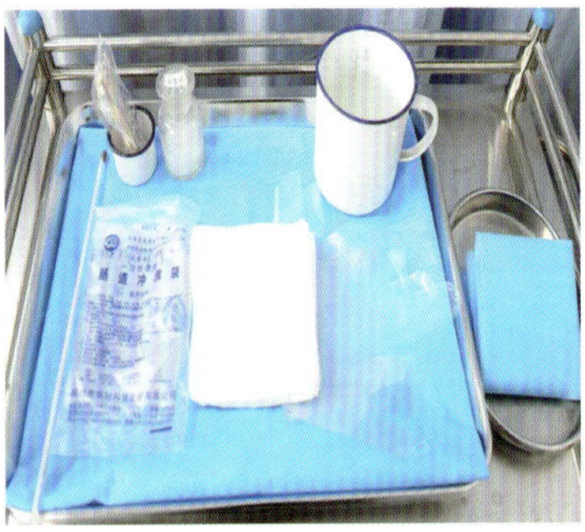

图 5-4　灌肠用物

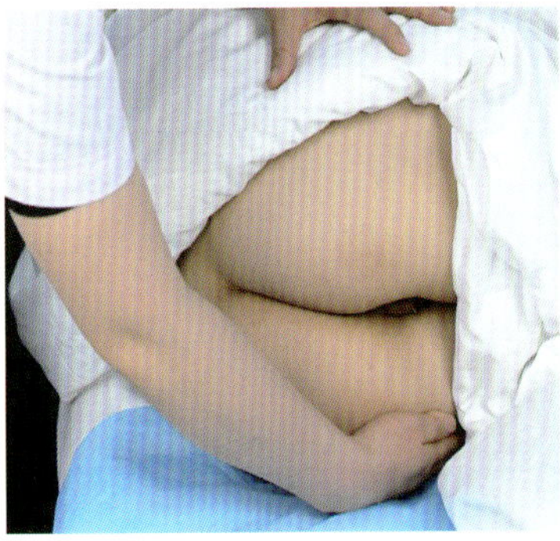

图 5-5　灌肠体位

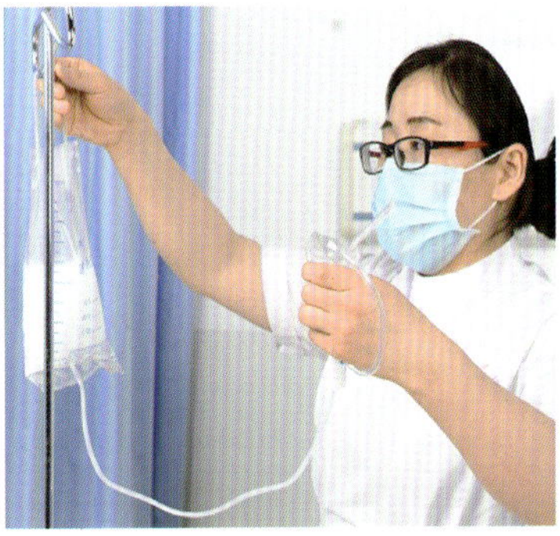

图 5-6　挂灌肠

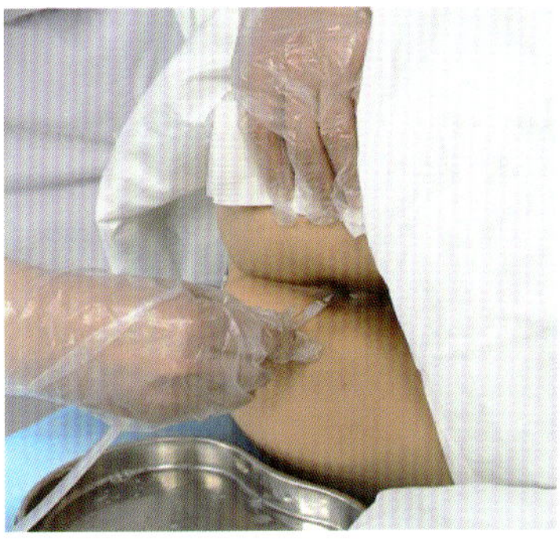

图 5-7　插肛管

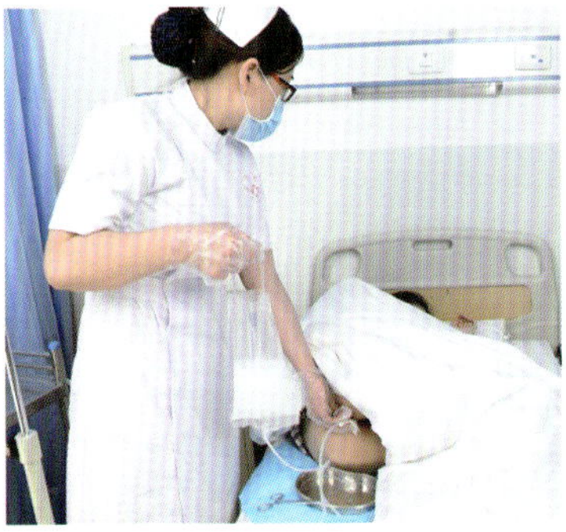

图 5-8　观察处理

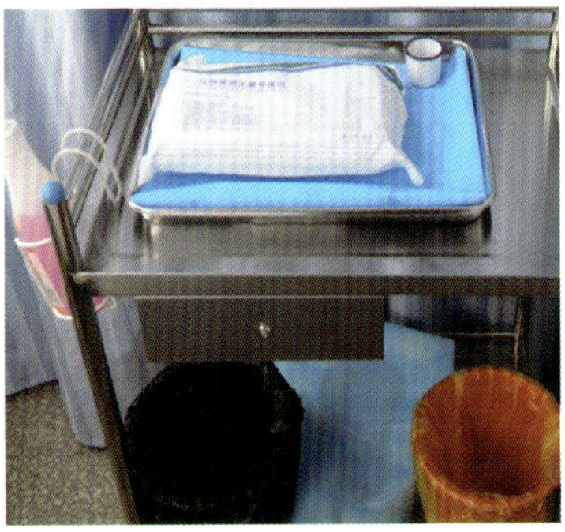

图 5-9　用物准备

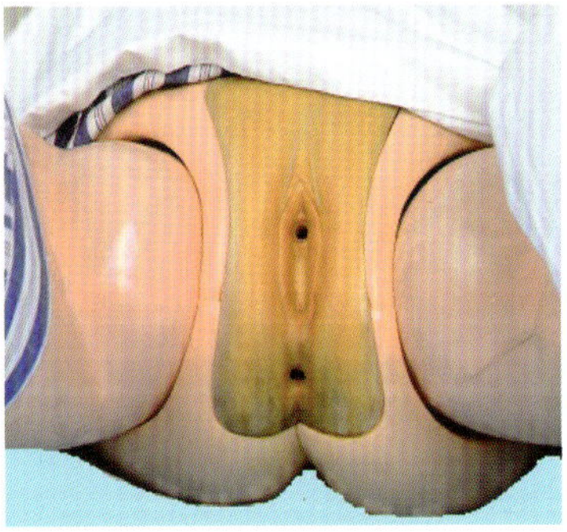

图 5-10　导尿体位

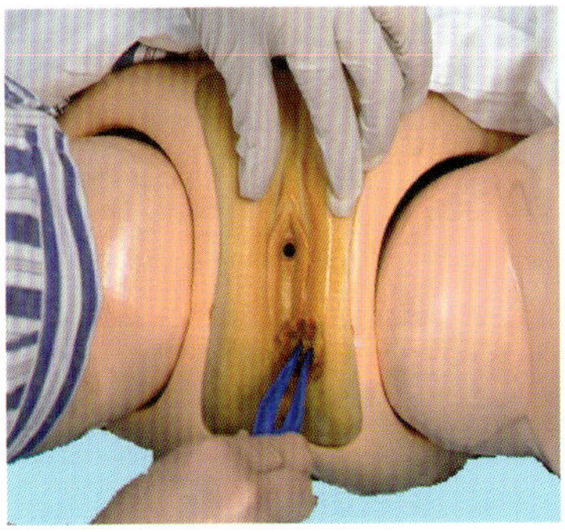

图 5-11　首次消毒

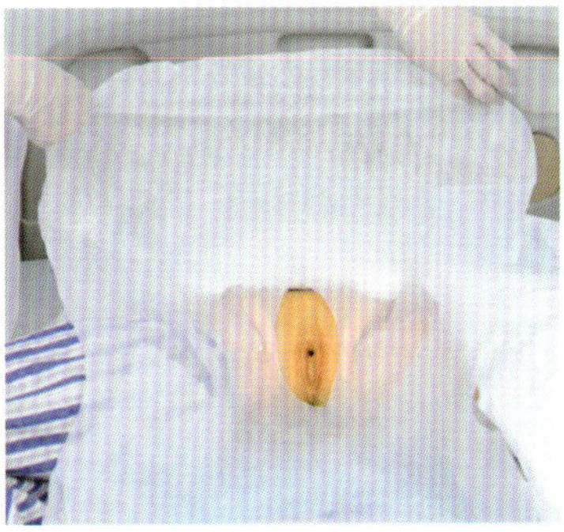

图 5-12　铺洞巾

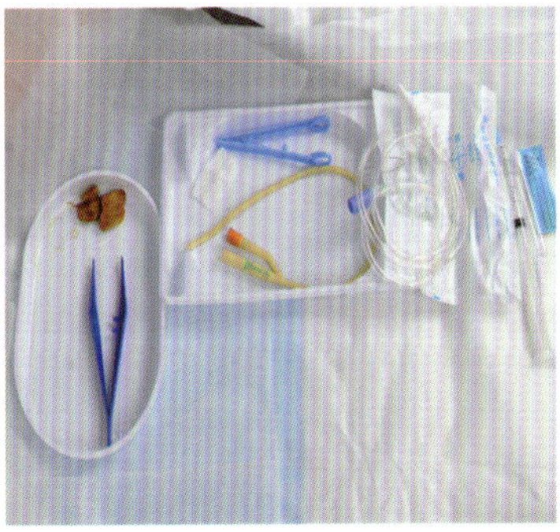

图 5-13　用物分类摆放

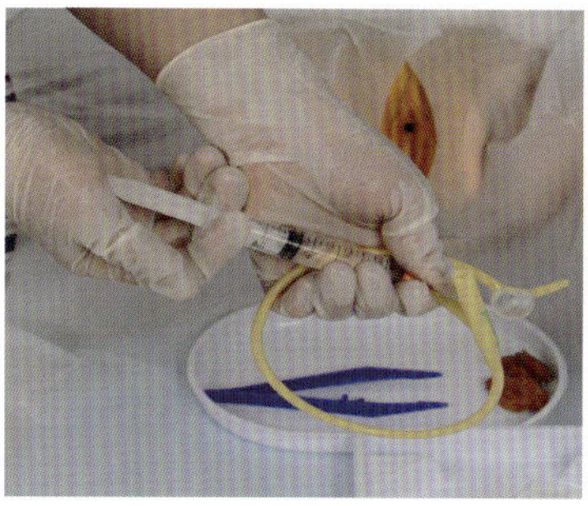
图 5-14　检查导尿管

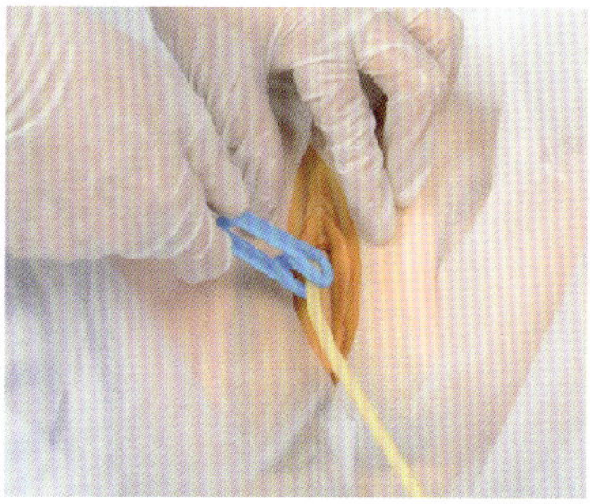
图 5-15　插导尿管

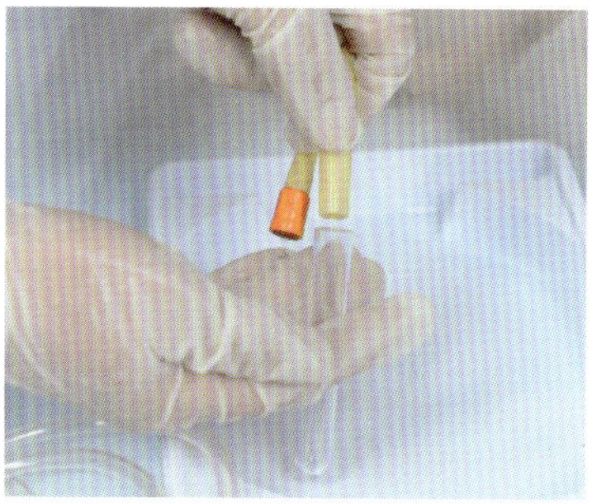
图 5-16　留取尿标本

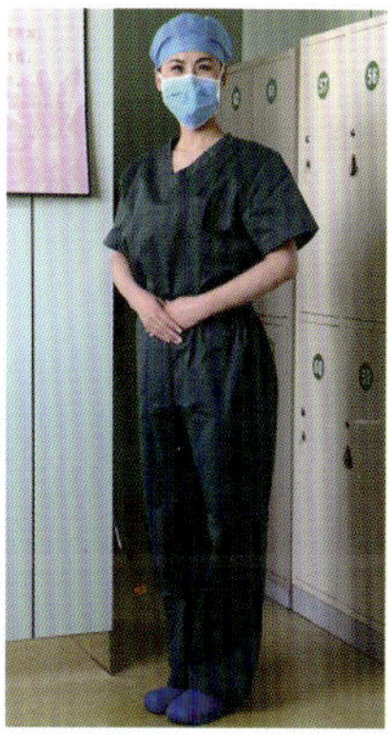
图 5-17　护士准备

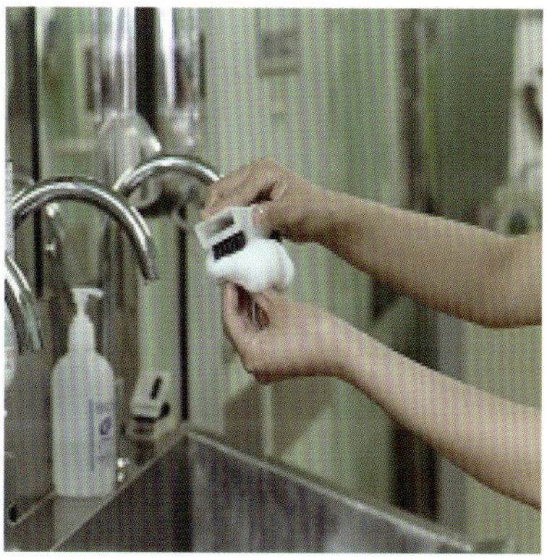
图 5-18　刷手

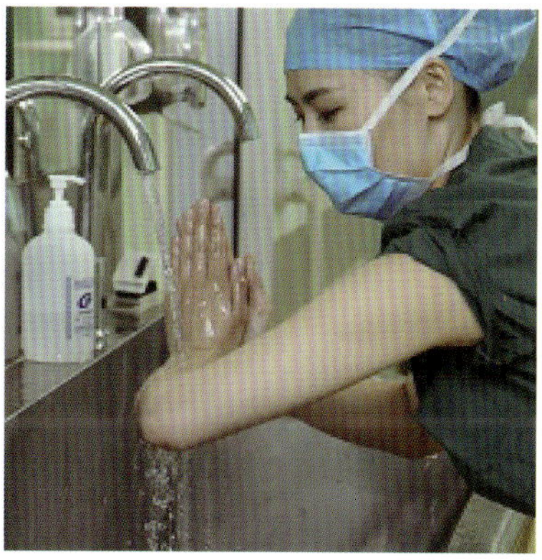
图 5-19　冲洗

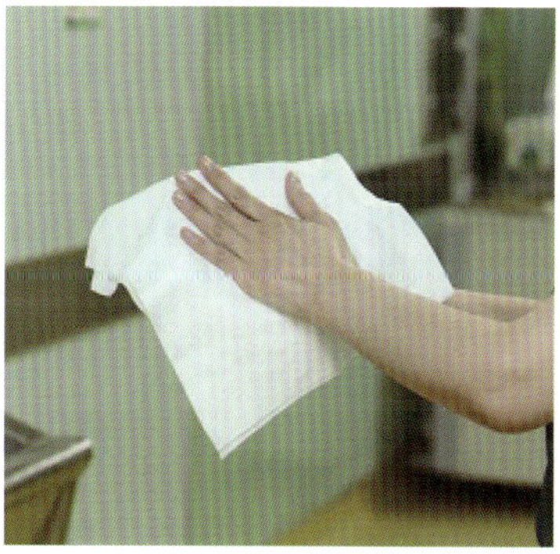
图 5-20A　擦手

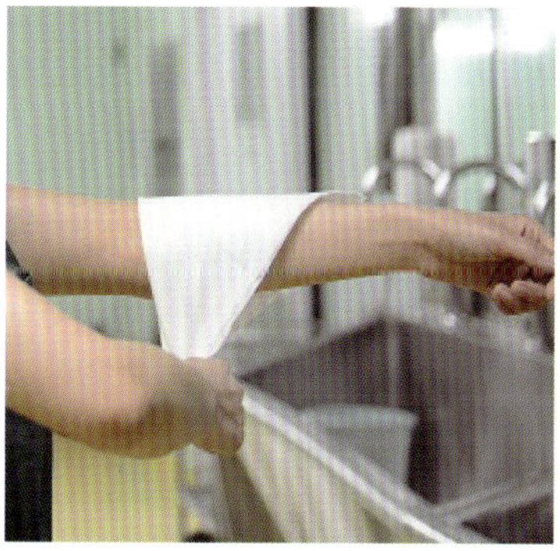
图 5-20B　擦手

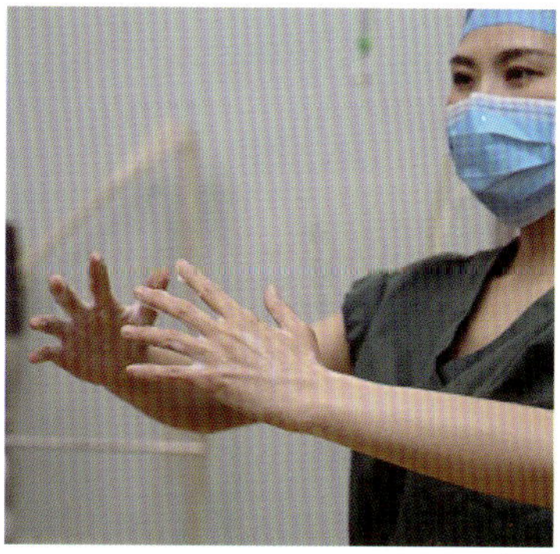
图 5-21　拱手姿势

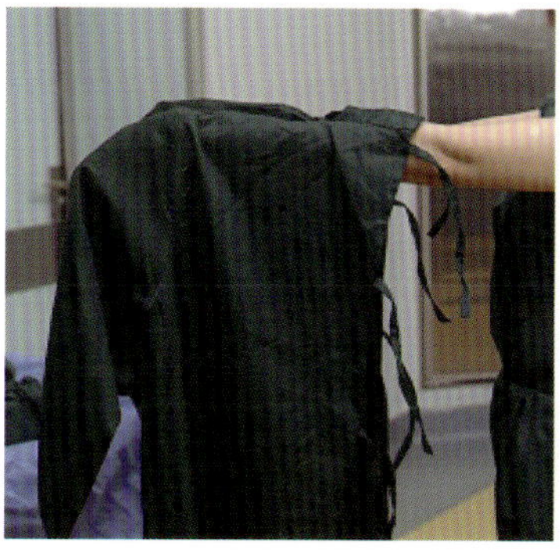
图 5-22　穿衣袖

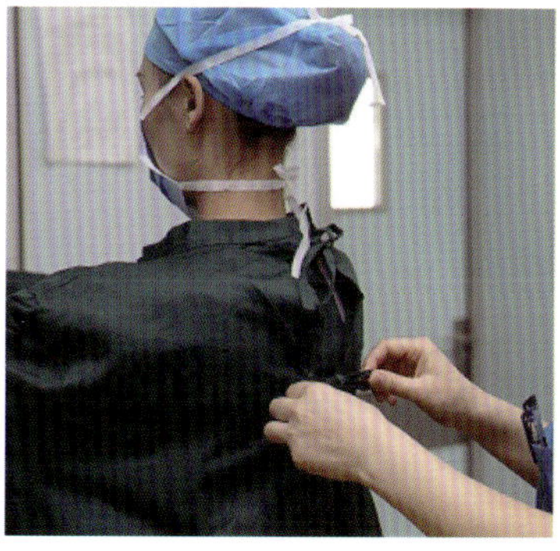
图 5-23　系背带

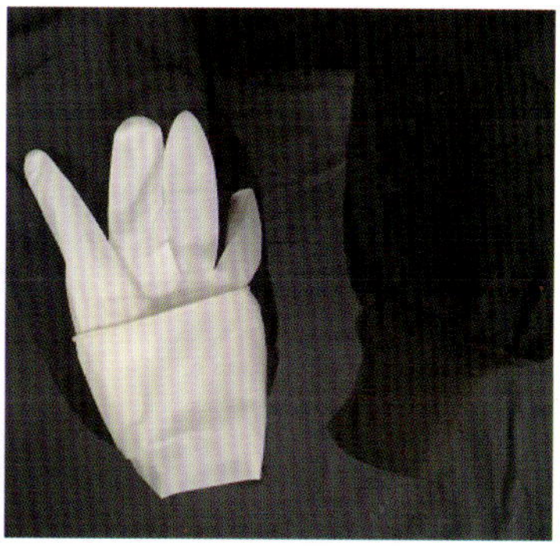
图 5-24A　戴手套

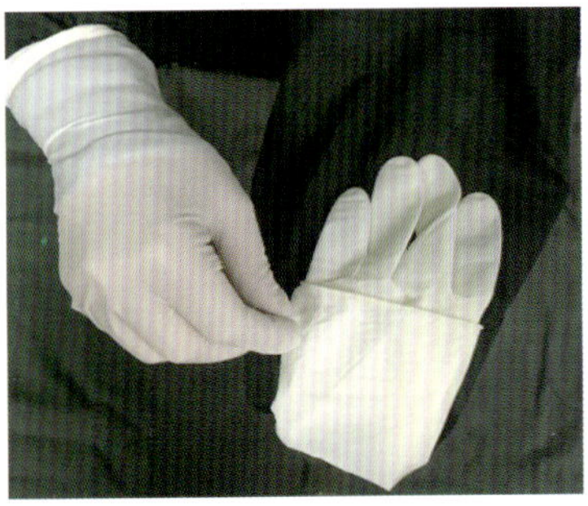

图 5-24B　戴手套

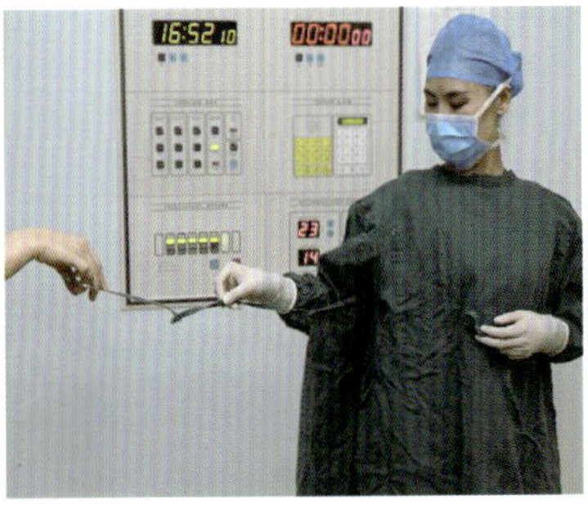

图 5-25A　系腰带

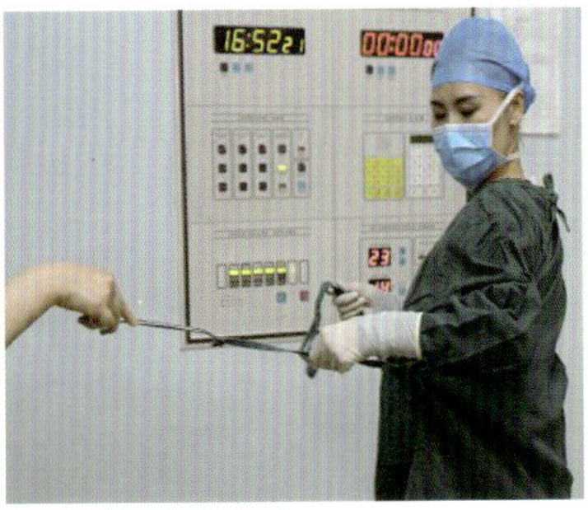

图 5-25B　系腰带

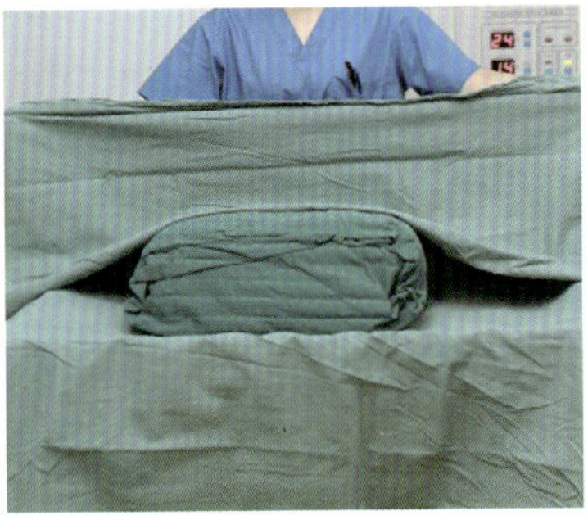

图 5-26　开手术包外层

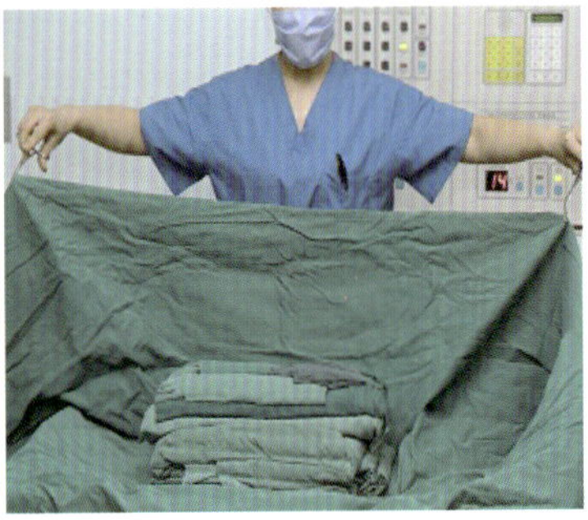

图 5-27　开手术包内层

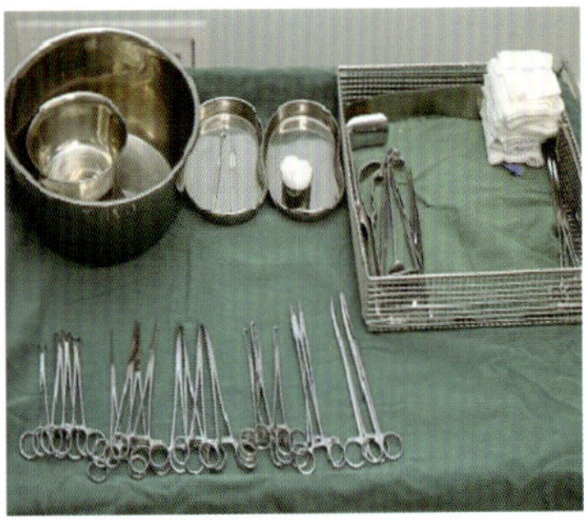

图 5-28　整理物品

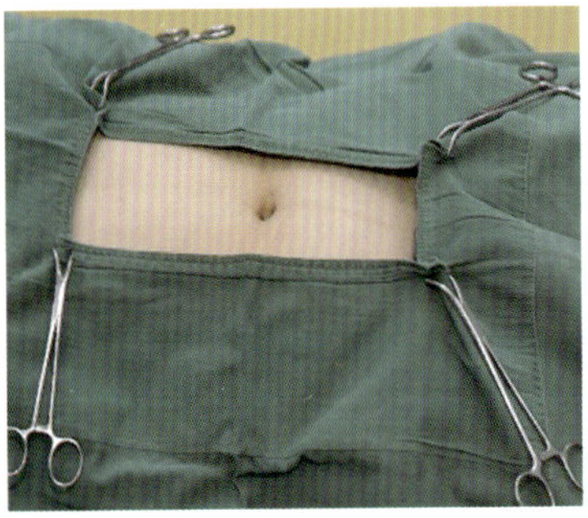

图 5-29　铺切口巾

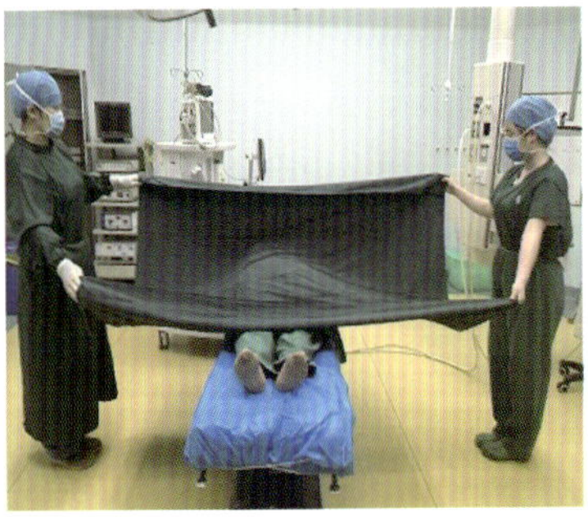

图 5-30　铺中单

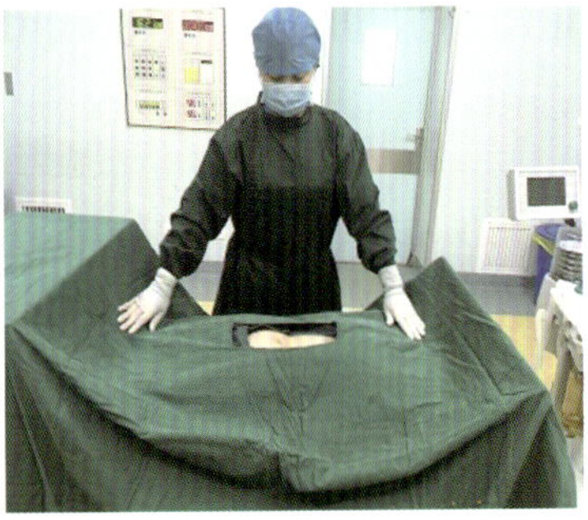

图 5-31　铺大单

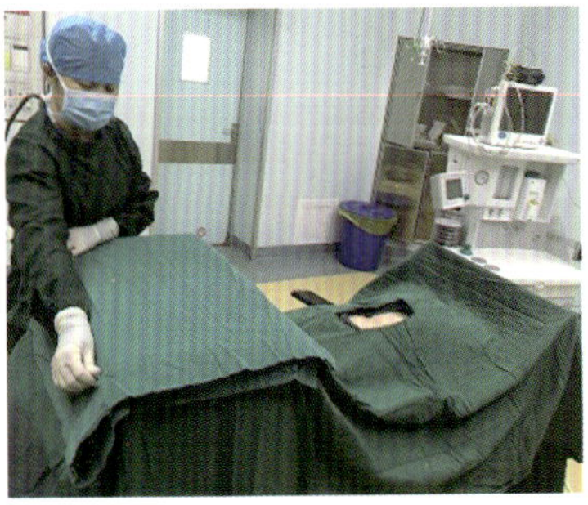

图 5-32　铺托盘

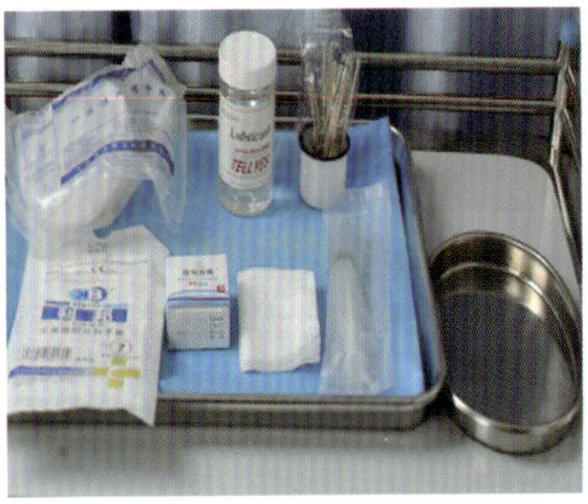

图 5-33　用物准备

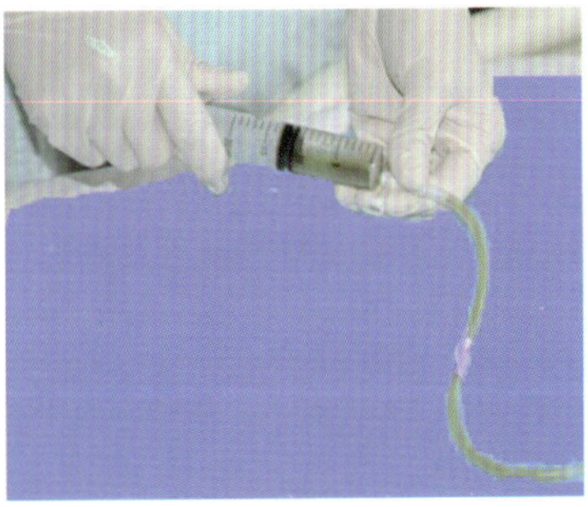

图 5-34　检查胃管引流是否通畅

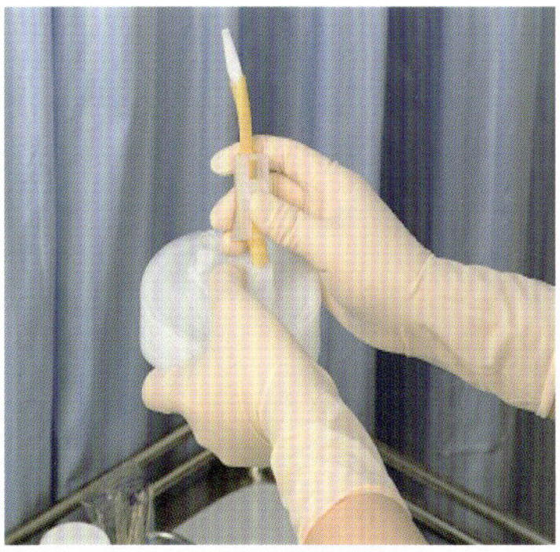

图 5-35　检查调整瓶内负

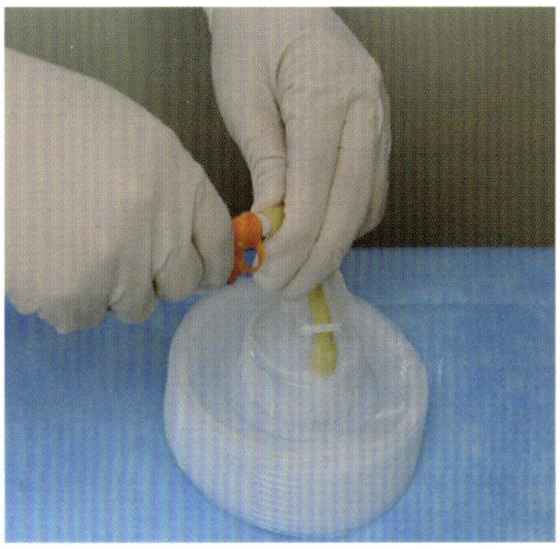

图 5-36　连接负压瓶

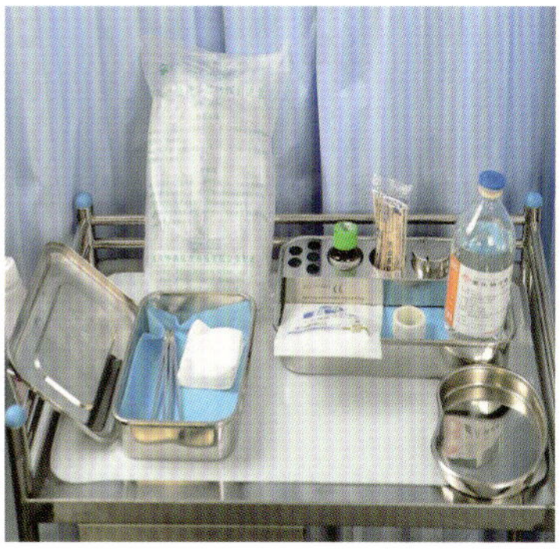

图 5-37　用物准备

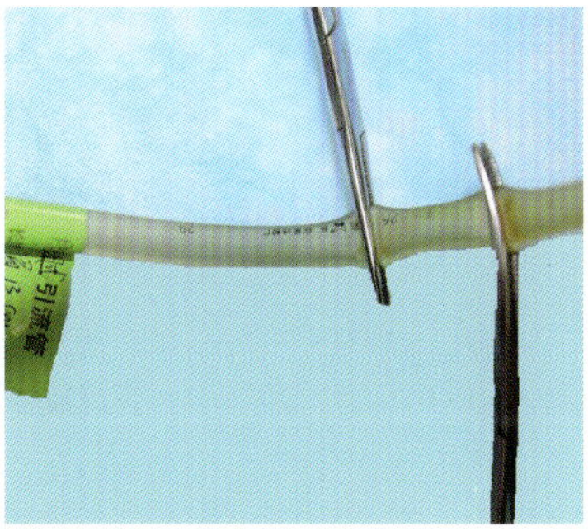

图 5-38　双钳夹闭胸腔引流管

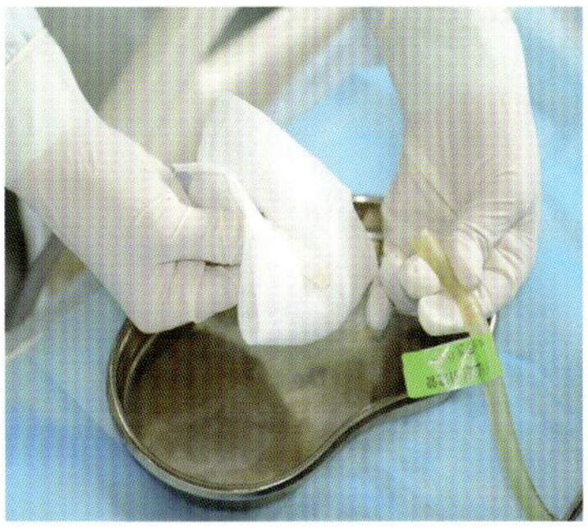

图 5-39　分离引流管接头

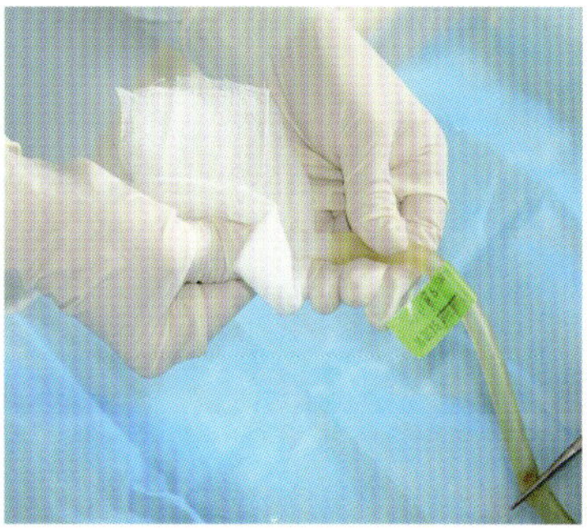

图 5-40　连接引流瓶

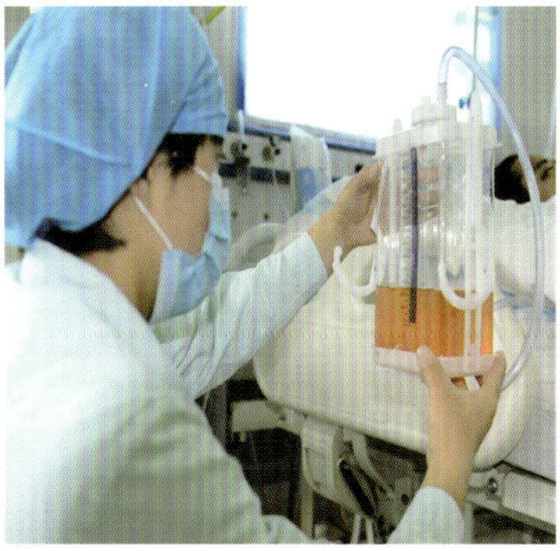

图 5-41　观察水柱波动

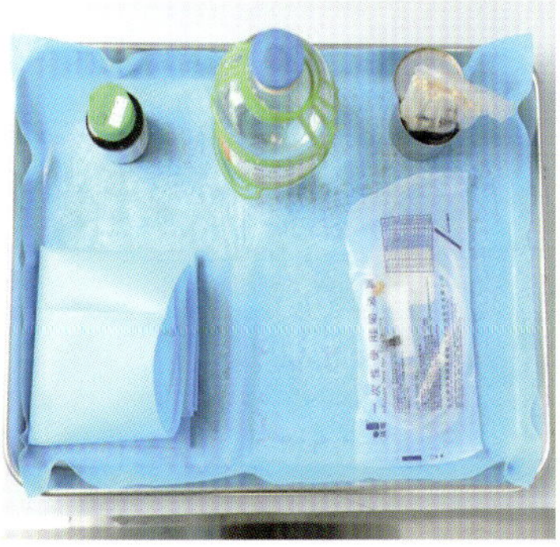

图 5-42　用物准备

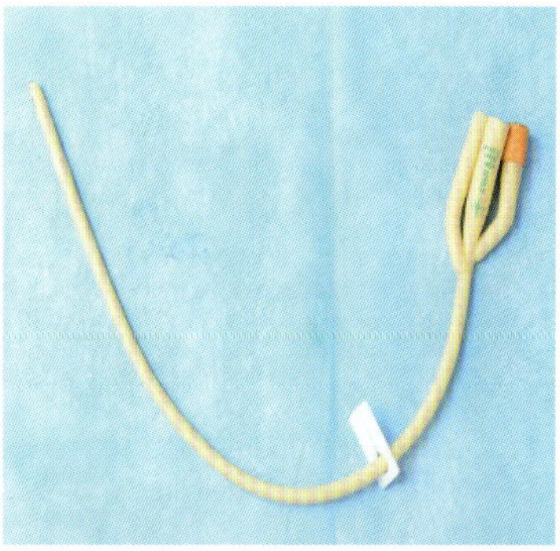

图 5-43　三腔导尿管

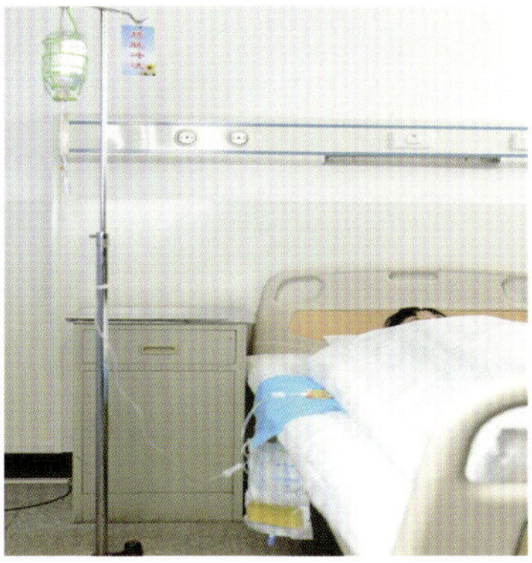

图 5-44　放液冲洗

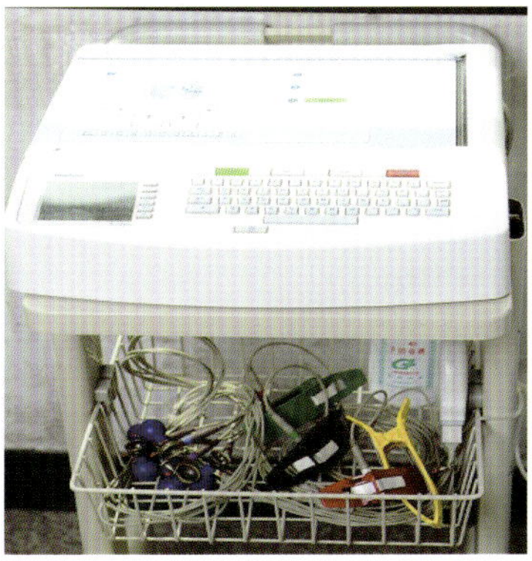

图 6-1　心电图机

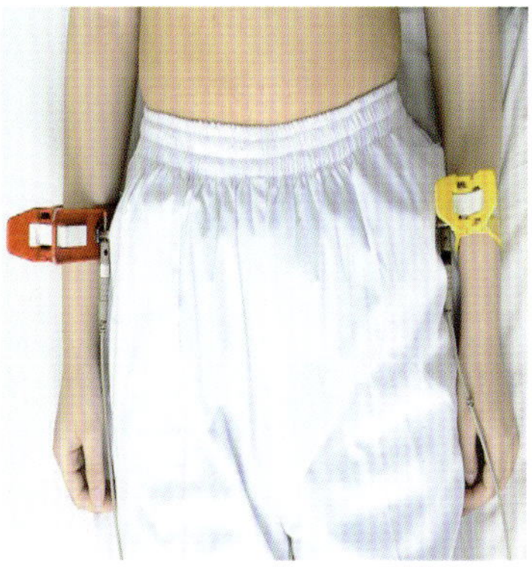

图 6-2A　连接肢体导联

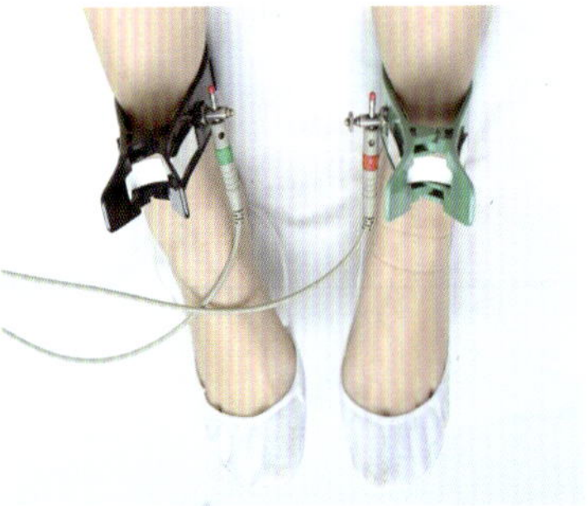

图 6-2B　连接肢体导联

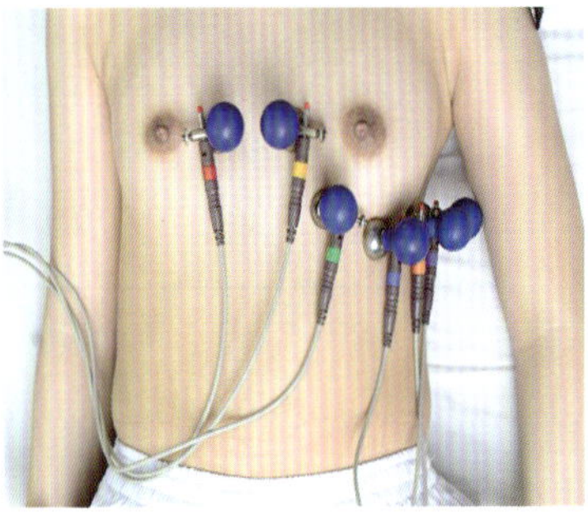

图 6-3　连接胸导联

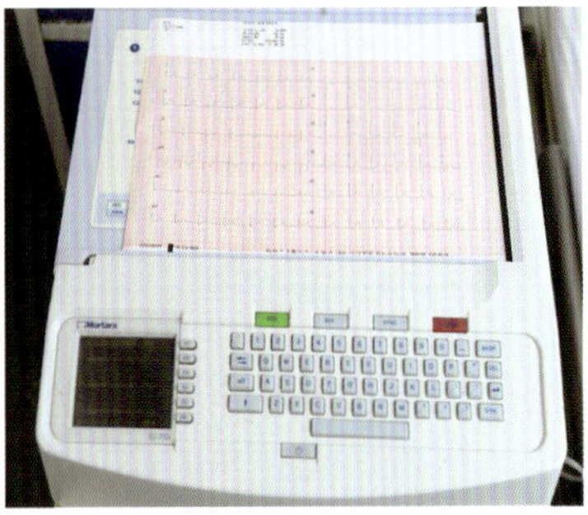

图 6-4　描记波形

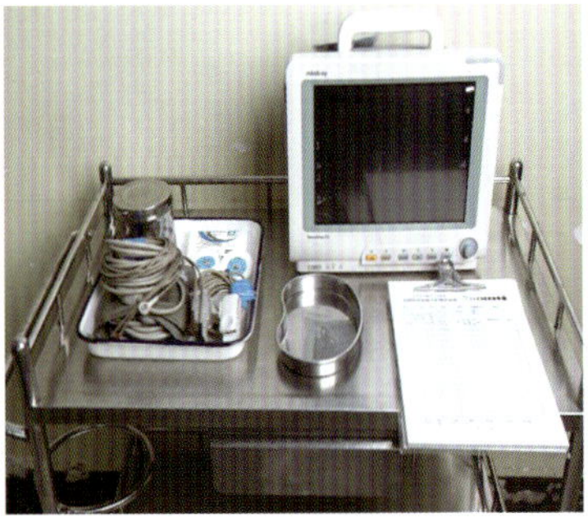

图 6-5　监测用物

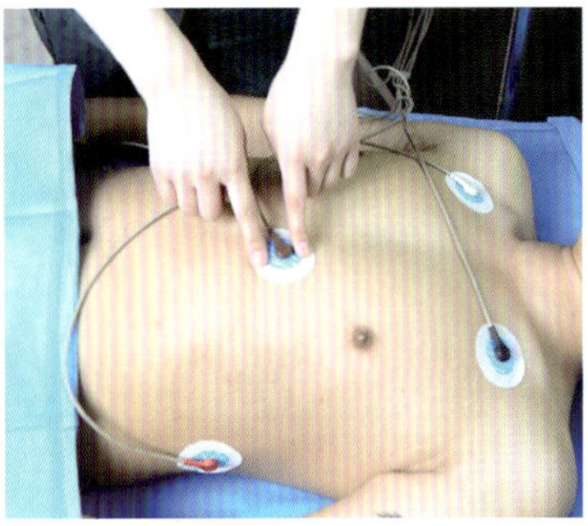

图 6-6　心电监护导联位置

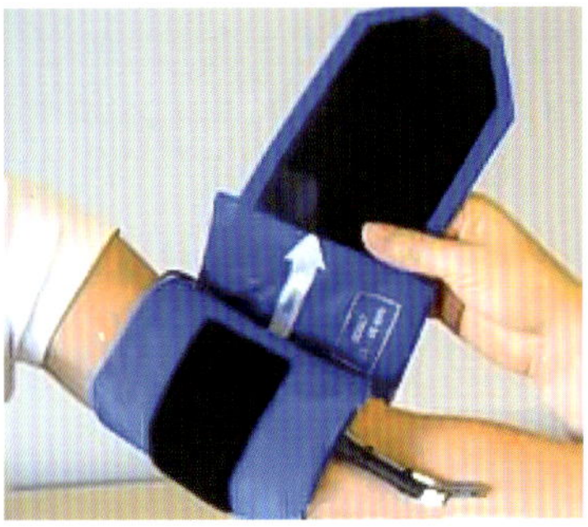

图 6-7　测量血压

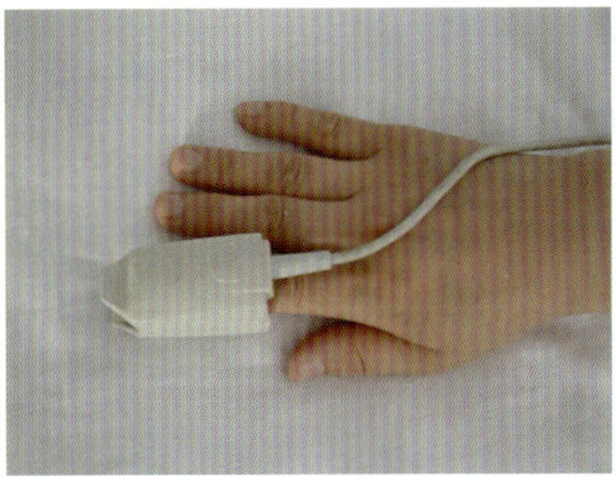

图 6-8　置血氧监测探头指套

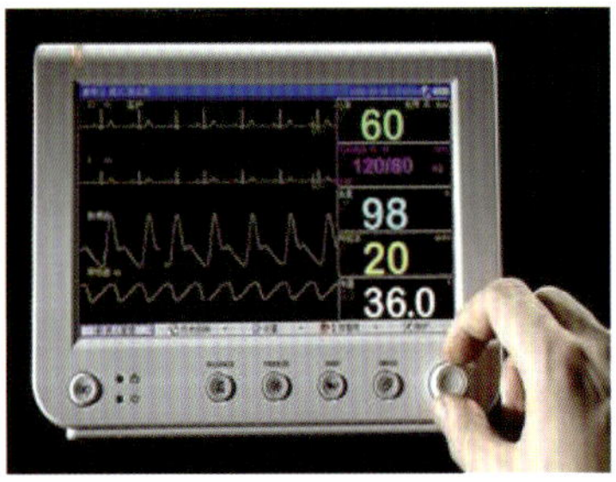

图 6-9　监护参数的调节

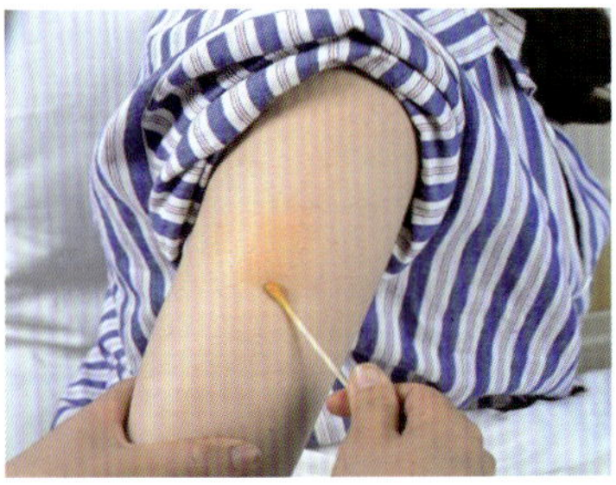

图 6-10　定位消毒

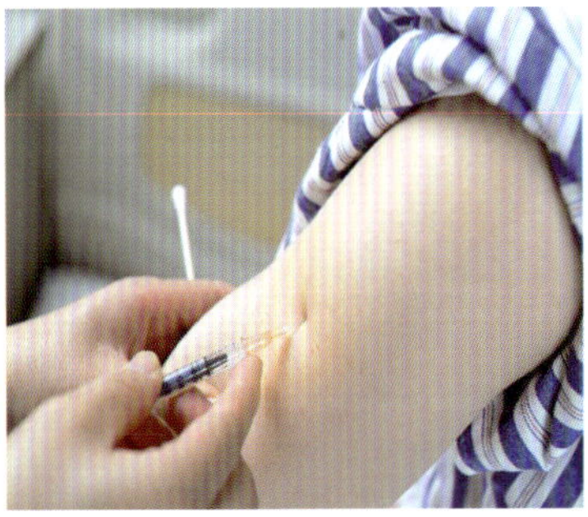

图 6-11　进针手法

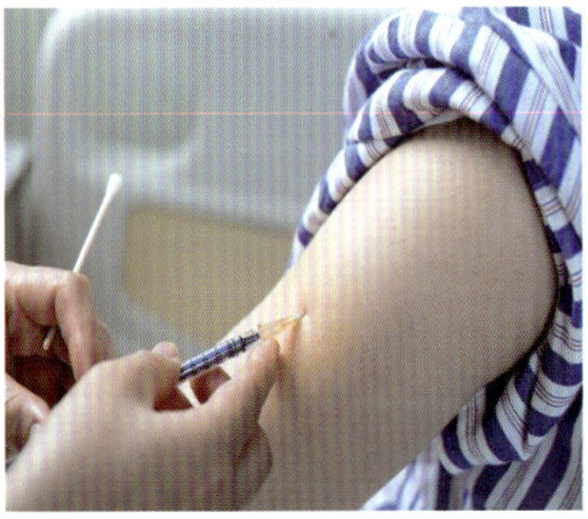

图 6-12　推药手法

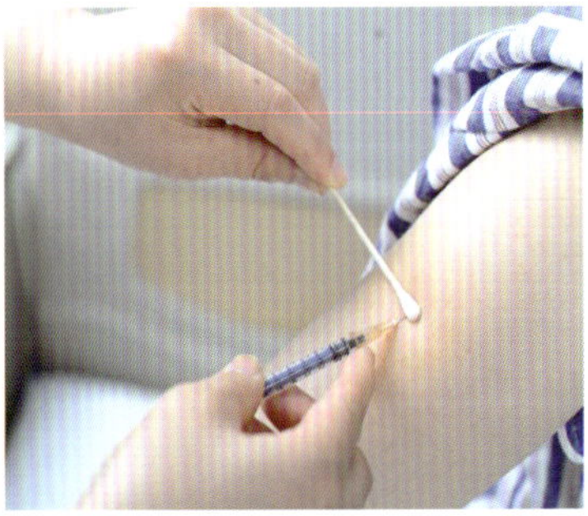

图 6-13　拔针手法

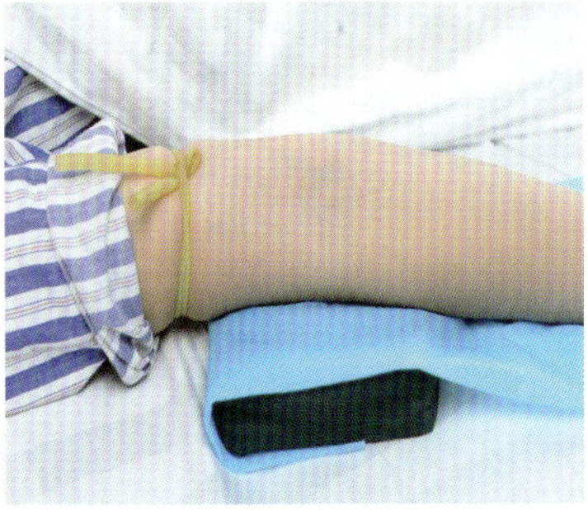

图 6-14　扎止血带

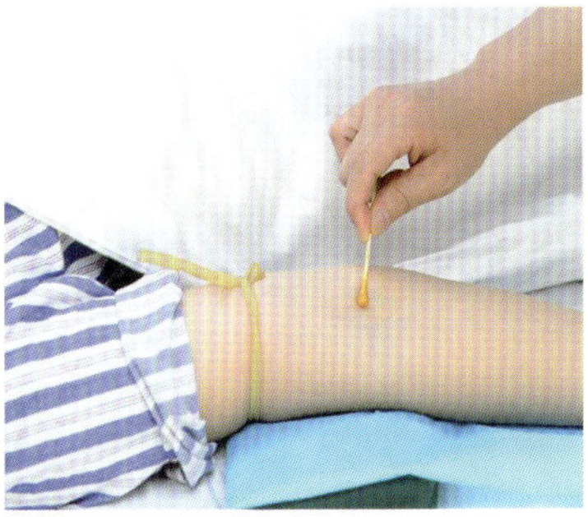

图 6-15　消毒皮肤

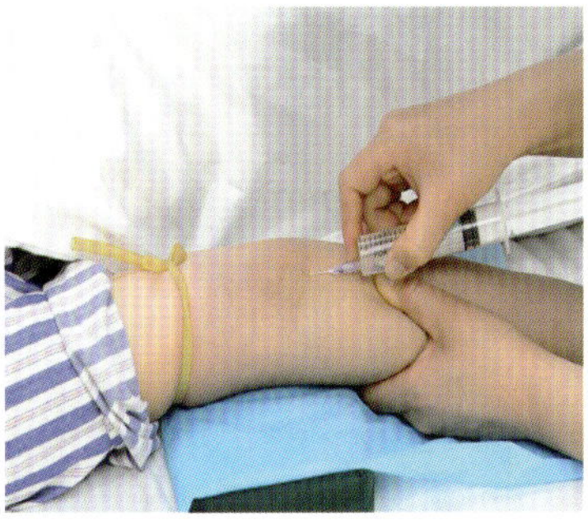

图 6-16　静脉注射进针法

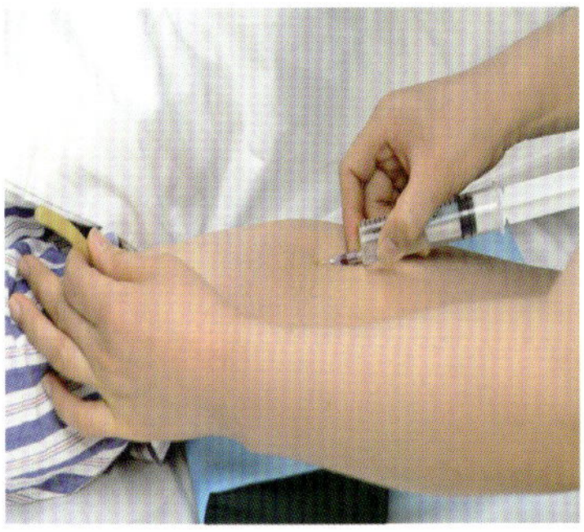

图 6-17　松止血带

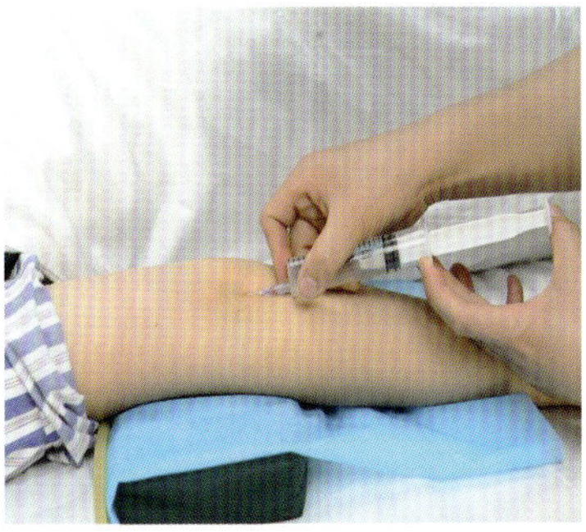

图 6-18　静脉注射推注药液法

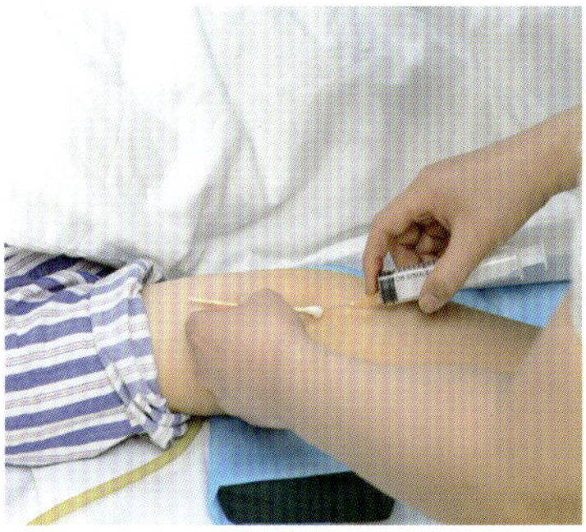

图 6-19　拔针法

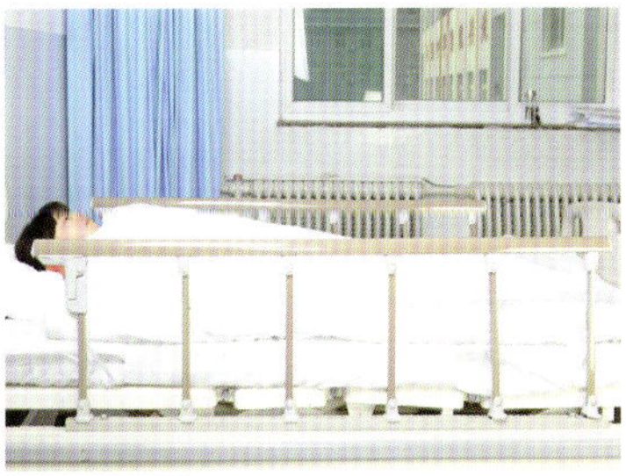

图 6-20　使用床档保护病人

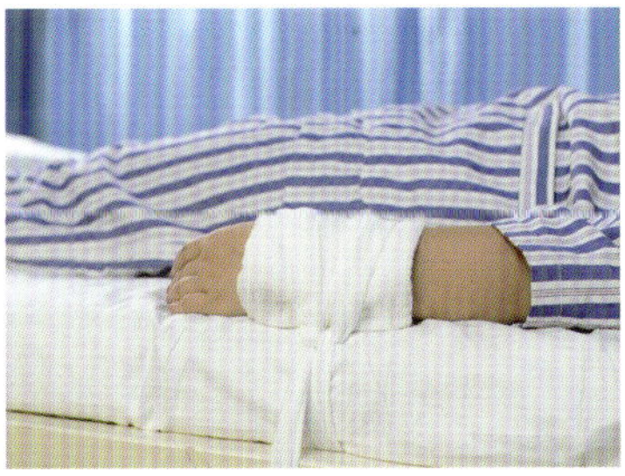

图 6-21　绷带约束法

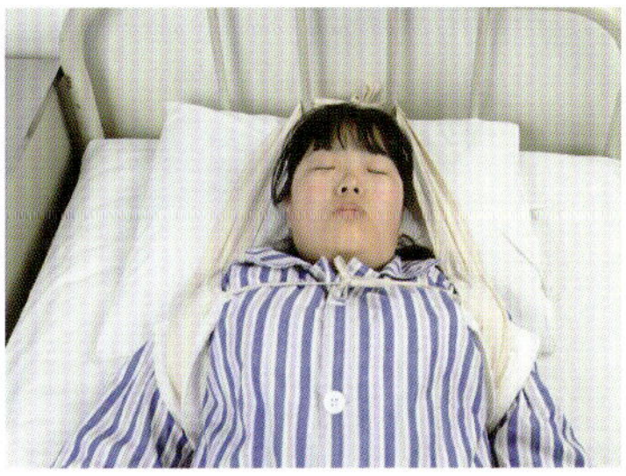

图 6-22　肩部约束带

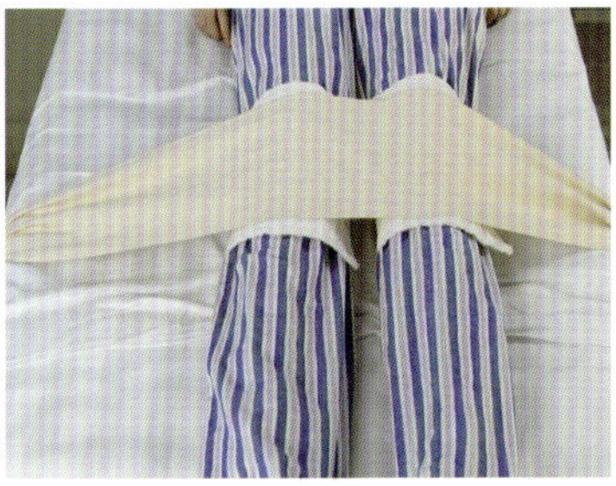

图 6-23　膝部约束带

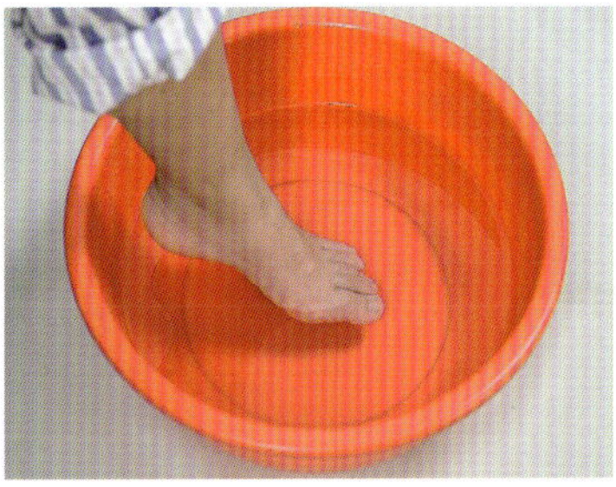

图 6-24　测试水温

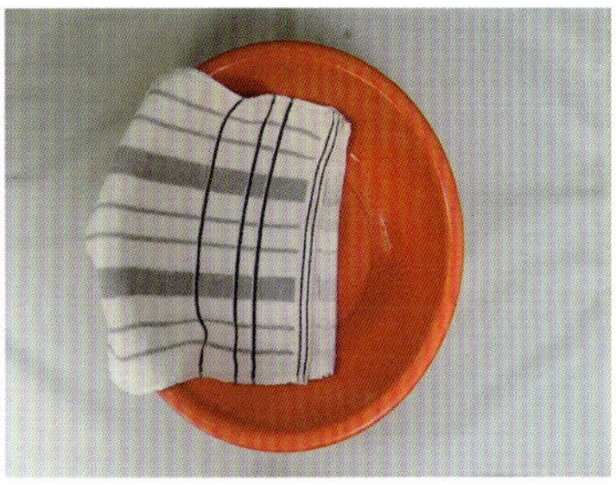

图 6-25　柔软的浅色毛巾

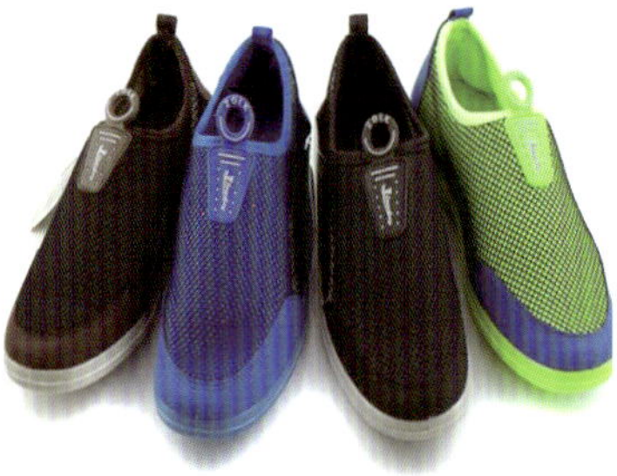
图 6-26　宽头软底鞋

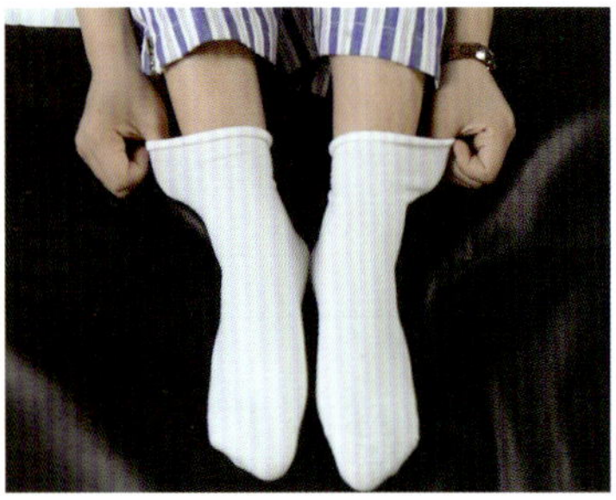
图 6-27　棉质松口袜

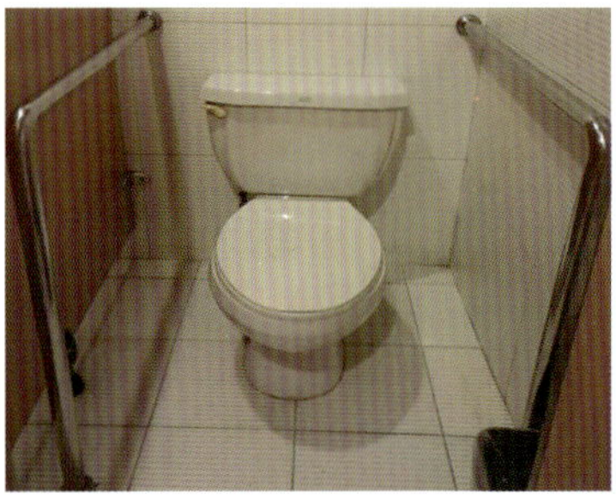
图 6-28　马桶旁边安装扶手

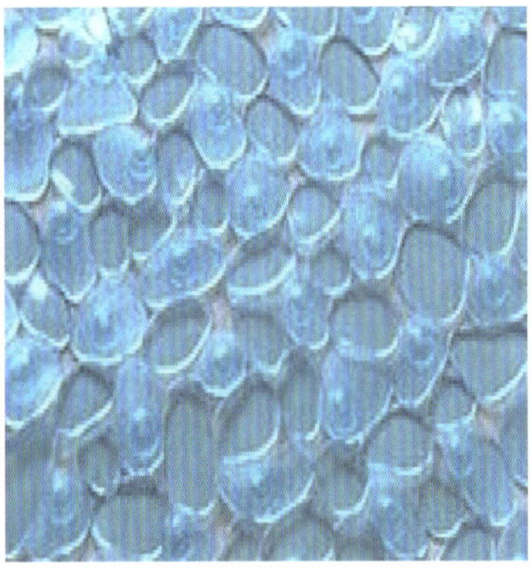
图 6-29　防滑地垫

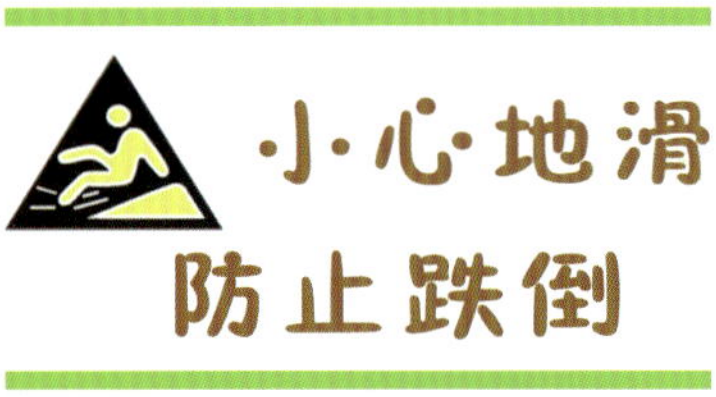

图 6-30　提示标志明显醒目

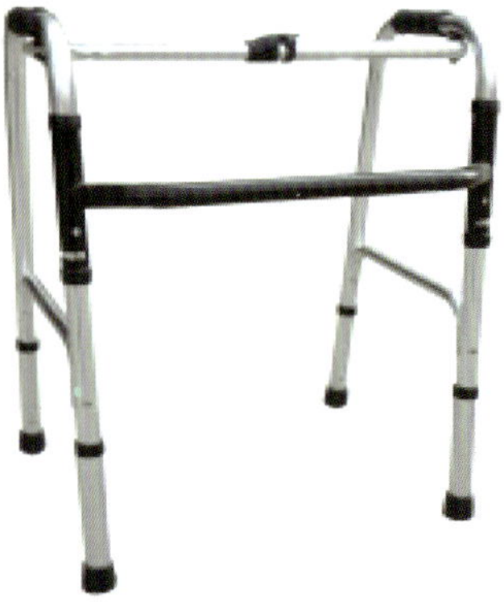
图 6-31　助步器

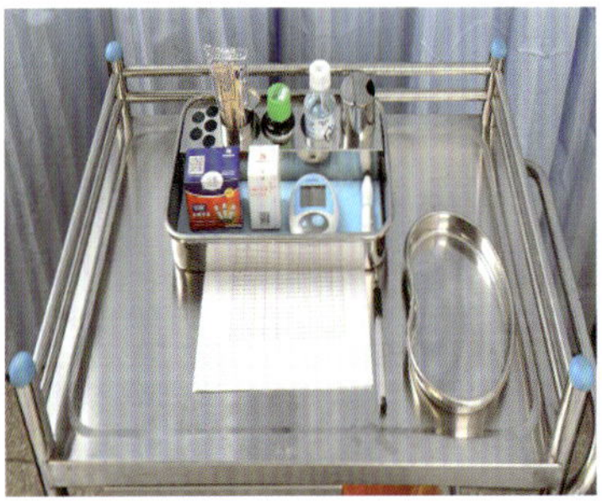
图 6-32　监测血糖用物

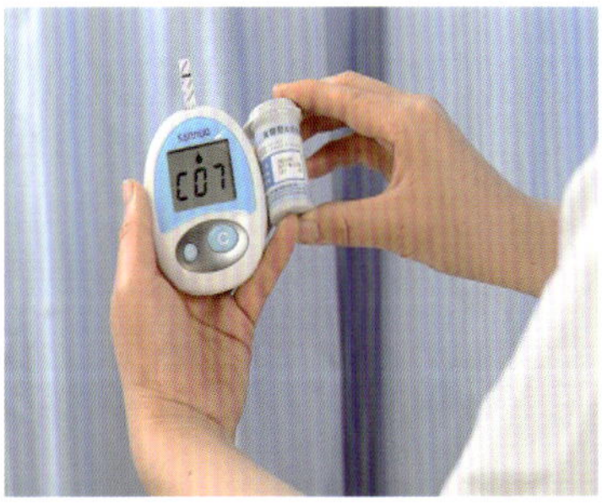

图 6-33　调校试纸代码

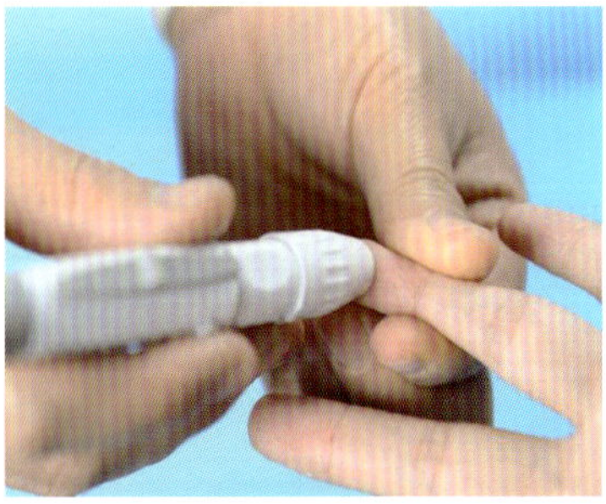
图 6-34　采血

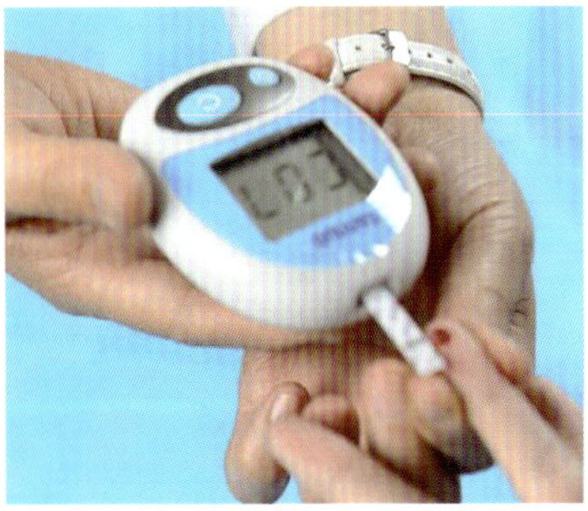
图 6-35　吸满血样

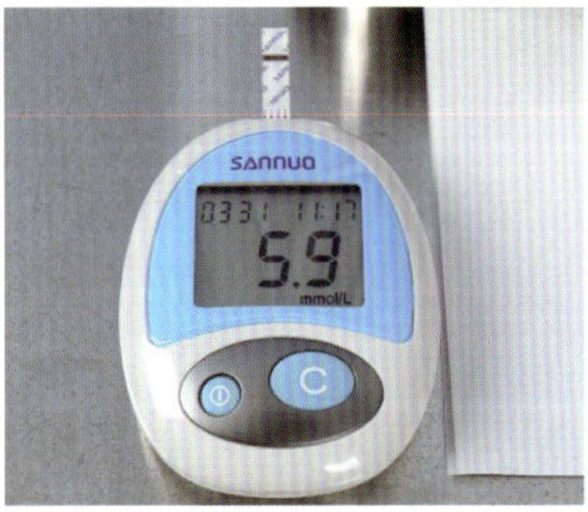

图 6-36　读取结果

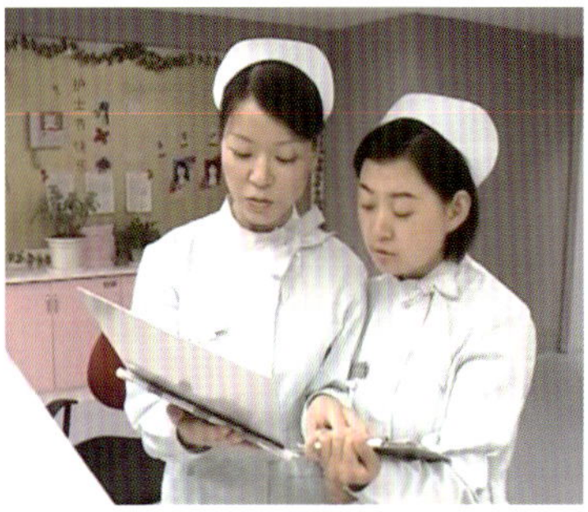
图 7-1　核对医嘱

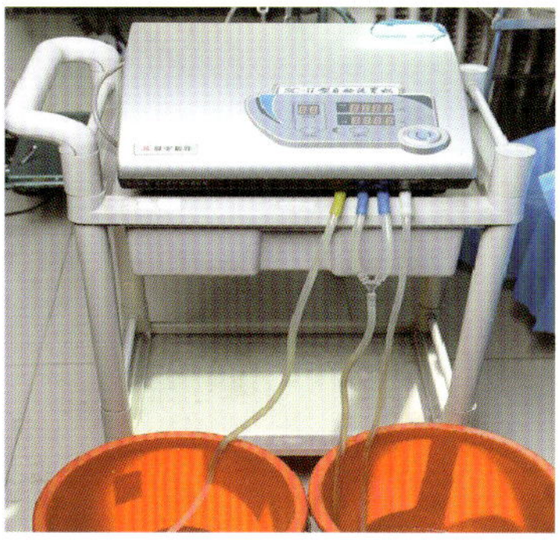
图 7-2　全自动洗胃机

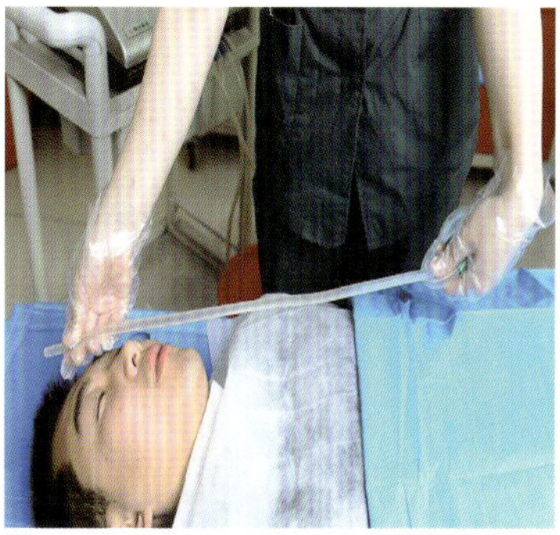
图 7-3　测量胃管插入长度

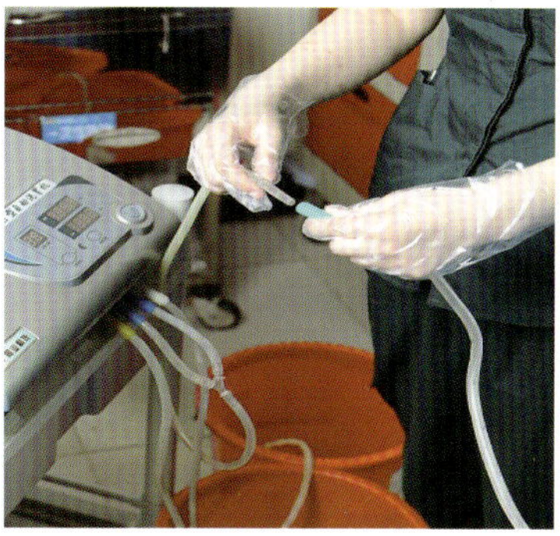
图 7-4　连接胃管与洗胃机

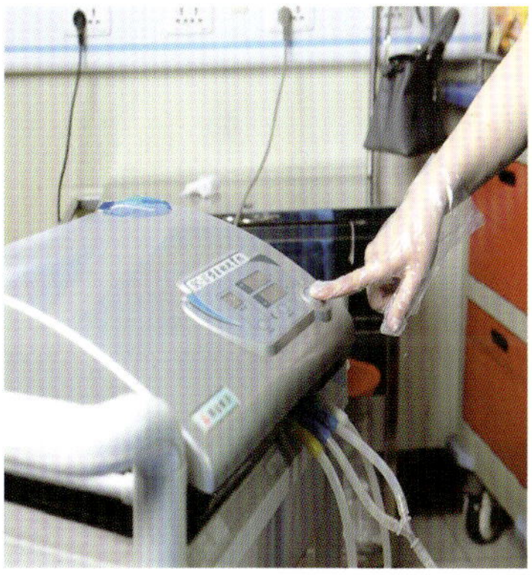
图 7-5　启动洗胃机

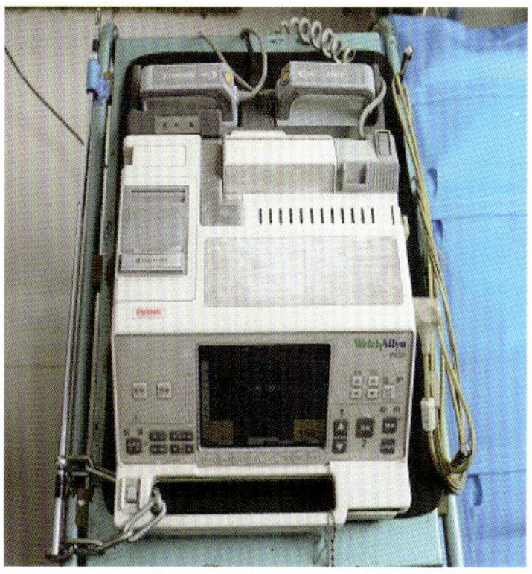
图 7-6　除颤仪

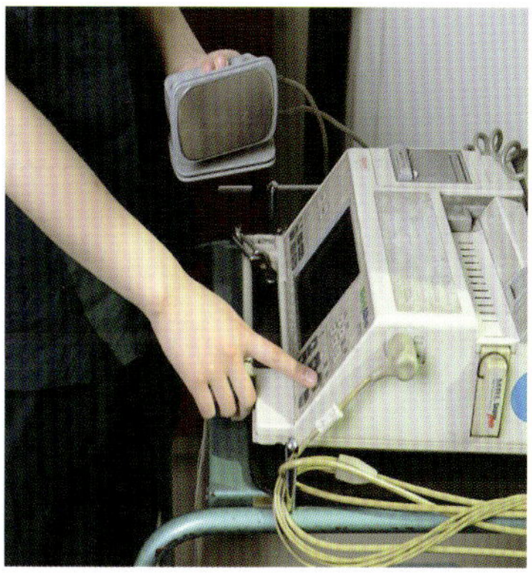
图 7-7　选择放电模式

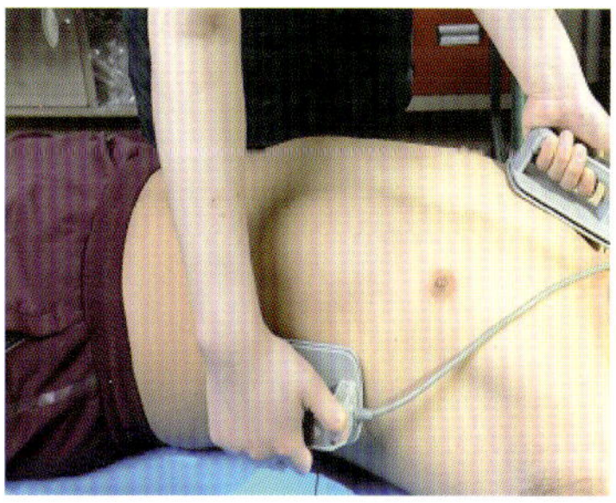
图 7-8　电极板放置位置

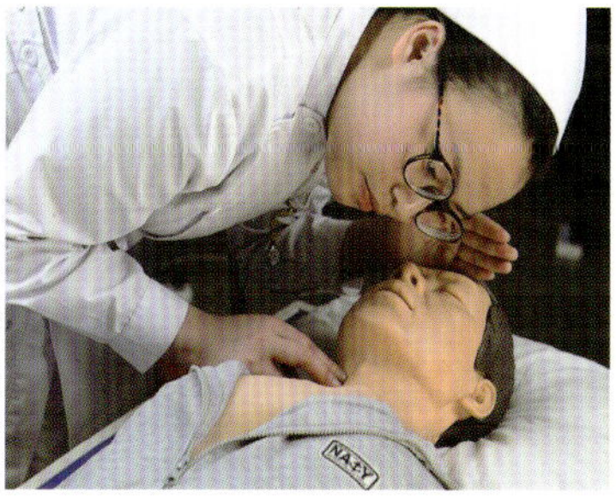
图 7-9　判断颈动脉搏动

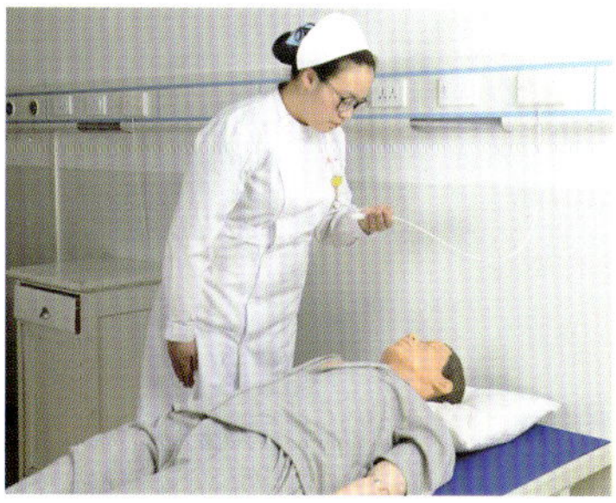
图 7-10　呼救

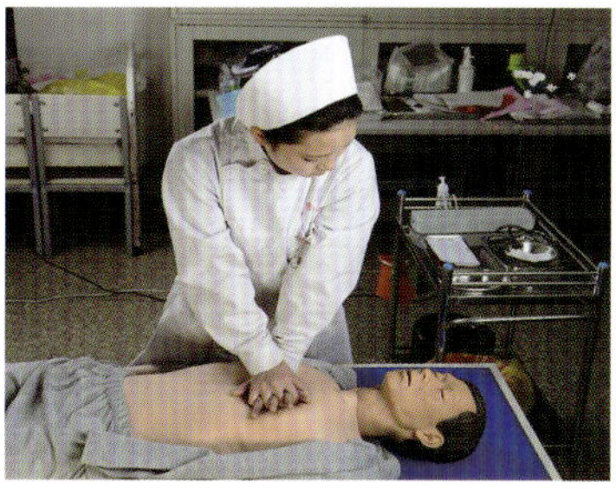
图 7-11　胸外心脏按压

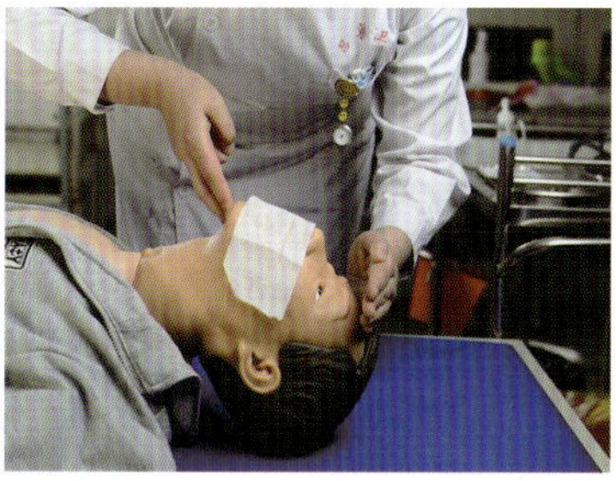
图 7-12　仰头抬颏法开放气道

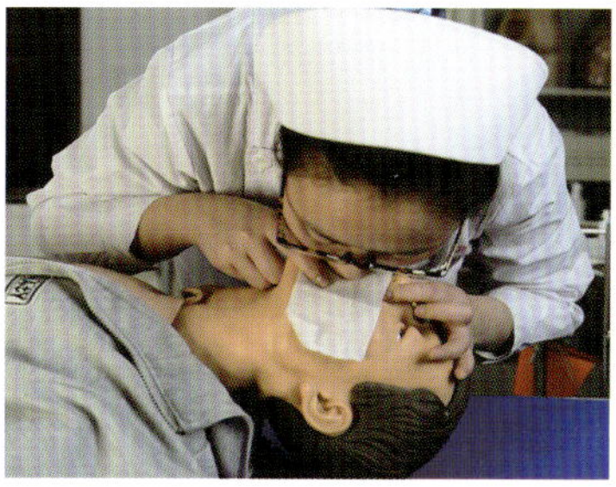
图 7-13　口对口人工呼吸

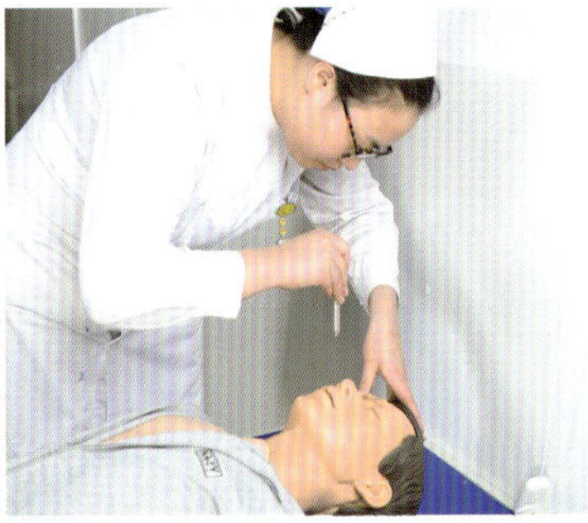

图 7-14　判断复苏效果

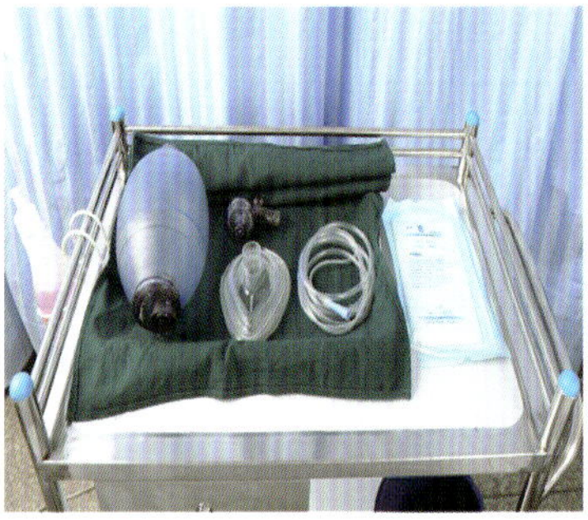

图 7-15　简易呼吸气囊

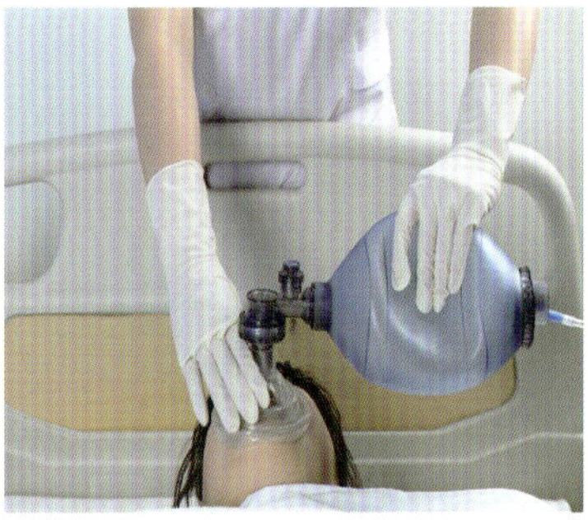

图 7-16　一人使用呼吸气囊法

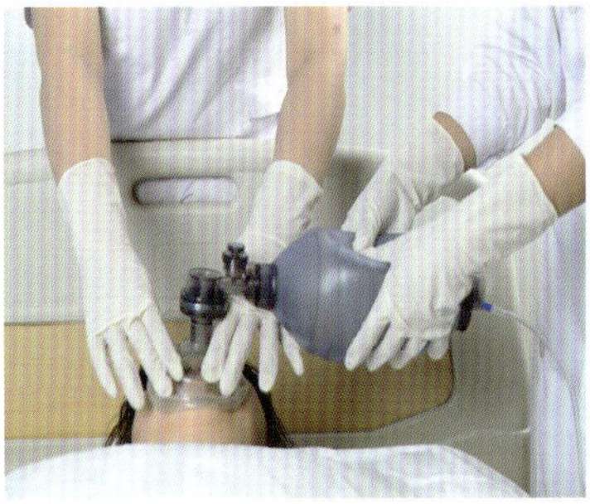

图 7-17　两人使用呼吸气囊法

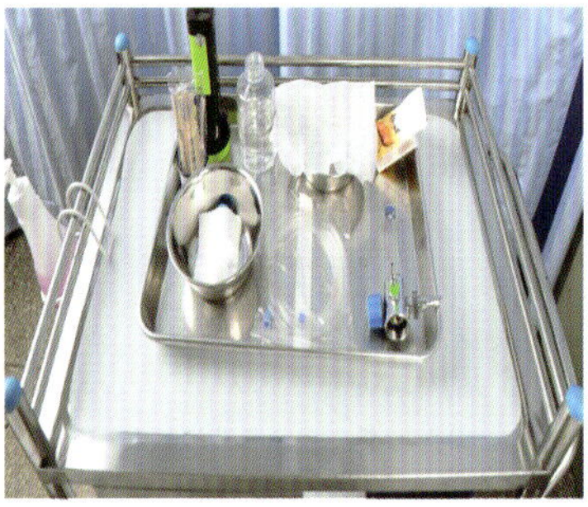

图 7-18　吸氧用物

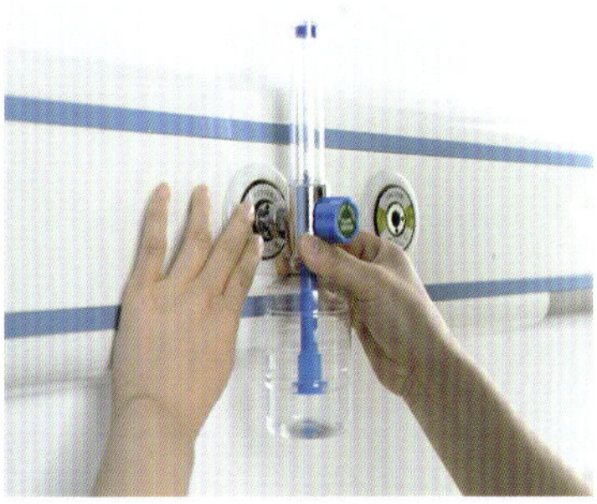

图 7-19　安装氧气装置

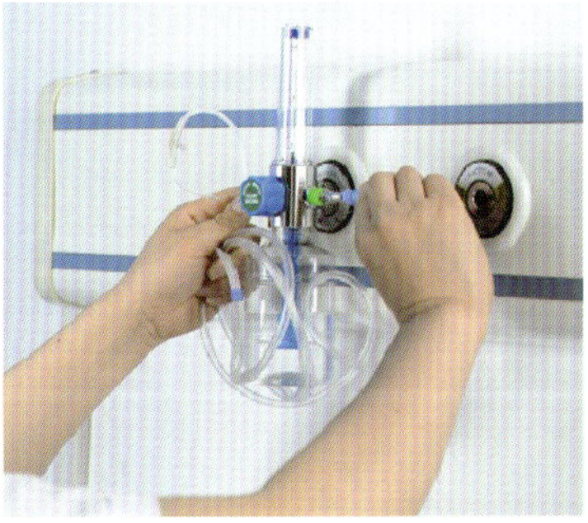

图 7-20　连接鼻导管

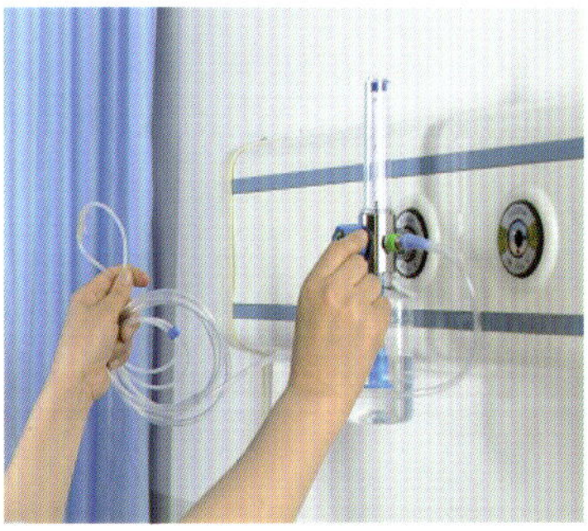

图 7-21　调节氧流量

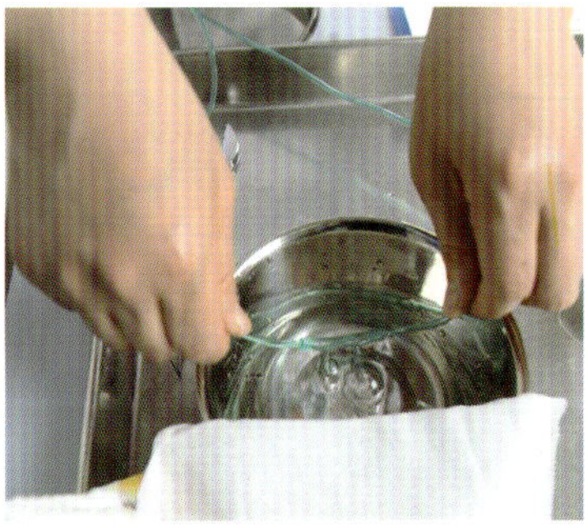

图 7-22　检查鼻导管

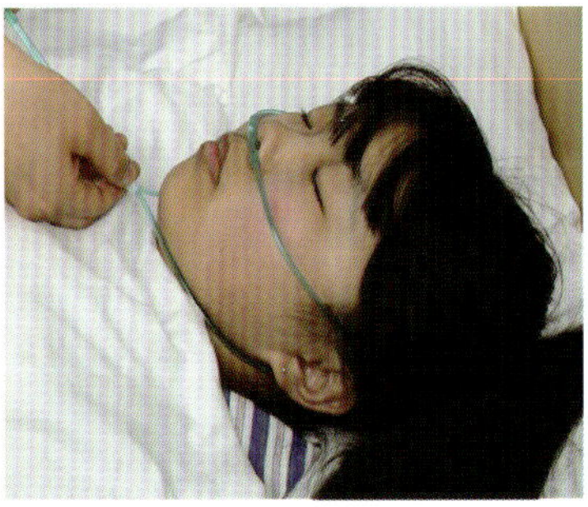

图 7-23　安置鼻导管

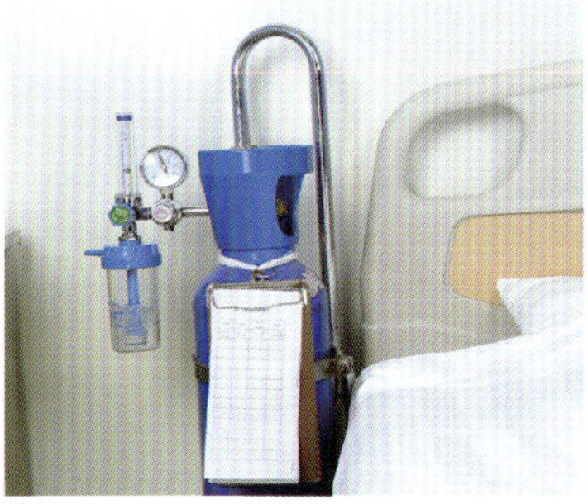

图 7-24　安装氧气装置

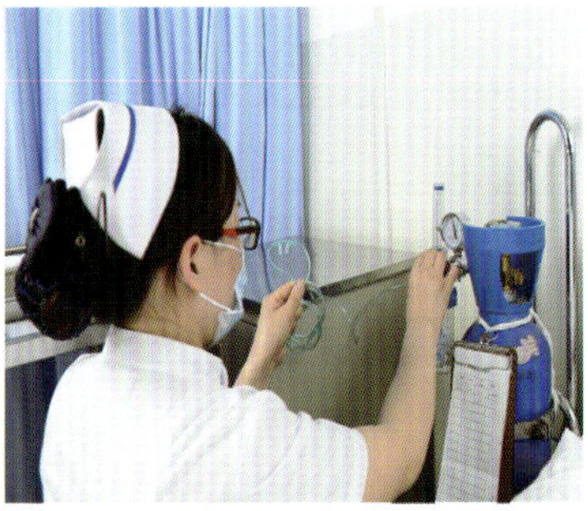

图 7-25　调节氧流量

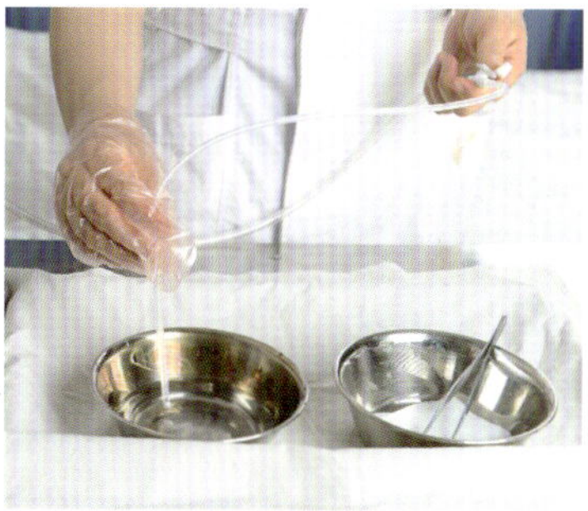
图 7-26 检查吸痰管是否通畅

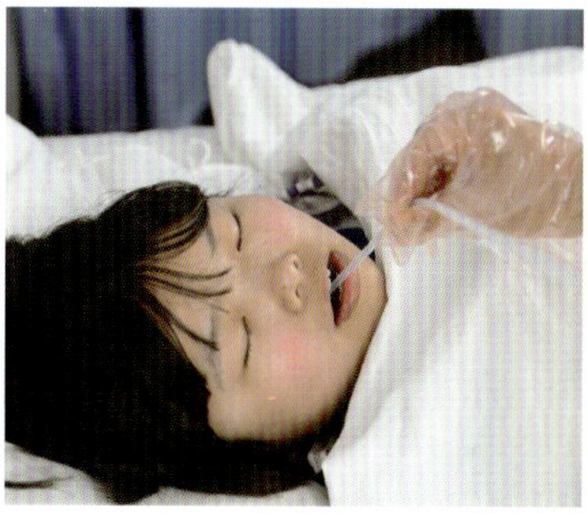
图 7-27 经口腔吸痰

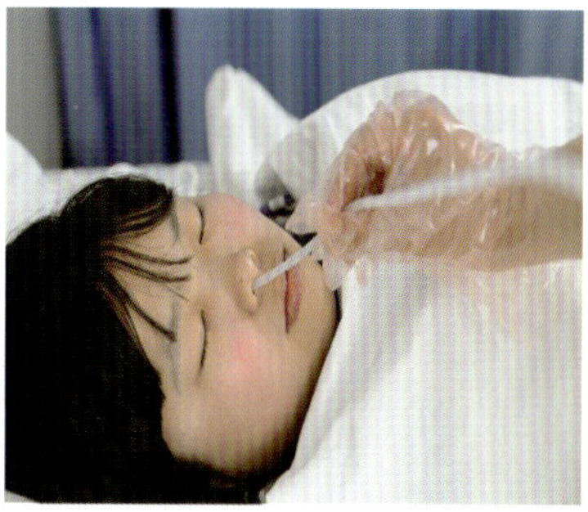
图 7-28 经鼻腔吸痰

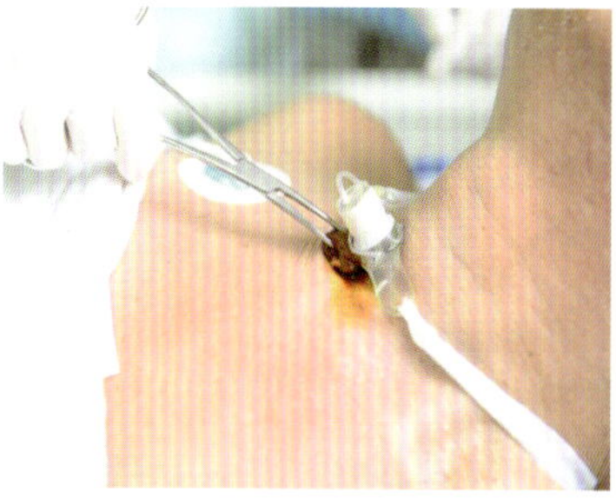
图 7-29 消毒切口及周围皮肤

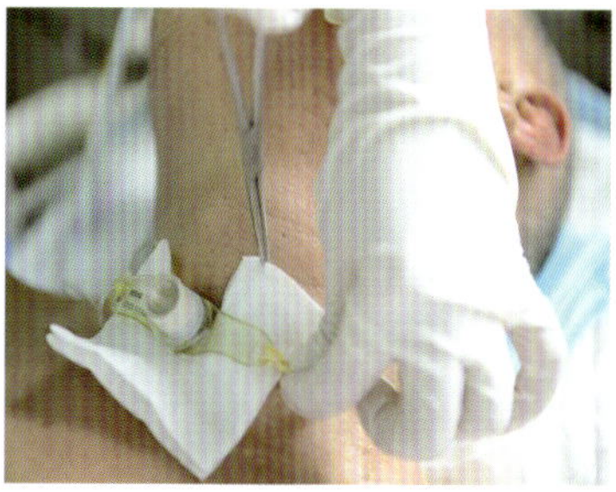
图 7-30 更换切口纱布

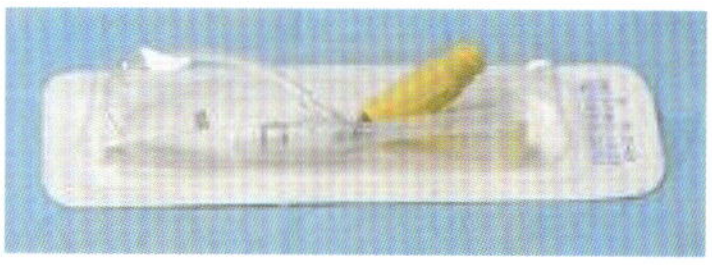
图 7-31 静脉留置针

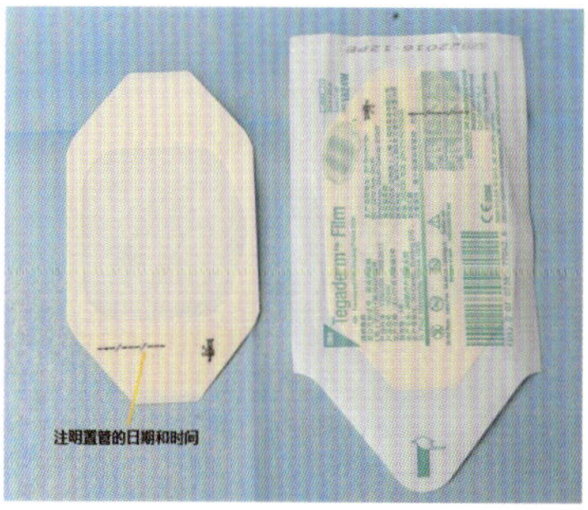

图 7-32 无菌透明敷贴

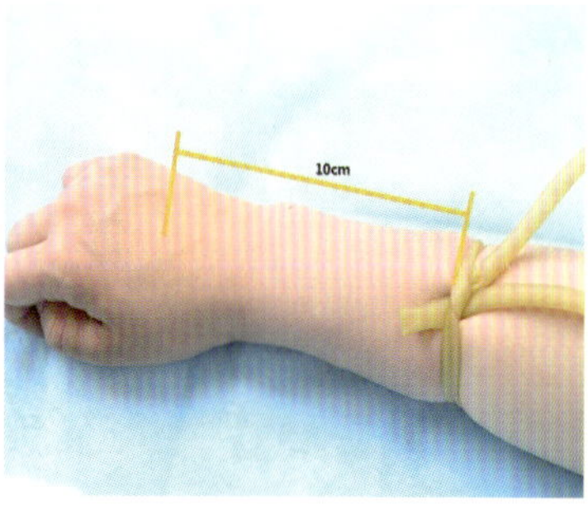

图 7-33 扎止血带

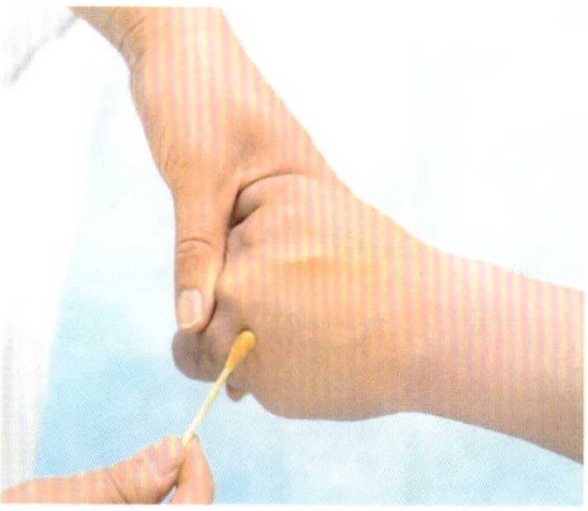
图 7-34 消毒皮肤

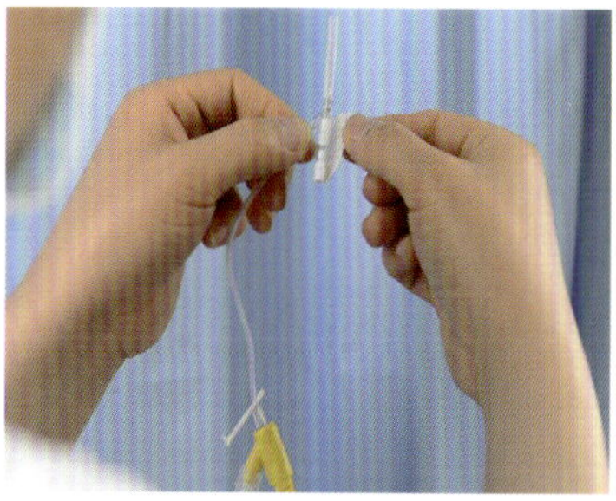
图 7-35 旋转针芯

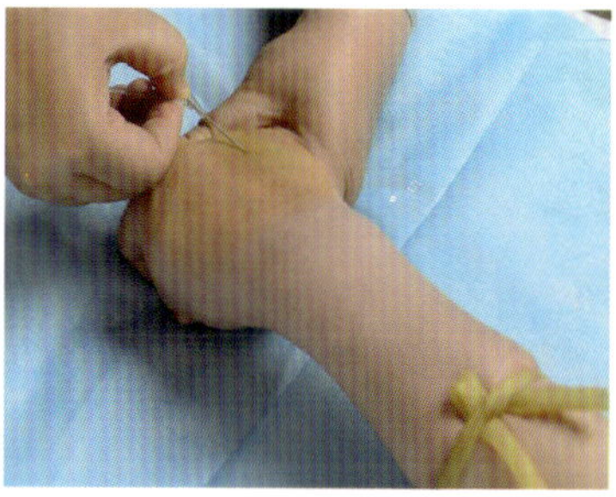
图 7-36 静脉穿刺

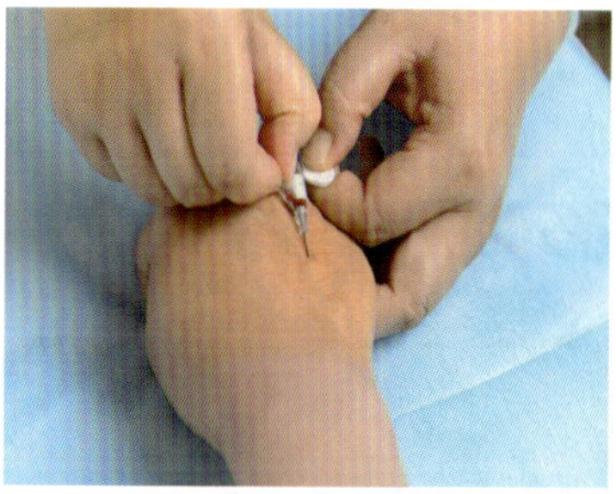
图 7-37 套管送入并撤出针芯

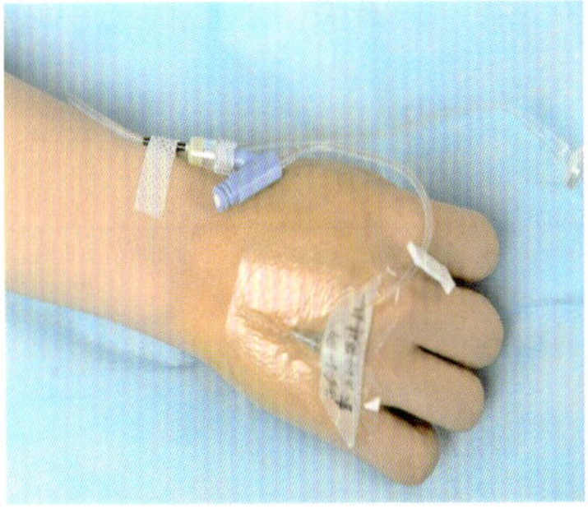

图 7-38　固定针头

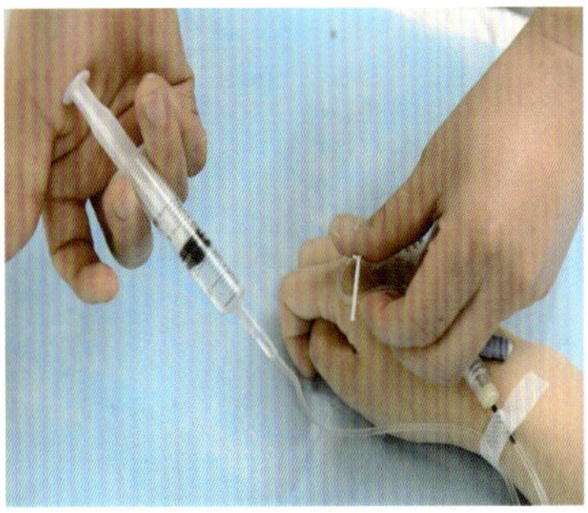

图 7-39　注液封管

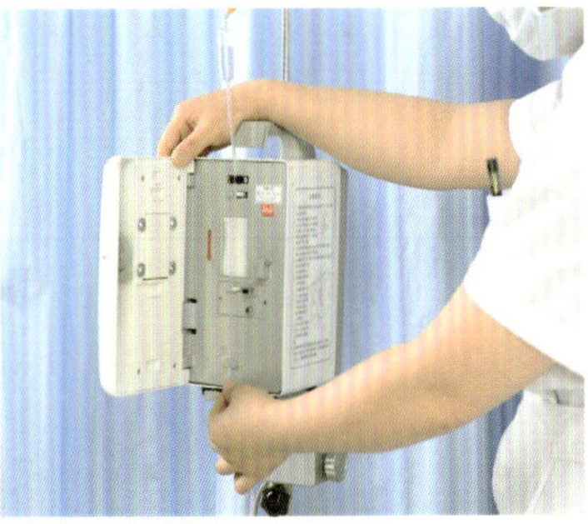

图 7-40　置输液管

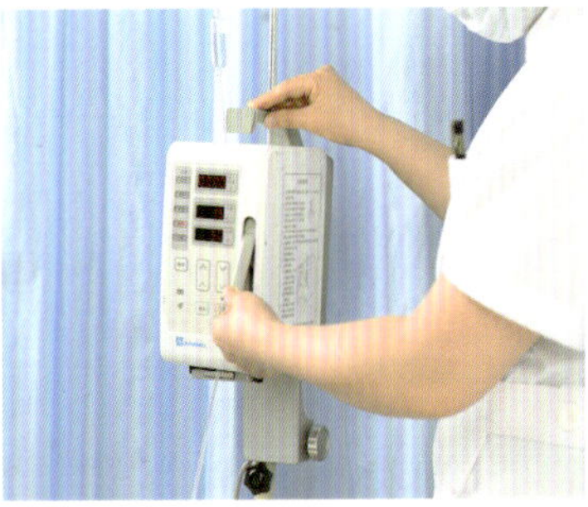

图 7-41　关闭泵门

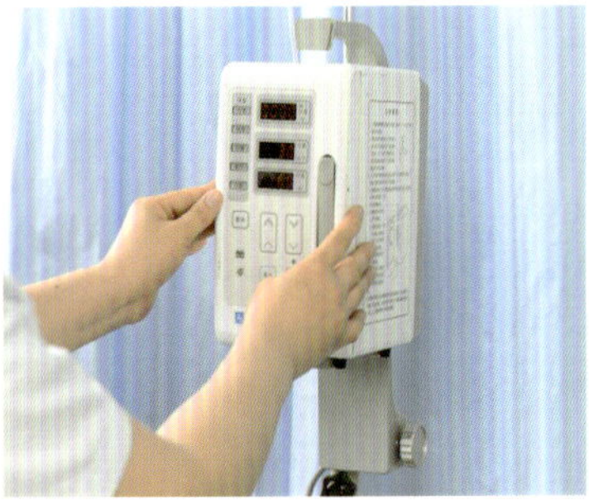

图 7-42　设定参数

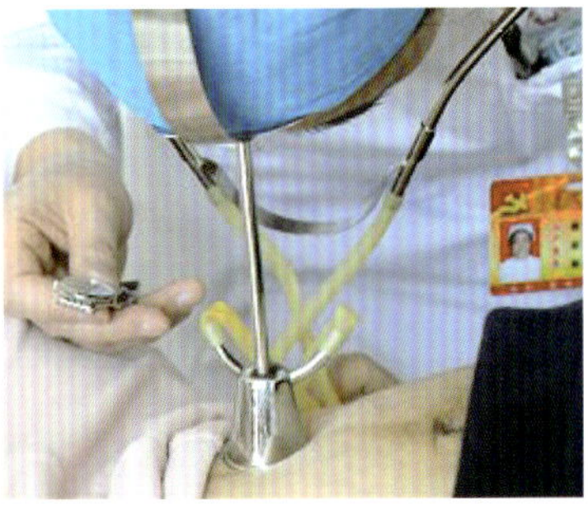

图 8-2　胎心听诊器听诊

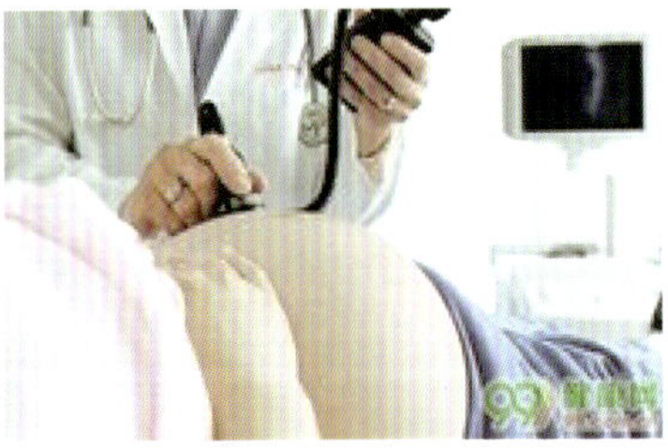

图 8-3　多普勒胎心听诊仪听诊

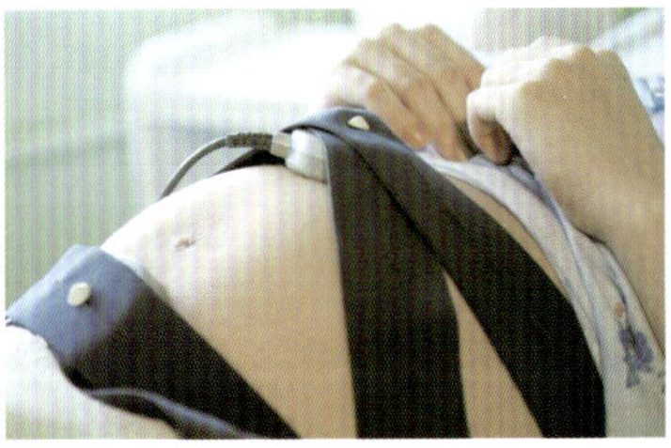

图 8-4　胎儿监护仪

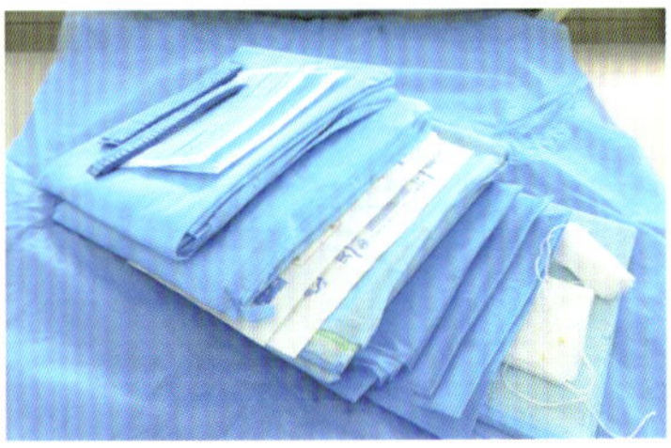

图 8-5　产包内物品

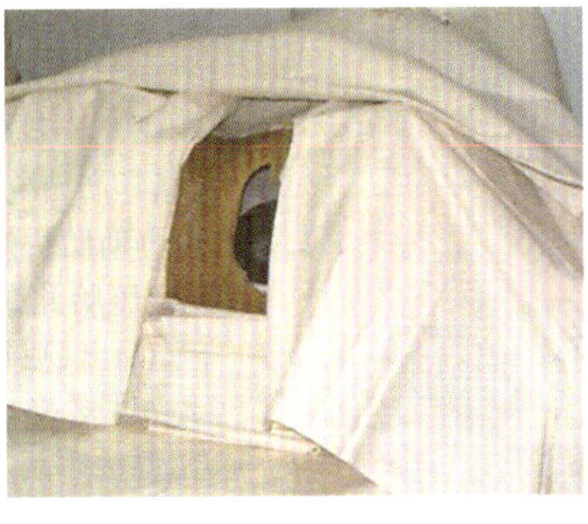

图 8-7　铺产台

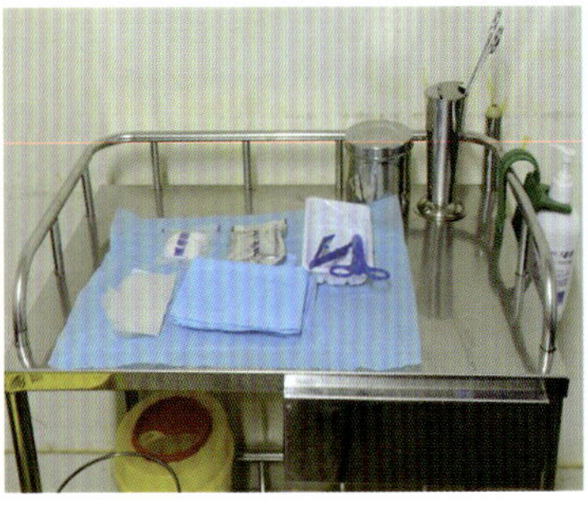

图 8-13　外阴擦洗用物

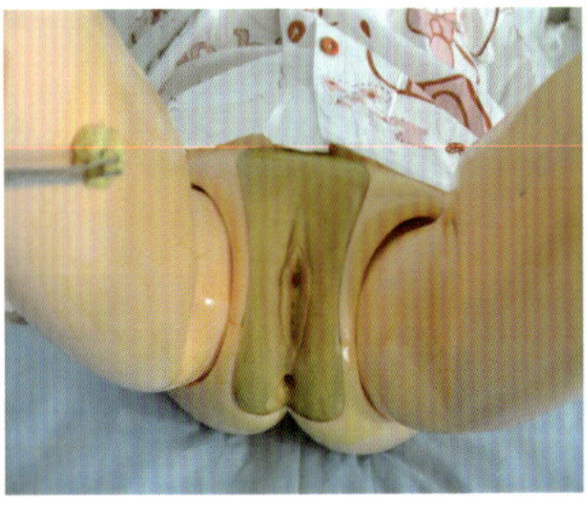

图 8-14　外阴擦洗

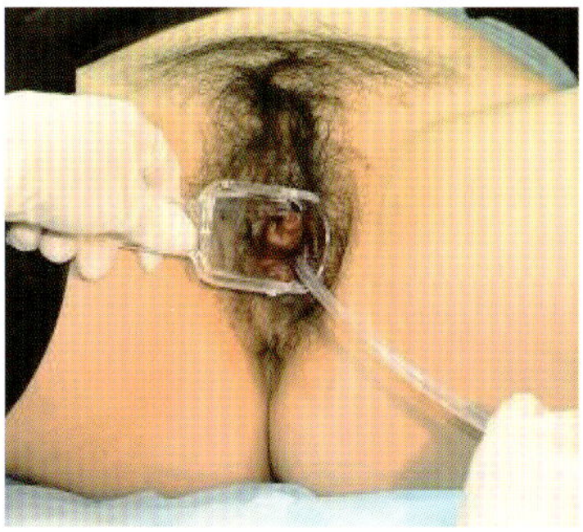

图 8-15　冲洗阴道

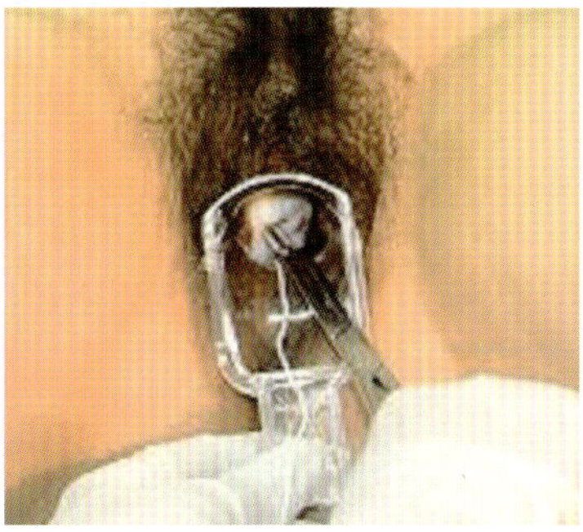

图 8-16　子宫颈棉球上药

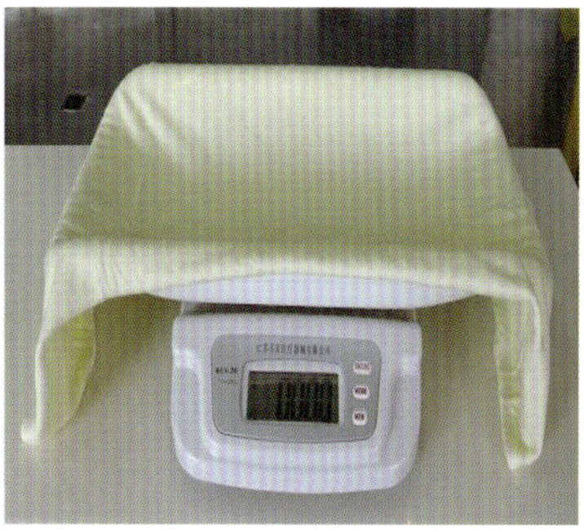

图 9-1　磅秤调至零点

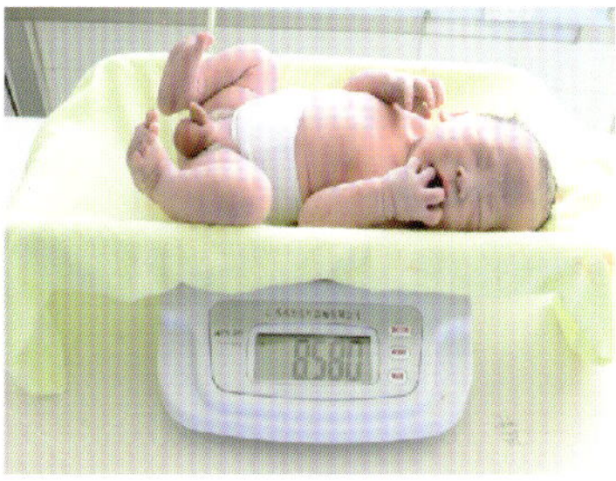

图 9-2　婴儿体重测量

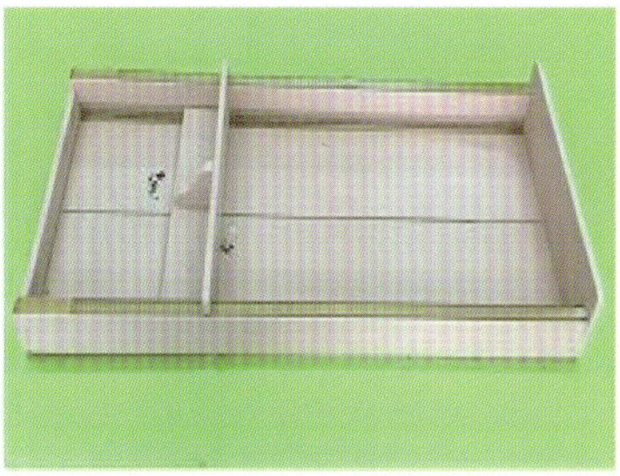

图 9-3　身长测量床

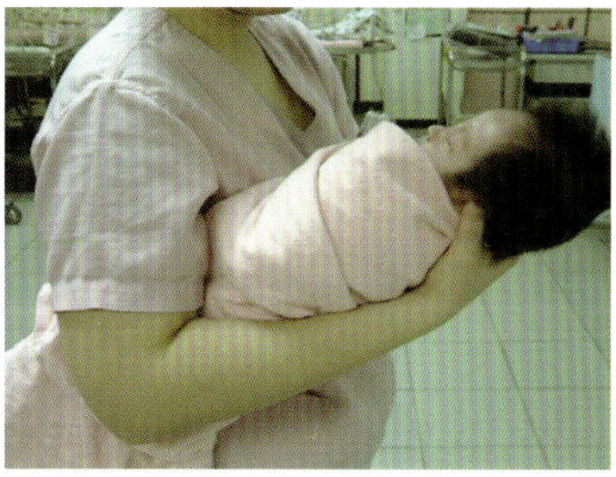

图 9-7　新生儿沐浴抱姿

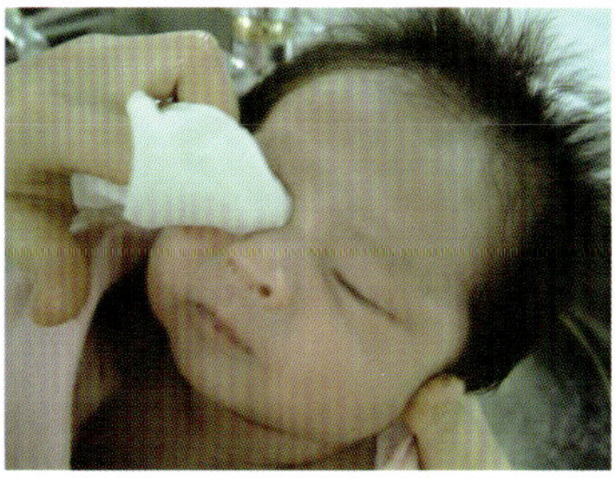

图 9-8　擦洗双眼

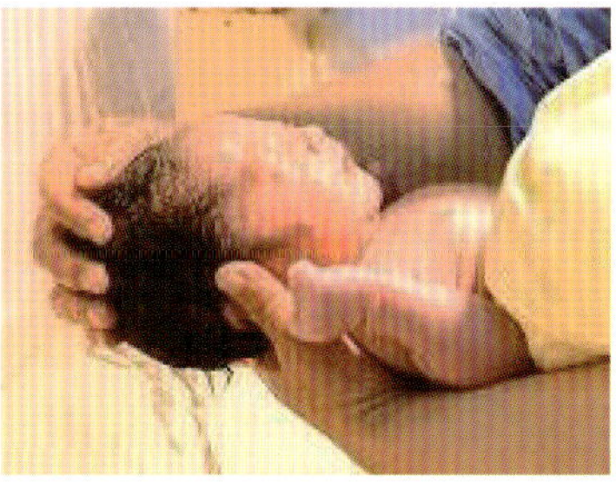

图 9-9　清洗头部

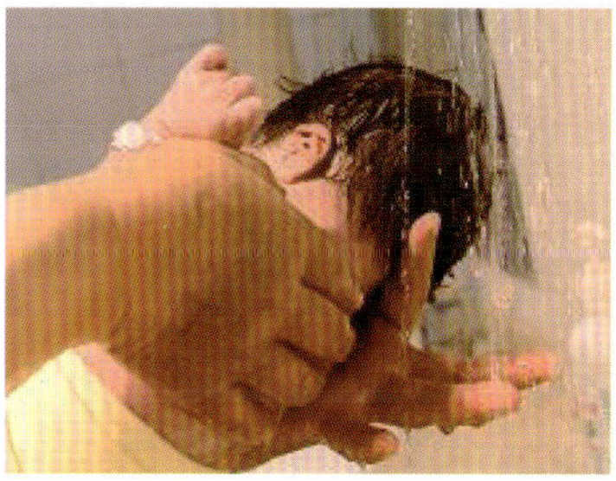

图 9-10　清洗背部

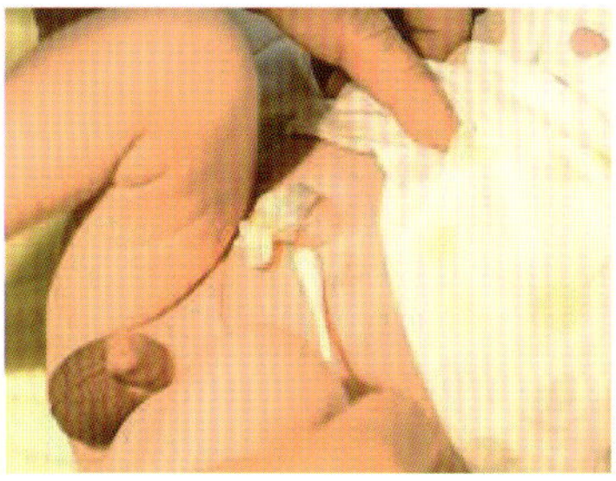

图 9-11　脐部护理

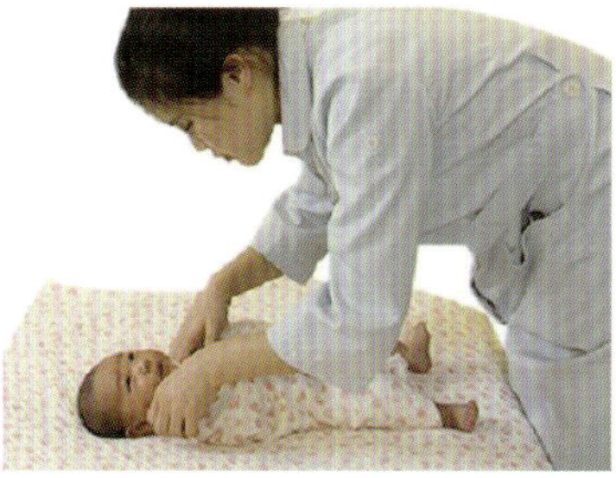

图 9-12　浴巾包裹婴幼儿

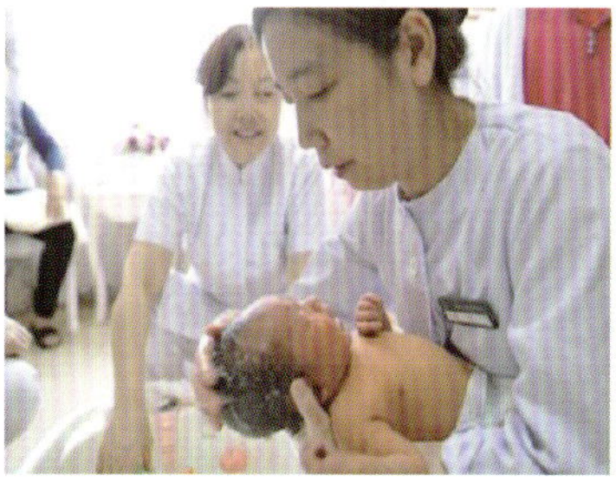

图 9-13　清洗头部

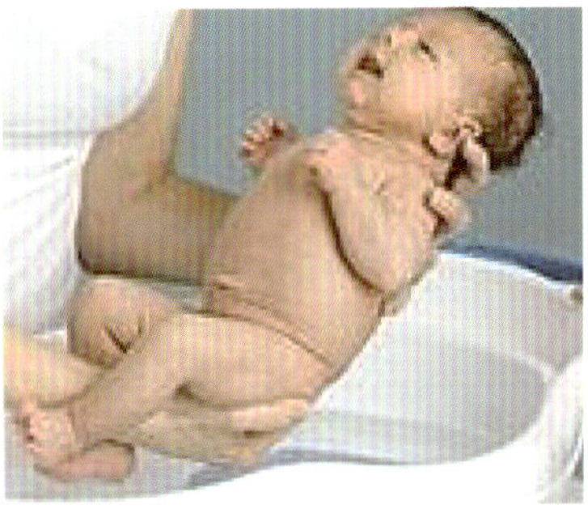

图 9-14　出入浴盆握持法

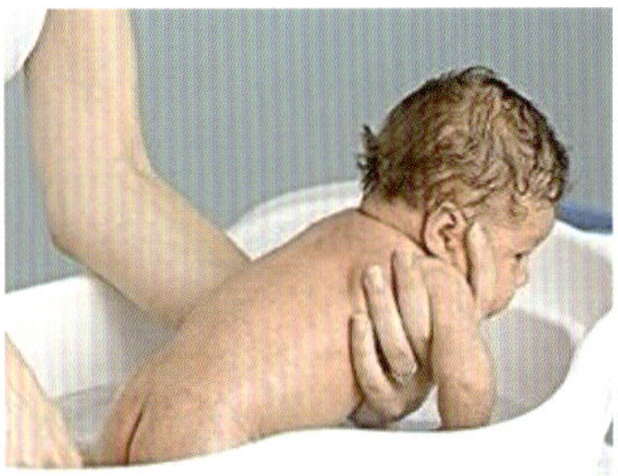

图 9-15　清洗背部

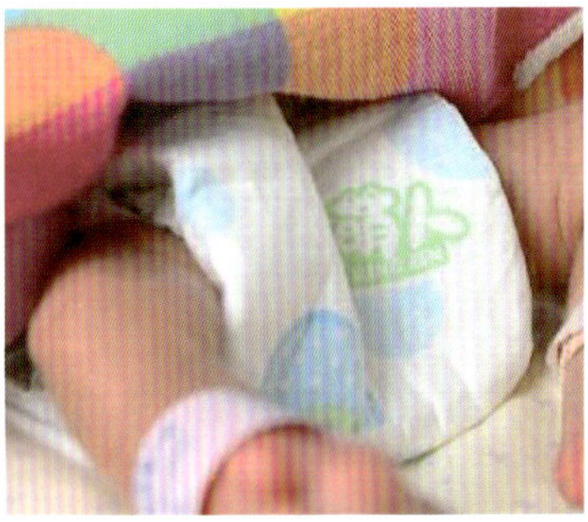

图 9-16　暴露婴儿下半身

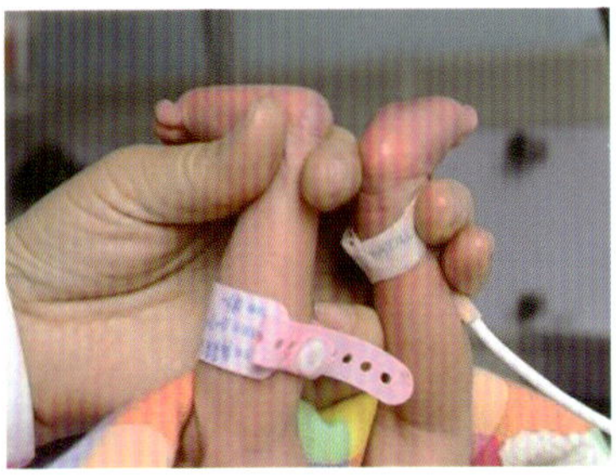

图 9-17　提起婴儿双脚

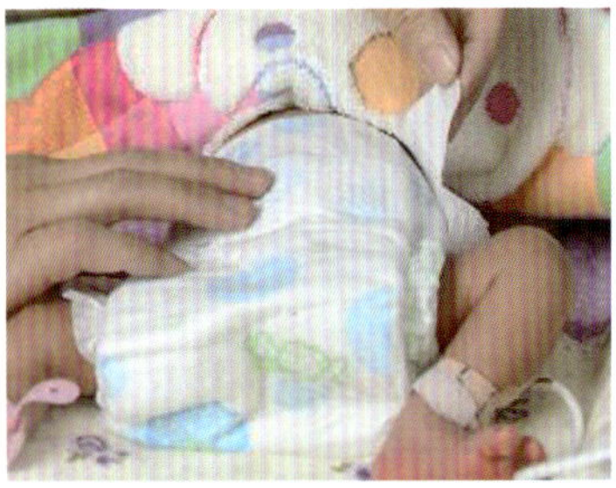

图 9-18　兜好尿布

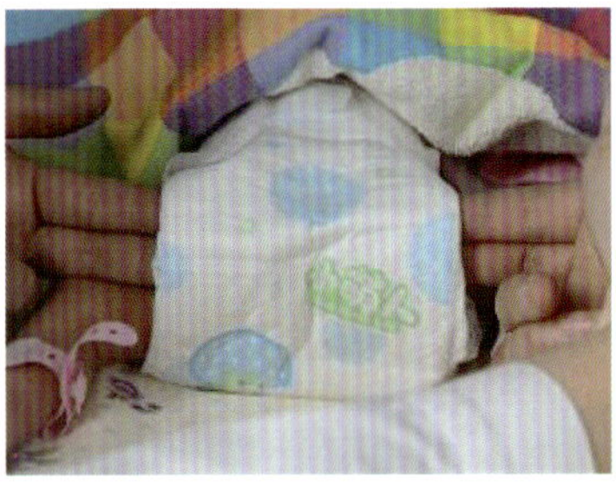

图 9-19　尿布松紧适宜

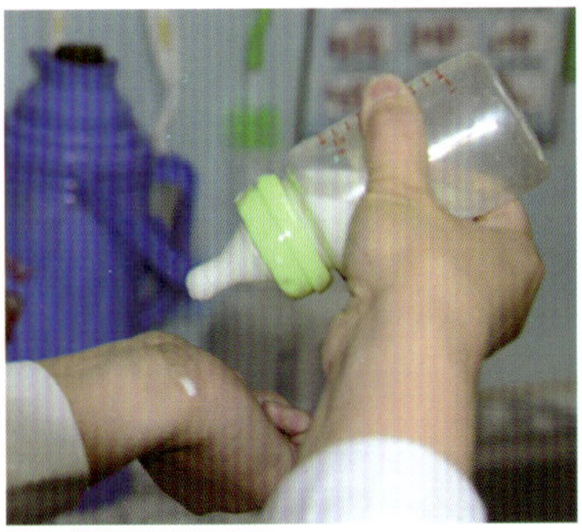

图 9-20　测试奶温

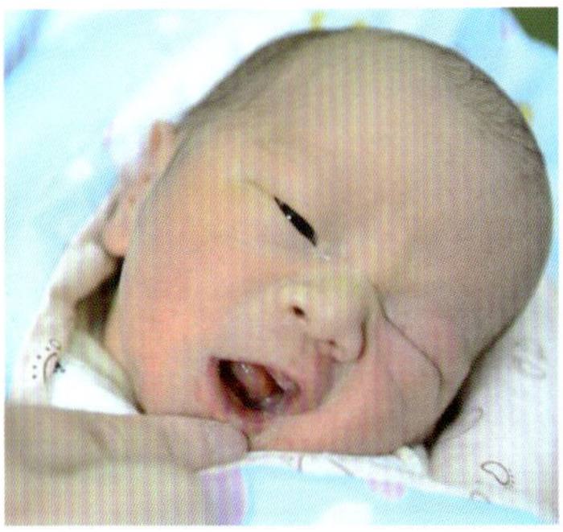

图 9-21　刺激觅乳反射

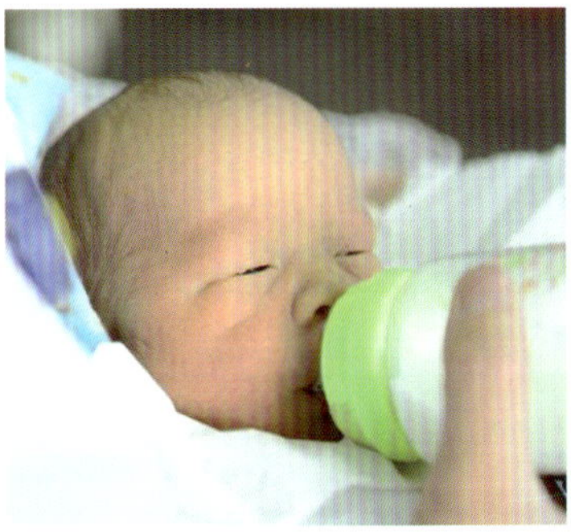

图 9-22　乳瓶喂乳

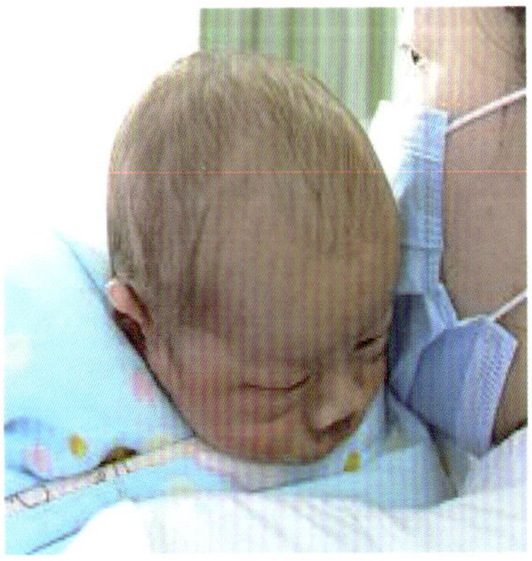

图 9-23　拍背驱气

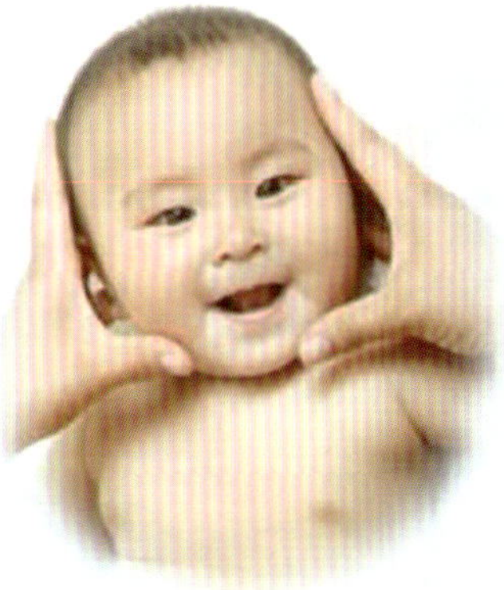

图 9-24　头面部抚触

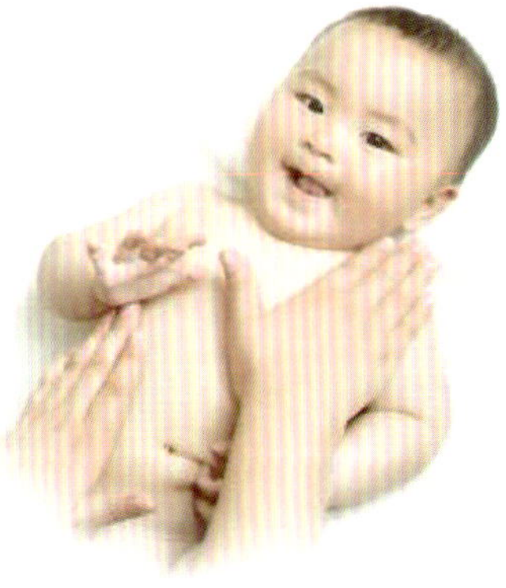

图 9-25　胸部抚触

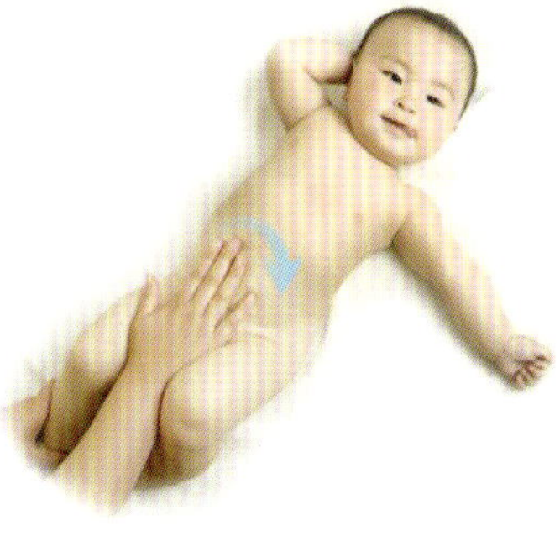

图 9-26　腹部抚触

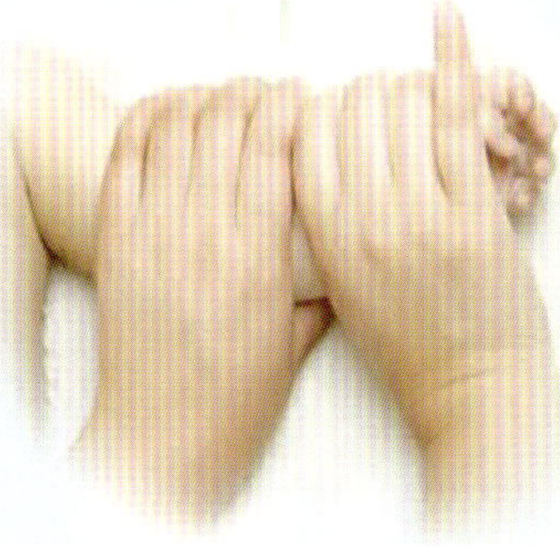

图 9-27　上肢抚触

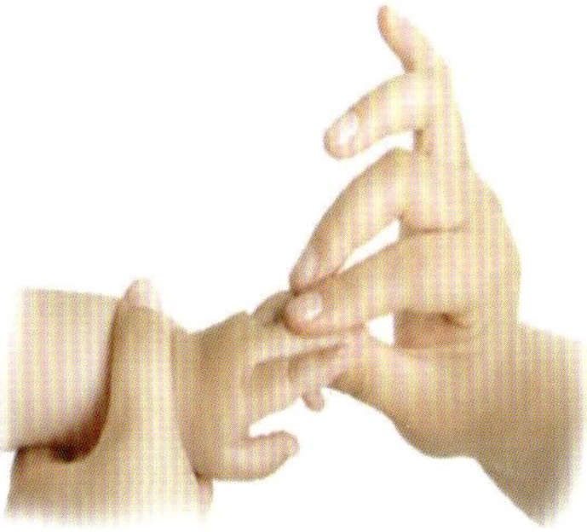

图 9-28　手指抚触

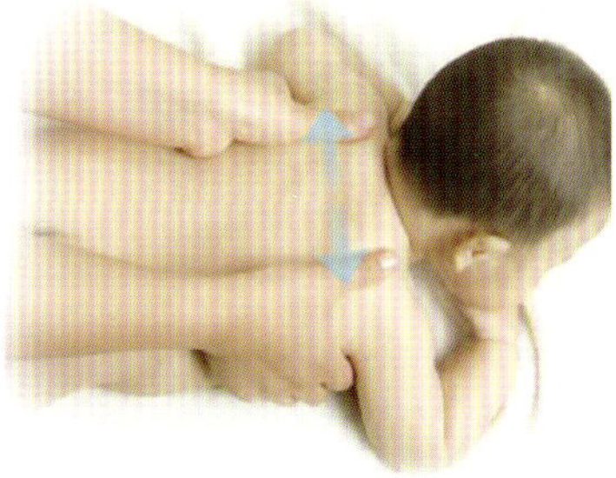

图 9-29A　背部抚触

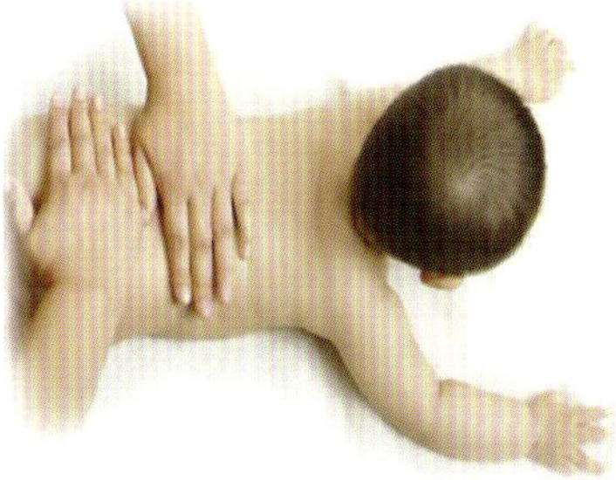

图 9-29B　背部抚触

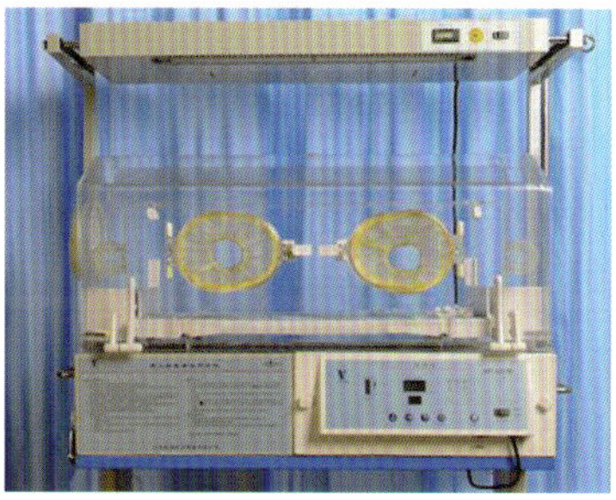

图 9-30　光疗箱

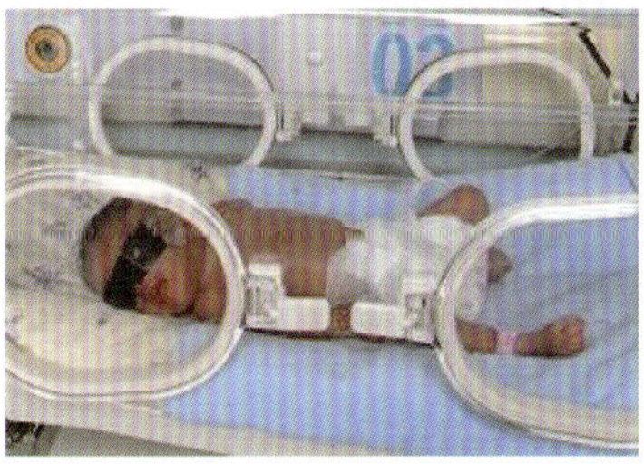

图 9-31　戴遮光眼罩、裹尿布

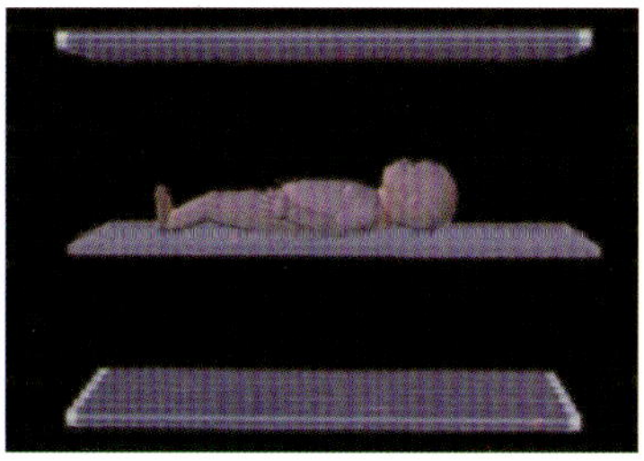

图 9-32　灯管与患儿皮肤距离

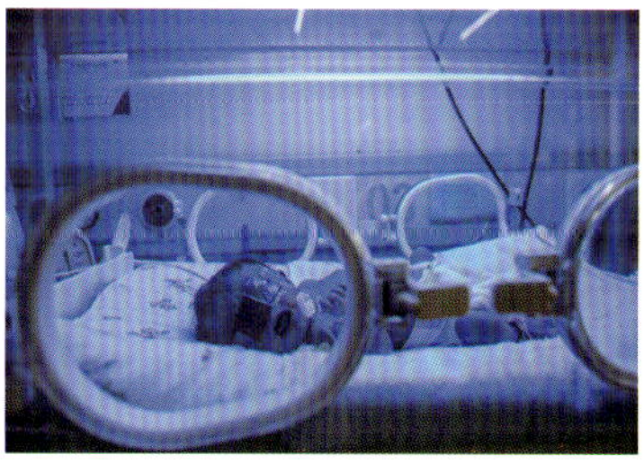

图 9-33　皮肤均匀受光

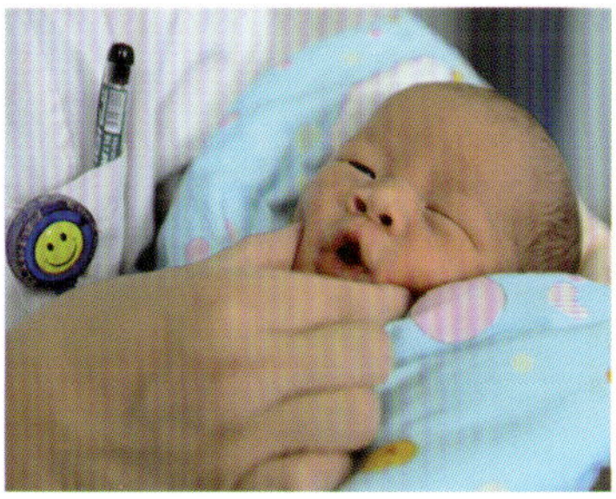

图 9-34　抱起喂药时轻捏双颊

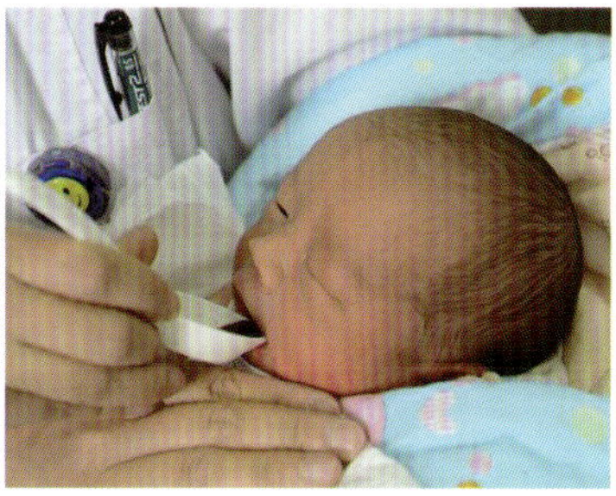

图 9-35　抱起缓慢喂药

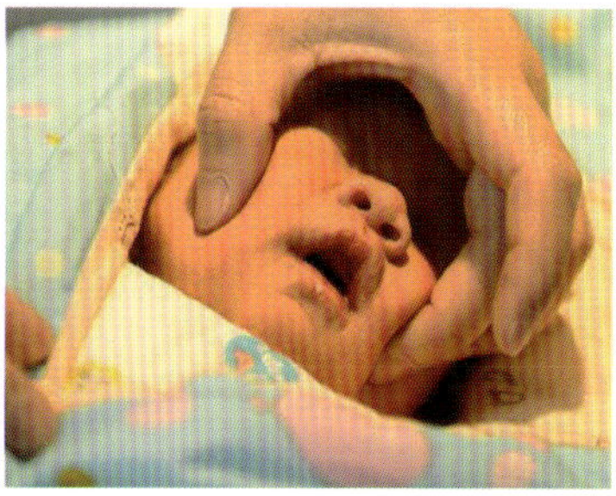

图 9-36　卧位喂药时轻捏双颊

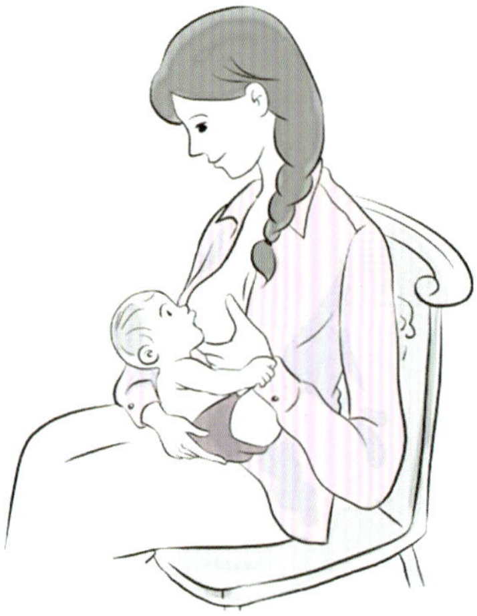

图 9-37　摇篮式哺乳体位

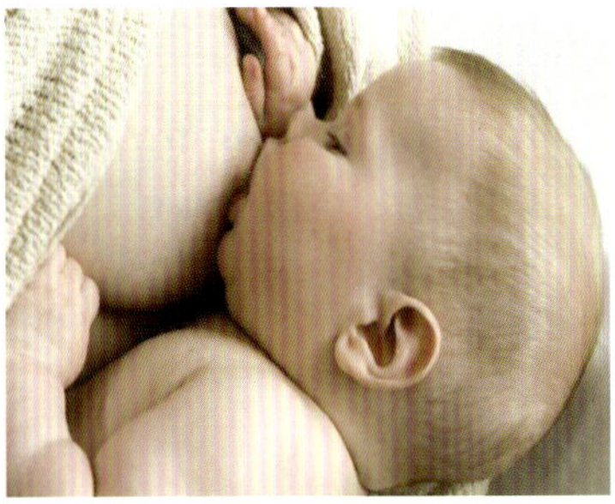

图 9-38　含乳姿势

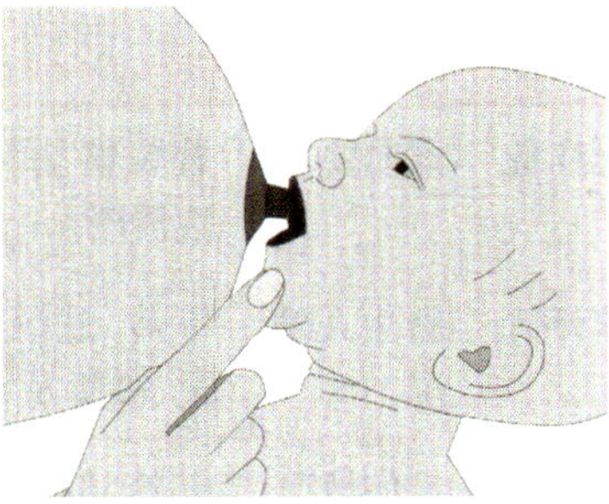

图 9-39　拔出乳头